第2版

Principles
and Practice of LASER DENTISTRY

口腔激光原理与技术实践

第2版

Principles and Practice of LASER DENTISTRY

口腔激光原理与技术实践

（美）罗伯特·肯维萨 主编
（Robert A. Convissar）

刘洪臣 主审

赵 颖 主译

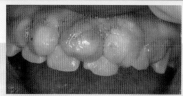
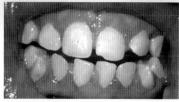
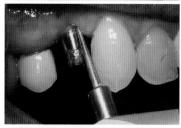
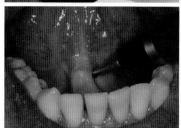
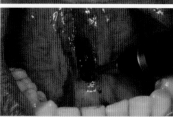

北方联合出版传媒（集团）股份有限公司

辽宁科学技术出版社

沈 阳

图文编辑：

刘 菲　金 烁　杨晓宇　白雅君　姜德颖　梁名吉　王福金　关玉峰　张存悌　王曙光　王 力　孟维忠
张 丹　李喜国　郭 铭　葛 岩　何 森　陈 伟　王 良　张立坤　李维雨　陈秀琴　吕子超　刘 娜

图书在版编目（CIP）数据

口腔激光原理与技术实践：第2版 /（美）罗伯特·肯维萨（Robert A. Convissar）主编；赵颖主译. —沈阳：辽宁科学技术出版社，2019.9

　　ISBN 978-7-5591-1200-2

　　Ⅰ. ①口… 　Ⅱ. ①罗… ②赵… 　Ⅲ. ①口腔疾病—激光疗法 　Ⅳ. ①R78

　　中国版本图书馆CIP数据核字（2019）第111580号

出版发行：辽宁科学技术出版社
　　　　　（地址：沈阳市和平区十一纬路25号 邮编：110003）
印 刷 者：广州市番禺艺彩印刷联合有限公司
经 销 者：各地新华书店
幅面尺寸：210mm×285mm
印　　张：20
插　　页：4
字　　数：580 千字
出版时间：2019 年 9 月第 1 版
印刷时间：2019 年 9 月第 1 次印刷
责任编辑：陈　刚　苏　阳　殷　欣
封面设计：袁　舒
版式设计：袁　舒
责任校对：李　霞

书　　号：ISBN 978-7-5591-1200-2
定　　价：298.00元

投稿热线：024-23280336
邮购热线：024-23280336
E-mail:cyclonechen@126.com
http://www.lnkj.com.cn

ELSEVIER

Elsevier (Singapore) Pte Ltd.

3 Killiney Road, #08–01 Winsland House I, Singapore 239519

Tel: (65) 6349–0200; Fax: (65) 6733–1817

Principles and Practice of Laser Dentistry, 2/E

Copyright © 2016 by Elsevier, Inc. All rights reserved.

ISBN: 9780323297622

著作权合同登记号：06-2018-369号。

译者名单 Translators

主　审

刘洪臣

主　译

赵　颖

译　者

（以姓氏笔画为序）

丁　茜　王芳芳　王鹏程　白雨豪　汤晓云　郑　玲　郑小婉

孙　旭　张献丽　杨文文　郝泽良　赵　倩　赵　颖　唐　路

秦　璐　梁　辰　董　岩　蔡　梦　黎　淼　薛　栋

审校专家

（以姓氏笔画为序）

王左敏　王宇光　王晓燕　王勤涛　刘洪臣　刘静明　何　非

张　平　柳　强　宿玉成　黄　翠　彭　彬

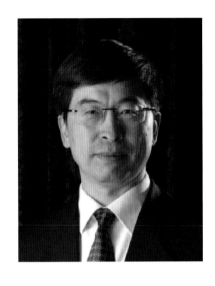

刘洪臣

主任医师，教授，博士生导师。解放军总医院口腔医学中心主任，全军口腔医学研究所所长，军队口腔医学重点实验室主任。

中华口腔医学会副会长、口腔修复专业委员会前任主任委员，中华口腔医学会全科口腔医学专业委员会第2届主任委员、颞下颌关节与秴学专业委员会第3届主任委员、老年口腔医学专业委员会第2届主任委员。中国整形美容协会副会长、口腔整形美容分会会长。北京口腔医学会副会长、口腔激光专业委员会顾问、口腔种植专业委员会主任委员；国际牙医师学院Fellow，亚太种植协会名誉会长。教育部研究生教育指导委员会委员，国务院学位委员会学科评议组第4至第6届委员。

《中华老年口腔医学杂志》《口腔颌面修复学杂志》主编，《中华口腔医学杂志》《中华医学美学与美容学杂志》等副主编。北京大学、清华大学、南开大学客座教授。

主持国家课题20余项，发表论文400余篇，主编专著16部，获国家科技进步二等奖等20余项。2005年获保健特殊贡献奖，2006年获首届杰出口腔医师奖，2007年被评为解放军总医院首届10位名医，2009年获中国医师奖，享受政府特殊津贴。

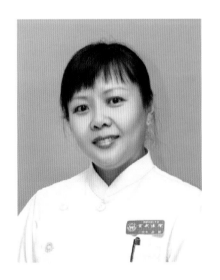

赵 颖

首都医科大学宣武医院口腔科主任医师，教授，博士研究生导师。

1992年毕业于武汉大学（原湖北医科大学）口腔医学院，获学士学位；1999年毕业于北京大学（原北京医科大学）口腔医学院，师从曾祥龙教授、傅民魁教授和黄席珍教授（中国医学科学院北京协和医院），获博士学位。

中华口腔医学会口腔激光专业委员会常委、口腔正畸专业委员会和全科口腔医学专业委员会委员，北京口腔医学会口腔激光专业委员会主任委员、口腔正畸和全科口腔专业委员会副主任委员、社区口腔分会副主任委员，北京口腔医学会第4届理事会常务理事和北京市口腔医疗质控中心专家组成员，英国皇家爱丁堡外科学院口腔正畸院士。

《中华口腔正畸学杂志》《口腔医学研究》《北京口腔医学》《中华老年口腔医学杂志》编委。

荣获北京大学优秀博士论文三等奖、北京市委组织部优秀人才、北京市卫生局十百千人才和215骨干人才以及北京市优秀中青年医师提名奖等。

审校专家 Reviser

（以姓氏笔画为序）

王左敏　首都医科大学附属北京朝阳医院口腔科 主任医师、教授

王宇光　北京大学口腔医学院口腔数字化技术和材料国家工程实验室 副教授

王晓燕　北京大学口腔医学院牙体牙髓科 主任医师、教授

王勤涛　空军军医大学口腔医学院牙周科 主任医师、教授

刘洪臣　解放军总医院口腔医学研究所 主任医师、教授

刘静明　首都医科大学口腔医学院口腔颌面外科 主任医师

何　非　北京嘉信口腔医疗集团 副主任医师

张　平　美国伯明翰阿拉巴马大学牙学院儿童牙科 副教授

柳　强　清华大学精密仪器系 教授

宿玉成　中国医学科学院北京协和医院口腔种植中心 教授、首席专家

黄　翠　武汉大学口腔医学院口腔修复科 主任医师、教授

彭　彬　武汉大学口腔医学院牙体牙髓科 主任医师、教授

译者的话 Translator's Note

从1916年阿尔伯特·爱因斯坦写给朋友的信中提到"关于辐射的吸收和发射，我意识到了一束神奇之光"，到1926年美国化学家吉尔伯特·刘易斯给《自然》杂志编辑发信提出用新的术语"光子"作为描述辐射能离散的单位；从1957年美国物理学家戈登·古尔德在他的实验室记录本上手写记录"激光，受激辐射光的放大"被证实为第一个使用者到1960年美国物理学家西奥多·H. 梅曼给美国物理学研究先锋期刊《Physical Review Letters》提交论文报道他发明红宝石激光的证据，在世界各国的数十个研究小组经历了40多年曲折而艰难的研究历程，这束"神奇之光"终于绽放。关于激光的相关研究前后5次获得诺贝尔物理学奖，使其跻身于20世纪的四大发明之一，成为现代高新技术的代表。

然而，自1963年戈德曼公开报道激光对龋齿、健康牙齿和其他口腔组织作用的研究结果至1990年5月3日由迈尔斯研制的第一台口腔医学专用Nd:YAG激光器获美国FDA认证，期间又历经了近30年，至此激光应用于口腔临床医学的序幕才终于真正拉开。如此漫长的序幕开启同时带给我们一个**警示：激光技术是一项技术敏感性很强的技术。**

肯维萨博士作为口腔激光临床应用的先驱者之一，在2010年出版《口腔激光原理与技术实践》之后的第6年又进行了第2版的修订。这一次，在第1版的基础之上，他召集了一批代表口腔激光医学最先进水准的专家，修撰了这部非常值得阅读的专业著作。从激光的物理学基础到激光–组织界面的相互作用，再到口腔医学各亚专科的临床应用，包括牙周病学、牙体牙髓病学、儿童牙病学、口腔修复学、口腔种植学、口腔正畸学和口腔颌面外科学，均独立成章，核心内容在各章中分别加以阐述；辅以大量临床病例和照片、贯穿其中的"临床提示"，从不同波长激光的物理学特性到相应临床应用的优势和副作用一一加以梳理分析；从激光波长和工作参数的选择到光纤、工作尖以及防护装置的配备，也进行了细致的介绍。

应该说，这是一本非常精彩的口腔激光医学的工具书，能够为致力于开展口腔激光临床技术的同仁们提供有益的借鉴和指导，尤其在目前国内口腔激光技术临床应用指南和规范尚未形成的情况下，更显得弥足珍贵。我和团队的年轻人以我们多年的临床经验和研究体会，一起完成了这本专著的翻译。由于激光物理学知识的深奥和临床经验仍有不足，难免有疏漏之处。感谢刘洪臣教授等的审校专家及各位大咖们无私的帮助和专业指导，感谢辽宁科学技术出版社陈刚编辑团队的辛勤工作，使译著得以在短期内高质量完成。

我们希望和口腔激光技术的应用者们携手并肩、共同努力，为我国口腔激光技术的发展与进步添砖加瓦。

赵 颖
2019年2月5日（己亥年正月初一）于北京

审校专家推荐 Reviser Recommendation

口腔激光医疗技术是口腔医师都应该掌握的一门技能，这本《口腔激光原理与技术实践》（第2版）译著的出版发行将发挥重要的推动作用。

——刘洪臣

此书的翻译出版，对激光在口腔专业的治疗领域提供了实际指导和帮助！

——刘静明

激光在口腔医学领域大有可为，口腔医师更应该了解激光，会用激光，用好激光。

——柳　强

牙周激光治疗方兴未艾，本书即是很好的临床参考指南。

——王勤涛

激光技术将引领微创、无痛儿童口腔科治疗的未来。

——张　平

这是一本联合了国内口腔医学各专业领域专家和口腔激光专家的著作，并填补了这项领域空白的力作。

——王宇光

口腔激光是治疗口腔疾病的一种新理念和新手段，临床医师期待规范的指导，这本译著填补了这项空白。

——黄　翠

目前国内尚无口腔激光应用操作指南和诊疗规范，这本译著的出版，将是一部具有很好临床指导意义的专业书籍！

——王左敏

口腔激光应用目前还存在一些不确定性，这也正是需要我们去进一步研究和探索的，有挑战也有机遇。

——王晓燕

聚科技之光于临床一线，集口腔应用于精华一册！

——何　非

本书的出版将推动激光治疗技术在口腔医学领域的发展，造福于患者。

——宿玉成

致我的妻子，伴侣和灵感来源
不仅是在牙科学中，更是在生活中
——Dr. Ellen Goldstein Convissar

参编人员 Contributors

Eugenia Anagnostaki, DDS, FALD, SOLA Master
Private Practice
Rethymno, Greece

Ana Cecilia Corrêa Aranha, DDS, MSc, PhD
Special Laboratory of Lasers in Dentistry (LELO)
School of Dentistry, University of São Paulo
São Paulo, Brazil

Per Hugo Beck-Kristensen, DDS
Board Member, Nordic Laser Dental Society
Main Lecturer, SOLA Academy
Vienna, Austria;
Staff Dental Surgeon
Frederiksberggårdens Tandklinik/Dental Clinic
Frederiksberg, Denmark

Marina Stella Bello-Silva, DDS
School of Dentistry, University Nove de Julho
(UNINOVE)
São Paulo, Brazil

Louis G. Chmura, DDS, MS
Owner and Director, Laser Training–Egghead Ortho
Private Practice
Marshall, Michigan

Michael Coleman, DDS
Private Practice, Oral and Maxillofacial Surgery
Cornelius, North Carolina

Donald J. Coluzzi, DDS, FACD
Associate Clinical Professor
University of California, San Francisco School of
Dentistry
San Francisco, California

Robert A. Convissar, DDS, FAGD
Director, Laser Dentistry
New York Hospital Queens
Master, Academy of Laser Dentistry
Private Practice
New York, New York

George R. Deeb, DDS, MD
Associate Professor
Department of Oral and Maxillofacial Surgery
Virginia Commonwealth University

Richmond, Virginia

James C. Downs, DMD
Clinical Director, Cosmetic and Restorative Dentistry
Dr. Dick Barnes Group
Sandy, Utah
Private Practice
Denver, Colorado

Carlos de Paula Eduardo, DDS, MSc, PhD
Full Professor, Department of Restorative Dentistry
Chairman, Special Laboratory of Lasers in Dentistry
(LELO)
School of Dentistry, University of São Paulo
São Paulo, Brazil

John D.B. Featherstone, MSc, PhD
Dean and Professor
School of Dentistry
University of California San Francisco
San Francisco, California

Patricia Moreira de Freitas, DDS, MSc, PhD
Special Laboratory of Lasers in Dentistry (LELO)
School of Dentistry, University of São Paulo
São Paulo, Brazil

Charles R. Hoopingarner, DDS, FAGD
Associate Professor
University of Texas Dental School-Houston
Master Academy of Laser Dentistry
Private Practice
Houston, Texas

Jon Julian, DDS
Private Practice
CEO, North Star Dental Education
Travelers Rest, South Carolina

Lawrence Kotlow, DDS
Board-Certified Specialist in Pediatric Dentistry
Private Practice
Albany, New York

Samuel B. Low, DDS, MS, MEd
Professor Emeritus
University of Florida College of Dentistry

Gainesville, Florida

Erica Krohn Jany Migliorati, DDS
Assistant Professor, Department of Periodontics
University of Tennessee Health Science Center
College of Dentistry
Memphis, Tennessee

Joshua Moshonov, DMD
Clinical Associate Professor and Acting Chair
Department of Endodontics
Hebrew University–Hadassah School of Dental
    Medicine
Jerusalem, Israel

Angie Mott, RDH
Certified Dental Laser Educator
Master, Academy of Laser Dentistry
Clinical Private Practice
Tulsa, Oklahoma

Steven Parker, BDS, LDS RCS, MFGDP
Past President, Academy of Laser Dentistry
Associate Editor, *Journal of Lasers in Medical Science*
Visiting Professor, Faculty of Medicine and Dentistry
University of Genoa
Genoa, Italy;
Private Practice
Harrogate, United Kingdom

Karen Muller Ramalho, DDS, MSc
Biodentistry Master Program
School of Dentistry, Ibirapuera University (UNIB)
São Paulo, Brazil

Daniel Simões de Almeida Rosa, DDS
Laboratório Experimental de Laser em Odontologia
Special Laboratory of Lasers in Dentistry (LELO)
School of Dentistry, University of São Paulo
São Paulo, Brazil

David M. Roshkind, DMD, MBA, FAGD
Former Adjunct Professor
College of Dental Medicine, Nova Southeastern
    University
Certified Dental Laser Educator
Master, Academy of Laser Dentistry
Private Practice
West Palm Beach, Florida

Alana Ross, BScH
Medical Device Marketing and Education
Toronto, Ontario

Gerald Ross, DDS
College of Dental Surgeons of Ontario
Private Practice
Tottenham, Ontario

Sharonit Sahar-Helft, DMD
Clinical Instructor, Department of Endodontics
Hebrew University–Hadassah School of Dental
    Medicine
Jerusalem, Israel

Todd J. Sawisch, DDS
Diplomate, American Board of Oral and Maxillofacial
    Surgery
Voluntary Associate Professor of Surgery
University of Miami School of Medicine
Miami, Florida;
Private Practice
Fort Lauderdale, Florida

Mary Lynn Smith, RDH, BM, AAS
McPherson Dental Care
McPherson, Kansas

Adam Stabholz, DMD
Former Dean
Faculty of Dental Medicine
Professor and Former Chairman
Department of Endodontics
Hebrew University–Hadassah School of Dental
    Medicine
Jerusalem, Israel

Robert A. Strauss, DDS, MD
Professor of Surgery
Director, Residency Training Program
Department of Oral and Maxillofacial Surgery
Virginia Commonwealth University School of Medicine
Richmond, Virginia

John G. Sulewski, MA
Director of Education and Training
The Institute for Advanced Dental Technologies
Bloomfield Hills, Michigan

Grace Sun, DDS
Accredited Fellow, American Academy of Cosmetic
    Dentistry
Master, Academy of General Dentistry
Master and Educator, Academy of Laser Dentistry
Fellow, International Congress of Implantologists
Director, Sun Dental Group
West Hollywood, California

Jan Tunér, DDS
Former Secretary, World Association for Laser Therapy
Former Vice President, Swedish Laser Medical Society
Former Chair, Department of Prosthodontics
Former Lecturer, European Master Degree Program on
    Oral Laser Applications
Grangesberg, Sweden

中文版序 Preface

　　赵颖教授和她的同事们翻译了由国际著名口腔激光领域的专家肯维萨博士编著的《口腔激光原理与技术实践》（第2版）一书，邀请我为之作序。坦率地讲，我几乎是这方面的外行，对近年来激光在口腔医学领域中的应用知之甚少，尽管我本人在20世纪80年代初期攻读硕士学位论文的研究课题是利用当时刚刚出现的氩离子激光产生的血卟啉光敏现象，这在口腔癌前病变的早期诊断和治疗中进行过探索。阅读过一些有关激光在医学领域应用的文献，但在那个年代，激光在口腔医学领域的应用仅仅局限在软组织的处理上，在牙齿、骨硬组织方面的应用还是一片空白。近年来，从中华口腔医学会口腔激光专业委员会成立的过程中和听取一些国际上的口腔医学专家有关口腔激光应用的学术报告中，我开始领悟到"激光"在口腔医学领域具有独特的应用前景，不仅涉及口腔软组织疾患的治疗，而且在龋病、牙周病、口腔种植、儿童口腔等诸多专业领域都展现了独特的应用优势。为我们治疗各种疑难口腔疾病提供了新的治疗手段。这是现代口腔医学不可或缺的组成部分，也是高新科技在口腔医学领域的应用取得进展的体现。

　　现在，展现在我们面前的肯维萨博士的《口腔激光原理与技术实践》（第2版）专著是在2010年第1版出版6年之后的修订版。他召集了一批在国际口腔激光医学领域具有丰富实践经验又得到行业公认的高水平专家，共同参与了这部专著的修订。从激光的物理学基础到激光–组织界面的相互作用，从激光波长和工作参数的选择到光纤、工作尖以及防护装置的配备，从不同波长激光的物理学特性到相关临床应用的优势和副作用都进行了仔细的梳理。更为重要的是，作者对激光在口腔医学各亚专科的临床应用进行了详细的阐述。包括在牙周病学、牙体牙髓病学、儿童牙病学、口腔修复学、口腔种植学、口腔正畸学和口腔颌面外科学等学科的应用，都章节分明地做了介绍。书中辅以大量临床病例和照片及其独具特色的"临床提示"，为我们阅读理解激光在口腔医学领域的应用提供了教科书般的工具书。我相信，这对我国口腔医学界的同仁们学习和应用激光治疗一系列口腔疑难病例极具参考价值。

　　感谢赵颖教授和她的同事们在繁忙的工作之余，为我国口腔激光医学所做的这件极有意义的工作。祝贺这本填补空白的译著顺利出版发行！

中华口腔医学会名誉会长

王兴

2019年5月6日于北京

中文版序 Preface

作为一个正畸医师，我对激光知之很少。

但我知道激光是20世纪的伟大发明，曾多次获得诺贝尔物理学奖。

我记得在20世纪80年代初，我的研究生同学王兴在口腔癌前病变早期诊治的研究课题中涉及激光技术；当时北京大学口腔医学院颌面外科已经将激光应用于临床，受限于设备，那时的激光主要针对软组织，例如血管瘤治疗。

进入21世纪，激光技术发展迅速，目前已经广泛应用于口腔医学各临床分支学科。在这个新的领域，北京的301医院、同仁医院、协和医院、宣武医院、朝阳医院、航空总医院等综合性医院的口腔科都做了大量开拓性的工作，一批年富力强的北京口腔同仁走在国内的前列，这其中有赵颖医师。

赵颖医师攻读博士时我是她的导师之一，她刻苦、较真、一丝不苟的治学精神留给我很深的印象，她关于OSAHS的研究论文获得北京大学优秀博士论文奖。难能可贵的是，毕业后她不断进取，拓展新的研究领域。2013年，她赴奥地利维也纳大学学习口腔激光技术，获得国际口腔激光应用协会（SOLA）认证，此后她一直活跃在口腔激光技术的临床应用与研究中：培养研究生，在国际口腔激光会议做报告，承办中华口腔医学会年会交叉学科论坛和新技术实操培训班，举办国家继续教育学习班，到各地学术会议和学习班交流。2017年，当选北京口腔医学会口腔激光专业委员会主任委员；

2018年，她所带领的激光研究团队所在地受邀作为首款9600nm CO_2口腔激光治疗仪全球三家临床研究基地之一。

今天，赵颖教授和她的团队又完成了《口腔激光原理与技术实践》（第2版）专著的翻译。我注意到这本原著的主编肯维萨是口腔激光临床应用的先驱者之一，有近30年的临床经验，2016年第2版的每一章都是由拥有丰富激光经验的专家撰写，它无疑代表了当今口腔激光的最高水准。在本书的翻译中她们也结合了多年激光临床应用和研究的经验，并得到刘洪臣教授等口腔多学科专家组的审校指导，使这部译著不仅新颖、实用，而且准确、科学。我相信，这部结合基础与临床、系统介绍激光技术在口腔医学应用的译著，在目前国内尚缺乏口腔激光教科书、临床应用指南和规范尚未形成的情况下，将为开展这一先进技术的口腔医师提供有益的参考与指导。

祝贺国内第一部口腔激光译著——《口腔激光原理与技术实践》面世！祝贺赵颖教授和她的团队！

北京大学口腔医学院

2019年5月9日

序言 Preface

第一台口腔激光在20世纪80年代后期上市时，在口腔医学界引起了极大的振奋。遗憾的是，第一台设备的激光波长选择仅鉴于其可实现性，而非能达到预期目标的最佳波长。自那以后，激光在口腔医学领域中的应用又经历了漫漫的发展之路，不断积累着激光与软、硬组织间相互作用的大量科学研究。直至近10年来，基于最新的研究证据，激光在医学和口腔医学临床得到了广泛应用，包括临床应用最佳条件的获得。而且在口腔医学的应用中，一种全新的能量突显出来。关于这种新的能量，肯维萨博士将在这本《口腔激光原理与技术实践》（第2版）中详加叙述。

肯维萨博士是口腔激光临床应用的先驱者之一，拥有近30年使用二氧化碳（CO_2）激光、掺钕钇铝石榴石（Nd：YAG）激光、二极管激光和铒激光的经验，并在五大洲举办了300多次激光研讨会。为了这一版的修订，他召集了一批知识基础和临床技能均代表行业先进水准的专家，编写了这部非常值得阅读的专著。

目前已进入电子化通讯的时代，图书、期刊、视频、音乐等均已电子化，很难想象一本新的教科书还能发挥多少作用。但是，对于任何一位想全面了解激光世界及其在口腔医学中应用的读者来说，本书的出版会给他们带来一次良好的学习机会。细心的读者将了解不同波长的激光如何工作、如何与组织间相互作用，并最终理解如何最好地将这些知识应用于临床实践。

我从1980年开始研究在口腔医学中使用激光的可能性，这远早于这些设备被广泛应用于人体其他部位的手术和治疗。当时情况很原始，有很多未知的领域。我的团队研究激光与硬组织界面的相互作用已超过30年。与世界各地的其他研究团体一起，我们为更深入地理解激光如何作用于牙齿和骨而做出了应有的贡献。直到最近，所有这些工作才由一家公司汇集起来，利用这些科学研究和随后的临床证据，研发并上市了一种新型激光器。这项新技术为口腔医学临床实践中激光应用的下一个重大进展奠定了基础。

近年来，还取得了另外一些重大进展，具体详见正文所述。如今我们当中一些人近30年的梦想已经实现，未来，必定还有更多的工作等待我们去完成。

John D.B. Featherstone, MSc, PhD

前言 Foreword

本书第1版出版以来的6年里，口腔激光医学在提供更好的患者保健方面取得了巨大的进步。为新进入行业的制造商带来了最先进的设备。信誉卓著的老公司又推出了新型号，在旧款的基础上有了很大的改进。市场上出现的一种新波长，能应用于硬组织和软组织的9300nm CO_2激光，或许会给口腔医学带来彻底的变革，也或许如全科口腔医学中的氩激光和钬激光那样被淘汰。与往常一样，临床应用的经验将最终决定这一结果。

临床医师们发现了越来越多对患者生活产生积极影响的治疗措施。6年前，仅少数儿童口腔激光先驱者对新生婴儿进行舌系带和上唇系带修整术，以帮助他们更好地吸吮母亲的乳头。过去口腔医师也极少接收来自其他医疗专业的转诊。但如今，口腔激光医师正在接收儿科医师、新生儿医师、小儿耳鼻喉科医师、哺乳期专家以及更多使婴儿护理更成功的专家们的转诊。为了治疗青少年和老年患者，口腔医师正定期接收来自语音治疗师、口腔肌功能专家、骨科手法医学专家等更多专家的转诊。对于药物引起的牙龈增生治疗，口腔医师正在与移植外科医师和器官移植受者的内科医师合作。并且这份名单还在不断加长。

同于第1版，本书是为准备学习如何使用激光的临床医师以及想要扩大现有设备使用范围或添置不同功能激光设备的使用者而撰写的。对于书中所描述的每种治疗方法，均提供了证实其功效的同行评议文献。未得到同行评议文献认可或并非基于生物学基础的治疗方法，均未包括在本书中。每一章都是由一位拥有丰富激光临床应用经验的执业医师所撰写，而且他/她大多持有其所在领域专业委员会的认证。几乎每种治疗方法都有术前、术中和术后照片的完整记录。全书中的理论和"临床提示"突出始终，方便从业者获取最适用的临床信息。

如果没有众多专家的奉献，任何有视野和深度的教科书都是不可能写成的。感谢每一位作者为这个最有价值的项目所做出的贡献，他们奉献了数月宝贵的临床工作和家庭生活时间。还要感谢最好的口腔教科书出版团队：布赖恩·洛赫尔、杰米·彭德尔、萨拉·阿尔苏普和凯西·福尔克。最后，如果没有我的妻子、我的合作伙伴埃伦·戈德斯坦博士及我们的孩子克雷格、亚历克斯和戴纳的爱、鼓励与支持，这本书也是不可能实现的。

Robert A. Convissar, DDS, FAGD

目录 Contents

第1章
爱因斯坦的"神奇之光"：起源和口腔医学应用

John G. Sulewski

人类迷恋光的特性并将其应用于医学的历史可以追溯到上古时代。20世纪初，物理学的发展为激光理论的推导奠定了基础，阿尔伯特·爱因斯坦（Albert Einstein）提出了激光理论的假设，1960年光的这种特殊形式最终被发现了。之后不久，科学家们开始探索将这种激光技术应用于医学和口腔治疗的可行性。

将光应用于医学诊断和治疗源于古代。早期的内科医师不仅利用光来观察皮肤色泽、检视创口，并选择合适的治疗手段；而且日光和营火的光热也被用于治疗。希腊和罗马人每天进行日光浴，罗马人居住的房子里带有日光浴室也成为其特征[1]。古代埃及人、中国人和印度人利用光治疗佝偻病、牛皮癣、皮肤癌，甚至精神错乱[2]。

古代埃及人、印度人和希腊人甚至已经开始使用自然光，通过激活西芹和其他植物中对光敏感而自然产生的补骨脂素，为白癜风患者的受累皮肤进行再着色治疗[3-5]。18—19世纪，欧洲的内科医师使用日光和人造光治疗皮肤结核、牛皮癣、湿疹、蕈样肉芽肿[3]。这些以及其他光的应用，是历经数个世纪之后的发明，并随之使用的经光学放大装置所产生出特殊形式的光——激光——应用于医学领域的先驱。

本章节将剖析激光先驱们在口腔领域的贡献，并总结目前激光在口腔内的临床应用。

早期发表的关于光的理论

哲学家和科学家们很长一段时间都在思考光的自然属性：它究竟是由粒子、波、压力，还是一些其他物质或力组成的呢？

波斯数学家、科学家和哲学家伊本·海什木（Ibn al-Haytham），在其1021年发表的《Book of Optics》这本书中，描述光是一束沿直线运动的微小粒子并在撞击物体时弹开[6]。法国哲学家、科学家、天文学家和数学家皮埃尔·伽森狄（Pierre Gassendi）描述了他的光粒子理论（1658年在他逝世后发表于法国里昂，作为他的6卷全集《Opera Omnia》的一部分），向欧洲学者介绍古希腊哲学家伊壁鸠鲁（Epicurus）（图1-1）（公元前341—前270）对宇宙的原子观[7]。

伽森狄的作品影响了英国物理学家艾萨克·牛顿爵士（Sir Isaac Newton）（1643—1727），他将光描述为"从一个源向各个方向发射出"的物质"小球"或颗粒[8-9]（图1-2）。牛顿提出的质点动力学理论后来被发展用于描述粒子受到任意力作用后的反应行为[10]。这种光的粒子观不同于法国哲学家和科学家勒内·笛卡尔（René Descartes）在他1637年的《谈谈方法》中将光视为一种类型的"压力"，后者预兆了光的波动理论的假设[11]（图1-3）。

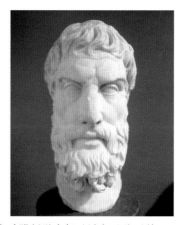

·图1-1　古希腊哲学家伊壁鸠鲁（公元前341—前270）。

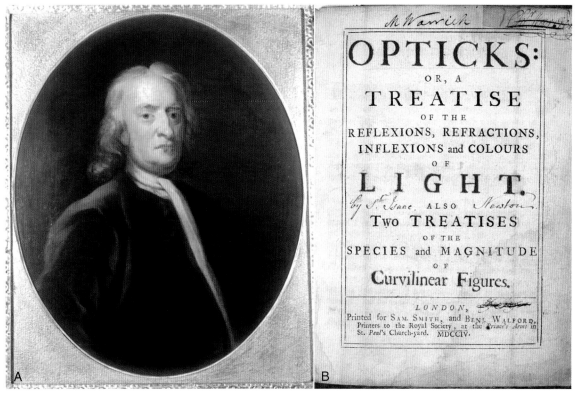

・图1-2　A. 艾萨克・牛顿爵士（1643—1727）。B. 牛顿著作《Opticks》的扉页。

1665年，英国科学家罗伯特・胡克（Robert Hooke）提出了他的光波理论，他认为光的振动传播类似水中的波纹："发光体的每一个脉冲或振动都将产生一个球形，且将以一个类似水面上的波形

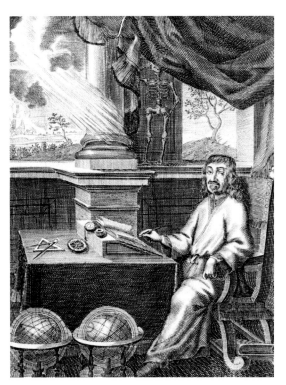

・图1-3　勒内・笛卡尔（1596—1650）。

或环形方式（虽然速度更快）持续增加、扩大，从一个点扩散形成越来越大的圆圈"[12]。光波的概念后来被苏格兰物理学家詹姆斯・克拉克・麦克斯韦（James Clerk Maxwell）通过试验证实，他在1865年提出了光的电磁波理论，并且证明电磁波以精准光速传播[13]。

量子理论的发展

早期的理论虽然在1900年之前是有用的，但是没能完全或令人满意地描述科学界观察到的光的特征：光在某些情况下表现为粒子，而在另外一些情况下表现为波。

量子理论正是在这样的背景下产生的。1900年12月[14]，德国物理学家马克斯・普朗克（Max Planck）在德国物理学会发表演说，他提出了推理：光由分立的和不可分割的辐射能量包所组成，并将其命名为量子。这一研究背景开启了量子理论领域的发展。他当时描述了目前已众所周知的能量基本单位（E），$E=h\nu$，其中h是有量纲的自然常数（=能量×时间，数值为6.626×10^{-34} J・s），后来被称之为普朗克常数，而ν是辐射频率。普朗克定律在

1900年的下半年得以发表[14-16]。11年后，英国物理学家欧内斯特·卢瑟福（Ernest Rutherford）根据其对α粒子受原子散射的实验观察而提出的原子运行轨迹模型假说，进一步推动了量子理论发展。在他看来，原子包含一个中心电荷，周围环绕分布着沿球形轨迹运行的电子[17]。

丹麦物理学家尼尔斯·玻尔（Niels Bohr）综合了卢瑟福的原子模型与普朗克的量子假说（图1-4）。在其1913年发表的一系列论文中，玻尔提出一个理论，即电子围绕原子核在特定轨道上运动时不发射能量。他描述了原子这种稳定的"基态"，即所有的电子均处于最低能级。玻尔还提出推理，即电子可以突然从一个特定能级轨道跃迁到更高能级的轨道，要如此：电子必须获得能量。相反，电子必须失去能量从高能级进入到一个低能级。因此，电子能够通过吸收和发射辐射能或光从一个能级移动到另一个能级[18-19]。

正是在这个新兴量子理论的萌芽阶段，阿尔伯特·爱因斯坦做出了3个重要的贡献。第一，1905年，爱因斯坦发展了其光量子理论[20]："在从点光源发射的光线传播过程中，能量并非连续地分配在不断增长的空间中，而是由有限数量的能量量子组成，它们分布在不间断移动之空间的各个点上，能以完整的单位被吸收或产生。"辛格[21]指出这篇关于光电作用的论文是爱因斯坦成果斐然之年——1905年发表于科学杂志《物理年鉴》上的第一篇论文；同年，他发表的其他论文包括布朗运动、狭义相对论和质能守恒（$E=mc^2$）。爱因斯坦自己尤其认为这篇光量子论文是1905年发表所有论文中"最具革命性的"。他因此而获得了1921年的诺贝尔物理学奖。霍尔马克（Hallmark）和霍恩（Horn）[22]证实了爱因斯坦的光量子理论与其他当代光理论相比是如此激进，以至于直到1916年美国物理学家罗伯特·A.密立根（Robert A. Millikan）完成了更多支持这一理论的实验后，才被普遍接受。

爱因斯坦1905年的论文证明了光的粒子特性。1909年，爱因斯坦做出了对激光理论的第二个显著贡献，他运用普朗克辐射定律，发表了物理学界关于光辐射的波粒二象性的第一篇文献。爱因斯坦说："我认为理论物理学的下一个发展阶段将给我们带来一种光理论，它可以解释为一种波和发射理论的融合。……波结构和量子结构……不能被认为是互不相容的……我们将不得不调整我们现在的理论，而不是完全放弃它们。"[21,23]英国数学和物理学家巴内什·霍夫曼（Banesh Hoffmann）奇特地描述了20世纪初许多物理学家对光显著的波粒二象性的困惑："他们只能尽力而为，然后满面愁容地抱怨，每周一、三、五，要把光当作波，每周二、四、六，则把光当作粒子，而到了周日就只能祈祷了。[24]"

1916—1917年，爱因斯坦对激光领域做出了他的第三个贡献，他提出了一个普朗克辐射定律的新推导[25-27]，后来得到了大量应用。当他1916年写信给他的朋友米给雷·安杰洛·贝索（Michele Angelo Besso）"关于辐射的吸收和发射，我意识到了一束奇异之光"[21]。事实上，他的这一新想法为后续激光发展提供了基础。

基于量子学理论，在爱因斯坦的新推导之前，已知了两个与光和物质相关的基本辐射过程：①受激吸收，通过加热、光相互作用或粒子相互作用等方式使原子被激发到更高能级状态的过程；②自发辐射，受激原子自发衰减至低能级状态的过程。爱

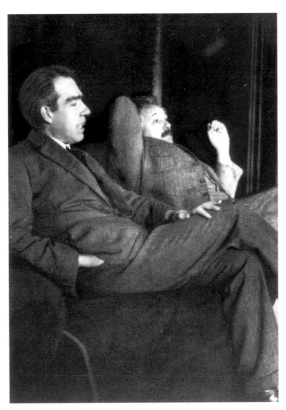

•图1-4　1925年的尼尔斯·玻尔和阿尔伯特·爱因斯坦。

因斯坦的突破是增加了第三种过程：受激辐射，是受激吸收过程的反转过程。

在其他相同频率的入射辐射存在下，受激原子被激发跃迁到低能级状态——相比自发辐射速度更快——而且在此过程中释放出与入射光形式相同的光能。发出的光具有相同的频率，并与受激辐射波处于相同相位（即相干）。受激辐射发生于受激原子数明显多于未受激原子数（即处于高两个能级状态的原子数多于低能级的原子数），这种情况被称为粒子数反转。爱因斯坦还指出，受激辐射的发生概率与从低能态吸收的概率相同[28-31]。海伊等[32]总结爱因斯坦洞察的意义如下：

> 超过35年，这种受激辐射过程在量子力学教科书中的注解是相当粗略的，因为它似乎没有实际应用。光以这种方式发射的特殊自然现象被忽视了。发射的光子具有与引起跃迁的光子完全相同的相位。这是因为所施加光波的变化电场导致受激原子的电荷分布与该辐射同相振荡。所发射的光子均是同相的——且是相干的——而且它们在与诱导光子相同的方向上进行传播。

在这一点上，需要澄清的是"光子（photon）"这一术语直到爱因斯坦1916—1917年发表论文，从未被普朗克、玻尔和爱因斯坦使用过。显然，第一个使用这一术语的人是美国化学家吉尔伯特·路易斯（Gilbert Lewis）[33]，他在1926年给《自然》杂志编辑的一封信中提出，需要用新的术语来描述辐射能的离散单位：

> 如果我们假设一个独立实体用它一瞬间的存在作为辐射能的载体，而其余时间仍然是原子中的一个重要结构元素，那么把它说成是光粒子（a particle of light）、光小体（a corpuscle of light）、光量子（a light quantum, a light quant），似乎都是不合适的。如果我们把它仅仅称为量子，也会引起混淆，因为以后还必须要区分原子中存在的这些实体的数量和所谓的量子数。因此我冒昧地提出，这个假设的新原子，它不是光，但在辐射的每一个过程中都起着至关重要的作用，可以称之为"光子"。

以下是《美国传统字典》中公认的的定义[34]：

Photon 物理学名词。电磁能量的量子，可视为零质量、无电荷、无限期、长寿命存在的不连续微粒。

爱因斯坦在1916—1917年受激辐射论文发表后几十年，直到20世纪50—60年代，激光技术的理论和实践才得到了重大进展。如美国物理学家亚瑟·A. 肖洛（Arthur L. Schawlow）和后来的观察者们所指出，在一定程度上是由于那个时代的物理学家们的忽视和其所受的培训。学校教育中的"热力学平衡"概念，一种能量平衡的状态，是整个宇宙物质的正常状态，使得这些科学家倾向于相信粒子数反转只是一种非寻常事件或短暂的序列改变，并无特别意义[35-36]。

当然，20世纪20—30年代也并非完全丧失探索和发现。1928年，德国物理学家鲁道夫·拉登堡（Rudolf Ladenburg）在研究跃迁波长附近的氖气吸收和发射光的光学特性过程中间接观察到了受激辐射现象。这是受激辐射存在的第一个证据[35,37]。1939年，苏联物理学家瓦伦丁·A. 法布里坎特（Valentin A. Fabrikant）在其博士论文中预见了一种造成粒子数反转的方法，他论述如下："这样的粒子比例是可以得到的。在这样的条件下我们可以获得大于辐射入射的辐射输出。[35-36,38]"

然而，拉登堡和法布里坎特的工作是相互隔离的。爱因斯坦之后激光发展的另一个障碍是两次世界大战，虽然第二次世界大战实质上推动了激光发展的研究。物理学家们的努力从基础研究转向能帮助赢得战争的技术推进。后来，为战争而制造的先进装备成了过剩军备。已经习惯于低预算的物理学家们得到了一些这种装备以继续他们的研究。

激微波和激光

战时研究重点对激光发展的影响体现在美国物理学家查尔斯·H. 汤斯（Charles H. Townes）在曼哈顿贝尔电话实验室以及1948年他加入哥伦比亚大学后的工作中（图1-5）。1941年，托恩斯被指派为一个军事雷达项目工作。现代雷达，一种使用发射和反射无线电波探测反射目标以确定其方向、距离、高度或速度的系统，开发于20世纪30年代，当时系统使用大约1m长的无线电波，无法分辨出更多细节。战争期间，军队致力于发展一种使用更高电波频率以获得更高灵敏度、更窄波束以及发射天线

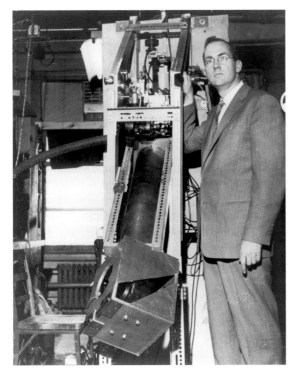

•图1-5 查尔斯·H. 汤斯与其1957年为射电天文学开发的红宝石微波激射器（承蒙阿尔卡特朗讯美国公司提供图片）。

小到能安装在飞机上的雷达系统。汤斯开始将工作重点放在3GHz、10GHz、24GHz的微波频率上[35]。虽然这些都没能应用到战争中，但是汤斯对于24GHz系统的经验、微波光谱学的兴趣，加之剩余的军事设备引导他后续的发展。

1951年，在华盛顿特区召开的美国物理学会春季会议中，汤斯提出了激微波（maser）的概念，由他和他的学生们创造的首字母缩写词，全称是辐射的受激发射微波放大（microwave amplification by stimulated emission of radiation）。他指出"那些后来导向激微波的工作，最初的目的是为了获得更短的波长，以便在一个新波段区做更好的光谱学研究。[39]"1951年4月26日，汤斯提道："我简述和计算了下述分子束系统的要求：从低能级分子中分离出高能级分子，并使其通过有电磁辐射（光子）的空腔，激发出更多分子辐射，进而产生反馈和连续振荡。[40]"1951年5月11日，汤斯在实验记录本上记录了这一想法，标注日期并签名。1952年2月，他的同事和妹夫亚瑟·L. 肖洛也在此页上签了名[35-36]。

1951年4月的会议之后，汤斯回到哥伦比亚大学，与他的博士后同事赫伯特·J. 蔡格（Herbert J. Zeiger）和博士研究生詹姆斯·P. 戈登（James P.

Gordon）开始制造微波激射器。他们开始选用与汤斯进行24GHz雷达系统工作中所采用的化合物相同的氨分子束做试验。已知氨分子吸收24GHz频率的微波，引起分子中的氮原子振动。1953年底取得了最初的成功，戈登在他们的试验装置中观察到了受激辐射和放大；之后，到1954年4月初，终于获得了理想的振荡效果[35]。他们报道成功的论文于1954年5月1日在美国物理学会的会议上发表，然后以一篇短论文刊印于《物理评论》杂志[41]。

汤斯于1955年从哥伦比亚大学休假，与法国物理学家阿尔弗雷德·卡斯特勒（Alfred Kastler）一起在巴黎高等师范学校工作。卡斯特勒发展了"光学泵浦"技术，一种利用光将电子从较低能级提升到较高能级的过程，作为微波光谱学中激发材料的一种新方法。汤斯认识到光学泵浦可以激发激微波所需的光能级。1957年秋天，汤斯和肖洛（他1951年加入贝尔实验室之前是汤斯在哥伦比亚大学的博士后同事）提出将激微波原理扩展至电磁波谱的红外和可见光区域[36,39]。

他们随后于1958年在《物理评论》杂志上发表了非常有影响的论文[42]。与此同时，另一位美国物理学家戈登·古尔德（Gordon Gould），1957年毕业于哥伦比亚大学的研究生，提出了光学泵浦能否激发光辐射的问题。他在实验记录本上用9页纸写下了这一想法，题目是"关于LASER可行性的粗略计算：辐射的受激发射光放大"——首次使用了"laser"一词。古尔德于1957年11月13日将他的笔记公证，他认为这是申请专利的必需步骤。他的专利辩护最终在30年拖延、挑战和诉讼后得到认可[35,39,43]。

肖洛和汤斯的论文引得许多组织进行了以下关于可见光的激光研究[35]：

• 1958年9月，汤斯和美国哥伦比亚大学美国空军科研办公室进行了钾蒸气激光器的研究

• 肖洛在贝尔实验室开始晶体（包括由人造红宝石，由掺杂铬原子的氧化铝构成）的研究工作，致力于发展技术以扩展贝尔通信网络的传播容量

• 阿里·贾文（Ali Javan）和小威廉·R. 本尼特（William R. Bennett, Jr.）也在贝尔实验室

进行一种充满氦氖气体的放电管的应用研究
- 古尔德已经加入了曼哈顿的技术研究组，一个从五角大楼获得资金用于研究激光之潜在军事应用的军事承包商，包括通信、标记武器的目标，以及测量到目标的距离。古尔德的小组探索了利用碱金属蒸气研究激光的潜力
- 位于匹兹堡的西屋研究实验室与空军签订了一份检测固体微波激射器的合同。欧文·韦德（Irwin Wieder）和布鲁斯·麦卡沃伊（Bruce McAvoy）利用明亮的钨灯与脉冲光源（未成功）探索了红宝石的特点
- IBM加入了与纽约约克镇高地沃森研究中心彼得·索罗金（Peter Sorokin）和米雷克·史蒂文森（Mirek Stevenson）的激光竞赛

还有一些其他公司也加入了造出第一台激光的竞赛，包括位于加利福尼亚的航空航天公司休斯研究实验室，其与美国陆军信号兵团签订了一份微波激射器的开发合同。部队开始关注研发比旧款更实用的红宝石固体微波激射器的新版本，可装载在飞机上作为低噪声微波放大器。1956年，加入休斯的美国物理学家西奥多·H. 梅曼（Theodore H. Maiman）和他的助手伊尼·德哈嫩斯（Irnee D'Haenens）一起被分配到这个项目。他们的任务令人望而生畏；现有的桌子大小的设备重达2.5吨。他们成功地开发出了一个4磅（4磅=3.63克）版本，但是需要持续使用低温冷却装置限制了其实用性。

不管怎样，梅曼在他后来的激光研究中还是用上了这些红宝石方面的经验。包括西屋实验室韦德和贝尔实验室肖洛及其同事在内的一些研究者，已将红宝石视为不适合、低效能的激光材料而放弃，但他们的计算其实是基于不充足的数据而得到的。梅曼继续自行探索并发现，如果红宝石可以被强光源泵浦的话，其实是适合的材料。他的计算表明一种脉冲闪灯可提供足以激发红宝石激光的光。他的实验性激光设计相当简洁，整合在不过手掌大小的设备中：直径1cm、长2cm的红宝石棒置于螺旋形小闪灯内，带有反射性内壁的铝制圆柱体环绕于闪灯，将光反射至红宝石棒。红宝石棒的两端是垂直于棒长的抛光平面，相互平行。梅曼将两端面喷涂

反射性银涂层，然后去除一端中央的涂层，允许激光束穿出，继而被探测到。该装置和一套独立的电源相连[35]。

1960年5月16日，梅曼和德哈嫩斯将激光圆柱体面对白色壁报板，他们用500V的脉冲点亮闪光灯，逐渐提高电压，产生不断增强的闪光，并在一个示波器上测量激光输出的踪迹。终于，当能量输出超过950V时，示波器上踪迹突现，一种红光充斥房间，一个闪耀的红点出现在白色壁报板上。经过这9个月的紧张努力，梅曼实现了他的目标，激光诞生了。这样，他击败了贝尔实验室、TRG、西屋、IBM、西门子、RCA实验室、麻省理工学院林肯实验室、通用电气以及其他所有竞争对手[35-36,39,44]。梅曼给美国物理学研究的先锋期刊《物理评论快报》提交了一篇论文，报告了他发明红宝石激光的证据。期刊编辑塞缪尔·古德斯密斯（Samuel Goudsmit）拒绝了这篇论文，显然他并不欣赏梅曼所取得的突破性发明，也许他错误地认为这只是重复了已发表的激微波的研究。梅曼又将论文提交给英国的周刊杂志《自然》，立即被接收并于1960年8月6日发表[45-46]。

随后出现的其他激光类型[36,39,46]：
- 1960年11月，索罗金和史蒂文森展示了固态铀激光[47]
- 1960年12月，贾文、本尼特和赫里欧在新泽西州贝尔默里山实验室展示了第一台气体激光器——氦氖（HeNe）激光，发射波长为11500nm[48]
- 1961年，贝尔实验室的约翰逊和拿骚演示了掺钕钨酸钙晶体产生的波长10600nm的钕（Nd）激光[49]
- 1961年，美国光学公司（马萨诸塞州南桥）的施内泽使用光学玻璃发明了钕激光器[50]
- 1962年，怀特和里格登在贝尔实验室开发了632.8nm波长的氦氖激光器[51]
- 1962年，拉宾诺维茨、雅各布斯和古尔德在TRG上演示了光学泵浦的铯激光器[52]
- 1962年，霍尔和他的同事们在通用电气研究中心（纽约州斯克内克塔迪）开发了一种低温冷却砷化镓（GaAs）半导体激光器[53]

- 1964年，标志着掺钕钇铝石榴石（Nd:YAG）激光器由戈伊斯科、马科斯和范·尤特在贝尔实验室演示[54]
- 1964年，帕特尔在贝尔实验室开发了二氧化碳（CO_2）激光器[55]
- 1964年，休斯研究实验室的布里奇斯开发了氩离子激光器[56]
- 20世纪60年代中期，犹他大学的希尔瓦斯特和其同事对金属蒸气激光器进行了广泛的研究[57]
- 20世纪60年代中期，索罗金和兰卡德开发了染料激光器[58-59]
- 艾夫科埃弗雷特研究室（马萨诸塞州埃弗雷特）的尤因和布劳恩率先演示了3种准分子激光：氟化氪、氟化氙和氯化氙激光器[60]
- 1975年1月7日，斯坦福大学的梅迪展示了自由电子激光器[61]
- 肖洛和他的一个学生甚至用一束红宝石激光射向一碗掺杂有机染料罗丹明6G的果冻来制造果冻激光器[35,39]

1960年7月7日，在宣布梅曼之成就的新闻发布会上，他确定了激光的5个潜在用途：

1. 第一次真正的光放大；
2. 用于基础研究的物质探测工具；
3. 用于空间通信的高功率光束；
4. 增加可用通信频道的数量；
5. 用于工业、化学和医学的聚光。

他精准的洞察力在后来的发现和应用中得到了肯定；仅第三个预测没有得到日常使用[35]。几年后，当评论激光在医学上的应用前景时，梅曼预见到将该设备可以用作一种"不流血"的外科工具，用于治疗恶性肿瘤，还有用作牙钻[62]。他列举了一个去除血管栓塞再通血管的成功实验。他还讨论了能够摧毁单个红细胞的显微激光设备，以及激光摧毁单个基因和其他微小肿块，而对周围组织几乎没有任何影响[63]。

激光应用于牙科和口腔外科

梅曼的发明被展示后不久，研究者们就开始验证梅曼对激光可以作为一种有用的医学仪器的观

点。他们的努力为目前激光在眼科、神经外科、泌尿外科、妇科、胃肠科、普通外科、心血管外科、骨科、美容/皮肤科/整形外科、耳鼻咽喉科、颌面外科和口腔以及兽医等领域的临床应用奠定了基础。本段落主要简要概述了激光技术在口腔科和颌面外科应用中的开拓性努力，然后总结了激光的各种类型和目前在口腔内的临床应用范围（详见第2章）。

为了寻找新的、有效的去龋方法，20世纪60年代中期报道了一些关于红宝石激光能量与牙齿结构相互作用的开创性研究[64-72]。研究者们发现红宝石激光能够汽化龋坏腐质，但是这种高能量密度造成了牙髓组织不可逆的坏死性变化。数年后，铒（Er）激光波长以及9300nm和9600nm的CO_2激光的发展更适合于临床窝洞预备的要求，且对牙髓没有不利作用，从而引导了更多进一步的研究[73-84]。

早期关于口腔内软组织的研究均使用红宝石激光[71,85-86]。能消融软组织并很少出血的CO_2激光的发展进一步引导了口腔外科方面的研究[87-99]。另一些研究团队用Nd:YAG激光继续进行了软组织的研究[100-103]。

其他学者还研究了用氩激光进行牙科复合树脂的光固化[104-109]、Nd:YAG激光用于修复装置和金合金焊接的可能[107-110]以及各种激光在牙髓病学中的应用[111-113]。一篇关于已发表的激光在牙科应用的科学研究和临床报告的大范围调查，讨论的范围从1964年的首次实验性使用直到2000年的大量临床应用[114]。

耳鼻喉科医师、颌面外科医师和牙周医师最早使用医用激光在口腔内开展各种软组织外科应用。1990年5月3日，第一台专门为口腔设计的激光器，由迈尔斯等研制的dLase 300型Nd:YAG激光器，被引入美国[115]。这一事件标志着口腔医师临床使用激光的开始——激光外科的先驱里昂·戈德曼（Leon Goldman）（1905—1997）预见到了这一发展。

自1963年以来，戈德曼一直报道激光在生物医学方面的应用，并发表了激光对龋齿、牙齿和其他组织作用的研究结果，作为他早期研究的部分内容。关于激光在口腔科应用的前景，他于1967年论述如下[116]：

> 虽然激光口腔科发展的可能性在我们看来是相当卓越的，但口腔医师和口腔医学研究小组对其临

床应用兴趣太少。……当前研究表明激光实验室应更多地致力于激光牙科领域。不同于大多数口腔医师们的理念，我们认为这是一个非常有价值的研究领域，特别在龋齿甚至牙结石治疗方面。口腔医师，尤其是口腔科组织病理专家和电镜专家必须与从事激光研究的生物学家、内科医师和工程师合作。这种合作研究的目的是开发灵活、有效和安全的口腔激光设备。口腔医师应积极参与这个项目，而不是等其他学科为其做这些工作。

将近20年后，一位口腔医师听从了戈德曼博士的呼吁，研制出第一台专为全科口腔医师设计的激光器。密歇根口腔医师特里·D. 迈尔斯（Terry D. Myers）博士和他的眼科专家兄弟威廉·D. 迈尔斯（William D. Myers）博士，他本人也是把激光引入眼科诊所的先驱之一，一起探索激光、电子和光学的进展，以生产出一种适合口腔手术的设备。与一般用于口腔的医学激光设备不同，这款设备要根据口腔医师的具体需要而设计。它的特点是具有易于操控的面板，可以选择安全、有效的操作参数，适用于激光众多的临床适应证。它是便携式，有自带的冷却系统，不需要特殊电力连接，且易于设置和维护。它拥有内置的自诊断、耐高温高压的部件或一次性部件，以及灵活的光纤传输系统易于进入口

腔内，并能提供口腔专业人员所习惯的触觉反馈。

目前，许多激光波长正用于颌面外科和口腔科，包括两种CO_2波长、Nd:YAG、氩、各种二极管波长、两种Er波长和磷酸钛氧钾（KTP）。其临床应用包括[117-121]：

- 软组织手术：牙龈切除/龈成形术、悬雍垂软腭成形术、肿瘤及其他病变切除、切口/切除活检、系带成形术、增生性/肉芽组织切除、种植体二期暴露、引导组织再生以及牙周病、阿弗他溃疡、疱疹性病变、白斑和疣状癌的治疗
- 血管病变出血的控制
- 关节镜下颞下颌关节手术
- 龋的诊断与龋损清除
- 复合树脂的固化
- 牙齿漂白液的激活
- 根管的清创与预备
- 截骨术与骨性冠延长术
- 龈下结石的探查

许多专业协会致力于激光在医学和口腔医学中的应用（表1-1）。它们都有国际会员，有些还有分会或各国会员。在临床使用激光的口腔医师感兴趣的期刊包括表1-2中所列。

表1-1　致力于激光在医学和口腔医学中应用的专业协会

组织	网站地址	起始年
激光牙科学会	www.laserdentistry.org	1993
美国激光医学和外科学协会	www.aslms.org	1981
德国激光学会	www.dgl-online.de	1991
日本激光牙科协会	http://jsld.jp	1989
口腔激光应用协会	www.sola-int.org	2000
美国激光协会	www.laserinstitute.org	1968
SPIE*（国际光学和光量子学协会）	www.spie.org	1955
世界激光治疗协会	www.walt.nu	1994
世界激光牙科联盟	www.wfld-org.infolaser.com	1988

*最初成立为"摄影仪器工程师协会"（Society of Photographic Instrumentation Engineers）

表 1-2 适合牙科激光执业医师兴趣的期刊

期刊名	网站地址	发表年限
International Journal of Laser Dentistry	www.jaypeejournals.com/eJournals	2011年至今
Journal of Biomedical Optics	www.spie.org/x866.xml	1996年至今
Journal of Dental Lasers	www.jdentlasers.org	2007年至今
Journal of Laser Applications	www.lia.org/subscriptions/jla	1998年至今
Journal of Laser Dentistry	www.laserdentistry.org	1992年至今
Journal of Oral Laser Applications	www.quintpub.com/journals/jola/gp.php?journal_name=jola	2001—2010年
Journal of the Japanese Society for Laser Dentistry	www.jstage.jst.go.jp/browse/jjpnsoclaserdent	1990年至今
Journal of the Laser and Health Academy	www.laserandhealthacademy.com/en/journal	2007年至今
Laser International	www.dental–tribune.com/epaper/issues/product/33	2010年至今
Laser Journal	http://www.zwp–online–info/de/publikationen/laser–journal	2003年至今
Lasers in Medical Science	http://link.springer.com/journal/10103	1986年至今
Lasers in Surgery and Medicine	http://onlinelibrary.wiley.com/journal/10.1002/(ISSN)1096–9101	1980年至今
Optical Engineering	http://spie.org/x867.xml	1962年至今
Photochemistry and Photobiology	http://onlinelibrary.wiley.com/journal/10.1111/(ISSN)1751–1097	1962年至今
Photomedicine and Laser Surgery	http://www.libertpub.com/overview/photomedicine–and–laser–surgery/128	1983年至今
Zeitschrift für Laser Zahnheilkunde	http://lzhk.quintessenz.de	2004—2008年

结论

在口腔科初次实验使用50年后，以及在口腔科手术中实际应用近25年后，激光正变得越来越普遍，甚至成为常规，既可以作为辅助性的治疗方法，也可能成为口腔科设备的独立新增项目。一旦用于口腔科，研究人员就持续研究新的激光波长和临床应用，不断扩大梅曼和其他开拓者的视野。越来越多的口腔科激光执业医师，在日渐充实的口腔科治疗中应用激光安全、有效、适用的证据推动下，将继续扩展爱因斯坦的"神奇之光"在他们手术中的应用，造福患者，也造福同行。

如果临床激光医师发现自己对激光的多方面能力感到敬畏，同时又在试图充分解释它时感到困惑，他们可能会在了解到其他人也表现出类似的迷恋时得到安慰。爱因斯坦自己就在1951年12月12日给贝索写了一封信："整整50年有意识的思考都没能让我接近这个问题的答案：'什么是光量子？'。当然如今每个小家伙都认为他知道答案，但是，他其实是在自欺欺人。[122]"不管是不是个"小家伙"，激光医师们都将体会到惊奇的感觉！

（赵　颖 译，刘洪臣 审校）

参考文献

[1] Katzir A: *Lasers and optical fibers in medicine*, San Diego, 1993, Academic Press.

[2] Daniell MD, Hill JS: A history of photodynamic therapy, *Aust NZ J Surg* 61(5):340–348, 1991.

[3] Wheeland RG: History of lasers in dermatology, *Clin Dermatol* 13(1):3–10, 1995.

[4] Fitzpatrick TB, Pathak MA: Historical aspects of methoxsalen and other furocoumarins, *J Invest Dermatol* 32(2, pt 2): 229–231, 1959.

[5] Kalka K, Merk H, Mukhtar H: Photodynamic therapy in dermatology, *J Am Acad Dermatol* 42(3):389–413, 414–416 (quiz), 2000, errata, 43(4):609, 2000, and 44(1):150, 2001.

[6] Gribbin JR: *Q is for quantum: an encyclopedia of particle physics*, New York, 2000, Touchstone.

[7] *Opera omnia* … haetenus edita auctor ante obitum recensuit … posthuma vero, totius naturae explicationen complectentia, in lucem nunc primum proderunt ex bibliotheca … Henrici-Ludovici-Haberti Mon-Morii … [*Accesit* Samuelis Sorberii praefatio, in qua de vita et moribus Petri Gassendi disseritur], Lyon, 1658, Laurent Anisson and Jean Baptiste Devenet, I, pp 422a–432b.

[8] Newton I: Correspondence: Isaac Newton to Henry Oldenburg, Cambridge, Dec 7, 1675. In Turnbull HW, Scott JP, Hall AR, Tilling L, editors: *The correspondence of Isaac Newton* (5 vols, continuing), Cambridge, UK, 1959, Royal Society at the University Press, vol I, pp 362–389.

[9] Newton I: *Opticks: or, a treatise of the reflexions, refractions, inflexions and colours of light. Also two treatises of the species and magnitude of curvilinear figures*, London, 1704, Smith and Walford, Printers to the Royal Society.

[10] Mehra J, Rechenberg H: *The historical development of quantum theory*, vol 5, Erwin Schrödinger and the rise of wave mechanics: Part 1. Schrodinger in Vienna and Zurich 1887–1925, New York, 1987, Springer-Verlag.

[11] Descartes R: Discours de la méthode pour bien conduir sa raison et chercher la vérité dans les sciences plus la dioptrique, les meteores, et la geometrie, qui sont des essais de cete methode [Discourse on the method for properly conducting reason and searching for truth in the sciences, as well as the dioptrics, the meteors, and the geometry, which are essays in this method], 1637. In Cottingham J, Stoothoff R, Murdoch D, translators-editors: *The philosophical writings of Descartes*, vol 1, Cambridge, UK, 1985, Cambridge University Press.

[12] Hooke R: *Micrographia; or, some physiological descriptions of minute bodies made by magnifying glasses with observations and inquiries thereupon*, London, 1665, Martyn & Allestry.

[13] Maxwell JC: A dynamical theory of the electromagnetic field, *Philos Trans R Soc Lond* 155:459–512, 1865.

[14] Planck M: Zur theorie des gesetzes der energieverteilung im normalspektrum, *Verh Dtsch Phys Ges* 2:237–245, 1900.

[15] Van der Waerden BL, editor: *Sources of quantum mechanics*, Amsterdam, 1967, North-Holland Publishing.

[16] Torretti R: *The philosophy of physics*, Cambridge, UK, 1999, Cambridge University Press.

[17] Rutherford E: The scattering of α and β particles by matter and the structure of the atom, *Philos Mag,* Series 6 21:669–688, 1911.

[18] Bohr N: On the constitution of atoms and molecules. Parts I–III, *Lond Edinb Dublin Philos Mag J Sci*, Sixth Series 26(151):1–25, (153):476–501, (155):857–875, 1913.

[19] Billings CW: *Lasers: the new technology of light*, New York, 1992, Facts on File.

[20] Einstein A: Über einen die erzeugung und verwandlung des lichtes betreffenden heuristichen geischtpunkt [On a heuristic point of view concerning the generalization and transformation of light], *Ann Phys* 17:132–148, 1905.

[21] Singh V: Einstein and the quantum. In Wadia SR, editor: *The legacy of Albert Einstein: a collection of essays in celebration of the year of physics*, Singapore, 2007, World Scientific Publishing.

[22] Hallmark CL, Horn DT: *Lasers: the light fantastic*, ed 2, Blue Ridge Summit, Pa, 1987, TAB Books.

[23] Einstein A: Über die Entwickelung unserer Anschauungen über das Wesen und die Konstitution der Strahlung [On the evolution of our vision on the nature and constitution of radiation], *Phys Z* 10(22):817–826, 1909.

[24] Hoffmann B: *The strange story of the quantum*, ed 2, New York, 1959, Dover Publications, p 42.

[25] Einstein A: Strahlungs-emission und -absorption nach der quantentheorie, *Verh Dtsch Phys Ges* 18(13–14):318–323, 1916.

[26] Einstein A: Zur quantentheorie der strahlung [On the quantum theory of radiation], *Mitt Phys Ges Zurich* 18:47–62, 1916.

[27] Einstein A: Zur quantentheorie der strahlung [On the quantum theory of radiation], *Phys Z* 18:121–128, 1917. (identical to 1916 paper of the same name, with a minor correction).

[28] Schilling BW: Lasers. In Driggers RG, editor: *Encyclopedia of optical engineering*, vol 2, New York, 2003, Marcel Dekker.

[29] Institute for Advanced Dental Technologies: *The laser course. Laser dentistry: a clinical training seminar*, Southfield, Mich, 1999, The Institute, III.6.

[30] *The photonics dictionary, int'l ed 46, Pittsfield, Mass, 2000, Laurin Publishing, D-111.*

[31] Carruth JA, McKenzie AL: *Medical lasers: science and clinical practice*, Bristol, UK, 1986, Adam Hilger.

[32] Hey AJ, Hey T, Walters P: Quantum co-operation and superfluids. In *The new quantum universe*, Cambridge, UK, 2003, Cambridge University Press.

[33] Lewis GN: The conservation of photons, *Nature* 118(2):874–875, 1926.

[34] *American Heritage dictionary of the English language*, ed 5, Boston, 2012, Houghton Mifflin.

[35] Hecht J: *Beam: the race to make the laser*, New York, 2005, Oxford University Press.

[36] Hecht J: *Laser pioneers*, rev ed, Boston, 1992, Academic Press.

[37] Ladenburg R: Untersuchungen über die anomale Dispersion angeregter Gase. I. Teil. Zur Prüfung der quantentheoretischen Dispersionsformel [Research on the anomalous dispersion of gases], *Z Phys A* 48(1–2):15–25, 1928.

[38] Bertolotti M: *Masers and lasers: an historical approach*, Bristol, UK, 1983, Adam Hilger.

[39] *Laser pioneer interviews with an introduction to laser history by Jeff Hecht*, Torrance Calif, 1985, High Tech Publications.

[40] Townes CH: The laser's roots: Townes recalls the early days, *Laser Focus* 14(8):52, 1978.

[41] Gordon JP, Zeiger HJ, Townes CH: Molecular microwave oscillator and new hyperfine structure in the microwave spectrum of NH_3, *Phys Rev* 95(1):282–284, 1954.

[42] Schawlow AL, Townes CH: Infrared and optical masers, *Phys Rev* 112(6):1940–1949, 1958.

[43] Bromberg JL: Amazing light, *Invent Technol Mag* 7(4)[~118 pp], 1992 [online serial] http://www.americanheritage.com/articles/magazine/it/1992/4/1992_4_18.shtmlinnovationgateway.org/content/amazing-light-1. Accessed March 2014.

[44] Friedman G: Inventing the light fantastic: Ted Maiman and the world's first laser, *OE Rep* (200):5–6, August 2000. Also available as: *Lasers & sources. Inventing … laser*, Greg Friedman [website]. DOI: 10.1117/2.6200705.0001. SPIE. c200914. [~45 pp]; http://spie.org/x13999.xml. Accessed March 2014.

[45] Maiman TH: Stimulated optical radiation in ruby, *Nature* 187(4736):493–494, 1960.

[46] Townes CH: *How the laser happened: adventures of a scientist*, New York, 1999, Oxford University Press.

[47] Sorokin PP, Stevenson MJ: Stimulated infrared emission from trivalent uranium, *Phys Rev Lett* 5(12):557–559, 1960.

[48] Javan A, Bennett Jr WR, Herriott DR: Population inversion and continuous optical maser oscillation in a gas discharge containing a He-Ne mixture, *Phys Rev Lett* 6(3):106–110, 1961.

[49] Johnson LF, Nassau K: Infrared fluorescence and stimulated

emission of Nd3+ in CaWO, *Proc Inst Radio Eng* 49(12):1704, 1961.

[50] Snitzer E: Optical maser action of Nd3+ in a barium crown glass, *Phys Rev Lett* 7(12):444–446, 1961.

[51] White AD, Rigden JD: Continuous gas maser operation in the visible, *Proc Inst Radio Eng* 50(7):1697, 1962.

[52] Rabinowitz P, Jacobs S, Gould G: Continuous optically pumped Cs laser, *Appl Opt* 1(4):513–516, 1962.

[53] Hall RN, Fenner GE, Kingsley JD, et al.: Coherent light emission from GaAs junctions, *Phys Rev Lett* 9(9):366–368, 1962.

[54] Geusic JE, Marcos HM, Van Uitert LG: Laser oscillations in Nd-doped yttrium aluminum, yttrium gallium, and gadolinium garnets, *Appl Phys Lett* 4(10):182–184, 1954.

[55] Patel CKN: Continuous-wave laser action on vibrational-rotational transitions of CO_2, *Phys Rev A* 136(5):1187–1193, 1964.

[56] Bridges WB: Laser oscillation in singly ionized argon in the visible spectrum, *Appl Phys Lett* 4(7):128–130, 1964, erratum 5(2):39.

[57] Silfvast WT, Fowles GR, Hopkins BD: Laser action in singly ionized Ge, Sn, Pb, In, Cd and Zn, *Appl Phys Lett* 8(12):318–319, 1966.

[58] Sorokin PP, Lankard JR: Stimulated emission observed from an organic dye, chloro-aluminum phthalocyanine, *IBM J Res Dev* 10(2):162–163, 1966.

[59] Sorokin PP, Lankard JR: Flashlamp excitation of organic dye lasers: a short communication, *IBM J Res Dev* 11(2):148, 1967.

[60] Ewing JJ, Brau CA: Laser action on the $^2\Sigma^+_{1/2} \rightarrow {}^2\Sigma^+_{1/2}$ bands of KrF and XeCl, *Appl Phys Lett* 27(6):350–352, 1975.

[61] Madey JM: Stimulated emission of bremsstrahlung in a periodic magnetic field, *J Appl Phys* 42(5):1906–1913, 1971.

[62] Maiman comments on his precocious five-year-old [editorial], *Laser Focus* 1(9):2–4, 1965.

[63] Maiman TH: A look at things to come: biomedical lasers evolve toward clinical applications, *Hosp Manage* 101(4):39–41, 1966.

[64] Stern RH, Sognnaes RF: Laser beam effect on dental hard tissues, *J Dent Res* 43(5):873, 1964. [abstract 307].

[65] Kinersly T, Jarabak JP, Phatak NM, Dement J: Laser effects on tissue and materials related to dentistry, *J Am Dent Assoc* 70(3):593–600, 1965.

[66] Goldman L, Gray J, Goldman J, et al.: Effect of the laser beam impacts on teeth, *J Am Dent Assoc* 70(3):601–606, 1965.

[67] Goldman L, Hornby P, Meyer R, Goldman B: Impact of the laser on dental caries, *Nature* 203(4943):417, 1964.

[68] Gordon Jr TE: Laser interactions with extracted human teeth: a preliminary report, *Dent Digest* 72(4):154–158, 1966.

[69] Gordon TE: Some effects of laser impacts on extracted teeth, *J Dent Res* 45(2):372–375, 1966.

[70] Lobene RR, Fine S: Interaction of laser radiation with oral hard tissues, *J Prosthet Dent* 16(3):589–597, 1966.

[71] Taylor R, Shklar G, Roeber F: The effects of laser radiation on teeth, dental pulp, and oral mucosa of experimental animals, *Oral Surg Oral Med Oral Pathol* 19(6):786–795, 1965.

[72] Adrian JC, Bernier JL, Sprague WG: Laser and the dental pulp, *J Am Dent Assoc* 83(1):113–117, 1971.

[73] Paghdiwala AF: Application of the erbium:YAG laser on hard dental tissues: measurement of the temperature changes and depths of cut. In Profio AE, editor: *Laser research in medicine, dentistry and surgery* vol 64, 1988. ICALEO Santa Clara, Calif, Proceedings, Toledo, Ohio, 1988, Laser Institute of America, pp 192–201.

[74] Dostálová T, Jelínková H, Kucerová H, et al.: Clinical evaluation of Er-YAG laser caries treatment. In Wigdor HA, Featherstone JD, Rechman P, editors: *Lasers in dentistry III*, 1997. San Jose, Calif Proc SPIE 2973, Bellingham, Wash, 1997, International Society for Optical Engineering, pp 85–91.

[75] Matsumoto K, Nakamura Y, Mazeki K, Kimura Y: Clinical dental application of Er:YAG laser class V cavity preparation, *J Clin Laser Med Surg* 14(3):123–127, 1996.

[76] Sonntag KD, Klitzman B, Burkes EJ, et al.: Pulpal response to cavity preparation with the Er:YAG and Mark III free electron lasers, *Oral Surg Oral Med Oral Pathol Oral Radiol Endod* 81(6):695–702, 1996.

[77] Eversole LR, Rizoiu I, Kimmel AI: Pulpal response to cavity preparation by an erbium, chromium:YSGG laser-powered hydrokinetic system, *J Am Dent Assoc* 128(8):1099–1106, 1997.

[78] Pellagalli J, Gimbel CB, Hansen RT, et al.: Investigational study of the use of Er:YAG laser versus dental drill for caries removal and cavity preparation—phase I, *J Clin Laser Med Surg* 15(3):109–115, 1997.

[79] Wigdor HA, Walsh Jr JT, Featherstone JD, et al.: Lasers in dentistry, *Lasers Surg Med* 16(2):103–133, 1995.

[80] Fried D, Seka W, Glena RE, et al.: Thermal response of hard dental tissues to 9- through 11-µm CO_2 laser irradiation, *Opt Eng* 35(7):1976–1984, 1996.

[81] Featherstone JDB, Fried D: Fundamental interactions of lasers with dental hard tissues, *Med Laser Appl* 16(3):181–194, 2001.

[82] Fan K, Bell P, Fried D: Rapid and conservative ablation and modification of enamel, dentin, and alveolar bone using a high repetition rate transverse excited atmospheric pressure CO_2 laser operating at λ = 9.3 µm, *J Biomed Opt* 11(6), 2006. 064008-1–064008-11.

[83] Staninec M, Darling CL, Goodis HE, et al.: Pulpal effects of enamel ablation with a microsecond pulsed λ = 9.3-µm CO_2 laser, *Lasers Surg Med* 41(4):256–263, 2009.

[84] Nguyen D, Chang K, Hedayatollahnajafi S, et al.: High-speed scanning ablation of dental hard tissues with a λ = 9.3 µm CO_2 laser: adhesion, mechanical strength, heat accumulation, and peripheral thermal damage, *J Biomed Opt* 16(7), 2011. 071410-1–071410-9.

[85] Yamamoto H, Okabe H, Ooya K, et al.: Laser effect on vital oral tissues: a preliminary investigation, *J Oral Pathol* 1(5):256–264, 1972.

[86] Tanaka H: Effect of ruby-laser irradiation on gingiva, *Shigaku [Odontol]* 63(4):355–364, 1975.

[87] Schafir R, Slutzki S, Bornstein LA: Excision of buccal hemangioma by carbon dioxide laser beam, *Oral Surg Oral Med Oral Pathol* 44(3):347–350, 1977.

[88] Adrian JC: Effects of carbon dioxide laser radiation on oral soft tissues: an initial report, *Mil Med* 144(2):83–89, 1979.

[89] Strong MS, Vaughan CW, Jako GJ, Polanyi T: Transoral resection of cancer of the oral cavity: the role of the CO_2 laser, *Otolaryngol Clin North Am* 12(1):207–218, 1979.

[90] Tuffin JR, Carruth JA: The carbon dioxide surgical laser, *Br Dent J* 149(9):255–258, 1980.

[91] Horch HH, Gerlach KL: CO_2 laser treatment of oral dysplastic precancerous lesions: a preliminary report, *Lasers Surg Med* 2(2):179–185, 1982.

[92] Horch HH, Gerlach KL, Schaefer HE: CO_2 laser surgery of oral premalignant lesions, *Int J Oral Maxillofac Surg* 15(1):19–24, 1986.

[93] Frame JW: Carbon dioxide laser surgery for benign oral lesions, *Br Dent J* 158(4):125–128, 1985.

[94] Frame JW: Removal of oral soft tissue pathology with the CO_2

laser, *J Oral Maxillofac Surg* 43(11):850–855, 1985.

[95] Frame JW, Das Gupta AR, Dalton GA: Rhys Evans PH: Use of the carbon dioxide laser in the management of premalignant lesions of the oral mucosa, *J Laryngol Otol* 98(12):1251–1260, 1984.

[96] Kamami YV: Outpatient treatment of sleep apnea syndrome with CO_2 laser, LAUP: laser-assisted UPPP results on 46 patients, *J Clin Laser Med Surg* 12(4):215–219, 1994.

[97] Wilder-Smith P, Arrastia A-MA, Liaw L-H, et al.: Incision properties and thermal effects of three CO_2 lasers in soft tissue, *Oral Surg Oral Med Oral Pathol Oral Radiol Endod* 79(6): 685–691, 1995.

[98] Wilder-Smith P, Dang J, Kurosaki T: Investigating the range of surgical effects on soft tissue produced by a carbon dioxide laser, *J Am Dent Assoc* 128(5):583–588, 1997.

[99] Payne BP, Nishioka NS, Mikic BB, et al.: Comparison of pulsed CO_2 laser ablation at 10.6 μm and 9.5 μm, *Lasers Surg Med* 23(1):1–6, 1998.

[100] Myers TD, Myers WD, Stone RM: First soft tissue study utilizing a pulsed Nd:YAG dental laser, *Northwest Dent* 68(2):14–17, 1989.

[101] White JM, Goodis HE, Rose CL: Use of the pulsed Nd:YAG laser for intraoral soft tissue surgery, *Lasers Surg Med* 11(5): 455–461, 1991.

[102] Neill ME, Mellonig JT: Clinical efficacy of the Nd:YAG laser for combination periodontitis therapy, *Pract Periodont Aesthet Dent* 9(Suppl 6):1–5, 1997.

[103] Yukna RA, Carr RL, Evans GH: Histologic evaluation of an Nd:YAG laser-assisted new attachment procedure in humans, *Int J Periodont Restorative Dent* 27(6):577–587, 2007.

[104] Benedicenti A, Daneo M, Verrando M, et al.: Valutazione dell'assorbimento d'acqua di un composito, il Durafill, polimerizzato in luce laser argon rispetto alla normale polimeriizzazione [Evaluation of water absorption by a composite, Durafill, polymerized with argon laser light, in relation to normal polymerization], *Parodontol Stomatol (Nuova)* 23(3):27–29, 1984.

[105] Séverin C: Apport du rayonnement laser-argon à la polymerization des photocomposites: collage des verrous orthodontiques [The effect of argon laser radiation on the polymerization of photocomposites: bonding of orthodontic brackets], *J Biomater Dent* 1(2):111–112, 1985. 161–165.

[106] Séverin C, Maquin M: Argon ion laser beam as composite resin light curing agent. In Yamamoto H, Atsumi K, Kusakari H, editors: *Lasers in dentistry: proceedings of the International Congress of Laser in Dentistry, Tokyo, 1988*, Amsterdam, 1989, Excerpta Medica, pp 241–246.

[107] Gordon TE, Smith DL: Laser welding of prostheses: an initial report, *J Prosthet Dent* 24(4):472–476, 1970.

[108] Smith DL, Burnett AP, Gordon Jr TE: Laser welding of gold alloys, *J Dent Res* 51(1):161–167, 1972.

[109] Huling JS, Clark RE: Comparative distortion in three-unit fixed prostheses joined by laser welding, conventional soldering, or casting in one piece, *J Dent Res* 56(2):128–134, 1977.

[110] Apotheker H, Nishimura I, Seerattan C: Laser-welded vs soldered nonprecious alloy dental bridges: a comparative study, *Lasers Surg Med* 4(2):207–213, 1984.

[111] Weichman JA, Johnson FM: Laser use in endodontics: a preliminary investigation, *Oral Surg Oral Med Oral Pathol* 31(3): 416–420, 1971.

[112] Dederich DN, Zakariasen KL, Tulip J: Scanning electron microscopic analysis of canal wall dentin following neodymium-aluminum-garnet laser irradiation, *J Endod* 10(9):428–431, 1984.

[113] Yamazaki R, Goya C, Yu DG, et al.: Effects of erbium, chromium:YSGG laser irradiation on root canal walls: a scanning electron microscopic and thermographic study, *J Endod* 27(1):9–12, 2001.

[114] Sulewski JG: Historical survey of laser dentistry, *Dent Clin North Am* 44(4):717–752, 2000.

[115] Myers TD: The future of lasers in dentistry, *Dent Clin North Am* 44(4):971–980, 2000.

[116] Goldman L: Dental applications of the laser. In Goldman L, editor: *Biomedical aspects of the laser: the introduction of laser applications into biology and medicine*, New York, 1967, Springer-Verlag.

[117] Ball KA: *Lasers: the perioperative challenge*, ed 3, Denver, 2004, AORN.

[118] Catone GA, Alling III CC: *Laser applications in oral and maxillofacial surgery*, Philadelphia, 1997, Saunders.

[119] Clayman L: *Oral Maxillofac Surg Clin North Am* 9(1):1–131, 1997.

[120] Joffe SN: Lasers in medicine. In Driggers RG, editor: *Encyclopedia of optical engineering*, vol 2, New York, 2003, Marcel Dekker.

[121] Sulewski JG: *Selected US FDA marketing clearances*, San Diego, 2014, Academy of Laser Dentistry 21st Annual Conference and Exhibition. 08.

[122] Klein MJ: The first phase of the Bohr-Einstein dialogue. In McCormmach R, editor: *Historical studies in the physical sciences*, vol 2, Philadelphia, 1970, University of Pennsylvania Press, pp 1–39.

第2章
激光的物理学基础

Donald J. Coluzzi, Robert A. Convissar, David M. Roshkind

激光（Laser）这个词是"辐射的受激发射光放大（light amplification by stimulated emission of radiation）"的缩写。本章将在激光特性的范畴内简要阐述这5个单词，作为后续对口腔激光应用回顾的一个理论基础。

光

光是电磁波能量的一种形式，表现为粒子以波的形式呈一定速度进行传播。这种能量传播的基本单位称作光子[1]。光子的波以光速进行传播，可以用两个基本特性来定义它：振幅和波长（图2-1）。振幅的定义是波形中波峰到横轴的垂直高度。振幅和波的强度相关：振幅越大，所能完成的潜在做功量就越大。对于声波来讲，振幅与响度呈正相关。而对于发出光的波，振幅与明亮度相关。焦耳（J）是能量的单位，在口腔激光医学中常用毫焦（mJ）为单位，也就是10^{-3}J（0.001J）。

波的第二个特性是波长(λ)，为波形中任意两个相邻的同相位质点间的水平距离。波长对于激光传输到手术部位的过程以及与组织间的相互作用是非常重要的。波长的单位是米（m）。口腔激光的波长在更小的尺度上，称为纳米（nm），也就是1米的十亿分之一（10^{-9}）；或者微米（μm），1米的百万分之一（10^{-6}）[以此来代替微（μ）这个单位，仍偶尔见著于激光科学的阐述中]。

波传播时在横轴周围进行振荡。单位时间内的振荡数目称为频率。频率的单位是赫兹（Hz），1Hz定义为每秒一次振荡。频率和波长成反比，波长越短频率越高，反之亦然。赫兹是物理学上的一个基本单位，它常用于描述激光器每秒发射的脉冲数量。

普通的光，比如台灯发出的光，通常是温暖的白光。人眼所感受到的白光本质上是一系列不同颜色光的叠加：红色、橙色、黄色、绿色、蓝色和紫色。这些光通常是发散的，而不是聚焦的。与普通光线不同，激光呈现出两个特性。首先，激光是单色的：它由单一颜色的光束构成，如果波长在可见光波谱之外则是不可见的。其次，激光的波在物理学尺寸和形状上具有相干性，即所有光子的波动振幅和频率是一致的，这种相干性可用于产生特定形式的聚焦。

激光器的光束在长距离传输后仍能保持平行（光束中所有波都彼此平行），而一旦激光光束进入到特定的传输系统中，例如光纤或工作尖[如neodymium-doped yttrium-aluminum-garner（Nd:YAG）激光、铒激光和半导体激光]，就会在光纤工作尖处发散。这种单色、相干的光束能用于实现治疗目的。

可以用家用设备来举例，一个100瓦（W）的灯泡可以为一个房间提供适量的光线，同时生热。而另一方面，2W的激光可以用来精确地切除纤维瘤，并在术区产生良好的止血效果，且不损伤周围组织[2]。可以照亮一间屋子的100W普通灯泡和可以进行手术切除的2W激光的区别在于光线是否具有相干性。用一个恰当的比喻，想象一下在一条河上有一群人在进行划船比赛，肯定是所有船员的动作都整齐划一的船只领先。在任何特定的时刻，所有船员都处于发力周期的同一阶段，所以他们所有的能量都集中一起工作来推动这艘船。全体船员都同时把桨插入水中，并同时把桨从水中抬起。他们齐心协力共同工作。同样的，激光中所有光波都以一束相干波能量共同工作。与之形成对比的是，处于最后的那艘船，船员可能处于发力周期的不同阶段。

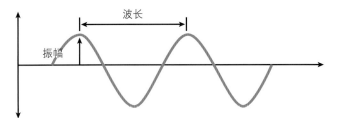

• **图2-1**　电磁波的特性。振幅是波峰到横轴的垂直距离。波长是波的图形中任意两个相邻的同相位质点间的水平距离。

有些人把桨插入水中，有些人的船桨从水里出来；有些处于发力周期的顶端，有些则处于发力周期的底部。团队成员不是作为一个整体一起工作的。这种缺乏组织的工作，不能以任何有效的速度推动他们的船前进，这类似于普通灯泡的能量不足以切除软组织。

放大

　　放大过程是激光器内部的物理过程之一。在本节中，我们将介绍激光器的组成部分，并阐述激光是如何产生的。

　　激光器的核心叫作激光腔，由以下3个部分构成：

- 增益介质
- 泵浦源
- 光学谐振腔

增益介质可以是化学元素、分子或者混合物。激光通常根据增益介质的材料命名，它可以是：①气体罐，例如二氧化碳（CO_2）激光中的二氧化碳气体罐；②固体晶体，例如，Er:YAG激光晶体；③固态半导体，如二极管激光器中的半导体；④液体，如某些医用激光设备所使用的液体。

　　增益介质周围是泵浦源，如闪光灯装置、电路、电线圈或类似的能量源，将能量传递到增益介质中。当这种泵浦机制将能量注入增益介质中后，增益介质原子最外层的电子将吸收能量。这些电子吸收了一定量的能量，到达离原子核更远的下一个能级轨道，此时原子处于更高的能级。与基态（图2-2）相比，当增益介质中处于高能级的电子数超过基态时，就会形成粒子数反转。处于激发态的电子返回到基态时会以光子形式发射能量（图2-3）。这个过程称为自发（非受激）辐射（图2-4）。

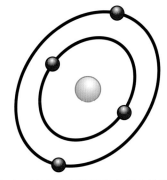

• **图2-2**　处于基态的活性介质中的原子。

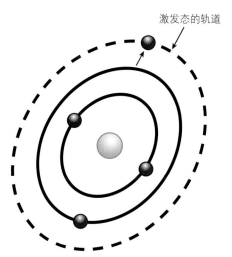

• **图2-3**　处于激发态的增益介质中的原子。

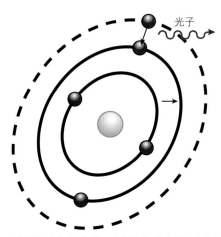

• **图2-4**　根据能量守恒定律，活性介质中的原子自发辐射出一个光子并回归到稳定的轨道，释放出其所吸收的能量。

　　激光腔内有两面镜子，分布在光学腔的两端，彼此平行；或者在半导体二极管激光器中，每一端有两个抛光的表面。这些镜子或抛光的表面作为光学谐振器，将光波来回振荡反射，帮助调节和放大光束。整个装置构成还包括一个冷却系统、聚焦透镜和其他控制结构。图2-5显示了气体或固体媒介激光器的示意图（例如，CO_2、Nd:YAG）。图2-6显示

激光器组成，如CO₂或Nd:YAG激光

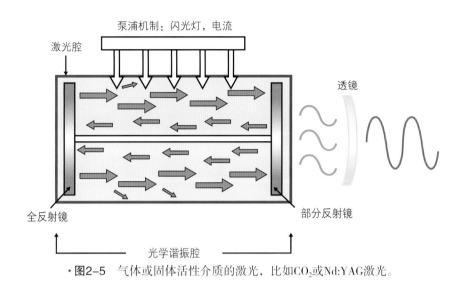

· **图2-5**　气体或固体活性介质的激光，比如CO₂或Nd:YAG激光。

半导体二极管激光器组成

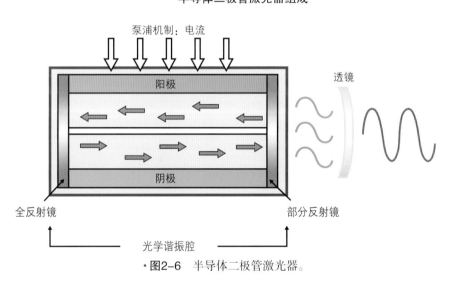

· **图2-6**　半导体二极管激光器。

了半导体二极管设备的示意图。

受激辐射

　　激光谐振腔内产生激光的过程称为受激辐射。其理论是阿尔伯特·爱因斯坦在1916年所提出的[3]。他的研究工作基于德国物理学家马克斯·普朗克和丹麦物理学家尼尔斯·玻尔的早期工作，后者将原子模型理论化并提出了物理学的量子理论，将量子定义为原子发射出的最小能量单位[4-5]。在此理论的基础上，爱因斯坦进一步提出，已经处于激发态的原子可以吸收额外的量子，并释放出两

个量子（图2-7），形成两个完全相同的光子，并以相干光波的形式传输。这些光子可以进一步激发出更多相同光子，使光子数呈几何指数增长，从而实现激光能量放大，并产生激光束（图2-8）。

辐射

　　激光器产生的光波是一种特定形式的电磁能量[6]。电磁波频谱上包括全部种类的电磁波能量，从波长为1×10^{-12}m的γ射线到波长为数千米的无线电波。目前所有可用的口腔激光器波长在500～10600nm，位于电磁波谱的可见或不可见（红

外）非电离波段，如图2-9所示。值得注意的是，光谱的电离辐射波段，即细胞DNA诱变部分，和非电离部分之间的分界线位于紫外光和可见紫光的交界处。因此，目前所有的口腔激光器发射的光波位于可见光波段，或者是位于非电离辐射能谱范围内的不可见红外光波段，又称为热辐射[7]。在这里，辐射

这个词并不意味着放射性或具有致癌性，而只是意味着发射电磁波能量。

以下4种口腔激光设备发出可见光：

- 氩离子激光：蓝色波长为488nm
- 氩离子激光：蓝绿色波长为514nm
- 倍频Nd:YAG激光，也称磷酸钛氧钾（KTP）激光：绿色波长为532nm
- 低强度激光：红色非手术波长为600～635nm（用于光生物调节）和655nm（用于龋病检测）

尽管氩离子激光目前仍然用于大量临床医疗，但它已经不再用于口腔治疗。其他口腔激光器在电磁波谱的近红外、中红外和远红外波段发射不可见激光。这些包括波长在800～900nm的光生物调节设备以及手术器械，如下：

- 二极管激光：使用镓、砷的半导体活性介质在800～1064nm之间的各种波长，某些设备中添加铝或铟
- Nd:YAG激光：1064nm
- 铒铬共掺钇钪镓石榴石（Erbium-chromium-doped yttrium-scandium-gallium-garnet, Er, Cr：YSGG）激光：2780nm
- Er:YAG激光：2940nm
- CO_2激光：9300nm和10600nm

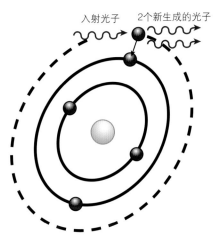

· 图2-7　增益介质的原子进行受激辐射，在回归稳态前释放出两个相同的光子。

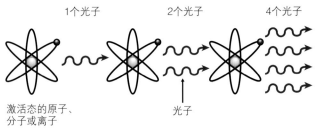

· 图2-8　受激辐射光放大。

目前市面上的牙科激光器的波长在电磁波谱中的分布

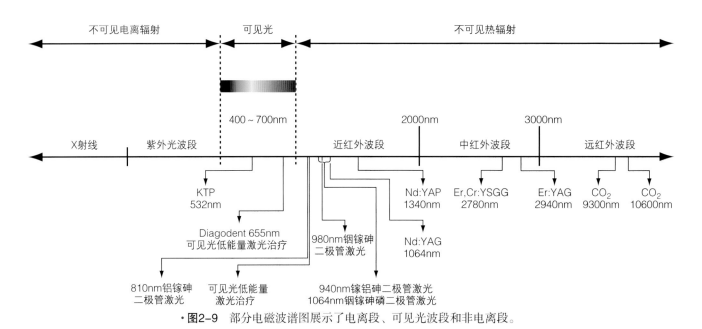

· 图2-9　部分电磁波谱图展示了电离段、可见光波段和非电离段。

激光的传输系统

激光能量应该通过符合人体工程学的方式，精准地传递到手术部位[8]。KTP激光、二极管激光和Nd:YAG激光等短波长设备由裸光纤制成的小型柔性光纤系统，可以将激光能量传输到目标组织（图2-10）。由于铒激光和CO_2激光的波长主要被水吸收，而水是传统玻璃光纤的主要成分，因此这些波长不能通过这些光纤传输。因此，铒激光和CO_2激光设备采用对这些波长具有高透过率的光纤，由半柔性中空波导管或关节臂构成（图2-11）。这些系统中，一部分采用小型的石英或蓝宝石工作尖，连接到激光器上并与目标组织接触。此外，铒激光器还包含一个喷水冷却系统，用于冷却硬组织（图

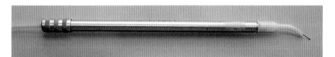

• 图2-10　组装的光纤传输系统，包括裸露的光纤、手柄和一个可拆卸的导引头。

2-12）。激光器具有不同的光纤芯径、手柄和工作尖（图2-13）。每一个都在能量传输中起着重要作用（图2-14）。

所有传统口腔器械，无论是手持式或者机械转动式，都必须在物理上接触被治疗组织，为操作者提供即时反馈。如上所述，口腔激光器可以采用接触或非接触模式进行操作。光纤尖端可以很容易地插入牙周袋以去除少量肉芽组织或治疗阿弗他溃疡（图2-15～图2-17）。在非接触式操作中，光束在距目标组织一定距离处进行照射（图2-18）。这种模式对于修整各种软组织轮廓是有用的，但是由于没有触觉反馈，外科医师必须密切关注组织与激光能量的相互作用。

所有不可见光的口腔激光器：Nd:YAG激光、CO_2激光、二极管激光和铒激光都装有独立的引导光束，引导光束可以是激光或者普通光束。引导光束沿光纤或波导进行同轴传输，向操作者显示激光能量作用于组织的确切位置。

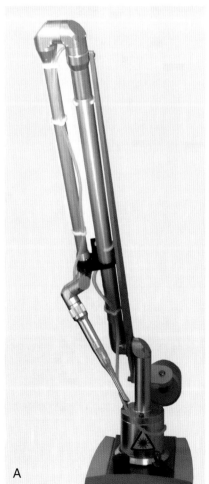

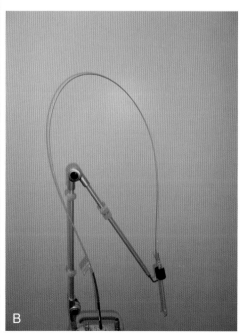

• 图2-11　A.关节臂传输系统，典型的CO_2激光和一些铒激光使用。B.CO_2激光中空波导管传输系统。

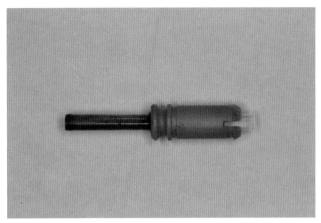

· 图2-12　典型的铒激光工作尖。

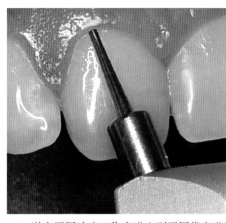

· 图2-15　CO_2激光牙周治疗工作尖进入到牙周袋内进行治疗。

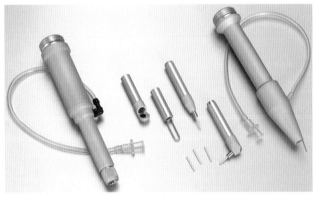

· 图2-13　适配CO_2激光的多种手柄，提供了不同的光斑直径和不同的聚焦距离。

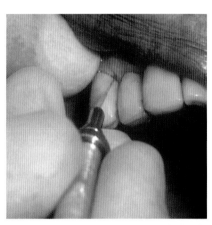

· 图2-16　Nd:YAG激光光纤进入牙周袋内。

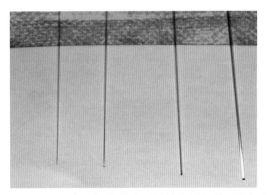

· 图2-14　Nd:YAG和二极管激光不同的光纤直径，可产生不同的光斑直径。

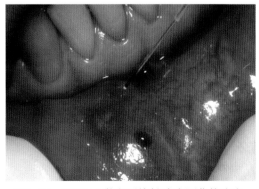

· 图2-17　Nd:YAG激光光纤接触阿弗他溃疡。

光斑尺寸

　　镜头聚焦激发光束。对于中空波导管或关节臂传输系统，在能量最大处形成精确的光斑。该聚焦点用于切开和切除手术。对于光纤接触式传输系统，焦点位于光纤尖端处或在尖端附近，在焦点处能量密度达到最大。对于非接触式CO_2激光器，焦点可能距离组织表面1～12mm，具体取决于所使用的

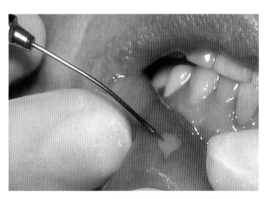

· 图2-18　Nd:YAG激光不接触治疗阿弗他溃疡。

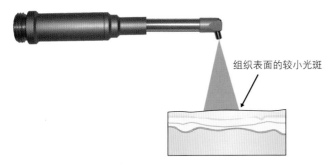

• 图2-19 手柄在距离组织恰当的位置可以聚焦。

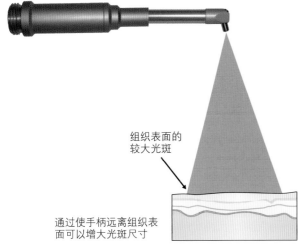

• 图2-20 手柄远离组织表面使激光处于离焦状态，导致光斑直径增大和能量密度降低。离焦模式适用于止血操作。

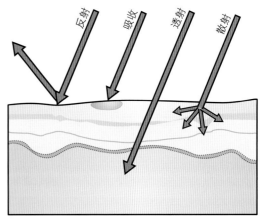

• 图2-21 4种潜在的激光-组织相互作用。

手柄（图2-19）。当手柄远离组织和焦点时，光束离焦，变得更加发散，因此传递到手术部位的能量更少（图2-20）。在较短的发散距离处，光束可以覆盖更宽的区域，这将有助于实现组织宽而浅的消融，或者在更长的发散距离处，发挥止血作用。而当距离更远时，由于发散导致光束能量密度过低，激光会失去作用。

发射模式

口腔激光设备可以根据作用时间分为两种光能量发射模式：①连续波模式；②脉冲工作模式[8]。脉冲工作模式可以根据向目标组织传输能量的方式进一步分为门控脉冲模式和自由运行脉冲模式。3种不同的发射模式如下所述：

1. **连续波模式**，只要操作者踩下脚踏开关，光束仅以一个功率水平进行发射。
2. **门控脉冲模式**，其特征在于激光能量的周期性交替，类似于闪烁的光。该模式通过在连续波发射的光束路径前面打开和关闭机械快门来实现。所有以连续波模式操作的手术设备都具有这种门控脉冲特征。有些仪器可以产生短至微秒（microseconds, μs）或毫秒（milliseconds, ms）的脉冲。产生的峰值功率约为连续波功率测量值的10～50倍，并且可以减少组织的炭化。更先进的设备具有计算机控制的快门，可以产生非常短的脉冲。制造商使用一些术语来描述短脉冲持续时间，包括"超短脉冲"和"极短脉冲"。
3. **自由运行脉冲模式**，有时称为"真脉冲模式"。这种发射是独特的，因为激光的高峰值能量仅持续几微秒，在之后较长的时间内，均不发射激光。例如，使用自由运行脉冲激光，脉冲持续时间为100μs，脉冲输出为每秒10次（10Hz），在1s中激光照射的时间只有0.01%，而剩余的99.99%的时间是没有激光照射的。自由运行脉冲激光器使用快速频闪的闪光灯来泵浦增益介质。每个脉冲会产生数百或数千瓦的高峰值功率。然而，由于脉冲持续时间短，作用在组织上的平均功率很小。自由运行脉冲激光器没有连续波或门控脉冲输出。

真脉冲激光器是由激光谐振腔内的泵浦机制来驱动的。门控脉冲激光器是由位于激光谐振腔外的快门控制为脉冲的。医疗和科学激光仪器的脉冲持续时间在纳秒（nanosecond, ns, 十亿分之一秒）、皮秒（picosecond, ps, 万亿分之一秒）或更小的范围内。这些激光器可以产生巨大的峰值功率，但计算出的平均脉冲能量很小，可以提高手术精度，某

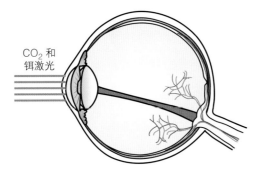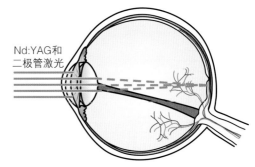

CO₂和
铒激光

Nd:YAG和
二极管激光

• 图2-22　眼的结构图阐释了不同波长的激光对不同组织的作用。总之，CO_2和铒激光可以作用于角膜、晶状体，而Nd:YAG和二极管激光能够穿透并作用于视网膜。

些仪器还可以发射单个脉冲。

激光对组织的作用

根据组织的光学特性，来自激光的光能与目标组织发生4种不同的相互作用（图2-21），如下所示[9]：

- 反射（Reflection）
- 吸收（Absorption）
- 透射（Transmission）
- 散射（Scattering）

记住这4种激光和组织的相互作用类型的一个好方法是使用缩写RATS辅助记忆。

反射光束改变方向离开组织表面，对目标组织不产生影响。反射光可以在窄光束中保持其平行性，或者可能变得更加发散。如前所述，随着离手柄距离的增加，激光束通常变得更加发散。然而，对于一些激光器，光束在距离 >3m时仍能保持足够的能量。但无论如何，这种反射可能是危险的，因为激光可能改变方向而投射到包括眼睛在内的任何无意目标上，例如眼睛。这种潜在的目标定位错误是激光操作中需要关注的主要安全问题。口腔治疗室中的每个人必须佩戴特定波长，有侧方防护的护目镜。举一个例子是，CO_2激光与患者的钛种植体之间产生的相互作用。CO_2激光能量可能在钛种植体表面发生反射，射入口腔医师的眼睛。

激光与组织的第二种相互作用是吸收。目标组织对激光能量的吸收通常是最理想的作用效果。组织吸收的能量取决于组织的特征，例如色素沉着和含水量，以及激光波长。因此，激光能量的首要和有益性目标是目标生物组织对激光能量的吸收。

第三个作用效果是透射，激光能量直接穿过组织，对目标组织没有作用（图2-22）。这种效果同样主要取决于激光的波长。例如，水对二极管激光和Nd:YAG波长相对"透明"（不吸收），而组织流体的水成分容易在表面吸收铒激光和CO_2激光波长，因此传递到邻近组织的能量最小。二极管和Nd:YAG波长在被视网膜吸收之前能够透过眼睛的巩膜、晶状体、虹膜、角膜、玻璃体液和房水。

激光与组织的第四种相互作用是激光的散射，它会减弱可使用的激光能量。散射是在健康软组织中使用近红外激光所发生的主要事件。散射导致光子改变方向，导致吸收增加，相应增加了与这些波长的主要发色团相互作用的机会。激光束的散射也可能导致热量传递到手术部位周围的组织，可能使周围组织受到有害的激光作用。然而，在不同方向上散射或偏转的光束将有助于促进复合树脂的激光固化。

使用口腔激光还可以实现以下光生物效应[10]：

- 激光与组织的相互作用机制是光热作用，这意味着激光能量转化为热量。3种主要的激光–组织相互作用是切开/切除、消融/汽化以及止血/凝固。通过改变包括光斑尺寸、激光能量、作用时间在内的各个参数，可以使激光按照任何一种光热作用进行工作：
  - 使用小光斑聚焦的激光束进行切开/切除手术（图2-23）。
  - 具有较宽光斑尺寸的激光束将与组织在更大的范围内相互作用，但是深度较浅，产生表面消融（图2-24）。
  - 离焦的激光束会产生止血/凝固作用（图2-25）。
- 当激光用于激发化学反应时会产生光化学效

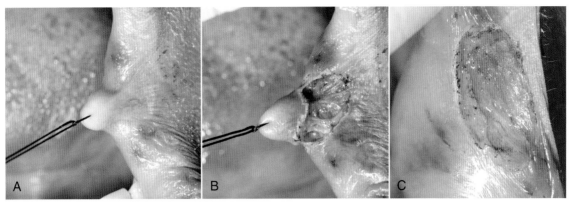

• 图2-23　激光切除活检。A. 牵引缝线术前牵拉组织。B. 开始激光切除病损。C. 切除位点的术后即刻观。可以注意到术区完全没有出血，这是激光与传统方法相比的一个优势。

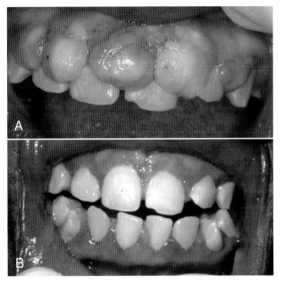

• 图2-24　激光切除环孢霉素所致的牙龈增生。患者是一名青少年肾移植受体。A. 术前观。B. 术后1周的激光治疗术区观。

应，例如通过氩离子激光固化复合树脂。化学键的断裂，例如，光敏化合物暴露无遗于激光能量下可以产生单氧自由基，用于牙周袋和根管的消毒

• 某些生物色素在吸收特定波长的激光时会发生荧光；此属性可用于牙齿咬合面上的龋齿检测。关于使用激光荧光进行龋齿检测的更多信息，请参阅有关在牙体修复治疗中使用激光的章节

• 激光可用于非手术模式，用于刺激更快速地愈合伤口、缓解疼痛、增加胶原蛋白生成和一般的消炎作用。有关该应用的更多信息，请详见第15章"光生物调节作用在口腔医学中的应用"

• 激光脉冲在坚硬的牙组织和骨组织上可产生冲击波，这是激光光声效应的一个例子。这个过程通常被称为微爆破

有关微爆破的更多信息，请详见第10章"激光在牙体修复中的应用"。接下来将讨论，口腔激光的主要光热效应是组织中水的汽化；因此，主要治疗目标是手术切除组织，而不是荧光或生物刺激。

组织温度

激光能量对组织的热效应主要涉及组织的含水量和组织温度的变化。如表2-1所示，当目标组织所含的水分被加热到100℃，水会在组织中发生汽化，这一过程称作消融[11]。因为软组织的含水量很高，可以在这一温度下发挥切除/切开作用。在温度介于60~100℃，蛋白质开始变性，而其下方组织没有汽化。只要组织温度可以被控制，这一现象通常见于切除病变的肉芽组织而不损伤其周边的健康组织[12]。在70~80℃，可以使软组织连接在一起而不必缝合[13]。

如果组织温度升高到大约200℃，组织脱水然后开始燃烧，碳是终末产物。碳是所有波长的强吸收剂，随着激光继续照射，它就成为"散热器"[14]。其热传导将导致广泛的周围热损伤，称为组织炭化。当使用不正确的激光参数时，也会发生组织炭化。

对于牙齿硬组织，主要的相互作用发生在100℃，当羟基磷灰石晶体中的OH‾转化为蒸汽时，其体积增加会导致爆炸性膨胀，并使该组织被去除[15]。

激光发射模式在组织温度升高中起重要作用。

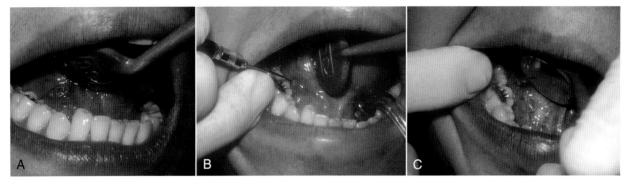

· 图2-25　激光对口底阿弗他溃疡的凝固作用。A. 术前观。B. 激光照射术区。C. 术后即刻观。

表 2-1	口腔软组织的温度效应	
组织温度（℃）	观察效应（s）	
37	正常体温	
>60	凝固及蛋白质变性	
100	细胞内液及细胞外液汽化	

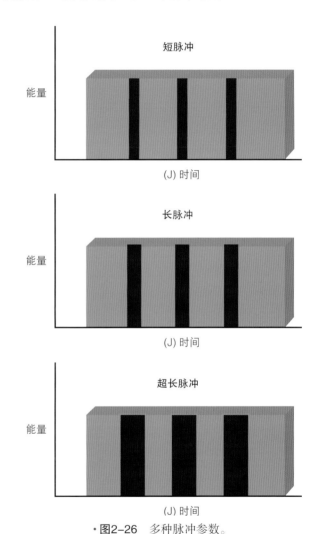

· 图2-26　多种脉冲参数。

任一激光发射模式的重要准则都是激光能量与组织作用一定时间长度，产生热效应[16]。如果激光以脉冲模式工作，目标组织在下一次激光脉冲到达前可以有时间冷却。在连续波模式中，操作者必须手动停止激光发射，以便组织发生热弛豫。例如，薄或脆弱的软组织应该以脉冲模式处理，以便减少组织去除量和降低速率，同时控制目标组织和相邻非目标组织产生不可逆性热损伤的可能性为最小。

　　更长的脉冲间隔也有助于避免热量传递到周围组织。此外，轻柔的气流或强力吸引器产生的气流将有助于保持术区降温。类似的，使用硬组织激光器，水冷喷雾将有助于防止晶体结构的微裂隙并降低碳化的可能。相反，厚而致密的纤维组织需要更高的能量来移除。出于同样的原因，与较软的、含水量更高的龋坏组织相比，具有较高矿物质含量的健康牙釉质需要更多的激光能量来进行消融。任何一种情况下，如果使用过多的热能，可以延迟愈合，并且术后不适可能比正常情况更明显。

　　激光脉冲参数可以在较大范围内调节（图2-26）。为了使组织冷却，一些激光器允许外科医师改变脉冲"开启"的时间量，称为脉冲宽度。其他激光器允许手术医师控制脉冲之间激光"关闭"的时间。通过改变激光脉冲的开启和关闭时间，手术医师能够更好地处理不同类型的组织。激光用户应评估装置内置的可调性。某些设备具有无法更改的固定脉冲宽度。这使手术医师不能通过修改设置来达到不同组织的最佳治疗效果。

　　工作周期，也称为发射周期，是用于描述开启和关闭时间量的术语。工作周期为10%意味着激光器在90%的时间内开启和10%的时间内关闭。50%的工作周期意味着激光器一半时间开启，一半时间关

不同组织成分对激光的最佳吸收曲线

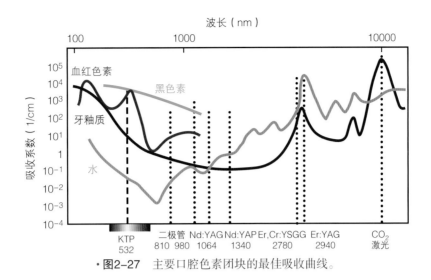

• 图2-27 主要口腔色素团块的最佳吸收曲线。

闭。薄和易碎组织应采用短工作周期处理，而较厚的组织可采用较长的工作周期或连续波发射模式进行处理。

激光能量在口腔组织中的吸收

口腔组织中的主要成分为水、色素、血液和矿物质，对不同波长的激光具有不同的吸收系数（图2-27）。因此，根据目标组织的构成，激光能量可以被反射、吸收、透射或散射。特定激光能量的主要吸收体称为发色团[7,17]。

水存在于所有生物组织中，可以最大限度地吸收两个波长的铒激光，然后是两个CO_2波长。相反，水允许较短波长激光（例如，二极管激光、Nd:YAG）透射。牙釉质由碳酸羟基磷灰石和水组成。磷灰石晶体容易吸收CO_2激光的波长，并且与铒波长相互作用程度较小。它不与较短波长相互作用。血红蛋白、其他血液成分和色素如黑色素以不同的吸收系数吸收二极管激光和Nd:YAG激光。

人牙体组织由多种化合物构成，因此临床医师必须为每次治疗选择最佳激光[18]。对于软组织治疗，医师可以使用任何可用的波长，因为所有口腔激光波长都被一个或多个软组织成分所吸收。然而，对于硬组织，铒激光和脉冲持续时间非常短的9300nm CO_2激光很容易消融钙化组织层，热效应最小。同时，短波长激光器（例如，二极管激光、Nd:YAG激光）基本上不与健康的牙釉质反应。因此，使用这些波长的激光可以对牙龈边缘进行修整而无须担心对牙釉质产生作用。相反，如果软组织长入了龋损区，则可以使用铒激光对龋病和增生的软组织进行有效的去除，只要针对每种组织采用合适的工作参数即可。

除了独特的光学吸收特性外，各波长穿透组织的深度也不尽相同。铒激光和CO_2激光波长可以被含水量较高（例如黏膜）的组织很好地吸收，它们仅穿透数微米深的目标组织，而二极管激光和Nd:YAG激光可以达到几毫米的穿透深度。重要的是，要认识到，不同波长对黏膜穿过的深度不同，激光在组织中的穿透深度可能会超过手术所需的范围。这种增加的穿透深度可能导致下层组织热坏死和深部骨坏死。

消光长度定义为98%的激光能量被吸收所需的物质厚度[19]。其中，一个小的消光长度意味着激光能量被该组织最大限度地吸收，没有穿透到组织深处，因此发生深处热损伤的可能性小。消光长度大意味着激光能量深入到组织中。因为铒激光和CO_2激光是两种最容易被水吸收的激光，所以这些波长在黏膜中具有最小的消光长度，并且只要使用适当的操作参数，将不会引起组织深处热损伤。例如，黏膜中CO_2激光的消光长度为0.03mm。如果遵循正确的操作参数，在黏膜中具有更大消光长度的激光器，例如Nd:YAG激光（1～3mm）和二极管激光器可安全使用。

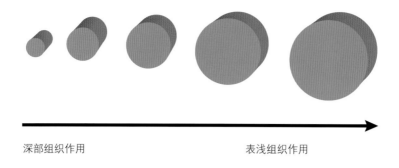

深部组织作用   表浅组织作用

小光斑尺寸   大光斑尺寸

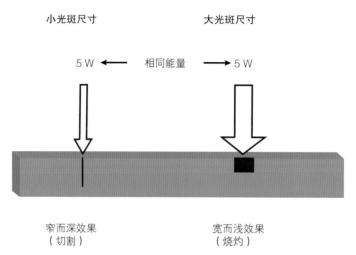

5 W ← 相同能量 → 5 W

窄而深效果   宽而浅效果
（切割）   （烧灼）

• 图2-28　图示光斑直径和能量密度之间的关系。同样的波长和功率下，光斑直径变化。在左侧，小的光斑直径造成了窄而深的切割效果；在右侧，更大的光斑直径造成了宽而浅的消融效果。

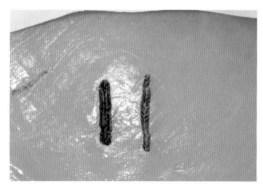

• 图2-29　手移速度对于切割的影响。两个切口都来自相同的手柄和光斑直径。左侧的切口手移速度慢，而右侧的切口手移速度快。

相反，在训练不足时，使用这些波长的激光可能会对下层组织造成热损伤。

激光-组织相互作用的总结

要确定与特定激光设备相关的组织作用，必须考虑以下因素[20]：

1. 每个激光波长都会影响与其相互作用的组织中的以下参数：水含量、组织颜色、血管分布和化学成分。

2. 作用在组织上的激光光斑直径，无论是与组织接触还是非接触，都会在每平方毫米组织中产生一定的能量。这被称为能量密度或积分通量。光斑大小和能量密度之间存在反比关系；光斑尺寸越小，能量密度越大（图2-28）。例如，与相同输出设置下300μm的光束直径相比，200μm的光束直径将具有2倍以上的能量密度。因此，使用较小的光斑尺寸将导致从激光器到组织的热传递大大增加，相应地增加在该较小区域中吸收的热量。如果光束发散，将其从组织中移离会增加其光斑直径，从而减小能量密度。

3. 激光光束与目标组织相互作用的时间将影响组织温度上升的速率。因此，需要对激光器工作的两个方面进行说明：

（1）脉冲激光发射模式的重复率：每秒脉冲数。重复率以赫兹（Hz）为单位测量。

（2）手持移动速度（以下简称手移速度）：在组织表面移动激光的速度。激光在手术区域的快速移动可能使组织不能充分吸收能量。相反，激光移动过慢，可能会对组织造成较大的热损伤（图2-29）。

4.使用水或空气喷雾也可以冷却组织，但将影响汽化的速率。

在开始治疗前，激光操作者必须意识到这些因素。然后可以选择合适的波长、光束直径（光斑尺寸）、聚焦或离焦距离、赫兹设置以及组织冷却的量和类型的选择。所有这些参数的正确组合应确保有效的步骤和有益的结果。关于激光的培训对于如何设定激光在口腔医学中实际使用的参数至关重要，这将在第16章详细讨论。

激光安全

总则

所有激光设备都附带设备安全使用的完整说明。每一个激光临床使用者都应该知道一些基本原理，但是激光医疗设备安全员应对激光安全和有效操作负主要责任[21-22]。这个人提供所有必要的信息、检查和维护激光器及其配件，并确保实施所有安全操作。有关激光安全员角色的更多信息，请详见第16章。

患者和手术团队的所有成员必须在激光操作时佩戴恰当的防护眼镜，以防止任何反射或意外直接能量暴露所造成的伤害。手术环境必须张贴警告标识，限制进入治疗室的人员。必须使用大排量吸唾器来排空组织消融形成的羽状烟雾，且必须遵循正常的感染控制策略。激光器本身必须处于良好的工作状态，以便制造商提供保护措施可以防止意外的激光照射。保护口罩必须具有适当的过滤能力，防止吸入羽状烟雾。大多数激光手术应该由佩戴0.1μm过滤口罩的外科医师来完成。常规的杯形口罩不足以过滤激光产生的羽状烟雾，在激光手术过程中不应佩戴。激光羽状烟雾由激光-组织相互作用的气溶胶副产物产生，它可能含有有机和无机物质微粒（例如，病毒、有毒气体、化学物质），可能具有

传染性和/或致癌性。

激光监管机构

在多数国家，设置专门的监管机构来对激光器操作员和激光器厂商进行监管，并严格执行相关标准。

在美国，美国国家标准协会（American National Standards Institute，ANSI）通过专门定义激光控制措施，为安全使用激光系统提供指导[23]。职业安全与健康管理局（Occupational Safety and Health Administration，OSHA）主要关注安全的工作环境，以及激光协议中存在的诸多要求。设备和放射健康中心（The Center for Devices and Radiological Health，CDRH）是食品药品监督管理局（Food and Drug Administration，FDA）的一个部门，其目的是制定激光产品的制造标准并通过医疗器械法规来强制制造商遵守标准[22]。所有激光设备制造商必须获得CDRH的许可，才能制造和销售特定的激光设备。这种营销许可意味着FDA认证该激光是安全且有效的。特定激光器的用户手册指示操作者如何使用设备，尤其是特定的CDRH调节治疗。

在美国以外的国家和司法管辖区，总部设在瑞士日内瓦的国际电工委员会（IEC）颁布了类似的标准和规定。

目前，已知大约24种使用特定口腔激光的适应证。具有足够功率的各个波长激光设备适用于口内各种软组织手术。铒激光器可用于去除龋齿、牙体预备、根管治疗和骨组织手术。9300nm CO_2激光器也可用于某些硬组织手术，更多的适应证有待监管许可。有些器械具有特定的清理消毒程序，例如龈沟消毒和牙齿美白。口腔医师可以将激光用于除适应证之外的治疗，因为FDA并没有对口腔诊所提供规范。但是，如果发生医疗事故索赔，使用激光进行非FDA批准的程序可能会产生法律后果。

医院和机构都有关于使用激光设备的资格认证项目，已发布的课程指南建立了口腔激光教育的标准。每个州或其他司法管辖区的口腔诊所规范所定义的实践范围以及口腔激光操作者的培训和临床经验是决定该装置如何使用的主要因素。

口腔激光的优势与缺陷

使用口腔激光的主要好处之一是能够对病变组织实施有选择性的和精确的作用。激光还帮助临床医师减少手术区域细菌和其他病原体的数量，并且在软组织手术中实现良好的止血，减少缝合需求[24-27]。许多研究人员已经证明激光的能力：封闭血管和淋巴管通道可减少出现术后水肿，从而减少术后不适[28]。

硬组织激光装置可以选择性地去除病变的牙齿结构，因为龋齿的病变含水量比健康组织高得多，而水是该波长激光能量的主要吸收体[15,29-31]。这些设备在处理牙齿表面时相比传统的高速手持口腔器械具有明显优势；例如，激光处理的牙本质没有"玷污层"，而且，由于激光的杀菌特性，窝洞处理的同时已经进行消毒[32]。

目前口腔激光的缺点是需要较高的成本和大量的训练[33]。大多数口腔器械都是侧方切割和末端切割，使用激光器械却几乎完全是末端切割，所以临床手术方式需要调整。临床医师必须防止组织过热并防止在激光处理期间由于空气和水的过度压力引起的空气栓塞。铒激光器的另一个缺点是无法去除金属修复体。此外，尽管和激光制造商所声称的相反，但没有一种波长可对所有口腔疾病进行最佳的治疗[34]。

因此，相关的激光知识培训对于选择激光设备型号与激光波长至关重要[35]。一些制造商在研讨会和诊室中提供了出色的实践培训，但也有制造商仅给买家提供CD和培训手册。第16章将更详细地讨论此问题。

口腔激光医学：现状和未来

如上所述，目前所有的口腔激光手术器械基本都针对软组织手术设计；只有两个铒激光波长和9300nm的CO_2波长对于牙齿和骨骼的使用是安全有效的。在治疗与光生物调节中，激光对创口愈合展现了良好的效果。尽管大多数报道都是个案报道。使用光活化消毒的初步临床结果也显示出有前景的疾病控制应用。有关光动力消毒和低功率激光治疗的更多信息，请参见第15章。

其他的激光应用也有望在未来实现。使用激光产生三维图像的光学相干断层扫描将是口腔诊断的巨大进步，并且激光多普勒仪器将能够测量血流量以评估炎症。选择性消融牙结石和细菌以及使牙釉质硬化以防龋是正在开发的新应用范例[36-37]。制造商持续开发不同激光波长并用于其他临床应用的新技术。有关激光在口腔医学未来发展方向的更多信息可以在第17章"口腔激光的研究进展"找到。

结论

在临床实践中准确、有效地使用口腔激光需要对科学基础和生物组织效应的系统学习、技术和应用的系统培训以及临床操作的充足经验。然后，临床医师就可以根据特定的治疗选择合适的激光。尽管不同种类的组织作用互有重叠，每个波长都有特定的性质并可用于特定的治疗目的。激光治疗需要大量不同于传统手术器械的操作，而且激光的适应证正在不断扩展，能够更加有益于患者保健。

（白雨豪　译，柳　强　审校）

参考文献

[1] *The photonics dictionary*, ed 43, Pittsfield, Mass, 1997, Laurin Publishing.

[2] Myers TD: Lasers in dentistry: their application in clinical practice, *J Am Dent Assoc* 122:46–50, 1991.

[3] Einstein A: Zur Quantum Theorie der Stralung, *Verk Deutsch Phys Ges* 18:318, 1916.

[4] *Dictionary of scientific biography*, New York, 1971, Charles Scribner's Sons.

[5] Bohr N: *The theory of spectra and atomic constitution*, ed 2, Cambridge, Mass, 1922, Cambridge University Press.

[6] *The Columbia electronic encyclopedia*, New York, 2003, Columbia University Press. Available at http://www.encyclopedia.com Accessed July 30, 2008.

[7] Manni JG: *Dental applications of advanced lasers*, Burlington, Mass, 2004, JGM Associates.

[8] Coluzzi DJ, Convissar RA: *Atlas of laser applications in dentistry*, Hanover Park, Ill, 2007. Quintessence.

[9] Miserendino LJ, Levy G, Miserendino CA: Laser interaction with biologic tissues. In Miserendino LJ, Pick RM, editors: *Lasers in dentistry*, Chicago, 1995, Quintessence.

[10] Niemz MH: *Laser-tissue interaction: fundamentals and applications*, ed 3, (enlarged) Berlin, 2007, Springer.

[11] McKenzie AL: Physics of thermal processes in laser-tissue interaction, *Phys Med Biol* 35(9):1175–1209, 1990.

[12] Knappe V, Frank F, Rohde E: Principles of lasers and biophotonic effects, *Photomed Laser Surg* 22(5):411–417, 2004.

[13] Springer TA, Welch AJ: Temperature control during tissue welding, *Appl Optics* 32(4):517–525, 1993.

[14] Bornstein E: Near-infrared dental diode lasers: scientific and photo biologic principles and applications, *Dent Today* 23(3):102–104, 2004. 106–108.

[15] Rechmann P, Goldin DS, Hennig T: Er:YAG lasers in dentistry: an overview. In Featherstone JD, Rechmann P, Fried DS, editors: *Lasers in dentistry IV*, January 25-26, 1998, San Jose, Calif, *Proc. SPIE 3248*, Bellingham, Wash, 1998, SPIE—The International Society for Optical Engineering.

[16] White JM, Goodis HE, Kudler JJ, Tran KT: Photo thermal laser effects on intraoral soft tissue, teeth and bone in vitro. *Proceedings of the ISLD Third International Congress on Lasers in Dentistry*, Salt Lake City, 1992, University of Utah.

[17] Goldman L: Chromophores in tissue for laser medicine and laser surgery, *Lasers Med Sci* 5(3):289–292, 1990.

[18] Coluzzi DJ: Fundamentals of lasers in dentistry: basic science, tissue interaction, and instrumentation, *J Laser Dent* 16(spec. issue):4–10, 2008.

[19] Hale GM, Querry MR: Optical constants of water in the 200-nm to 200-μm wavelength region, *Appl Opt* 12(3):555–563, 1973.

[20] Parker S: *Lasers in dentistry*, London, 2007, British Dental Association London.

[21] Sliney DH, Trokel SL: *Medical lasers and their safe use*, New York, 1993, Springer-Verlag.

[22] Piccione PJ: Dental laser safety, *Dent Clin North Am* 48:795–807, 2004.

[23] American National Standards Institute: *American national standard for safe use of lasers in health care facilities*, Orlando, Florida, 1996, The Laser Institute of America.

[24] Ando Y, Aoki A, Watanabe H, Ishikawa I: Bactericidal effect of erbium YAG laser on periodontopathic bacteria, *Lasers Surg Med* 19:190–200, 1996.

[25] Moritz A, Gutknecht N, Doertbudak O, Goharkhay K, et al.: Bacterial reduction in periodontal pockets through irradiation with a diode laser, *J Clin Laser Med Surg* 15(1):33–37, 1997.

[26] Raffetto N, Gutierrez T: Lasers in periodontal therapy, a five-year retrospective, *J Calif Dental Hyg Assoc* 16:17–20, 2001.

[27] Coleton S: The use of lasers in periodontal therapy, *Gen Dent* 56(7):612–617, 2008.

[28] White JM, Goodis HE, Rose CL: Use of the pulsed Nd:YAG laser for intraoral soft tissue surgery, *Lasers Surg Med* 11(5):455–461, 1991.

[29] Dostalova T, Jelínkova H, Kucerova H, et al.: Noncontact Er:YAG laser ablation: clinical evaluation, *J Clin Laser Med Surg* 16(5):273–282, 1998.

[30] Eversole LR, Rizoiu IM, Kimmel AI: Pulpal response to cavity preparation of an Erbium, Chromium:YSGG laser-powered hydrokinetic system, *J Am Dent Assoc* 128(8):1099–1106, 1997.

[31] Hossain M, Nakamura Y, Yamada Y, et al.: Effects of Er, Cr:YSGG laser irradiation in human enamel and dentin: ablation and morphological studies, *J Clin Laser Med Surg* 17(4):155–159, 1999.

[32] Aoki A, Ishikawa I, Yamada T, et al.: A comparison of conventional hand piece versus Erbium:YAG laser for caries in vitro, *J Dent Res* 77(6):1404–1414, 1998.

[33] Weiner GP: Laser dentistry practice management, *Dent Clin North Am* 48:1105–1126, 2004.

[34] Coluzzi DJ, Rice JH, Coleton S: The coming of age of lasers in dentistry, *Dent Today* 17(10):64–71, 1998.

[35] Myers TD, Sulewski JG: Evaluating dental lasers: what the clinician should know, *Dent Clin North Am* 48:1127–1144, 2004.

[36] Rechmann P: Dental laser research: selective ablation of caries, calculus, and microbial plaque: from the idea to the first in vivo investigation, *Dent Clin North Am* 48(4):1077–1104, 2004.

[37] Featherstone JD, Fried D, McCormack S, Seka W: Effect of pulse duration and repetition rate on CO_2 laser inhibition of caries progression. In Wigdor H, Featherstone JD, White J, Neev J, editors: *Lasers in dentistry II*, January 28, 1996, San Jose, Calif, *Proc SPIE 2672*, Bellingham, Wash, 1996, SPIE—The International Society for Optical Engineering, pp 79–87.

第3章
激光辅助非手术牙周治疗

Mary Lynn Smith, Angie Mott

在美国，大约80%成年人都患有牙周疾病[1]。近期的研究指出，与牙周疾病相关的细菌会增加心脏病、糖尿病、脑卒中、早产[2-3]以及呼吸系统易感人群的患病风险[4-5]。尽管牙周疾病应该是牙科治疗频次最高的疾病之一，但传统治疗往往接受度不佳甚至令人恐惧，更有许多患者将其视为一种"不愉快的经历"。患者往往不愿意接受牙周基础治疗，即使疾病发生进展也不愿意接受进一步的治疗。

本章主要讨论激光在牙周疾病治疗计划和非手术牙周治疗中的用途及优势，以及激光辅助治疗的效率与疗效。激光的应用已被广泛接受，并且成为眼科、皮肤科、整形与血管外科以及许多其他医学专业的标准治疗手段。口腔医师同样应该将激光技术作为一种安全有效的治疗方法用于患者。

目前美国许多州已经允许口腔卫生士开展激光辅助的非手术牙周治疗。部分其他州，则只有口腔医师才被允许使用激光治疗。有些州的口腔执业法案要求在从事激光辅助治疗之前，不仅需要取得口腔医师或者口腔卫生士的资格证，还要完成口腔激光标准资格认证课程或者类似的教育课程。也有些州对于临床医师开展激光治疗没有强制的教育要求。但只要是由卫生保健专业人士提供的治疗，不论是口腔医师还是口腔卫生士，都必须遵循特定州或国家的口腔执业法律所规定的临床医师执业范畴。

牙周疾病

牙周疾病是由细菌生物膜引起的影响易感人群的炎性病变[6]。牙龈炎作为牙周疾病的第一阶段，被定义为牙龈组织炎症不伴有结缔组织的附着丧失[7]。牙周炎的定义为："牙龈发生炎症的部位同时伴有病理性的牙周膜与牙槽骨分离及结合上皮的根向迁移"[7]。另外，伴随相关结缔组织附着丧失的炎症也会导致牙槽骨冠方部分的骨吸收。

牙周炎的定义也同样分别适用于种植体周围黏膜炎以及种植体周围炎。通过治疗或者自然防御，宿主抵抗可终止和控制疾病的进展[8]。

由于细菌生物膜是牙周疾病治疗的首要目标，因此细菌生物膜的组成与活性是非常重要的。生物膜是一个复杂的微生物共同体，这些微生物被其所分泌的细胞外聚合物质所保护。当发育更加成熟时，微生物便通过分子交换以及群体效应来创造一个更加有序、适应性更强的基础结构。生物膜中不同微生物的行为都是为了保护共同体的完整，本质上是形成一个独立、有活性的生物体[9]。

当生物膜对所处的环境产生应答时，它的适应性使其抵抗紫外光、噬菌体、生物酸、抗体、免疫反应以及环境应激[10]。Manor等[11]发现生物膜可以穿透上皮及下方大约$500\mu m$深度的结缔组织。并且可以观察到生物膜会沿着毛细血管来穿透组织。通过刺激宿主的炎性反应通路等不同的方法，生物膜可以控制渗出液的产生来供给自身的营养[12]。这些结果均展示了生物膜在组织中的寄生特性。

对于细菌生物膜的入侵，机体会产生促炎因子、促前列腺素、蛋白水解酶等因子。组织内的液体增加，循环停滞，水肿发生，新陈代谢产物发生阻滞。一些在初始愈合阶段起作用的酶，如胶原酶、明胶酶、弹性胶原酶、溶纤维蛋白酶，在愈合阶段保持在病灶部位，破坏一系列形成结缔组织所需要的愈合基质的发展。伴随着这些致病过程及生物膜的进一步增殖，这类炎性组织由于经受持续的损害，无法从愈合过程的肉芽组织阶段进入改建阶段[13]。这一病灶点也就成为菌斑生物膜滋生的慢性伤口[14]。若未经治疗，便可能发展为局部的损害，并伴有相关的全身系统性不良影响。

以下所有贯穿本章的词条都是指牙周袋软组织壁的治疗：

- 非手术牙周治疗
- 牙周袋内清创术
- 牙周感染活动期治疗
- 激光消毒——特指去除牙周袋内感染病变组织中的细菌生物膜
- 激光凝固——特指在组织激光消毒后封闭毛细血管和淋巴管

激光治疗的优势

激光对于细菌具有直接的破坏作用，因此可以增强机体的愈合反应。将激光与传统治疗方法相结合有助于达到治疗目的。传统的牙周非手术治疗需要从清除牙齿表面被细菌、内毒素以及硬质沉积物感染的区域开始来恢复牙龈的健康。刮治术主要集中在牙根部结构上，并且清除的过程往往都要通过手动和机械的刮除来实现。未来，激光将被用于牙根面清创。

截至目前，FDA还没有明确规定应用激光清除牙齿表面中沉积物和菌斑生物膜。然而Aoki等[15]治疗牙周病时发现，相比于传统的治疗方法，利用铒激光可以更加彻底地清除根面沉积物和牙菌斑，获得生物相容性更好的表面，以利于牙周组织重新附着[16]。宝石激光也被应用于选择性地清除根面结石[17]。CO_2激光已经被证实可以提升成纤维细胞对于牙根表面的附着性，并且相比于传统方法提高了成纤维细胞附着的数量和质量[18]。

不论在治疗牙周病时是否使用传统器械，完全去除牙根组织结构中的感染都是牙周治疗过程中的重中之重。现阶段的激光辅助治疗专注于去除牙周袋壁的菌斑生物膜来辅助清洁牙齿自身结构的传统治疗方法。在本章节中需要着重强调的是激光治疗是传统治疗方法的一个辅助手段而非替代方法。

目前，体内、体外实验均已证实激光具有杀菌作用[19-22]。尽管激光并非对某些细菌有特异性，但

氩激光、Nd:YAG激光和二极管激光发射的波长都会被产黑色素细菌所吸收，随之还会增强对牙周病相关的红色、橘黄色复合菌的作用[23]。同样，CO_2激光也具有优异的杀菌性能[24-25]。CO_2激光和铒激光对于病原菌的作用都是通过加热细胞内液来实现的，最终导致微生物的死亡[26-27]。组织吸收了激光能量将产生一种光热效应。如果激光参数设置合适，包括厌氧菌在内的大部分非产孢菌都很容易在50℃的条件下被灭活[28-29]。

在激光辅助的牙周感染活动期治疗中，牙周袋内菌斑生物膜滋生的病变组织就会被清除掉。当激光以接近60℃的推荐参数工作时[30]，在未愈合的肉芽组织层下的健康组织不会受到影响或损伤。同前所述，菌斑生物膜可以穿透软组织，因此这种"微生物负荷"的局部去除对于创面的预备及创面的愈合都具有有益作用[31-32]。Steed等发现相比于低频率的清创治疗，高频率的清创治疗可以使伤口更好地愈合。Moritz等也报道，在传统牙周治疗后配合激光辅助治疗的患者中，有96.9%牙周出血指数有所改善，远高于单纯使用传统治疗而不使用激光的牙周病患者（66.7%）。

这些研究者总结得出，二极管激光辅助的牙周治疗可以提供杀菌作用，减轻炎症反应以及通过消除细菌促进牙周袋的愈合。在以菌斑生物膜为靶点的牙周治疗中，关键点是对感染组织使用特定、重复的激光能量。激光还有封闭毛细血管、淋巴管的能力，因此可以减少治疗部位的肿胀并且减轻术后的不适感[33]。

激光辅助治疗的另一个优势是细胞水平的愈合刺激[34-35]。Medrado等发现在急性及慢性炎症中，低剂量的激光治疗可以抑制炎性渗出并且增强细胞增殖的过程。激光的光生物调节作用可以激活局部的血液循环并且刺激内皮细胞的增殖[36-37]。同时病灶中白细胞、中性粒细胞渗入的减少，成纤维细胞的增多，以及更多组织结构良好的胶原纤维束的出现促进了伤口的愈合[38]。Karu等[39]提出这些效应的产生可能是由于线粒体合成增多导致的。某些激光在更深层被吸收时的轻度发散可能产生了超越直接作用的光生物调节作用；激光的引导光束也可能存在一种光生物调节作用（见第15章）。这一领域尚需

要更多地研究。

激光类型

用于牙周感染活动期治疗的激光包括二极管激光、Nd:YAG激光、CO_2激光、铒激光。第2章关于激光的基本原理，根据每种波长都提供更详尽的信息。

氩激光

氩激光发射波长为514nm，在1991年被FDA列为牙周袋内清创术的治疗方法。根据不同的程序，通过一个光学纤维系统以接触或不接触的形式传递能量。这个波长可以被血红素和黑色素高度吸收，具有杀菌性能（普氏菌和牙龈卟啉单胞菌对此类激光尤为敏感）[23,40]。然而，目前已经不再对口腔医师进行氩激光的市场推广了。

二极管激光

半导体二极管激光有4种不同的波长，分别为：

- 810～830nm
- 940nm
- 980nm
- 1064nm

文献报道810～830nm和980nm长度的波长都可以应用于非手术牙周治疗并取得良好疗效。但是截至目前，几乎没有研究检验过940nm波长和1064nm波长的二极管激光在非手术牙周治疗中的使用及优势。

像氩激光一样，二极管激光也按特定的程序以接触或非接触的模式通过光学纤维传递能量。这个波长的二极管能量会被血红蛋白和染料所吸收。这些吸收特定波长光的色素团块或者有机化学物质在患病的牙周袋中呈高浓度，使这些波长可用于牙周袋内清创术。

波长980nm的激光在水中的吸收能力要显著强于其他3种波长的二极管激光，这种特性使牙周袋中激光的交互作用增加了优势。然而，截至目前还没有研究证明，在水中吸收能力的增加可以比使用其他波长的二极管激光产生更好的临床效果。二极管激光具有杀菌作用并且有助于凝血[19,41-42]。

二极管激光可以在低剂量和短时程的设定下以连续波的形式进行操作（能量以连续光束的形式进行释放），也可以在高剂量和长时程的设定下以门控脉冲的形式进行操作（能量以连续但间断的光束进行释放，或者是特定的间隔脉冲）。一些二极管激光提供带有特定脉冲时间的开关控制器，可以使更高的能量以更短的时间作用于组织中，使组织在接收下一个脉冲能量之前有充足的时间进行冷却。这种能量释放形式限制了热量的累积，从而降低了随之产生的热损伤，也减少了患者术后不适感。

Nd:YAG激光

Nd:YAG是一种自由运行脉冲激光器，能产生脉冲式的光子能量，而不产生连续光束。该激光器同样使用光纤传输系统进行接触或非接触式操作。1064nm的波长在黑色素中吸收最多，在血红蛋白中吸收较少，在水中略微吸收。Nd:YAG激光也具有杀菌作用，可提供良好的止血效果。由于它是一种自由运行脉冲模式，Nd:YAG激光可以发出高峰值功率，但允许在脉冲间隔时进行组织冷却。在选择治疗参数时，联合应用较高的毫焦耳（mJ）与较少的每秒重复次数〔即，赫兹（Hz）〕有助于凝固，而高赫兹、低毫焦耳通常用于消毒。

临床提示
焦耳(J)是测量可用于治疗的能量；口腔专业的工作单位为毫焦耳(mJ)。

微脉冲CO_2激光

10600nm范围的微脉冲CO_2激光采用了能产生CO_2激光能量的最新技术。在治疗过程中通过关节臂或波导管以非接触的形式进行能量的传递。使用直径为250μm工作尖将激光能量导入牙周袋内。这种波长的激光可以与水和羟基磷灰石发生交互反应，并且具有微米级别的穿透力。在发生炎症的组织中水含量会上升（龈沟液或者细胞内液），因此激光更易作用于这类组织。水分发生光热作用而后蒸发，最终导致细胞膜的破裂[24-25]。激光能量使细菌脱水而失活。

早期的CO_2激光以连续波模式进行能量发射，但在改进后以门控脉冲的模式进行发射，但只能设置为长脉冲和高焦耳的形式。早期技术不成熟的装置在治疗过程中对周围组织会产生更多的热损伤，常导致组织炭化，因此不能用于牙周袋内的治疗。最新的微脉冲CO_2激光可以对激光能量进行优化控制，因此可以安全有效地应用于牙周袋内治疗。这类激光以超短脉宽、高峰值能量和更长的间隔时间作用于组织。这种优化给组织提供了最大化的冷却时间，减少了附带损伤及不适感。相比于之前的门控脉冲CO_2激光技术，在进行牙周袋内清创术时设定的焦耳值发生大幅度下降。至于激光在其他软组织中应用，这类技术也需要同样的护理方法：激光能量发射时必须远离牙齿组织。最近，一种波长9300nm的新型CO_2激光已经被FDA批准用于临床。但截至目前，还未见关于其在牙周袋内治疗中应用的研究报道和病例报告发表。

铒激光

FDA批准软、硬组织均可使用铒激光进行治疗，并且也批准部分铒激光用于牙周袋内清创术。因此，在使用特定的激光器时，一定要阅读说明书来判断此仪器被FDA批准用于何种治疗。2940nm Er:YAG和2780nm Er,Cr:YSGG激光器都属于自由运行脉冲激光，其波长处于水吸收峰值，羟基磷灰石吸收次之，但血红蛋白吸收较差。这类激光在治疗时由于水雾的存在，可使组织表层的热量升高最小化，但这种效应限制了其在牙周袋内止血、凝固的作用。尽管一些医师认为在使用过程中这类激光不能很好地控制出血是一个缺陷，但这类激光的优势是术中或术后患者完全没有不适感。更快的愈合速度也是该波长激光的一个优势[16,43]。研究表明，这类激光可显著减少牙周病相关病原菌牙龈卟啉单胞菌和放线聚集杆菌菌群的数量，同时在牙周新附着方面可以获得更好的长期临床疗效。最近应用于硬组织的波长9300nm CO_2激光，能量被硬组织中的碳酸盐吸收而不是羟基磷灰石。目前，尚未见其应用于牙周袋内治疗效果的研究报道或经同行评议的报告发表。

激光物理学的原理

理解激光的物理学基础原理对于使用激光过程中做出相应的调整至关重要。在激光辅助治疗中，激光在牙周袋内被色素团块吸收，之后转换为光热能量。因此，观察激光-组织的交互作用是非常重要的。组织中分布着不同浓度的波长——特异性色素团块，也就意味着需要不同的参数设置。

患者的舒适感也是重要指标。在首诊过程中，清创术的治疗区域一般都会进行完整的麻醉，但复诊中的激光消毒要求在局部麻醉或不麻醉的情况下进行。因此做出适当的调整可以有效地提升患者的舒适度并达到治疗目标。

非手术牙周治疗的目标是消毒和止血，并非切割。这类治疗是通过控制组织的温度来完成的。影响组织温度的因素包括焦耳数和频率设置、激光束通过目标组织的速度（手移速度）、冷却因素（例如脉冲关闭的时间）以及水雾的使用。

相比于其他激光，还有一部分激光可以设置更多的参数。对于自由运行脉冲激光Nd:YAG，高焦耳值和低频率意味着每次脉冲可以得到更多的能量，但每个脉冲之间也会给组织更多的冷却、休息时间。

这些典型的参数组合可以提高组织的止血效果。如果设置低焦耳和高频率值，由于每秒钟射入组织中的脉冲会增多，每次重复中的能量减少，同时热弛时间减少。通过这些设置，能够实现更均匀的热吸收。二极管激光以连续波或门控脉冲的方式释放能量，连续波操作没有热弛时间。相比于消毒和止血，如果治疗更加注重防止温度的升高，那么应该设置为低功率模式。如果选择门控（脉冲）模式，则需要更高的能量以提高每个脉冲的组织温度。门控模式允许组织在随后的脉冲之前冷却。

所有的组织都有一个吸收能力的阈值。在能量超载以及出现疼痛、损伤之前，组织吸收很多的能量。想象一下坐在海滩皮肤被晒黑的情景，此时你的皮肤组织就是吸收了一定数量的能量。再想象一下你坐在海滩上几个小时的情景，延长了在阳光下的暴露时间，此时你的皮肤便吸收了过多的能量，最终导致晒伤，出现组织的疼痛和炭化。当更多的能量作用于目标组织超过了其吸收能力时，便会出现疼痛。

在激光治疗过程中，如果患者出现了不适感，可以做出以下调整：

- 加快激光光纤的移动速度（调整手移速度）来降低总体的能量暴露
- 将吸引器移动到距离手术部位更近的位置，利用循环气体降低组织温度的聚积
- 增加一个小型喷雾装置来驱散热量

这些调整可以很好地配合激光来工作。然而需要注意的是，由于CO_2激光在水中可以被高度吸收，富含水的组织则可以抑制组织与激光的交互反应，然而水含量低的组织会增加患者的不适感。

相反，如果组织对于激光治疗没有反应，则需要做出相应的调整。首先，检查相关参数；之后检查引导光束，保证激光的启动状态。如果参数设置正确，找一个合适的色素团块进行试验，试验过程中需要更加缓慢地移动激光。如果还是没有效果，逐渐增大设置的参数直到其发生交互反应。如果参数需要增加幅度很大，那可能是激光仪器出现了问题，此时则需要认证的技术员来维修仪器。临床医师必须了解所使用激光的特性，从而给患者提供合适、有益的激光治疗。

软组织激光的治疗目的

牙周感染活跃一期治疗的目的是去除龈上和牙周袋内位于牙根面、牙周袋壁与龈沟液中的菌斑生物膜及沉积物。这类治疗可以促进机体的愈合反应。这方面治疗可以通过传统的刮治、根面平整以及激光辅助的牙周袋内清创术来实现。牙周袋内清创术治疗可使牙周袋壁得到有效的消毒并且通过凝固作用封闭毛细血管和淋巴管。

光纤激光介入的牙周袋内清创术

术前消毒

术前消毒是在所有器械治疗之前要完成的一种激光应用，即使在探诊之前也需要。它的目的是消除龈沟内的细菌来降低来源于器械导致的菌血症和减少超声器械产生的气溶胶[44]。这种技术需要的激光能量很低。将光纤放置于龈沟内，不接触牙体组织，垂直向及水平向清扫牙周袋壁，要保持动作的

轻柔和连续，在每个牙位的舌侧和颊侧的牙周袋内分别消毒7~8s。术前消毒的好处是可以减少微生物在机体循环系统中的迁移。

消毒

类似于传统根面平整术去除牙齿硬组织表面的菌斑生物膜和沉积物，激光治疗去除牙周袋内壁坏死组织中的菌斑生物膜。激光的能量可以强有力地与炎症组织中的成分进行交互作用（这种效应是由于病变组织中大量色素团块更易于吸收激光能量）而很少与健康组织发生反应。这类非手术治疗使用非常低的激光设定值来进行消毒而非切除组织[28]。

应用激光消毒技术需要对当前牙周袋的形态、技术的专业性以及激光–组织之间的交互反应有深刻的理解，这样才能决定治疗的结点。并且在整个治疗过程中要不断地去更新牙周治疗的记录表格。

如果在激光消毒前刚刚接受过传统的根面平整术，那么则需要重新探诊来保证激光治疗的准确性。激光治疗对具有炎症或者牙周袋深度≥4mm的治疗位点有效。探诊牙周袋深度有助于观察被处理的根面范围。举例来说，对于一个伴有50%广泛性骨吸收的患者，需要治疗的病变牙周袋组织面面积大约为40cm²（6.2平方英寸）；牙周袋探诊深度为4~5mm的组织面面积大约为20cm²（3.1平方英寸）[45]。熟知牙周袋的深度、形态以及需要治疗的区域可以让临床医师更精通于消毒治疗。

使用光纤技术，光纤尖端所照射的病变组织壁的每毫米可以对应牙周大表上标记的需治疗部位。在激光治疗之前，我们需要首先校正激光光纤暴露的长度，应小于牙周袋深度1mm（图3-1）。治疗开始后，首先将激光光纤放置在牙龈边缘的内侧，逐渐地插向根部或者放置于距牙周袋底部1mm的位置，工作时使激光光纤冠向放置（图3-2）。套管则指示激光到达牙周袋内的治疗深度。连续、多方向地移动激光光纤的头部，并且保持其紧贴于牙周袋壁。每一个动作都要接触、治疗到袋壁的每一部分，并且每一部分之间都要有重合。这个动作在某种程度上来讲类似于扫地的动作。把牙周袋分为感染的几个区有助于治疗，例如邻间隙到线角，颊面和唇面，线角到邻间隙。治疗时还要不断地检查激光光纤头部并且使用喷雾去除粘连在其上的污染物

（图3-3）。

在将激光光纤退出牙周袋时，需要关闭激光器以防止损伤牙龈边缘纤薄的组织。如果光纤头部出现了不可逆的涂层覆盖（图3-4），则需要重新更换头部并且校正长度，再继续进行治疗。

激光治疗的完成取决于设置的参数、作用的时间以及临床指征。相比于激光的凝固作用，消毒需要设置更低的焦耳数以及更高的赫兹。组织的炎症越严重，则组织中的易吸收激光的色素团块浓度越高，因此激光的平均能量值则需要设置得越小。如果使用连续波模式下的新光纤并且进行低参数设置，由于会产生更为集中的交互反应，则需要比脉

冲模式下的高参数设置的旧光纤设置更短的治疗时间。牙周袋越深则治疗表面积越大，因此需要设置更长的治疗时间。随着治疗进程的推进，激光光纤上堆积的污染物会越来越少。虽然会出现新鲜的出血点，但牙周袋已经得到了彻底的消毒（图3-5）。治疗时要时刻牢记激光参数的设置以及治疗的时间，并且在治疗过程中一定要时刻观察组织发生交互反应的情况来决定病变位点暴露于激光的时程长短。

> 练习：为解释激光技术，请尝试此模拟练习。 在纸上，绘制一个面积为20cm²（3英寸×1英寸的矩形）的区域。 使用带有细铅（0.5mm）的自动铅笔，流畅、有条理、重叠、多向的笔划为区域着色，不留下任何未着色的区域。 激光光纤实际上只有0.4mm或0.3mm，但这种活动反映了牙周袋内治疗所需的时间和彻底性。

凝固作用

当菌斑生物膜被去除后，牙周感染活跃一期治疗的第二目的为封闭健康组织的毛细血管和淋巴管。像之前提到的那样，菌斑生物膜倾向于通过血

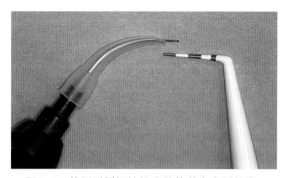

· 图3-1 使用牙周探针校准最佳激光光纤长度。

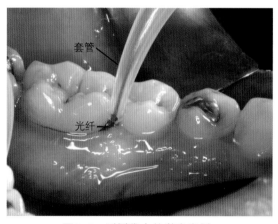

· 图3-2 牙周袋中的激光光纤。

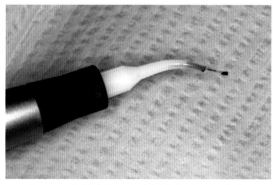

· 图3-3 光纤尖端上有少量肉芽肿组织碎片。

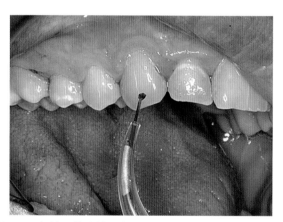

· 图3-4 光纤上的碎屑过多。 在这个处理阶段，光纤应该被刻断和重新校准。

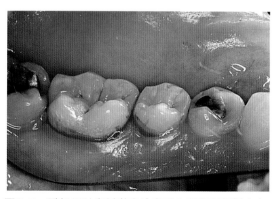

· 图3-5 牙龈经过光纤激光治疗后立即出现新鲜出血。

管来继续侵入宿主。而凝固作用则可以抑制菌斑生物膜的侵入。它还可以阻止炎症进展而导致的肿胀。相比于消毒作用，凝固作用可以通过增加焦耳数和降低赫兹来实现。凝固作用也需要袋内较短的操作时间，且不需要对每毫米的组织都处理。

对于这种治疗来说，用一种新刻断的光纤头在牙周袋内来回移动，使激光能量能够从光纤末端的两侧射入牙周组织中。这种应用能够轻微升高牙周袋内的温度，促进蛋白质变性并且封闭血管。如果牙周袋出现持续性地出血，则需要换用一个新刻断的光纤头以非接触的方式来凝固龈缘，保持激光不接触牙齿表面。

凝固之后，使用手指有力地压迫治疗区域的深牙周袋，这样可以帮助组织重新适应牙体组织并且有利于组织再附着。凝固作用有助于清创术后的第一阶段愈合。

CO₂激光牙周袋内清创术

不同于氩激光、二极管激光和Nd:YAG激光使用接触技术来进行牙周袋内清创术，微脉冲波长10600nm的CO_2激光使用分散式、非接触式技术。CO_2激光治疗的两个步骤分别为龈缘脱水以及牙周袋的消毒。由于CO_2激光的波长会被龈沟液和病变组织壁内的水分所吸收，因此需要将能量平行作用于牙齿表面和组织上。

清创术开始时需要将激光能量指向龈缘的冠方。将激光工作尖头部垂直放置于距离组织顶部约1mm的位置。组织的交互反应会导致组织表面出现轻度的"结霜"样改变（图3-6）。边缘脱水会使软组织和牙齿之间出现轻度地分离，利于激光工作尖头部进入牙周袋内。但这种技术的应用会抑制上皮的生长。这是在牙周袋消毒之前的首要步骤。

这种用于消毒的技术需要将激光工作尖头部以非聚焦模式放置在牙周袋内1~2mm处（当牙周袋深度≤6mm时，放入1mm；当牙周袋深度>6mm时，放入2mm）。治疗的范围应环绕患牙全部周缘。当激光工作尖放入龈沟内之后，激活激光，以缓慢的动作按照牙齿颊侧的远中到近中，然后舌侧的远中到近中顺序来回移动激光。激光工作尖要与牙体长轴保持平行（图3-7）。

每一个颊面或者舌面的治疗时间最长为16s，而治疗时间的长短取决于疾病的发展程度以及治疗范围，因此相比于前牙，体积更大的磨牙需要的治疗时间应该更长[46]。激光工作尖头部必须保持开放，其上不能有任何的凝固物，这样才能保持能量有效地流动。同时，要使软组织保持适当的湿润并且治疗时工作尖保持同一个方向以提升激光治疗的功效。垂直放置，上下移动或推动激光头工作尖贴近软组织容易使激光头发生阻塞。如果工作尖头部出现了阻塞，其上的碎屑将会持续吸收能量，最终使工作尖头部聚集过多的热量。在消毒的过程中凝固

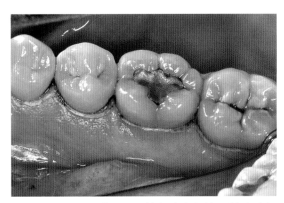

• 图3-6　在牙周清创术和CO_2激光消毒之前即刻对牙龈组织进行激光边缘脱水。

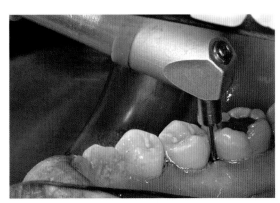

• 图3-7　CO_2激光工作尖伸入牙周袋中。注意工作尖与根面的方向平行。

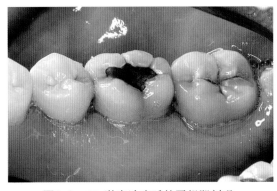

• 图3-8　CO_2激光治疗后的牙龈即刻观。

作用会持续发生，因此应用CO_2激光就不需要额外的治疗步骤了。图3-8显示激光治疗后的牙龈。

术后护理

专业护理包括治疗后的几个步骤。激光治疗后，患者可以使用水或者无酒精缓冲液来湿润或清洁口腔。对于局部护理，患者可使用食指或者消毒棉签在治疗区域涂抹维生素E油或芦荟胶。同时手指用力按压使软组织和牙齿之间产生固定适应，可促进软组织和牙齿之间纤维的附着，尤其对于深牙周袋效果更好。

激光治疗后是否冲洗一直是有争议的话题。尽管在常规治疗后使用氯己定或者其他溶液冲洗伤口一直是牙周袋消毒的最后一个步骤，但作者认为激光治疗后的冲洗是没有必要的。事实上，Mariotti和Rumpf等[47]发现浓度≤0.12%的氯己定溶液即使在术后短时间地接触伤口部位也会产生严重的毒性反应。其他对于龈沟冲洗的报道也均未发现冲洗可以对牙周愈合产生显著的疗效[48-50]。

激光治疗在完成后便可以突显出其消毒和凝固作用的优势，对于软组织更进一步的操作会使污染器械重新进入牙周袋并且破坏纤维蛋白的凝结。

术后护理的最后一步是向患者介绍预期效果，强调关注问题以及讨论个人护理的事项，还需要告知患者在24~48h内可能出现轻度的不适感。在使用激光辅助非手术牙周治疗时，根面平整术造成的不适感往往比激光治疗更严重。过度的疼痛可能提示治疗出现了其他的问题，并且需要去做进一步的检查。在24h内，患者需要避免食用辛辣、尖锐、易碎的食物以便减轻不适感和创伤。还要避免食物嵌塞。异物嵌塞而损伤愈合过程的危险因素在术后的前几天是最高的，但如果牙周病进一步恶化会使风险持续。在愈合过程中，医师要鼓励患者勤于通过始终如一的、彻底的口腔清洁来帮助术后恢复。患者要重视医师通过书面或语言形式下达的医嘱（框3-1）。

• 框3-1　激光辅助牙周治疗术后患者保健

1. 麻木消失之前不要进食。
2. 对于吸烟的患者：吸烟影响愈合过程；尽可能避免吸烟（或者最好是戒烟）。
3. 24h内禁食辛辣、尖锐、硬脆的食物。
4. 24h内避免接触含酒精的物品。
5. 3~5天内避免接触表皮（或遵医嘱）。
6. 盐水（1茶匙溶解于8盎司温水）冲洗，每日3次，直到组织愈合。
7. 可以采取任何非处方止痛药来控制轻度不适。
8. 口腔医师应该评估更严重的疼痛。
9. 温和彻底地清洁对于愈合过程至关重要。在治疗区域，轻轻使用超软毛牙刷和牙线1天或2天，其他区域正常刷牙和使用牙线。
10. 24h后可进行口腔冲洗。使用中低功率，将水流与牙齿成90°角，而不是放入牙周袋。再进一步评估前，忌龈下冲洗。

愈合及组织的修复

机体在激光治疗后发生的愈合一般不伴有并发症。在术后24~72h内，患者在清洁和吃饭时可能会感到无力或轻微牙龈出血；在牙齿洁治术以及组织消毒后，上皮会在24h后开始以每天1mm的速度再生，以此来保护牙周袋壁，伤口的表面会在1周左右的时候被覆盖上。在术后第5天，结缔组织开始发生增殖。由于激光消毒治疗需要每10天治疗一次，因此在激光去除菌斑生物膜的同时也会损伤上皮组织。但这会使成纤维细胞持续分化，形成结缔组织附着。新附着发育成熟需要12个月。由于这种附着

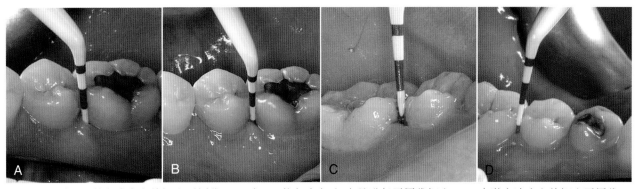

• 图3-9　A. 在CO_2激光治疗之前探查牙周袋。B. 在CO_2激光治疗后6个月进行牙周袋探查。C. 在激光治疗之前探查牙周袋。D. 激光治疗后6个月进行牙周袋探查。

很容易受到损伤，因此在治疗几个月之后的探诊动作要轻柔，术后6个月才能重新进行正常力度的探诊[51]。

组织恢复过程中传统的临床指征包括颜色、连续性、质地、点彩和轮廓的改善。这一系列指征以及牙龈组织出血的减少和消失，还有牙周袋深度的降低都是医师希望得到的组织开始愈合的指标。图3-9展示了牙周治疗之前的探诊深度以及牙周治疗后6个月的探诊深度。图3-10展示了在开始治疗时、治疗后8周以及治疗后5个月所有位点的探诊深度的数据。通过对探诊数据的分析发现，牙周治疗后，86%的出血位点消失，86%的牙周袋的深度发生降低，并且患有牙周疾病的牙齿数目减少了58%。

并发症及副反应

愈合过程可能由于微生物、免疫及创伤等因素变得复杂。龈下菌斑去除不彻底，龈上菌斑控制较

差，以及未纠正愈合差的状态等因素都会导致快速的牙周袋再感染。免疫系统功能低下的患者可能会出现愈合的延迟以及效果不佳；然而，激光治疗的优势可以帮助患者得到比预期更好的愈合效果。

过度使用器械或暴露于激光时间过长导致的损伤可能会延长牙周组织的不适感和酸痛感时间，并且糖尿病等系统性疾病也会导致愈合的延迟。同时，咬合创伤的检查也非常必要，这种压力也不利于愈合过程。

在口腔卫生士可以进行激光治疗的地区，口腔卫生士有责任确定需要口腔医师做彻底的咬合评估以及牙列平衡的调整。咬合是牙周疾病的危险因素，所以牙周疾病的综合治疗必须要将咬合治疗考虑进去。咬合问题导致的创伤是牙周疾病进展和加重的危险因素之一[52]。了解咬合创伤有助于牙周问题的临床管理[53]。

不正确的激光应用可能会导致不利反应，不正

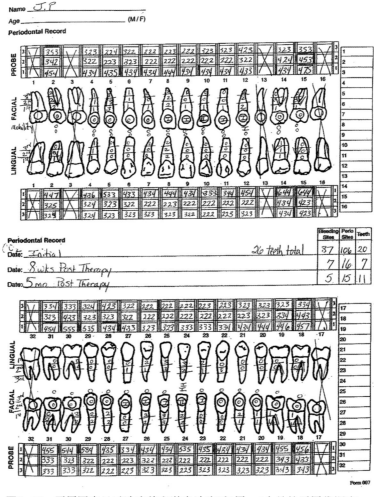

• 图3-10　牙周图表显示治疗前和激光治疗后8周、5个月的牙周袋深度。

确的应用包括特定波长来对应正确的治疗位置、参数设置的不准确以及治疗时间的不恰当等。有一些激光可以与金属发生交互反应，造成冲击反应并且快速产生热量。热量可以传递到神经或者周围的软组织中。因此激光一定不能接触到金属冠以及牙龈边缘的金属修复体上。激光能量直接接触牙体组织也可能造成牙体组织的不可逆性损伤，例如出现牙齿碎裂、硬组织凹陷、硬组织熔解或碳化等。过多的热量聚集也可能会造成骨组织损伤。牙周组织过度暴露于激光能量下还会导致组织碳化。

使用合理的治疗方法，可以将愈合过程中的并发症以及有害反应最小化。了解激光参数的设置以及术中密切观察激光-组织间的交互反应是至关重要的。不论使用超声、手动器械还是激光设备来进行治疗，临床医师都必须具备充分的知识并且能熟练应用。只要使用方法得当，所有的治疗方式都是极其有益的。

记录

患者的牙周记录表主要是记录患者的病情、诊断以及使用的治疗方法。关于激光治疗的记录，应包括以下几点：

- 激光的波长和种类（如980nm的二极管激光）
- 激光光斑尺寸（光纤的尺寸、工作尖或光斑的直径）
- 设置的参数（如Hz、mJ、W）
- 应用的模式（连续或脉冲式）
- 治疗时间
- 治疗是否使用了水喷雾
- 麻醉的方式（局部或者注射，注射剂量）

记录还需要确定：①佩戴了波长匹配的激光安全防护镜；②记录出现的有害反应并且进行处理的方法；③给患者下达的术后医嘱。完整的记录还需要包括对患者提出关于治疗方面疑问的解答（框3-2）。

附加的化学治疗

在某些病例中，联合应用抗生素可以更好地抑制菌斑生物膜。若治疗需要多种策略，医师可以在激光治疗和常规治疗时联合使用化学药物。多西环

•框3-2　激光牙周治疗的病例展示

右上颌区域的牙周治疗
既往史，无治疗禁忌证。
外用20%苯佐卡因后注射1.8mL的2%利多卡因（肾上腺素1：100000）用于局部麻醉#2-#5。
具体指导每日去除生物膜的方法。推荐：每天两次巴氏刷牙法，并常规使用牙线。在下次复诊时进一步检查患者使用牙线的方法。
使用980nm二极管进行激光预消毒，使用300μm光纤，功率为0.4W，整个过程约为16s/牙。
在龈上超声去除菌斑生物膜后，手动和超声联合对#2-#5进行清创。
使用相同的激光和光纤对#2-#5进行激光消毒，在25μs/50μs的脉宽中激光2.0W，平均功率为0.7W，约20s/部位。激光凝血后，在连续波中施加0.8W的功率约10s/部位。
在激光治疗全程，患者和医师佩戴激光专用护目镜。没有不良反应。术前提供书面和口头说明。
复诊：左上颌区域的牙周治疗

素类、四环素类或甲硝唑等抗生素可用来系统性控制病原菌。口服低剂量的强力霉素（Periostat）可以抑制疾病进展相关的胶原酶的酶催化反应。局部应用盐酸米诺环素（Arestin）、多西环素（Atridox）以及盐酸葡糖酸可以控制局部病原菌的繁殖。

在完成牙齿和软组织的清创术时，菌斑生物膜对于化学药物的作用最为敏感。治疗的早期应该系统性地应用抗生素来辅助机体对抗病原菌。在激光治疗的最后阶段，也应该在感染部位局部使用抗生素。在这种不被侵扰的状态下，这种治疗方法可以发挥最大的功效，因为药物效果可以持续数周。但在激光治疗期间不应该局部使用抗生素。

在使用抗生素治疗之前，医师还需要慎重地检测菌斑生物膜的成分并且确定对其敏感的微生物类型。由于部分种类的体外细菌培养检测到的细菌生物膜产生的抗药性不能完全反映出其处于体内时的抗药情况。PCR技术、454测序技术以及其他分子检测技术可以更好地检测出菌斑生物膜中可以共栖的微生物种类。这些信息能够帮助确定哪种药物最合适、用药时间的长短，以及是否需要做第二阶段的耐药性检测。慢性损伤仅通过抗生素疗法不能达到控制目的。

激光安全性

指派的激光安全管理员有责任负责口腔医师团

队在使用激光治疗中需要了解的安全问题，同样也要强调以下的安全操作：

1. 手术室的门上要贴明限制进入的标志，比如"使用激光"。
2. 使用激光安全的标识，比如当不使用激光时将其放置为待机模式。
3. 强调要在治疗区域强制使用波长特定的防护镜。
4. 通过大排量强吸，去除气溶胶和激光羽。
5. 使用高效的微粒过滤面罩（保证0.1μm的粒子过滤比例为99.75%）。

在患者治疗前检测激光的发生也是安全治疗和治疗前准备的一个重要步骤。试验发射要证明激光能量可以按预期进行传递。在此过程中，在安全措施到位的情况下，将激光的末端远离患者。首先要选择一个适合的载体（氩、Nd:YAG激光和二极管激光使用黑色物质；CO_2激光使用潮湿的纸片；铒激光使用水），之后在距离载体1~2mm处启动激光。当激光能量被吸收时便可以观察到交互反应的发生，例如出现标记、激光羽、水泡或者水蒸发。这一测试不是启动激光光纤的步骤，而是对激光与相应载体产生交互反应的测试评价，以保证激光能按照预期来工作。

激光羽

尽管设置参数没有统一标准，但我们强烈推荐按照〔职业安全与健康管理（OSHA）、疾病控制和预防中心（CDC）和美国国家标准研究所（ANSI）〕制定的标准来解决激光羽的排泄问题。大量的流失表明超声治疗中气溶胶的减少以及激光治疗中激光羽的去除。激光羽是由95%的水和5%的微量物质、有机物、无机物以及微生物组成[54-55]。有机化合物包括苯、甲苯、甲醛、氰化物等已经在激光羽中被分离出来；无机物包含二氧化碳、硫黄和一氧化氮。微生物分析显示其中包含细菌、微细菌、真菌、病毒以及人类HIV、HBV、HPV病毒的DNA[56-57]。大多数微粒的直径为0.3~0.5μm，90%的微粒可能被吸入并最后沉积在肺泡组织上。因此仅仅过滤5μm直径微粒的普通面罩不能提供有效的过滤，推荐治疗过程中使用过滤直径为0.1μm的面罩[55,58]。

大排量强吸和高效的过滤面罩可以减轻超声和激光治疗中的危害。牙科器械公司可以提供这类系在脖子或套在耳朵上的面罩。

激光参数的技术层面设置

在非手术牙周治疗过程中，设置参数时需要考虑治疗目的、光纤尺寸、色素团块的浓度等。对于激光辅助的，组织消毒过程中要将参数设置得较低。同时在一定参数的设置下，激光光纤的尺寸可以直接影响目标组织接收能量的多少。相比于400μm光纤，320μm激光光纤具有更小的光斑尺寸，能够增大到达目标组织的能量密度。在相同的参数下，400μm光纤只能传递320μm光纤64%的能量密度。

目标组织中色素团块的密度也可以影响参数的设定。患病组织中含有高浓度的血红蛋白，可以很好地与对应相应波长的激光发生反应，因此需要的能量较低。纤维化组织由于其中血管组织和血红蛋白含量下降，因此相对需要较高的能量。

激光制造商提供的参数只是治疗的指导。观察组织的交互反应才是判断参数是否正确以及是否需要调整的关键。最优的方案是使用能达到治疗效果的最小的能量。本文也增加了参数设置的参考资源，为了方便，我们将建议的参数设置列于表3-1[59-61]。某一种激光的治疗时间可能要长于另外一种激光，这就可能会影响治疗的计划。表3-2总结了3种不同激光治疗所需要的时间。所治疗患者有87处探诊出血位点，106个深度≥4mm的位点，以及20个相关牙位。由于不同的治疗方法，其中Nd:YAG激光和二极管激光对应患病位点的治疗，CO_2激光对应每个牙位的治疗。

激光光纤

用于氩激光、二极管激光和Nd:YAG激光的光纤的结构都是相似的，而且有多种不同的直径。其中，300~400μm直径的激光光纤在激光辅助治疗过程中是最常用的。激光光纤包含4个部分：保护套、镀层、光纤和耦合器。保护套是一个厚的、可弯曲

表 3-1　牙周非手术治疗建议参数*

激光类型	光纤/工作尖直径/光圈	术前消毒	清创	凝固
氩	光纤直径：300μm	文献中没有建议的参数	0.5W，0.05s脉冲持续，0.2s脉冲间隔[†]	0.7~0.8W，0.05s脉冲持续，0.2s脉冲间隔[†]
二极管（810nm）	光纤直径：300μm，启动	1.0W，新纤维，15s/牙[43]	0.4W，连续波，20s/位点[†]	0.8W，连续波，10s/位点[†]
Nd:YAG (1064nm)	光纤直径：300μm	文献中没有建议的参数	30mJ和60Hz，1.8W，应用40s/位点[†]	100mJ和20Hz，2.0W，20s/位点[†]
二极管（980nm）	光纤直径：300μm	文献中没有建议的参数	2.0W，脉冲25μs/50μs，施加平均值0.7W的功率，20s/位点或0.4~0.6W，连续20s/位点[57]	0.8W，连续使用10s/位点
微脉冲CO$_2$	工作尖外周直径：0.25mm	文献中没有建议的参数	80mJ，50Hz，1.8~2.0W；平均24s/牙[47] 28mJ，30Hz，1W，350μs脉度，0.31μs；平均24s/牙[60]	N/A
Er:YAG	工作尖直径：0.6mm	文献中没有建议的参数	80mJ，30Hz，水喷雾状态下平均2.4W[21]	N/A
Er,Cr:YSGG	工作尖直径：0.6mm	文献中没有建议的参数	1.0W（50mJ/脉冲）[61]	N/A

*此图表仅提供建议的参数。有关设置的更完整信息，请查看用户手册中有关所用的特定激光器。
[†]数据来自Raffetto N: Lasers for initial periodontal therapy. In Coluzzi DJ, Convissar RA: *Lasers in clinical dentistry*, Philadelphia, 2004, Saunders.

表 3-2　3种激光作用时间对比

激光（波长）	作用时间	治疗位点数量	激光应用（min）
Nd:YAG (1064nm)	40s/位点*	106	71
	20s/位点*	106	35 合计：106
二极管（810nm）	20s/位点*	106	35
	10s/位点*	106	18 合计：53
CO$_2$ (10600nm)	26s/牙	20颗牙	合计：8.6

*数据来自Raffetto N: Lasers for initial periodontal therapy. In Coluzzi DJ, Convissar RA: *Lasers in clinical dentistry*, Philadelphia, 2004, Saunders.

的、透明或半透明的乳胶状护套；或者在一些设备中使用薄的、更坚硬的塑料保护套来保护光纤。镀层包裹在光纤的外层，具有向内反射的作用，可以将激光束完全导向光纤末端。激光光纤本身是由石英制成，类似水晶样结构。而耦合器的作用则是连接光纤与激光。

正确的操作各个部分对于能量传递是至关重要的。并且应该把激光光纤多余部分松散地缠绕起来使其远离滚动的椅子或其他缠绕物中。一般厂家都

会提供收纳多余长度激光光纤的装置。在为手柄准备光纤时，要尽可能少地剥离光纤上的保护层。光纤应该通过套管再暴露，而不是在手柄的夹头螺母拧紧的位置。如果使用尺寸不合适的剥离工具来去掉保护套则可能会损伤镀层。过量地剥离光纤的保护套也会使镀层上出现划痕。一旦镀层出现划痕，激光的能量便会在划痕处出现流失，从而降低工作端的激光能量。在光纤插入手柄之前检查其是否有引导光束的漏光现象。如果存在漏光，那么继续向

后剥离光纤，并在可见光被探测到的地方后面将光纤剪断。

如果激光光纤缠绕过紧或在收纳器中来回伸缩，就可能破坏光纤。另外，在牙周袋中治疗时光纤也可能出现破坏。如果激光光纤使用金属套管，在使用过程中光纤与套管边缘产生摩擦，这种无意的摩擦也会导致光纤破坏。如果这类的破坏没有被察觉到，便会产生不必要的激光泄漏。激光光纤完整性的缺失不仅浪费了有效的治疗时间，而且增加了治疗所需的能量，并造成损伤。

激光光纤的引发

激光光纤的引发在某些激光辅助治疗程序中是具有帮助作用的，但对于另一些治疗不是必要的。在激光光纤接触黑色素团块时启动激光便可以完成激光光纤头的引发。尽管许多临床医师使用连接光纤或者软木炭，但它们均无法产生满意的、完整的或彻底的引发。最好的引发是使用质量上乘的细的画笔将黑色墨水涂布在光纤工作端（可在艺术品店或文具店购买）。将画笔浸透墨水后涂抹在激光光纤的工作端，之后自然干燥30s。其目的是在光纤的工作端聚集能量，增加激光与组织之间的交互反应，从而加速清创。

使用低能量激光时需要进行引发，尤其是二极管激光应用于消毒过程中。由于引发后的光纤能够在与组织接触的部位聚集激光能量，因此在组织中温度会快速升高。为避免周围组织的间接损伤，激光作用的时长应受到限制。完成牙周袋消毒手术时，在连续波模式下要使用较低的参数设置和更短的治疗时间。另外，在色素团块浓度较低的纤维组织中作用时，光纤的引发也是很有益的。

如果治疗目标是将激光能量渗透到光纤以外的组织中，则不需要引发激光光纤。在术前消毒和凝血时要使用未引发的光纤。Nd:YAG是一种自由运行脉冲激光，由于其高峰值能量且与组织直接作用，因此不需要引发光纤。在不引发激光光纤的情况下，氩激光和二极管激光可以在脉冲和连续波模式下用于术前消毒与凝血。连续波模式的激光需要的

能量更小、应用时间更短，因此它可以使组织内聚集的能量最小化。而脉冲模式则需要更高的参数设置，并且适当延长治疗时间。脉冲之间的间隔时间可以消散组织内的热量。

临床医师必须清楚地理解引发或未引发光纤的激光效应，并且必须精通于分析组织–激光的交互反应。

刻断激光光纤

光纤使用通常需要在末端进行刻断，形成一个90°的平面以获得最大化的能量传输。这种"整齐的刻断"可以确保光纤最大化传输能量。光纤刻断工具包括3种类型：90°角的"笔式"钨钢刀（碳化钨）和宝石刀；1英寸（1英寸=2.53cm）长带45°角锯齿状陶瓷刀片和剪刀，请注意这些刻断工具都是用来在光纤上刻痕，而不是切断光纤（图3-11）。

光纤刻痕时，要将其放置在一个坚硬、平坦的平面上，用非惯用手固定。将刻断工具放置在距光纤末端约2mm处，环绕光纤转一圈，一次性刻痕至光纤的石英本体。如果使用剪刀，要将光纤90°角放置于两个刀叶之间，在刀叶闭合时转动光纤。合适的刻痕完成后，我们可以观察到光纤有一圈光泄漏，此时就很容易将光纤折断或拉断。

当检查激光光纤是否刻断得合适时，将光纤以

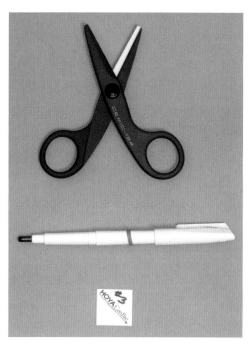

• 图3-11 3种切割工具，由上至下依次为剪刀、笔式宝石刀和陶瓷刀片。

1cm的间隔垂直放置在平坦、亮色的平面上方（图3-12）。激光束应该产生一个清晰的实心圆。而不合适的刻断则会产生不均匀或弥散的边缘，或者出现"彗星拖尾状"的形状。如果刻断得不合适，那么传递到目标组织的激光能量便会减少，而且在接触组织时便会产生创伤。刻断的技术要保存光纤的长度，并且在激光治疗过程中保证有效激光能量的传递。

遵守激光安全措施。不要直接肉眼观察激光。即使激光光纤还处于预备模式，也不要在评估光纤刻断效果时启动激光。刻断下来的光纤部分，无论污染与否，都要将其视为尖锐器械，要将其丢弃在特定、合适的容器内。

> **临床提示**
>
> 刻断工具无非就是一些给光纤刻痕的刀具。好厨师的秘诀是要时刻有一把锋利的刀。因此厨师们会经常磨刀来保持切割效率。钝的刀具不能进行有效的切割，从而导致不好的结果。因此，刻断工具必须要进行定期更换，保证在刻断光纤的时候尽量干净整齐。

光纤手柄

各种手柄可以和光纤传输系统一起使用。然而，最重要的是要与所选择的光纤类型兼容。就像手工定标器一样，手柄的设计也是有着多种多样的套筒尺寸、质地以及重量。临床医师应该在提高治疗舒适性和人体工程学方面把这些因素考虑进去。

手柄内部各部分尺寸合适，可以有效地防止治疗过程中激光光纤滑动。大多数手柄的设计都带有夹头螺母以及卡盘来束紧内部的套筒件。套筒紧紧地夹住光纤的保护套来固定光纤。有一些套筒只能与特定尺寸的光纤保护套相匹配，其他型号则需要进行调整。如果光纤保护套脱落，套筒就会直接夹紧裸露的激光光纤，从而使外面的镀层受损，最终导致激光能量的流失。

套管

由于激光光纤的结晶状结构，其不能承受尖锐的弯曲，所以治疗过程中有必要使用套管引导光纤到达治疗位点。多种不同类型的套管可供使用：有些是金属的，也有些是透明或半透明塑料的（图3-13）。有的可用螺丝固定在手柄上，另外一些则是具有弹性并夹在手柄上的；有的是可多次使用并且可被消毒的，其他的则是一次性使用的；有的可以进行塑形，使其轻度弯曲，其他的有预定的形状。选择一个合适的套管来帮助激光充分、有效地达到治疗位点，可以促进牙周疾病的治疗。

光纤的通畅

在连接无菌光纤与激光仪器之前，先要检查光纤的通畅性或开放性。将光纤固定在光源上，同时观察连接器的末端。如果光纤的整体都在连接器内，则应该可以观察到亮光。有些情况会妨碍通畅性。激光光纤有可能被消毒或安装过程中产生的油渍阻塞住，此时可以根据厂商的操作手册来清洁连接器。另外，激光光纤也有可能出现破损。检查时首先安装好光纤，然后使用激光束去定位漏光处。

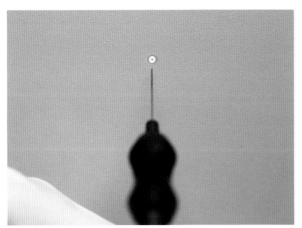

• 图3-12 刻断示例。可以观察到明确的圆形实心光斑。不理想的光斑会显示为椭圆形或"彗星拖尾状"光斑。

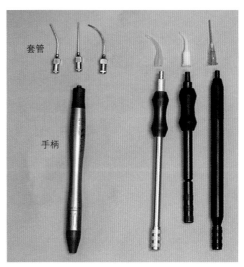

套管

手柄

• 图3-13 各种手柄和套管。

之后剥去光纤的保护套，最后剪断纤维。

消毒

在消毒过程中保证光纤、手柄以及套管的完整性，并且安装的过程需要谨慎。在操作过程中要遵循厂家给出的建议。不要使用消毒带油手机的高压锅来消毒激光光纤，在连接器上可能会堆积油，从而在启动激光时造成损伤。除了消毒和清洁外，手柄需要的维护是最少的。塑料套管偶尔会因为热和化学腐蚀而破坏，这时一定要及时更换。无菌套管有可能在治疗过程中被污垢堵塞。套管的内部需要使用棉棒或者直径较小的清洁工具配合高温水来清洁，之后再进行消毒。在不使用时，要将金属套管保护好。正确地消毒和使用光纤、手柄和套管可以有效地减少交叉感染并且延长各部分配件的使用周期。

种植体周围黏膜炎和种植体周围炎的治疗

对于种植体周围黏膜炎和种植体周围炎的治疗与之前讨论过的牙龈炎与牙周炎治疗是类似的。其目的是通过清除病原菌和支持愈合来维持附着或促进再生。种植体周围的组织附着是糖蛋白机制对于钛的附着。当生物愈合受到炎症或者创伤的破坏时，就会对于支持种植体的骨组织产生一个开放性的通道。

在种植体周围黏膜炎时，种植体被描述成为一个疾病的状态，只有炎症不伴有骨丧失。这个状态警示医师要进行治疗来逆转炎症，最大限度地保护组织和骨的附着。就像在牙龈炎的治疗中一样，使用特殊的种植体维护器械来清除种植体肩领和牙冠上的菌斑生物膜是至关重要的。然后按照之前所讨论的参数设定，使用激光来对种植体周围组织进行消毒。治疗的周期至少需要两个疗程，中间间隔10天。以同样的时间间隔进行治疗，直到问题得以解决。

如果种植体诊断为"失败"，但种植体的一半仍然被骨组织包围，并且没有出现松动，这时需要其他的治疗来保护种植体。激光治疗可以对种植体周围进行一个即刻的去污，并为手术治疗做好准备。因为不能完全消除种植体复杂结构上的菌斑生物膜，在非手术治疗的作用是有限的。

激光软组织中的应用可以完成种植体周围黏膜炎和种植体周围炎的治疗。这种可使用大多数波长范围的非手术治疗应用不是让激光能量直接导入种植体中，只是软组织接受去污治疗。非手术治疗中各个参数的设定要比手术治疗中的低。有一些波长的激光比其他波长的激光需要更多的注意。举例来说：一种波长在暗色团块中被吸收的激光可能造成更多的热量提升以及热量转换。当被血液包裹时，种植体表面会聚集热量，并且通过种植体表面传递到骨组织中。而羟基磷灰石包被的种植体可以吸收另外一种波长的激光，从而形成一个改性的种植体表面[62]。

Nd：YAG激光存在引起种植体表面变化的高风险，而记录显示CO_2激光、Er:YAG激光、Er,Cr:YSGG激光改变种植体表面的风险较小。文献中报道CO_2激光可以很好地治疗种植体周围炎[63-64]。根据报道，铒激光家族在治疗的功效上会有不同的变化。二极管激光的有效性也是可变的，正如所有4种二极管激光波长的报告（详见第7章）。CO_2激光的能量完全不被种植体吸收，因此它可以直接从种植体上去除菌斑生物膜。

疾病的早期发现以及完善的治疗方案可以很好地解决种植体周围组织的炎症。治疗的目标应明确，以达到预期效果。即使需要更加先进的维护，激光非手术治疗可以通过降低炎症进程和致病负荷面对治疗位点进行准备。种植体周围组织炎症的激光辅助治疗是一种有价值的治疗。

诊断

对于特定患者的牙周疾病的诊断与分类依赖于准确的病情评估。临床的首诊需要包括系统病史；口腔癌的筛选；硬组织、咬合以及颞下颌关节的评估；完整的牙周及影像学评估；以及细菌的培养测定。从这些信息中提炼出来的危险因素有助于诊断疾病，评估疾病的严重程度，以及确认牙周的健康状况。

一旦发现了牙周疾病，那么治疗计划便需要确定疾病的分类以及病例的类型。以下是1999年世界牙周病学学会制定的分类标准：

- 牙龈炎
- 慢性牙周炎
- 侵袭性牙周炎
- 牙周炎作为全身性疾病的表现
- 坏死性牙周疾病
- 牙周脓肿
- 伴牙髓病变的牙周炎

这些分类及下列美国牙医师协会制定的病例分型可用于诊断以及第三方保险支付依据[65]。

健康：牙周探诊深度≤3mm，无出血，无炎症。

Ⅰ型：牙龈炎——牙周探诊深度≤3mm，探诊出血，有炎症，并且牙龈上方可能存在牙结石。

Ⅱ型：轻度牙周炎——牙周探诊深度4～6mm，伴有轻度骨量丧失，探诊出血，炎症，存在龈下牙石。

Ⅲ型：中度牙周炎——牙周探诊深度6～7mm，伴有骨量丧失，探诊出血，炎症，存在龈下牙石，牙齿松动，可能存在根分叉病变。

Ⅳ型：重度牙周炎——牙周探诊深度≥7mm，严重的探诊出血，化脓性炎症，龈上龈下牙石，伴有牙齿松动和根分叉病变。

Ⅴ型：难治性牙周炎——牙周探诊深度≥4mm，伴有炎症，并且之前有过牙周疾病治疗史。

牙周病的严重程度也取决于临床附着丧失，分级如下：

- 轻度：1～2mm
- 中度：3～4mm
- 重度：≥5mm

治疗计划

根据患者的需要，牙周疾病的治疗计划可能包含多个阶段。由于每个患者都是特定的，因此应该根据以下的考虑因素和指南来为患者量身制订治疗计划，而不是对于每个患者都进行严格、提前制订好的方案。

在病史收集和诊断过程中就应该考虑患者的治疗需求。治疗计划应涵盖牙周疾病、咬合问题以及行为矫正等关键问题。另外，治疗中所使用激光的波长和临床医师的专业技术水平也会影响治疗计划。下列的治疗计划是根据1999年以来，我们使用Nd:YAG激光、二极管激光以及CO_2激光治疗牙周疾病的经验，总结出来的。

治疗计划中的考虑因素

1. 根据患者的身体状况，患者可以承受的治疗时间是多少？例如颞下颌关节紊乱病或背部疾病。
2. 患者是否存在中、重度焦虑？
3. 患者的就诊过程需要清醒状态还是静脉镇静？
4. 是否需要局部麻醉还是仅仅需要表面凝胶麻醉？
5. 是否需要重新评估数据资料（比如牙周检查记录表、影像照片）。
6. 在就诊的同时，修复治疗是否要同时完成？
7. 疾病的严重程度如何？局限型还是广泛型？
8. 牙菌斑或者沉积物是轻度、中度还是重度？以及黏附程度如何？
9. 需要清除和去污的表面积有多大（包括组织面和牙齿表面）？
10. 如何激励和训练患者进行每日的口腔维护？
11. 是否存在加重牙周疾病的咬合问题需要去解决？

每一个治疗的周期都不仅仅包含器械治疗。这些问题的答案会影响治疗时间及计划。我们一定要强调激光治疗不能克服、解决不充分的日常菌斑控制。不论是哪个程度的牙周疾病，家庭护理依然是治疗计划中的重要因素。

就诊指南

1. 明确能在预约时间内完成的临床目标。患者知情同意、精湛技术的治疗，包括彻底地洁治和激光治疗以及术后指导。
2. 疾病越严重，则每个牙位需要的治疗时间越长。
3. 包括患者管理的时间。
4. 激光治疗牙周组织所需要的时间取决于激光的使用、疾病的程度以及激光–组织交互作用。
5. 为了获得每毫米所期望的牙周附着，在最初的洁治后就需要进行1个疗程的激光治疗。

举例：6mm的牙周袋应该在治疗后降低到3mm。

- 第一次就诊：牙齿洁治和激光治疗

- 第二次就诊：超声仪器去除颈部1/3的牙菌斑，激光治疗
- 第三次就诊：超声刮治和激光治疗
- 第四次治疗：超声刮治和激光治疗

6. 从最深的牙周袋开始治疗。在连续的就诊中，这个方法可以在治疗浅牙周袋的同时再次治疗深牙周袋。

7. 在随后的就诊中，之前治疗过的区域需要再观察，并使用超声器械去除牙齿颈部的菌斑生物膜。随着患者日常清洁维护的进步，牙菌斑评估以及改善技术所需要的时间会越来越少，但激光治疗需要更长的时间。

需要进行重复的治疗来解决局部的牙菌斑感染并且提升结缔组织附着的再生。通过对牙周病变位点的反复治疗，可破坏菌斑生物膜结构，降低生物膜的重建。这种策略会改变机体的应答能力。当机体不再被菌斑生物膜引起的炎症反应而扰乱的时候，机体便会开始修复（难治性病例由于宿主受到了损伤，因此不会产生应答）。上皮组织会在7~10天内覆盖伤口的表面[8]。结缔组织大约在第5天开始进行再生[8]，12周时趋于成熟，并且会持续1年左右。

帮助机体平衡这些不同组织的增殖过程是以下治疗方法的基础。

所有治疗的基础要素

以下的基础要素需要包含在每一次的就诊中：

1. 病史的回顾。
2. 患者的主诉。
3. 口腔卫生的评估：
   - 口腔癌的筛查
   - 颞下颌关节的评估
   - 咬合评价
   - 影像学检查
   - 牙周记录表（6个位点探诊、牙龈退缩、牙齿松动度、根分叉病变）
   - 已经存在的牙结石、牙菌斑、软垢的评估
   - 患者每日牙齿护理情况的描述
   - 修复需求的评估
4. 诊断。
5. 治疗。
6. 维护治疗，再治疗或者转诊。

牙龈炎

常规治疗

牙龈炎仅涉及牙龈组织，没有骨吸收。典型症状有红肿、出血、龈乳头圆钝、假性牙周袋。治疗的目的是教会患者日常的清洁技巧，专业地消除引发炎症的局部因素。后续步骤包括彻底地刮治来去除牙齿组织的菌斑生物膜和沉积物以及龈沟的激光消毒。

牙龈炎的序列治疗最少需要两次就诊（病例研究3-1）。第一次就诊需要进行诊断，提升患者日常口腔护理技巧以及牙菌斑的处理和营养咨询、刮治、激光消毒治疗。第二次就诊继续完善日常护理技巧、刮治以及激光消毒治疗。

全口洁治

当牙结石过多而阻挡了探诊路径或炎症导致探诊出现不适时，需要进行全口洁治术。这种治疗方法可以去除牙结石，但并不是一种根治性方法。患者应该在2~4周之后复诊，做全面的牙周评估来决定下一步的治疗方案。

牙周炎

常规治疗

牙周炎是一种由菌斑生物膜引起的炎症性病理过程，可以破坏包括牙槽骨在内的牙齿支持组织。临床附着丧失可以表现为牙周袋无牙龈退缩，或者牙龈退缩无牙周袋，或者同时伴有牙龈退缩和牙周袋。同样，治疗的目的是教会患者日常的口腔清洁技巧来阻止或最小化口腔菌斑生物膜的堆积。专业的治疗必须使构成牙周袋的牙体组织和软组织壁的病情得以缓解。这可以通过龈上、龈下和龈沟的彻底清创治疗来完成。

一系列的就诊可以多种方式进行设计。有一些病例通过传统的半口或以1/4象限为单位的治疗来有效地完成。然而，全口治疗或者扩展性的牙周感染

病例研究3-1

中度/重度牙龈炎

病情诊断：口腔癌筛查的阴性结果；颞下颌关节功能正常；X线片显示无牙槽骨吸收，并且没有龋坏。没有牙齿松动，没有咬合干扰。牙周组织显示中度至重度牙龈炎，中度广泛性牙龈出血，假性牙周袋，龈上和龈下菌斑以及牙结石。

预约1
1. 如果需要，用表面麻醉或局部麻醉处理患者的不适。
2. 日常口腔清洁需要使用适当的工具和技术性指导。
3. 每次就诊，尽量清洁牙齿结构。
4. 使用牙线去除额外的生物膜和松散的牙结石。
5. 对出现炎症迹象的区域进行激光消毒。
6. 给予术后医嘱，并安排10天后复诊。

预约2
1. 管理患者的不适。
2. 检查日常清洁程序，并根据提出的需求进行改进。
3. 彻底清创，如果清创已经完成，彻底去除菌斑生物膜。
4. 使用牙线。
5. 对持续发炎的区域进行激光消毒。
6. 检查术后医嘱。

继续以10天的间隔安排后续预约，直到日常口腔卫生维护能控制炎症和维持健康牙龈。如果涉及全身系统性疾病，转诊内科医师。

后续治疗
该患者疾病易复发。一旦炎症得到控制，安排3个月的间隔预约以监测和保持牙龈健康。只要牙龈健康稳定一段时间，每次就诊时间间隔可延长2~4周。如果发生再感染，则应缩短间隔时间。

坏死性溃疡性牙龈炎（NUG）可以用之前概述的相同疗法进行治疗。重要的是，NUG患者症状明显不适，在此次就诊中可能会无法完成牙周检查记录。放射诊断检查和视觉评估以及在家进行日常清洁的指导是在此次就诊时完成的所有操作。患者可能需要系统的抗炎和镇痛治疗。并在5~10天内安排牙龈炎治疗。

治疗方法可以为特定的患者提供最好的治疗。不论使用哪种治疗方法，持续关注疾病严重性以及易感性再决定治疗间隔，评估和后续护理方面都是至关重要的。

全口消毒治疗

全口消毒治疗包括完整的洁治术以及术后24h内的龈下冲洗（病例研究3-2）。这种治疗过程包含整个口腔的菌斑生物膜的去除，每天2次使用牙线，清洁牙面和口腔黏膜，刮净舌头，清洗口腔，以及使用氯己定冲洗喉咙[66]。全口消毒治疗的设计不需要多次就诊但需要更长的治疗时间。

优势
- 更快地减少整体的菌斑附着
- 完成治疗过程中最难的一部分
- 镇静治疗更加有效
- 在治疗的同时可以完成修复工作

缺点
- 缺乏提升患者日常护理技巧的机会（对于镇静治疗的患者来说，这样的机会并不多）
- 患者疲劳
- 患者心理负担过重
- 由于治疗面积较大，患者容易出现术后不适
- 医师出现疲劳导致器械治疗效果下降
- 以10天为间隔复诊，处理菌斑生物膜
- 如果未按时复诊，就会浪费很多时间

牙周感染扩展性治疗

> **临床提示**
>
> 全口治疗将会使用同样的基础治疗手段，但不会使用抗微生物药物（例如氯己定）。

牙周感染扩展性治疗的设计要考虑疾病的严重性。治疗计划具有很大灵活性，它可以在疾病起始期或者局限期治疗所有患病牙齿，或者在进行性的病例中仅仅治疗一小部分牙齿。这种治疗策略需要更多的治疗次数，但治疗时间缩短了（病例研究3-3）。

优势
- 重复减少牙周袋内的微生物负荷
- 通过延迟上皮生长和加速结缔组织生长来促进愈合
- 持续评估和改善日常口腔卫生技巧（形成自我护理的良好习惯）
- 由于治疗面积缩小，术后的不适感降低
- 提升器械治疗的效果（减少医师疲劳）
- 减少患者疲劳
- 就诊时可以同时解决修复问题
- 可以重复去除牙颈部的菌斑生物膜
- 如果未按时复诊，不会浪费很多时间

缺点
- 就诊次数增多，需要患者的配合和时间安排

病例研究3-2

IV型牙周炎

病情诊断：口腔癌筛查的结果阴性；颞下颌关节功能正常；X线片显示牙槽骨水平向吸收，无龋坏。

牙周情况：慢性牙周炎，牙槽骨普遍中度吸收（病例Ⅲ型），中度至重度牙龈炎；牙龈广泛性中度出血；龈上和龈下菌斑牙石，后牙牙槽骨水平向吸收，#4牙槽骨垂直向吸收，#2和#19根分叉病变。前牙Ⅰ度松动。咬合干扰（图3-14和图3-15）。

24h内全口消毒治疗方案（图3-16）
- 计划进行5h的牙齿清创和激光治疗。
- 2h的激光消毒（4次30min的预约）
- 再感染评估30min（可选）
- 重新评估60min（最终治疗）

预约1：左上/左下（2.5h）
1. 左侧局部麻醉。
2. 在左侧区域涂抹菌斑显示剂，并推荐日常护理的工具和技术。

3. 在整个过程中用超声波去除生物膜。
4. 通过手动和超声洁治以及大量冲洗彻底清创。
5. 牙线。

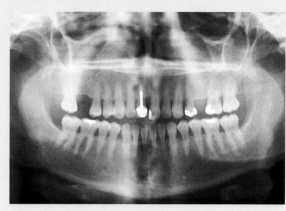

- 图3-15　作为初始牙周评估的一部分获得的全景放射线片。

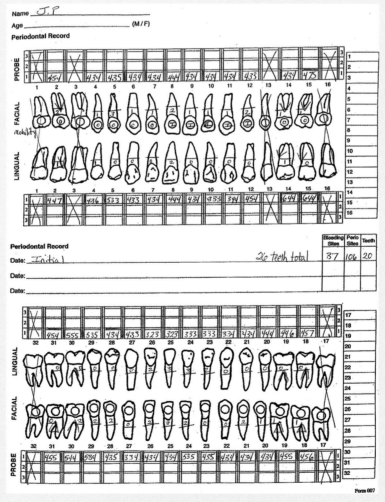

- 图3-14　初始牙周探查基线评估。

病例研究3-2（续）

IV型牙周炎

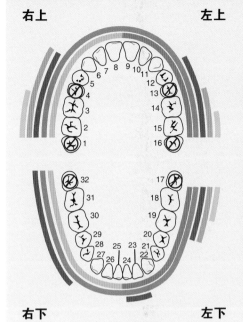

右上　　　　**左上**

右下　　　　**左下**

	预约1	预约2	预约3	预约4	预约5	预约6 激光消毒
预约1 左上/左下 清创+激光	所有左侧牙周袋		牙周袋4mm+区域	牙周袋5mm+区域	牙周袋6mm+区域	牙周袋7mm+区域
预约2 右上/右下 清创+激光	---------	所有右侧牙周袋				
预约3	---------	---------	41mm			
预约4	---------	---------	---------	51mm		
预约5	---------	---------	---------	------	61mm	
预约6	---------	---------	------	------		71mm

· 图3-16　全口牙周非手术治疗方案图示，右侧图表颜色与左侧牙齿情况相对应。

6. 进行激光消毒。
7. 提供术后姑息治疗（例如维生素E油）。
8. 给出术后指导。
9. 确认第二天的预约。

预约2：右上/右下（2.5h）
1. 右侧局部麻醉。
2. 在右侧区域涂抹菌斑显示剂，并在前一天加强日常护理。
3. 在整个过程中用超声波去除生物膜。
4. 通过手动和超声刮治以及大量冲洗彻底清创。
5. 牙线。
6. 进行激光消毒（仅在右侧，因为没有超过7天）。
7. 提供术后姑息治疗（例如维生素E油）。
8. 给出术后指导。
9. 在10天内确认一次预约。

预约3~6：激光消毒
1. 计划60min内完成所有治疗；较少的治疗部位可能需要更少的时间。

2. 应用菌斑显示剂，明确哪个区域需要改善日常口腔护理，或者应当加强维护。
3. 去除每颗牙齿颈部的生物膜。
4. 牙线。
5. 对以往发生病变的所有区域重复激光治疗。
6. 提供术后护理和说明。
7. 在10天内确认下一次预约。

继续激光治疗，直到最深的牙周袋处理足够的次数，最大限度地减少生物膜和炎症活动，以利于结缔组织再附着。

预约7
在激光消毒6周后进行再感染评估（可选）。

预约8
在激光消毒8~12周后提供确定性治疗。

预约9
提供支持性牙周治疗，再治疗或转诊。

· 不适合镇静治疗

Apatzidou和Kinane[67]发现扩展性治疗和全口治疗都是有效的，因此临床工作中要根据患者的要求和实际情况来选择治疗方法。

镇静治疗（静脉注射或神志清醒状态下）

镇静治疗需要在治疗计划中根据治疗过程中制订的治疗方法做出调整。接受镇静治疗的患者经常需要在就诊中同时进行牙周和修复治疗。由于牙周疾病会影响牙齿的支持组织，因此在治疗中应该把牙周治疗放在首位。

牙周感染的活动期，镇静治疗只关注牙齿和软组织的清洁消毒。治疗计划必须要考虑在实际有效的治疗时间内，彻底治疗需要的时间是多少。医师

病例研究3-3

扩展性牙周感染的治疗方案

如图3-17所示的诊疗方案：
- 计划进行5h的牙齿清创和激光消毒
- 最终激光消毒30min
- 再感染评估30min（可选）
- 最终治疗60min

预约1：右上颌区域 牙齿#2、#4-#8
1. 对选定区域进行局部麻醉。
2. 在一个区域涂抹显示剂，并推荐日常护理的工具和技术。
3. 在整个过程中用超声波彻底去除菌斑生物膜。
4. 通过手动和超声彻底清创。
5. 牙线。
6. 进行激光消毒。
7. 提供术后姑息治疗（例如维生素E油）。
8. 给出术后指导。
9. 下次复诊时间在10天左右。

预约2：左下颌区域 牙齿#18-#21
1. 重复上面的步骤1～6。
2. 在此次就诊中，重复激光治疗 # 2、#4、#5、#6、#7、#8。

预约3：左上颌区域 牙齿#9-#12、#14、#15
1. 重复上面的步骤1～6。
2. 在此次就诊中，重复激光治疗右上颌区域 # 18-#21、#2、#4、#5。

预约4：右下颌区域 牙齿#28-#31
1. 重复上面的步骤1～6。
2. 在此次就诊中，重复激光治疗右上颌区域 # 9、#10-#12、#14、#15和#2、#4、#14、#15、#18、#19。

预约5：右下/左下颌 牙齿#22-#27
1. 重复上面的步骤1～6。
2. 在此次就诊中，重复激光治疗 # 28-#31、#2、#14、#15、#18、#19。

预约6：激光消毒
1. 计划30min内完成仍需要治疗的位点。
2. 在此次就诊中，重复激光治疗#22-#27和任何出现炎症的区域。

　　继续激光治疗，直到最深的牙周袋处理足够的次数，最大限度地减少生物膜和炎症活动，以利于结缔组织再附着。

预约7
在激光消毒6周后进行再感染评估（可选）。

预约8
在激光消毒8～12周后提供确定性治疗。

预约9
提供维护性牙周治疗，再治疗或转诊。

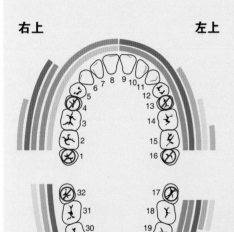

	预约1	预约2	预约3	预约4	预约5	预约6 激光消毒	预约7 激光消毒
预约1：右上 清创+激光	#2、#4-#8	牙周袋 4mm+区域	牙周袋 5mm+区域	牙周袋 6mm+区域	牙周袋 7mm+区域	---------	---------
预约2：左下 清创+激光	---------	#18-#21	牙周袋 4mm+区域	牙周袋 5mm+区域	牙周袋 6mm+区域	牙周袋 7mm+区域	---------
预约3：左上 清创+激光	---------	---------	#9-#12、 #14、#15	牙周袋 4mm+区域	牙周袋 5mm+区域	牙周袋 6mm+区域	牙周袋 7mm+区域
预约4：右下 清创+激光	---------	---------	---------	#28-#31	牙周袋 4mm+区域	牙周袋 5mm+区域	---------
预约5：右下/ 左下清创+激光	---------	---------	---------	---------	#22-#27	牙周袋 4mm+区域	牙周袋 5mm+区域

• 图3-17　图示全口牙周非手术治疗方案，右侧图表颜色与左侧牙齿情况相对应。

应该以多个分区来完成治疗，这样如果有未预知的并发症发生并需要纳入治疗计划中，每一治疗分区都有充分的疗效。

牙周感染活动期的治疗也需要指导患者使用个性化的技巧和推荐的工具，利于每天有效地去除菌斑生物膜。因为患者在镇静的状态下这一治疗无法完成，因此在镇静治疗之前最好有一次单独的就诊来教授患者菌斑去除的技巧，并且在治疗的间隙中也进行这种传统的教授学习。如果患者可以进行包括超声菌斑去除和持续激光治疗的激光消毒过程（以10天为间隔），那么对于组织的恢复是最好的。如果患者不能接受这样预约就诊的时间，另外一个选择是以2周为间隔制订多次预约就诊，直到有效控制牙菌斑为止。

镇静诊疗的后续治疗取决于患者的耐受性。如果没有持续控制菌斑生物膜，愈合过程会受到影响，即使反复治疗，组织的修复效果也会不佳。

清创术

清创术包括牙齿表面的牙结石和内毒素的去除以及患病牙周袋的第一次激光治疗。目的是最大限度地减少器械治疗区域的微生物负荷。治疗患牙的数目以及每次清创术所需要的时间依赖于病例的严重性以及治疗计划的设计。

激光消毒

激光消毒治疗在牙齿表面完全的清洁后开始进行，伴随组织壁持续性的清创处理，上皮产生损伤，结缔组织不断修复。激光消毒治疗要一直持续到每个牙周袋都得到了充分的治疗并且可以获得理想的愈合。

对于所期望的每毫米的组织附着的增加，还要提供额外的激光消毒的治疗。治疗周期大约可以在最后一次清创术和激光治疗后的10天开始。治疗可以持续30～60min，主要根据治疗位点的数目和牙周袋的深度来调整。在完成最后一次激光治疗后，最终治疗应该预订在之后的6周、8周或12周（较长的时间间隔可以使牙周附着更加成熟）。

牙周再感染的评估（选择性）

再感染评估的目的是评价组织的恢复，加强牙菌斑的控制技巧，并且维持患者护理牙齿的积极性。除非组织出现了炎症反应，否则不会进行牙周探诊以及器械治疗。另外患者的口腔卫生护理状况也需要进行评估，并且进一步指导和鼓励患者防止再感染。利用超声刮治去除每颗牙牙颈部的菌斑生物膜。如果哪个区域需要更进一步的治疗，激光消毒治疗可以作为消毒的最后一步。

再感染的评估应该在30min之内完成，并且应该在最后一次激光消毒治疗后6周进行。患者应该在下一个6周后进行最终治疗预约。

> **临床提示**
>
> 当最终治疗预约定于12周或更长时间后，并且患者处于中度再感染风险时，在单独预约时进行再感染评估。

再评价（针对性治疗）

针对性治疗的就诊意味着牙周感染活跃一期治疗的结束，并且这个时候需要提供评估性和治疗性服务。这次就诊在最后一次激光消毒治疗后的6～12周进行，并且包含日常护理的持续性评估。牙周疾病状态的再评估包括记录6个位点的探诊深度、牙龈退缩以及牙齿松动度。这些数据将会用来与治疗前的数据进行对比，从而评测疾病的恢复状况。咬合情况以及修复的需求也要进行评估，并以此给出一个治疗方案。

在这个治疗期间，健康的位点也要通过合适的护理进行维护治疗。治疗包括菌斑生物膜的彻底消除，牙结石存留区域的器械治疗，以及未解决问题的区域需要进行进一步的手动和超声洁治。在炎症和持续性牙周袋部位进行激光消毒以完成针对性治疗（再评估）。

临床医师必须判断在治疗期间未解决的区域是否可以处理以及牙周状况是否需要拓展治疗。这个判断基于表现出炎症和牙周袋的区域数量，以及促进因素。如果未解决的位点个数有限，那么需要进行根面的清创术以及持续的激光消毒。要以合适的间隔进行后续的牙周维护治疗。

更进一步的治疗需求可能包括一系列的根面清创术以及激光消毒治疗（在修复治疗之前进行）或者手术治疗（传统性或激光辅助治疗）。有一些患者也可能需要转诊来进行全身系统性评估。在治疗过程中的任何时间，医师都需要根据自己的知识和技术来判断，是否需要继续完成牙周感染活跃一期的治疗或者转诊到专科医师处就诊。

牙周维护性治疗

牙周维护性治疗通过减少或消除局部的微生物的方式来维持机体稳定的口腔健康[8]。临床上，这种策略包括维持临床附着水平、维持牙槽骨高度、消除炎症以及确保舒适的功能。如果患者的状况维持在一个比较满意的水平，那么这类患者便可以进行之前讨论过的再评价（针对性治疗），接下来的连续治疗以一个合适的间隔去设定。

图3-18的维恩图强化了这样的概念，只有当日常口腔卫生护理以及推荐的专业护理得以实施，牙周健康才能得以维持。如果日常护理或专业护理减少，牙周健康状况也会恶化。

患者经常认为牙周疾病可以像受伤的手臂一样愈合。但他们应该被告知牙周疾病的慢性特征，随着活跃期和缓解期，需要在短期内持续地再评估，并在活跃期进行治疗。当患者出现再感染的牙位时，需要按照之前再评估部分中讨论的方法进行再治疗。

要判断患者的需求是否能在维护治疗中解决。如果需要额外的治疗，要牢记仅仅一次重治疗不能

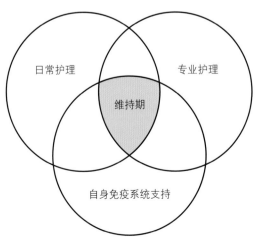

• 图3-18 日常及专业健康维护的维恩图解。

有效地控制牙周袋中的菌斑生物膜，以及促进结缔组织的再附着。

结论

激光治疗存在一些禁忌证，但是不会产生细菌耐药以及过敏反应。激光也可以用于儿童、孕妇、免疫功能低下的患者以及戴有起搏器、除颤器或其他植入性医疗器械的患者。参数设置合适时，激光可以为治疗靶点提供轻柔但是高度有效的消毒作用，从而促进愈合。激光具有杀菌作用，并且可以改善牙周健康相关的指数。激光治疗是彻底的根面清创及组织修复的良好的辅助手段。了解激光辅助治疗的应用以及安全技术能为患者提供高水准的护理。

伴随着与口腔健康相关的各种趋势，如人口老龄化牙齿使用时间更长、所有年龄组糖尿病和其他全身性疾病的增加、普通人群中低营养价值的饮食，牙周疾病的流行可能会增加。除非患者接受更好的教育或者接受更加积极的治疗，否则牙周疾病的流行会持续升高。激光治疗是对传统治疗方法的改进。这种治疗的侵入性更小且更加高效，缩短了治疗时间，同时减少了手术治疗的需求。随着基础和临床研究揭示牙周疾病更多的方面，治疗手段也会不断地优化以提供更加成功的预防和治疗。

（王鹏程　赵　倩 译，王左敏 审校）

参考文献

[1] American Academy of Periodontology: Epidemiology of periodontal diseases (AAP position paper), *J Periodontol* 76:1406–1419, 2005.

[2] Lin D, Moss K, Beck JD, et al.: Persistently high levels of periodontal pathogens associated with preterm pregnancy outcome, *J Periodontol* 78(5):833–841, 2007.

[3] Zambon JJ: Periodontal diseases: microbial factors, *Ann Periodontol* 1:879–925, 1996.

[4] Paju S, Scannapieco FA: Oral biofilms, periodontitis, and pulmonary infections, *Oral Dis* 13(6):508–512, 2007.

[5] Scannapieco FA: Role of oral bacteria in respiratory infection, *J Periodontol* 70(7):793–802, 1999.

[6] Hujoel PP, Bergstrom J, del Aguila MA, DeRouen TA: A hidden periodontitis epidemic during the 20th century? *Community Dent Oral Epidemiol* 31:1–6, 2003.

[7] Armitage GC: Clinical evaluation of periodontal diseases, *Periodontol* 2000(7):39–53, 1995.

[8] Perry D, Beemsterboer P, Taggart F: *Periodontology for the*

dental hygienist, ed 2, Philadelphia, 2001, Saunders.

[9] Fux CA, Costerton JW, Stewart PS, Stoodley P: Survival strategies of infectious biofilms, *Trends Microbiol* 13:34–40, 2005.

[10] Donlan RM, Costerton JW: Biofilms: survival mechanisms of clinically relevant microorganisms, *Clin Microbiol Rev* 15:167–193, 2002.

[11] Manor A, Lebendiger M, Shiffer A, Tovel H: Bacterial invasion of periodontal tissues in advanced periodontitis in humans, *J Periodontol* 55(10):567–573, 1984.

[12] Rumbaugh K, et al: *Pseudomonas aeruginosa* forms biofilms in acute infection independently of cell-to-cell signaling, 2006, personal communication (in *Wound care practice*, Chapter 29).

[13] Wolcott R: Biofilm-based wound care. In Fife CE, Sheffield P J, editors: *Wound care practice*, ed 2, Flagstaff, Ariz, 2007, Best Publishing.

[14] Mertz PM: Cutaneous biofilms: friend or foe? *Wounds Compend Clin Res Pract* 15:1–9, 2003.

[15] Aoki A, Sasaki KM, Watanabe H, Ishikawa I: Lasers in nonsurgical periodontal therapy, *Periodontol* 2000(36):59–97, 2004.

[16] Schwarz F, Sculean A, Berakdar M, et al.: In vivo and in vitro effects of an Er:YAG laser, a GaAlAs diode laser and scaling and root planing on periodontally diseased root surfaces: a comparative histologic study, *Lasers Surg Med* 32:359–366, 2003.

[17] Rechmann P, Henning T: Selective ablation of subgingival calculus. In Loh HS, editor: *4th International Congress on Lasers in Dentistry*, Bologna, 1995, Monduzzi Editore, pp 159–162.

[18] Crespi R, Barone A, Covanin U, et al.: Effects of CO_2 laser treatment on fibroblast attachment to root surfaces: an SEM analysis, *J Periodontol* 73:1308–1312, 2002.

[19] Moritz A, Schoop U, Goharkhay K, et al.: Treatment of periodontal pockets with a diode laser. Department of Conservative Dentistry, Dental School of the University of Vienna, Austria, *Lasers Surg Med* 22(5):302–311, 1998.

[20] Neill ME, Mellonig JT: Clinical efficacy of the Nd:YAG laser for combination periodontitis therapy, *Pract Periodont Aesthet Dent* 9:1–95, 1997.

[21] Ando Y, Aoki A, Watanabe H, Ishikawa I: Bactericidal effects of erbium YAG laser on periodontopathic bacteria, *Lasers Surg Med* 19:190–200, 1996.

[22] Walsh LJ: Utilization of a carbon dioxide laser for periodontal surgery: a three-year longitudinal study, *Periodontol* 2000(16):3–7, 1995.

[23] Finkbeiner RL: The results of 1328 periodontal pockets treated with the argon laser: selective pocket thermolysis, *J Clin Laser Med Surg* 13:273–281, 1995.

[24] Crespi R, Barone A, Covani U: Histologic evaluation of three methods of periodontal root surface treatment in humans, *J Periodontol* 76(3):476–481, 2005.

[25] Kojima T, Shimada K, Iwasaki H, Ito K: Inhibitory effects of a super pulsed carbon dioxide laser at low energy density on periodontopathic bacteria and lipopolysaccharide in vitro, *J Periodont Res* 40(6):469–473, 2005.

[26] Kreisler M, Kohnen W, Marinello C, et al.: Bactericidal effect of the Er:YAG laser radiation on dental implant surfaces: an in vitro study, *J Periodontol* 73(11):1292–1298, 2002.

[27] Alling C, Catone G: *Laser applications in oral and maxillofacial surgery*, Philadelphia, 1997, Saunders.

[28] Coluzzi DJ, Convissar RA: *Atlas of laser applications in dentistry*, Chicago, 2007, Quintessence.

[29] Cobb CM: Non-surgical pocket therapy: mechanical, *Ann Periodontol* 1:443–490, 1996.

[30] Manni JG: *Dental applications of advanced lasers*, Burlington Mass, 2004, JGM Associates.

[31] Sibbald RG, et al.: Preparing the wound bed: debridement, bacterial balance, and moisture balance, *Ostomy Wound Manage* 46:14–18, 30, 2000.

[32] Steed DL, Donohoe D, Webster MW, Lindsley L: Effect of extensive debridement and treatment on the healing of diabetic foot ulcers, Diabetic Ulcer Study Group, *J Am Coll Surg* 183:61–64, 1996.

[33] Gans SL, Austin E: The use of lasers in pediatric surgery, *J Pediatr Surg* 23(8):695–704, 1988.

[34] Jia YL, Guo ZY: Effect of low-power He-Ne laser irradiation on rabbit articular chondrocytes in vitro, *Lasers Surg Med* 34(4):323–328, 2004.

[35] Medrado AP, Soares AP, Santos ET, et al.: Influence of laser photobiomodulation upon connective tissue remodeling during wound healing, *J Photochem Photobiol Biol* 92:144–152, 2008.

[36] Schindl A, Schindl M, Schindl L, et al.: Increased dermal angiogenesis after low-intensity laser therapy for a chronic radiation ulcer determined by a video measuring system, *J Am Acad Dermatol* 40(3):481–484, 1999.

[37] Garavello I, Baranauskas V, da Cruz-Hofling MA: The effects of low laser irradiation on angiogenesis in injured rat tibiae, *Histol Histopathol* 19(1):43–48, 2004.

[38] Reis SR, Medrado AP, Marchionni AM, et al.: Effect of 670-nm laser therapy and dexamethasone on tissue repair: a histological and ultrastructural study, *Photomed Laser Surg* 26(4):305–311, 2008.

[39] Karu T: Photobiological fundamentals of low-power laser therapy, *J Quant Elect* 23:1704–1717, 1987.

[40] Henry CA, Judy M, Dyer B, et al.: Sensitivity of *Porphyromonas* and *Prevotella* species in liquid media to argon laser, *Photochem Photobiol* 61:410–413, 1995.

[41] Gutknecht N, Franzen R, Schippers M, Lampert F: Bactericidal effect of a 980-nm diode laser in the root canal wall dentin of bovine teeth, *J Clin Laser Med Surg* 22(1):9–13, 2004.

[42] Sennhenn-Kirchner S, Klaue S, Wolff N, et al.: Decontamination of rough titanium surfaces with diode lasers: microbiological findings on in vivo grown biofilms, *Clin Oral Implants Res* 18(1):126–132, 2007.

[43] Watanabe H, Ishikawa I, Suzuki M, Hasegawa K: Clinical assessments of the erbium:YAG for soft tissue surgery and scaling, *J Clin Laser Med Surg* 14:67–75, 1996.

[44] Assaf M, Yilmaz S, Kuru B, et al.: Effect of the diode laser on the bacteremia associated with dental ultrasonic scaling: a clinical and microbiological study, *Photomed Laser Surg* 25(4):250–256, 2007.

[45] Scannapieco FA: Periodontal inflammation: from gingivitis to systemic disease? *Compend Contin Educ Dent* 25(7 suppl 1):16–25, 2004.

[46] UltraSpeed CO_2 Smart US20 D and PerioPulse Dental Hygiene Laser, DEKA, Ft Lauderdale, Fla.

[47] Mariotti AJ, Rumpf DA: Chlorhexidine-induced changes to human gingival fibroblast collagen and non-collagen protein production, *J Periodontol* 70:1443–1448, 1999.

[48] Guarnelli ME, Fanceschetti G, Manfrini R, Trombelli L: Adjunctive effect of chlorhexidine in ultrasonic instrumentation of aggressive periodontitis patients: a pilot study, *J Clin Periodont* 35(4):333–341, 2008.

[49] Lee MK, Ide M, Coward PY, Wilson RF: Effect of ultrasonic debridement using a chlorhexidine irrigant on circulating levels of lipopolysaccharides and interleukin-6, *J Clin Periodont* 35(5):415–419, 2008.

[50] Hoang T, Jorgensen MG, Keim RG, et al.: Povidone-iodine as

a periodontal pocket disinfectant, *J Periodont Res* 38(3):311–317, 2003.

[51] Raffetto N: Lasers for initial periodontal therapy. In Coluzzi DJ, Convissar RA, editors: *Lasers in clinical dentistry*, Philadelphia, 2004, Saunders, pp 923–936.

[52] Wilson TG, Kornman KS: *Fundamentals of periodontics*, ed 2, Chicago, 2003, Quintessence.

[53] Newman MG, Takei H, Carranza FA, Klokkevold PR: *Carranza's clinical periodontology*, ed 9, Philadelphia, 2002, Saunders.

[54] Harrel SK, Molinari J: Aerosols and splatter in dentistry: a brief review of the literature and infection control implications, *J Am Dent Assoc* 135:429–437, 2004.

[55] Douglas OH: Laparoscopic hazards of smoke, *Surg Serv Manage AORN* 3(3), 1997.

[56] Ulmer B: Air quality in the operating room, *Surg Serv Manage AORN* 3(3), 1997.

[57] Garden J: Viral disease transmitted by laser-generated plume (aerosol), *Arch Dermatol* 138(10):1303–1307, October 2002.

[58] Albrecht H, Wasche W: *Evaluation of potential health hazards caused by laser and RF-surgery: analysis of gaseous, vaporized and particulate debris produced during medical treatment*, Eureka Project, EU 642, Stilmed, 1995, German Federal Ministry for Education, Science, Research and Technology (BMBF), European BIOS.

[59] KaVoGENTLEray 980 Classic and Premium, KaVo Dental, Lake Zurich, Ill; info.us@kavo.com.

[60] Spectra Denta CO_2 laser, Lutronic, Princeton Junction, NJ; office@lutronic.com.

[61] Ting CC, Fukuda M, Watanabe T, et al.: Effects of Er,Cr:YSGG laser irradiation on the root surface: morphologic analysis and efficiency of calculus removal, *J Periodontol* 78(11):2156–2164, 2007.

[62] Kreisler M, Gotz H, Duschner H: Effect of Nd:YAG, Ho:YAG, Er:YAG, CO_2, and GaAIAs laser irradiation on surface properties of endosseous dental implants, *Int J Oral Maxillofac Implants* 17(2):202–211, 2002.

[63] Stubinger S, Henke J, Deppe H: Bone regeneration after peri-implant care with the CO_2 laser: a fluorescence microscopy study, *Int J Oral Maxillofac Implants* 20(2):203–210, 2005.

[64] Deppe H, Horch H, Henke J, Donath K: Peri-implant care of ailing implants with the CO_2 laser, *Int J Oral Maxillofac Implants* 16:659–667, 2001.

[65] Armitage GC: Development of a classification system for periodontal diseases and conditions, *Ann Periodontol* 4:1–6, 1999.

[66] Lyle DM: Full-mouth disinfection: a treatment option, *J Pract Hygiene* 22–24, Sept/Oct 2001.

[67] Apatzidou DA, Kinane DF: Quadrant root planing versus same-day full-mouth root planing. I. Clinical findings, *J Clin Periodontol* 31(2):132–140, 2004.

第4章
激光在牙周手术治疗中的应用

Samuel B. Low

激光手术的优势

激光在牙周手术中已有多种应用。相比于传统牙周手术治疗，激光治疗的优势主要体现在6个方面：

1. 副作用极小，组织损伤较轻，加快术后愈合。

激光的使用与改变创口愈合之间的关系已经得到了广泛认可，在设定程序里使用最佳参数，激光治疗后创口愈合的效果较传统手术效果更好（即加速愈合）（图4-1）。十几年前完成的研究显示，术后的最初阶段，激光治疗（包括Nd:YAG激光、二极管激光、CO_2激光）相比常规手术刀切口的愈合有延迟，但是在术后2周之内，激光手术与传统手术软组织创口愈合效果相当[1-2]。但当时所使用的激光设备发射的光通量比现代设备高很多。近期激光知识更丰富的学者使用更加先进的激光设备进行的研究表明，术后24h内，激光创口与外科手术刀创口的愈合效果相当。

激光治疗的特定目标需要结合激光的波长来考虑，关于CO_2激光创口愈合研究的结果不适用于Nd:YAG激光、二极管激光和铒激光。与所有高科技器械和设备相同，激光的治疗效果很大程度上依赖于使用者的经验，因此使用者必须接受适当的培训以获得必备的临床技能（详见第16章）和基础知识，包括瓦特（W）、毫焦耳（mJ）、赫兹（Hz）、工作周期、脉冲宽度、操作时手移速度和其他参数的理想设置（详见第2章"激光的物理学基础"）。

2. 提高患者舒适度。

很多激光治疗避免了术区的过度翻瓣和创伤。微创的术区切口减轻了炎症反应，因此提高了患者的舒适度。由于激光能够快速封闭淋巴管和神经末梢而减轻了疼痛与肿胀[3-4]，且通过激光的生物刺激作用加速创口的愈合[5-6]（详见第15章"光生物调节作用在口腔医学中的应用"）。

3. 极佳的止血和凝血效果，对就医患者必不可少。

Nd:YAG激光和二极管激光的波长更容易被色素组织吸收，比如血红素浓度高的组织。使用这些激光可以为术中和术后创造良好的止血环境，因为组织中的血红素能够快速吸收激光能量[7]。但CO_2激光止血的机制不同：血管壁上的胶原蛋白吸收CO_2波长后会分解胶原螺旋聚合物。这种构造的变化造成胶原纤维收缩，引导血管管腔收缩，从而产生止血作用[3]。因此，激光手术可以产生良好的止血效果，尤其对医疗状况不好的患者更明显（图4-2）。术前，患者常有使用抗凝药物干预治疗的病史，包括阿司匹林和血小板聚集抑制剂。患者也会使用很多自然疗法和其他可能干预凝血的方法。他们可能无法确定这些非处方药（OTC）在医学或药物史上的用途。例如，咖喱粉、辣椒粉、肉桂粉和其他草药、香料等合成物中富含水杨酸可影响凝血。同时，银杏、维生素E和其他一些可以在保健品店和药店买到的药物都可能会影响凝血。

当患者因为凝血问题而成为手术治疗的禁忌证时，激光治疗可以在不影响患者全身健康的情况下完成正常的治疗。过去，可能需要修改或者密切监控抗凝血治疗方案，现在激光的应用让抗凝血治疗不再成为问题了。

4. 部分手术仅需使用表面麻醉。

一些表浅的软组织手术可以在应用市售表面麻醉剂条件下实施，例如，含有利多卡因和丙胺卡因的药物。需要进行系带修整术、牙龈成形术或牙龈切除术的正畸患者和儿牙患者尤其适合表面麻醉下的激光手术（详见第11章"激光在儿童口腔中的应用"和第12章"激光在口腔正畸中的应用"）。

5. 可以实现微创口腔医学（minimally invasive dentistry，MID）的理念。

在不做牙龈翻瓣的情况下，借助3倍以上放大镜，可使用小光斑激光工作尖完成龈下激光治疗。这也可以应用于袋内清创术和部分牙冠延长术。

6. 在操作人员遵守规则的情况下，激光治疗是安全的。

掌握激光的物理学知识是临床成功应用的先决条件，这通常需要参加规范的激光认证课程。熟悉每一个波长的特性，包括对不同类型组织的穿透深度等，这些对于操作者为获得最佳治疗效果而选择理想的激光治疗方案时都是非常必要的。此外，安全规则的建立，包括设立激光安全员，在任何使用激光的临床环境中都是必需的。激光安全教育对于所有的口腔治疗团队成员也都是必要的。

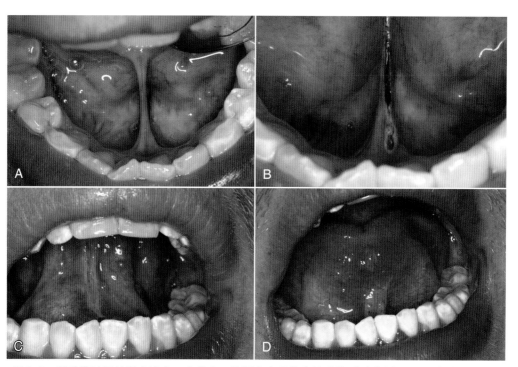

• 图4-1　舌系带过短的激光治疗。患者由一位语音病理学家转诊接受手术矫正。A. 术前观显示过短的舌系带。B. 使用CO_2激光横向切开舌系带。可见极佳的止血效果和保护性切口。C. 术后即刻观显示舌系带延长术完成时的状况。D. 术后3天舌系带的位置，可见极好的、快速的愈合。

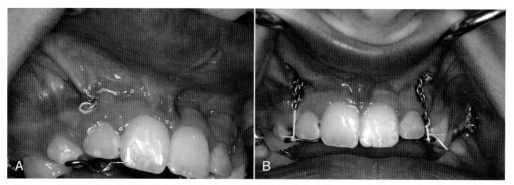

• 图4-2　使用激光为接受抗凝血治疗的患者开辟合适的手术入路。A. 术前观显示埋藏的正畸用链状皮圈。B. 使用激光暴露正畸链状皮圈后即刻观。激光工作尖向根尖方向进行性移动，对暴露出的链状皮圈施加压力。在极少出血的情况下，可以视野清晰地进入创口区域，成功地暴露链状皮圈并与正畸矫治器连接。

非手术应用

大多数波长的激光都拥有抗菌特性。Nd:YAG激光和二极管激光可以被细菌（尤其是产色素细菌）吸收，从而减少细菌菌落[8-9]，减少软组织创面的细菌量可以促进创伤愈合，减少术后不适。CO_2激光和铒激光易于被细胞中的水吸收，并使细胞内水分子温度超过100℃时发生汽化。

尽管在牙周治疗初期使用激光有显著的优势，但必须强调的是，激光治疗只是常规治疗的辅助手段，而不是替代性治疗。例如，通过标准的非手术刮治和根面平整，可以减少细菌生物膜，去除坏死的牙骨质和龈下结石，以及去除龈沟上皮。刮治和根面平整可以减轻炎症、减少牙周袋深度、通过长结合上皮附着增加牙周附着[10]。激光虽然不能去除坏死的牙骨质或龈下结石，但是与传统的治疗方式相比，可以更好地减少生物膜和去上皮。Rossmann[11]等强调CO_2激光可以用来延缓上皮细胞的根向生长，而且这种治疗比其他技术更简单和节约时间。

Nd:YAG激光和二极管激光在硬组织的根面杀菌治疗中作用有限，因为它们主要是软组织激光。相反，铒激光因为对牙结石和坏死的牙骨质可以产生作用，同时减少内毒素，从而可以进行根面清创[12-13]。有研究表明，这种作用使激光治疗相比刮治和根面平整更能提高牙周附着水平[14-15]。然而，系统综述（尤其是循证医学的系统综述）显示激光治疗与传统牙周治疗在非手术牙周治疗终点时差异很小。证据显示在慢性牙周炎的治疗中，软组织激光刮治较之精细的根面平整并没有更多的附着水平增加。因此，软组织激光，如，Nd:YAG激光和二极管激光，拥有去龈沟上皮和抗菌的特性，但是在非手术牙周治疗方面的应用有限。铒激光，在软组织应用之外，也可以去除牙结石和进行硬组织杀菌，为结缔组织或上皮组织的附着创造了生物相容性的表面[16]。Crespi[17]等的研究发现，使用CO_2激光可以增加附着于根面的成纤维细胞的质量和数量。

作为牙周清创术的辅助治疗手段，光动力疗法具有潜在作用。该方式多使用冷激光（低能量）或波长易于被染色剂吸收的传统牙科激光（例如二极管激光、Nd:YAG激光）。将亚甲蓝染料放入牙周袋作为龈下引发剂，这些波长的激光被染料吸收并相互作用，破坏细菌的细胞膜。光能量激活染料与胞内氧互相作用，通过脂质过氧化反应和细胞膜损害来消灭细菌。第3章和第15章讨论了激光在非手术牙周治疗中的应用。

牙龈切除术

牙龈切除术是一种很古老的去除牙龈的方法。适应证范围从病因学到美学。牙龈切除术可用于存在骨上袋但并不需要创建进入骨结构的通路时。这一治疗方式有助于在牙龈增生的情况下减少牙龈组织和修整纤维化的牙龈（图4-3）。然而，牙龈切除术的禁忌证包括：①必须创建进入骨结构通路；②龈附着不足（极少）或缺失时。

临床观察表明，使用激光进行牙龈切除术时，激光照射可以封闭毛细血管和淋巴管，使术区视野更加清晰，从而提供了更佳的手术入路。早期阶段使用刀片手术时，在组织愈合阶段可观察到明显的炎症、伴随着胶原蛋白生成和上皮化，创口具有很高的张力。激光手术后的创口一般表现为延迟的上皮形成、胶原蛋白形成和炎症反应，创口张力较低。然而，在愈合后期，随着胶原蛋白的产生和上皮形成，这个过程加速。在激光切除后的创口区，肌成纤维细胞数量较少，这就导致创口收缩和瘢痕形成减少[18]（图4-4）。

如前所述，对于激光手术与常规手术刀创口的愈合速度方面还没有明确的结论。但是，Nd:YAG激光、CO_2激光、Er:YAG激光和二极管激光术后的创

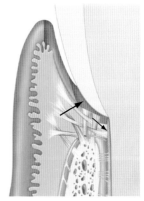

• 图4-3　切除与切口。牙龈切除术切口位于外部斜角（小箭头）以上。如果由于入路困难而无法形成斜角，则可使用激光工作尖使切口与下方牙龈融为一体。进行翻瓣手术时可使用内切口（大箭头）。

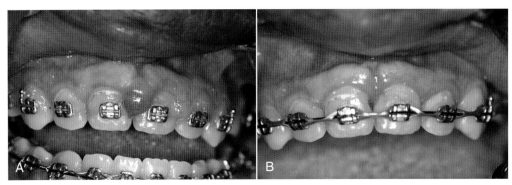

· 图4-4　激光牙龈切除术治疗牙龈增生。A. 术前观。B. 激光手术10天后。导致牙龈增生的原因是戴用正畸矫治器加重了口腔卫生状况的恶化。

口愈合，均可以与常规手术刀片所达到的效果相媲美[19]。White等[20]用组织学分析比较了几种激光技术，并确定创口愈合受设备参数设置的影响，例如瓦特、赫兹、脉冲时间和光照时间等。因此，我们可以得出结论，使用激光行翻瓣术或牙龈切除术后的创口愈合同时取决于参数设置和实际使用的激光波长。此外，使用者所受到的培训往往与激光波长同等重要，有时甚至比其更重要。

相比之下，电外科（尤其是单极设备）无法像激光技术一样获得明确的治疗目标组织。组织与电外科器械相互作用的主要方式是热消融。电外科术后的坏死区域达500～1500μm。二极管和Nd:YAG激光可以在深达500μm的组织处产生热量，而铒激光和CO_2激光由于较高的水吸收率，穿透深度为5～40μm。双极电手术设备比单极电设备改进之处在于双极设备产生较少的侧向热量，且可用于潮湿环境[21]。

二极管激光和Nd:YAG激光在治疗非炎性纤维化牙龈时的能量设置不同于充血的或血管化的牙龈组织[22]。这两种激光易被特定的色素团吸收，因此如果组织中存在大量的色素团，切割组织所需的能量值相对较小。当牙龈充血和发炎时，由于组织中存在大量色素细胞（血红蛋白），就需要较低的功率设置。色素团（血红蛋白）较少的纤维组织，则需要较大的功率完成切割。对于牙龈组织中黑色素含量较高的患者，原则相同。黑色素同样是Nd:YAG激光和二极管激光的易吸收色素团。那些被黑色素严重着色的牙龈组织比浅粉红色的牙龈需要更低的功率。

在使用CO_2激光和铒激光进行手术时，黑色素和血红蛋白的含量就不那么重要了。铒激光和CO_2激光波长主要被水吸收，所以这两种激光对于充血组织的切割相比纤维组织而言需要更低的功率。铒激光可以用于牙龈切除术，但是止血效能较差。一些临床医师可能会在铒激光手术后使用二极管激光、Nd:YAG激光或CO_2激光凝血，从而解决出血问题。另一些则改变铒激光的设置来创建所谓的"激光绷带"（低瓦数、无水、一些空气、每秒更少的脉冲数）。过去，这种"激光绷带"是指"炭化层"或"焦痂"。虽然老款激光设备由于其高通量而常规地制造出炭化层，但新的激光设备很少能炭化组织。是否使用炭化层将取决于临床医师的偏好，因为文献中的研究报道仍不清晰准确。

临床医师必须了解激光的发射光谱和组织的吸收光谱。发射的波长是多少？组织的原发色素是什么？组织的生物型如何影响激光参数？必须考虑激光使用中的所有变量，包括功率、光斑尺寸、每秒脉冲数和手移速度，以及波长和组织生物型（参见第2章"激光的物理学基础"）。认为单靠增加能量就能快速切割目标组织是错误的。激光产生的热量可能引起周围组织损伤，从而导致组织坏死。因此，在进行激光治疗时，参数设置是至关重要的。同样，必须强调的是，培训应该是在购买前对不同的激光制造商进行评估的首要考虑因素之一。

牙龈切除术的初始切口类似于使用手术刀片的外斜切口。切口与龈缘的距离基于袋深和现有附着龈量。可以实现牙龈斜面（斜边），而不是直接以直角进入牙龈。因此，初始切口要比牙周袋深度测量值稍偏根方。使用一种缓慢的、往复的手部运动，将工作尖以外斜角方向向牙齿结构移动。在接

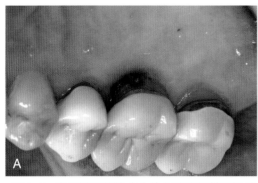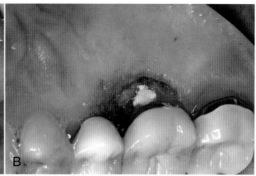

·图4-5　激光牙龈切除术为修复预后提供了通路：术前观（A）和术后即刻观（B）。使用探针检查时，发现患牙龈下存在龋损。为了确定病变范围，用二极管激光进行了牙龈切除术，可见良好的止血效果。

近牙齿特别是接近牙根结构时需要特别小心，因为可能会发生激光-硬组织相互作用。从而导致组织损伤。减少功率可以防止这样的伤害；但是，如果功率降低，可能需要反复多次才能完成切割。在已经治疗过的组织上反复使用激光可能导致更严重的热损伤。

一些临床医师会在牙周袋中放置反射屏障以阻止激光与牙根发生相互作用。在牙齿和软组织之间的龈沟中放置薄的、无菌的7号蜡刀或小号骨膜剥离器，甚至是一片金属或聚酯薄膜，可以反射激光能量远离牙齿。一旦牙龈被切除后，换用超声刮治器械进行牙根表面清创。

激光的塑形能力使龈成形术中的牙龈边缘形成平滑的抛物线外观。使用二极管激光、CO_2激光和Nd:YAG激光在术中实现止血。铒激光通过改变激光参数来封闭血管，在手术后产生止血效果。同样，一些临床医师将铒"激光绷带"作为手术最后的步骤。是否放置敷料取决于临床医师的意愿（图4-5）。

系带切除术

在牙周病学（与正畸或儿童牙病应用不同）中，使用系带切除术是有限度的，因为在术后创口愈合中发现附着龈增加得很少（图4-6）。牙槽黏膜的特征是红色、表面光滑，通常是宽松和可移动的；而附着龈是角质化的，粉红色，质地坚韧，表面有点彩，无动度（图4-7）。

下列情况下，牙龈手术在软组织增量中是必要的：

· 牙龈边缘发炎

· 龈沟/牙周袋内有出血或渗出物

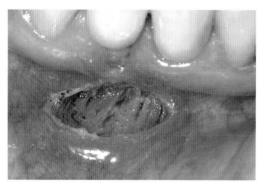

·图4-6　未考虑患者的牙龈附着程度（附着龈缺乏）行激光系带切除术后即刻观，可见良好的止血效果。采用黏膜移植或前庭成形术可以获得足够数量的角化附着龈。

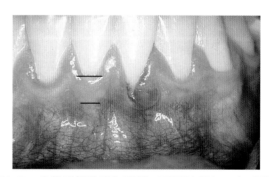

·图4-7　比较牙槽黏膜与牙龈，可通过颜色、表面形貌和可动度进行区分。下颌左侧切牙有一个与牙槽黏膜相连的龈裂。由于炎症导致附着龈水平辨别变得困难，最好推迟到恢复健康之后再进行。

参数	牙槽黏膜	牙龈
颜色	红色	珊瑚粉
表面	光滑	斑点
移动性	宽松	坚固

· 存在明显的牙龈退缩

· 唇收缩时发生牙龈边缘组织的牵拉

· 根据直接测量的结果，龈沟深度（mm）应从牙龈角化区域减除。至少要有2mm的"角化

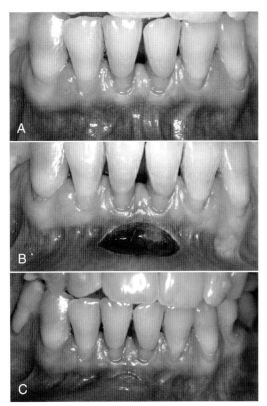

• 图4-8　A. 术前系带牵拉观。B. 激光切除术后即刻观。C. 术后1周观，可见创口的快速愈合。

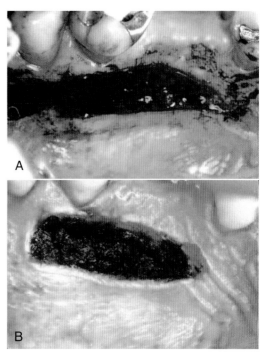

• 图4-9　在膜龈治疗中使用激光"封闭"手术创口以控制出血。A. 传统手术刀方式获得供体后的供区。B. 采用"激光绷带"进行局部止血后即刻的供区。

附着龈"存在

只要遵循以下步骤，那么可以预见激光系带切除术是成功的：

1. 在系带根部建立骨膜开窗以防止纤维再附着。

2. 切断所有有影响的肌纤维。

所有波长的激光都可以成功应用于系带切除术，然而，二极管和Nd:YAG激光（500μm）的穿透深度要比铒激光或CO_2激光（5～40μm）高得多，因此必须严密控制参数设置，以防止骨膜和颌骨受到热损伤[23]。在一些患者中，局部麻醉足以进行系带切除，激光比常规技术更精确、舒适，愈合时间短。应用CO_2激光技术进行系带切除术，术后患者的疼痛控制和功能改善均优于使用手术刀[24]。同样，使用Nd:YAG激光可以减少术后疼痛和并发症[25]。

激光系带切除术的技术类似于使用刀片的传统技术（图4-8），都需要使用局部麻醉。临床医师应首先通过在脑海中形成切口的轮廓来设想手术过程。这个切口从附着龈冠方开始，然后将激光工作尖单向移动，通过牵拉唇部获得张力。使用正确的参数（光斑尺寸、功率、手移速度），激光操作一遍就足够切断所有的纤维。如果需要多次切割，必须注意避免由于重复照射已经处理过的组织而导致过度的热损伤。激光切割继续作用于肌肉附着，直至骨膜。

为了防止再生长和系带"复发"，应该用手持式器械进行骨膜探查。只要遵循制造商的建议进行设置，所有的激光均可有效应用于系带切除术。必须注意不要形成组织炭化，导致热损伤。铒激光器产生的创口会出血，可用"激光绷带"封闭创口（图4-9）。不需要缝合或敷料（详见第11章"激光在儿童口腔中的应用"和第12章"激光在口腔正畸中的应用"）。

临床提示

牵拉唇部的力量越大，系带的张力就越大，系带切除术进行得越快。

膜龈手术

激光可用于各种膜龈手术中。供体材料可使用激光从腭部或口腔其他角化区域获得。使用激光"封闭"手术刀取供体后的创口可以显著减少出血（图4-9）。

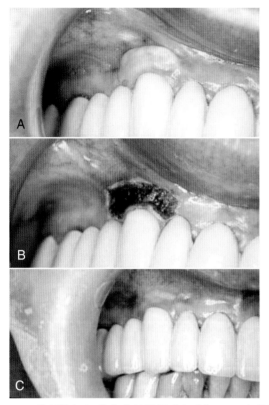

• 图4-10 使用软组织激光进行膜龈形态重塑。A. 术前体积庞大、无美感的游离龈瓣。B. 激光消蚀术后即刻观。C. 术后2周移植物部位。注意表面组织轮廓和更多的美学效果。

在一些患者中，如果使用过厚的供体瓣，术后几周内受区的轮廓可能超出理想的边界。这时候可以使用任何一种软组织激光重新修整轮廓，获得更好的美学效果（图4-10）。

在其他一些病例中，与其进行移植手术，不如通过前庭成形术增加附着组织的区域。虽然术前显示附着龈量不足（图4-11），但潜在的问题是前庭沟过浅、系带附丽过高与牙龈纤维紧密结合在一起。前庭成形术释放紧密结合的纤维，形成更宽的牙龈附着，而不需要移植手术。

冠延长术

冠延长术可以用来暴露龈下龋、边缘和探查折裂。该治疗可以为修复创造更理想的外形，并增加固位面积。通过对牙龈轮廓的修整，可以提升患者的微笑。在考虑冠延长术时，临床医师必须解决以下问题（图4-12和图4-13）：

- 生物学宽度可以保持吗
- 附着龈能够得以保留吗
- 可以避免暴露和侵及根分叉吗
- 牙齿可以修复吗
- 邻近的牙齿会失去支撑吗

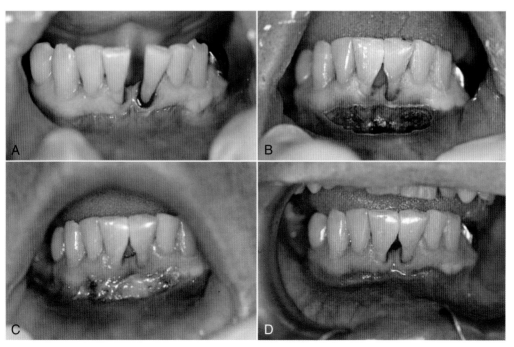

• 图4-11 增加膜龈附着的激光手术。A. 术前可见24周围牙龈发炎，系带附丽过高，附着龈少。B. 系带切除术/口腔前庭成形术后。C. 术后2天的术区，可观察到良好的愈合。D. 术后2周显示已完全愈合，且伴随附着龈区域增加。

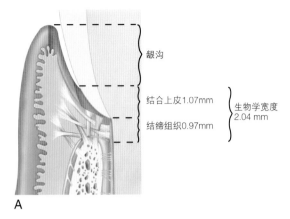

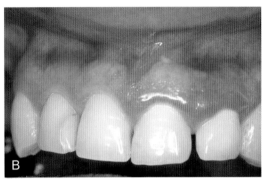

• 图4-12　生物学宽度。A. 相关解剖图。B. 生物学宽度的变化和炎症反应。生物学宽度标准测量为2mm；包括上皮和结缔组织的附着。当修复体被放置在骨水平2mm以内的区域时，会发生异物反应导致发炎。

冠延长术的禁忌证包括：试图保留一颗无法修复的牙齿；损害邻牙；损害冠/根比例；根周组织问题；不切实际的花费。

激光冠延长术随激光类型的不同而不同。如果目标是软组织，二极管激光、Nd:YAG激光和CO_2激光就足够了。然而，如果为了改变支持骨结构，就需要使用铒激光和9300nm的CO_2激光。目前只有铒激光的波长得到了FDA的批准用于骨切除。少量研究描述了二极管激光和Nd:YAG激光应用后骨组织的反应，由于骨组织中基本上不存在易吸收二极管激光和Nd:YAG激光的色素团（黑色素和血红蛋白），因此这两种波长要切割硬组织需要很大的能量，在此过程中也将产生大量的热量。这种热量最低限度可导致愈合延迟，某些情况下还可能导致骨坏死[26-27]。铒激光（如Er:YAG和Er,Cr:YSGG）在骨的手术中看起来是有效的，且不会造成明显的并发损害，这些激光器发出的波长对水和羟基磷灰石都有很高的吸收系数[28-29]。

激光应用于骨组织手术的突出优势是彻底清除骨组织时产生最少的炭化和矿物质融化，且不会造成创口延迟愈合。然而，近期讨论的问题在于，在不翻瓣的情况下，临床医师是否能用激光进行适当

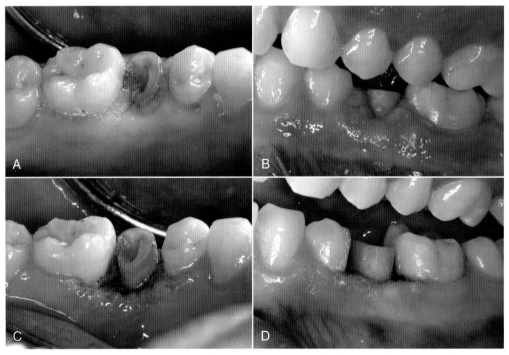

• 图4-13　用铒激光进行闭合瓣冠延长术（获得骨的切除）。术前观：舌侧（A），颊侧（B）；术后即刻观：舌侧（C），颊侧（D）。患牙存在冠部隐裂可能影响预后，因此健康的骨水平需要向根方调整以获得足够的生物学宽度。

的骨切除并建立一个可行的生物学宽度，特别是在牙齿的外轴角处。

以下是建立必要的生物学宽度并充分考虑美学效果的方案[30]：
1. 健康的牙槽嵴（从牙槽嵴到牙龈缘3mm）。
2. 提供角质化的牙龈边缘区域（如果长度需要3mm或大于3mm，可保留"扇贝样"龈缘）。
3. 斜行的龈乳头区域（可根向移位及以后调整）。
4. 在基部保留龈乳头完整。
5. 削薄牙槽嵴顶，但留下至少1mm的厚度。
6. 确定牙本质/根表面是否暴露（修复程序的治疗计划）。

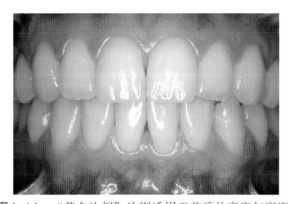

· 图4-14　"黄金比例"法则适用于前牙的高度与宽度比例。临床医师应尽可能在微笑线中达到牙齿高度和宽度之间的最佳比例。

在激光冠延长术中，首先要确定预设修复体边缘的根向延伸范围。如果确定边缘在距牙槽嵴2～3mm以内，则不可避免地需要进行骨性冠延长术以保持生物学宽度。因此，翻瓣是必要的或者必须考虑"闭合瓣"冠延长术。

闭合瓣冠延长术中的去骨过程是存在争议的。这个手术具有挑战性，因为它涉及盲探下建立骨水平，而且骨的切除是不可预测的。如果不需要骨手术，且最终的结果将保持足够的牙龈附着，改良式激光牙龈切除术将为冠延长提供必要的入路，特别是在前牙美学区域。

开始美学冠延长术时，临床医师可能需要制作一个手术导板，使用相应牙齿类型的理想宽度和高度来确定牙龈边缘根向延伸的范围（图4-14）。经浸润局部麻醉后，在不需要进行骨外科手术的情况下，大多数牙科激光可以进行以下步骤（图4-15～图4-18）：
1. 在手术导板就位后，可以用激光在低能量不聚焦的模式下勾勒出最初切口的轮廓。与传统的刀片式牙龈切除手术一样，激光切口开始时稍高于导板顶端，成45°角，形成牙龈凹槽。
2. 在轮廓形成后可以取掉导板，随着激光工作尖单向缓慢地、越来越多地向牙齿表面移动。注意必

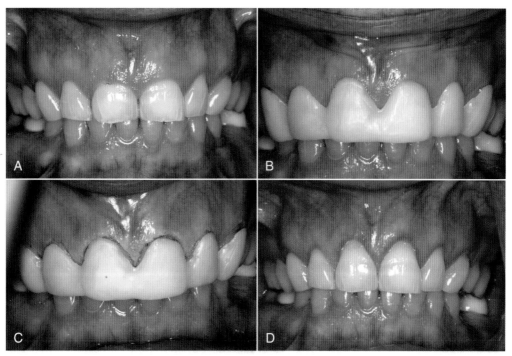

· 图4-15　用于修复上颌前牙和下颌前牙的激光冠延长术。A. 术前观。B、C. 使用手术导板进行了闭合瓣冠延长术。选择铒激光进行必要的骨手术。可观察到出血量很少。D. 术后2周观。

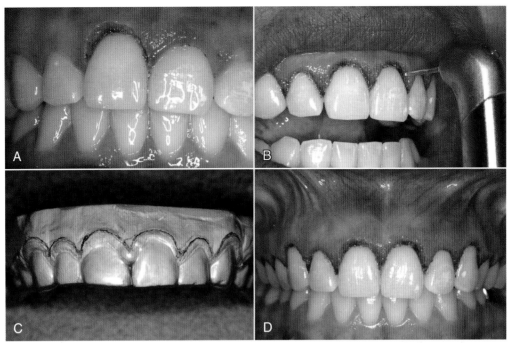

• 图4-16　用铒激光进行美学冠延长。患者希望改变前牙的外观。在麻醉下对患牙进行探查，发现牙龈边缘根向移动会侵及生物学宽度。A. 从轮廓的远中线角上采用激光行牙龈切除术。B. 继续对剩余牙齿进行牙龈切除术，以确保牙龈轮廓的一致性。C. 制作一个导板确定前牙各自的高度以辅助手术。D. 以闭合瓣骨切除术完成冠延长术。在龈沟内使用铒激光工作尖形成抛物线状骨轮廓。

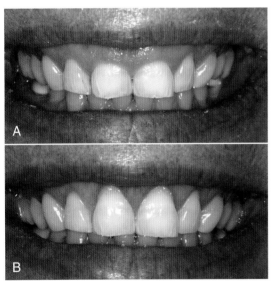

• 图4-17　闭合瓣冠延长术采用铒激光进行。A. 术前患者正面微笑像，患者不接受修复性口腔治疗。B. 术后9个月微笑像，这位患者理想的牙龈-切牙长度的参照点是上颌尖牙，尝试增加中切牙和侧切牙的临床冠长度，以达到微笑美学效果。

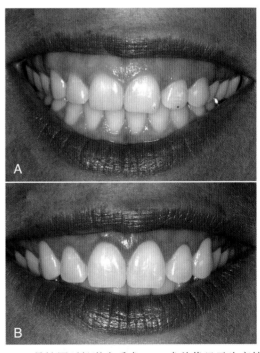

• 图4-18　骨性冠延长激光手术。A. 术前像显示为高笑线，露龈笑明显，但患者拒绝正畸治疗，用铒激光工作尖在闭合瓣下进行骨切除以达到生物学宽度。B. 术后9个月微笑像，牙龈水平稳定，微笑状况改善。

须保护龈乳头以达到更佳的美学效果。

3. 可以使用刮治器去除游离龈袖口并再次放置导板来检查边缘位置的精准性。

4. 现在可以使用相对较低的瓦数，将激光工作尖以一种横扫的方式移动，以塑造边缘，增强倒角，并减少牙龈边缘厚度以形成刀样边缘。通常不需要将激光放置于牙龈下，除非进行骨手术时，使用铒激光建立生物学宽度。

5. 由此产生的创口出血量较少。"激光绷带"技术在临床医师的慎重考虑下使用。

6. 术后护理包括温和的刷牙与抗菌漱口液漱口2周。临床医师根据情况决定创口表面是否需要放置外科敷料。2周后，恢复常规口腔卫生方式，用软毛刷和牙线清洁口腔。

与使用导板不同，有些激光可以在间断曝光模式下使用（不要与脉冲式发射相混淆）。这种间断性曝光可以让医师在进行不可逆的切口前勾勒出牙龈切除的边缘（图4-19）。这项技术通常也用于其他口腔医学领域，特别是活检标本边缘轮廓的设计（详见第8章）。

牙周炎

2000年美国牙周病学会[31]的文件《慢性牙周炎伴晚期牙周支持组织丧失的数据分析》为牙周治疗提供了目标，包括消除微生物感染、处理危险因素、阻止疾病进展和保留牙列。此外，还可以尝试牙周附着再生。牙周手术包括骨移植再生治疗、引导组织再生，联合再生技术和切除治疗，包括伴或不伴骨手术的翻瓣术，根切除手术和牙龈切除术。

牙周手术

根据手术目的是去除病变的软组织还是包括硬组织，选择适合的激光进行牙周手术。所有手术治疗之前应先完成准确的牙周袋记录表格、影像学评估、松动度的检查、附着龈测量和咬合评估。并需要注意下列问题：

1. 根据测量的牙周袋深度，决定在减少牙周袋时釉牙骨质界以上和以下各保留多少？

如果存在骨上假性牙周袋并伴角化牙龈充足，临床医师可以考虑将牙龈切除术作为第一步。但没

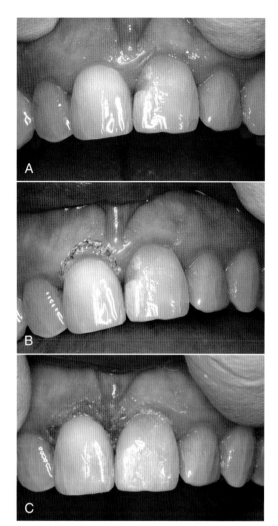

· **图4-19** CO_2激光牙龈切除术，使相邻牙齿的牙龈轮廓高度一致。A. 术前观察#8和#9牙的差异。B. 采用间断式激光发射勾勒出牙龈切除的拟行切口。C. 牙龈切除术后的情况。

有假性牙周袋或附着龈极少时，则应直接从龈沟内切除而不要去除冠方牙龈。

2. 如果要减小牙周袋深度，膜龈联合的位置与美学效果的考虑。

如果有明显的附着龈和假性牙周袋存在，可以考虑使用牙龈切除术。临床医师必须考虑牙龈减量时每颗牙齿牙龈切除的止点应以获得更佳的牙龈轮廓。

3. 龈下牙槽骨的成形。

如果要进行骨手术，这个过程将使用铒激光。CO_2激光、二极管激光或Nd:YAG激光可用于软组织修整阶段。然而，骨成形术/骨切除术还必须包括常规器械。

一旦治疗方案完成，临床医师可以考虑遵循以下步骤（图4-20～图4-22）：

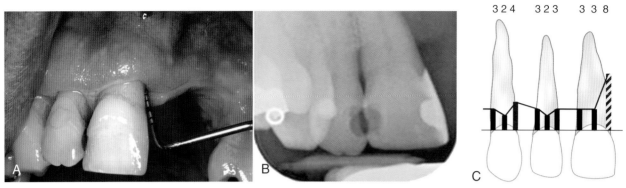

324　323　　338

• 图4-20　上颌中切牙区域严重牙周炎及骨吸收患者术前激光数据收集。A. 临床探诊。B. 影像观察。C. 牙周图表。患者的病史包括使用活动式矫治器数年，没有任何症状，但右侧上颌中切牙的牙周袋深度为8mm，与病灶底部的角形骨缺损有关。

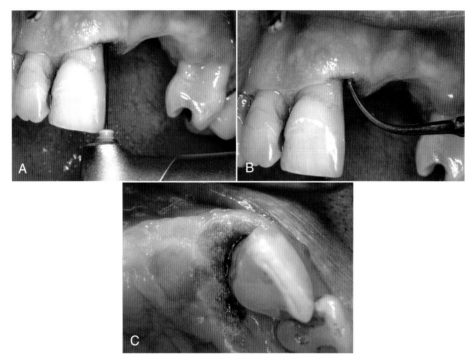

• 图4-21　牙周炎激光治疗流程。A. 在牙龈切除术后将激光工作尖放置在龈沟中，进行牙周袋内清创，实现去上皮化和去肉芽。B. 清洗超声设备，进行牙根和骨面清创。C. 在手术过程中，出血少，获得了良好的视野。通过激光对冠方牙龈去上皮化以减缓上皮细胞的根方迁移，引导软组织再附着而非长结合上皮的再附着。

1. 使用常规刀片（如，15/16 Kirkland, 1/2 Orban）或前述适于牙龈切除术的激光进行假性牙周袋的牙龈切除。

2. 雕刻切口创面以减少牙龈厚度；如使用刀片切开，以激光消融止血。

3. 从冠方龈沟内表面开始，沿着前后圆周运动的方式移动激光工作尖。这一运动应持续下去，直到接近根周结缔组织或达到骨水平。激光参数的设置，应较牙龈切除术的能量小。从沟内移出可见的肉芽组织应该被清除。临床医师必须经常检查工作尖，以确保其发射正常；根据制造商的建

议，激光工作尖应该被清洁、切割或替换。

4. 使用铒激光，激光工作尖可以平行于根表面，以去除牙垢和根面内毒素。根面刮治过程由动力驱动装置（如超声）完成，再使用激光清创去除的组织从龈沟中流出，然后去除。一些临床医师倾向于使用激光或常规刀片继续去肉芽直到骨膜水平。铒激光可以去除病变组织的肉芽、去骨，需要的话还可以去除根面毒素。其他波长的激光可以简单地用于去除病变组织的肉芽，并使该区域去上皮化。

5. 最后的步骤是将激光工作尖放回龈沟内，减少创

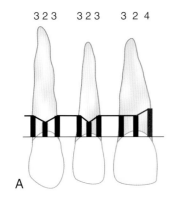

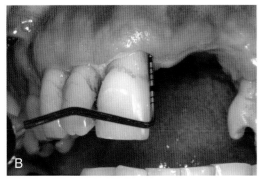

• 图4-22　激光治疗重度牙周炎的远期疗效。A. 术后牙周图表（与图4-20C比较）。B. 术后1年像（与图4-20A比较）。在激光牙周手术后，进行了3个月的牙周维护治疗，注意口腔卫生。牙周袋深度减少4mm，有轻微龈退缩。

面的出血，并通过对红细胞的热激活或生物调节而形成凝结。产生凝结的基本原理是建立一个屏障，这样冠方创面的上皮细胞就不会进入术区。有利于创面结缔组织细胞生成，增加新附着。

根据波长的不同，一些临床医师认为应该增加一个激光去上皮步骤：使用CO_2激光的医师依赖罗斯曼等和其他研究者对比格犬、猴子和人类3种模式的研究所提供的组织学证据，这个激光波长去上皮导致新附着形成的作用超过防止上皮细胞迁移的作用，它可以引导新附着形成而不是长结合上皮。

6.用手指按压创口会使组织回到根-骨界面。放置塞治剂是临床医师常用的选择。

术后指导

术后第1周的管理应包括以下方面：

• 患者必须注意术区的清洁。可以用非常软的牙刷清除冠部表面菌斑，但不可用电动牙刷
• 摄取较平时柔软的食物，咀嚼主要局限于非手术区

• 术前一天、手术当天和术后一天均应服用镇痛药物，之后根据需要服用。非甾体类抗炎药（nonsteroidal antiinflammatory drug，NSAID）可被用于镇痛。由于不适感很轻微，大多数激光医师在术前不建议服用镇痛药，而是建议术后必要时服用
• 如果患者感到不适、肿胀或出血，应联系临床医师
• 如果术中放置的塞治剂在第1周脱落或在下次预约前脱落，患者不需担心，除非它引起了不适
• 可考虑用漱口水。除非有需要，否则不必使用全身性的抗生素治疗
• 第1周后，患者继续轻轻刷牙，并用软刷去除牙菌斑。只有在创口愈合延迟的情况下，才在一周后使用冲洗剂

2周后，患者恢复正常的口腔卫生，重点是清除生物膜

再生

很多比较激光和常规疗法在牙周炎治疗中作用的临床研究使用刮治与根面平整作为对照治疗，而不是常规的手术治疗。牙周附着的再生是治疗牙周炎的最终目标，但是缺少牙齿留存的长期数据。关于再生的结缔组织附着与许多手术和非手术牙周治疗导致的长结合上皮附着的争论还在继续[32-33]。然而，经过比较，激光治疗似乎通过减少细菌、影响根表面、去除肉芽组织和使龈沟去上皮化而有助于实现再生。

然而，当激光治疗与常规翻瓣手术进行比较时，无论是否加入生物介质，如牙釉质基质蛋白衍生物，其结论是一致的，在翻瓣手术和激光牙周手术之间未发现统计学差异或临床显著的差异[12,34]。

在一项人体组织学研究中，使用Nd:YAG激光去除龈沟上皮，形成新的牙骨质和新的结缔组织附着，而对照组患者则出现长结合上皮，无再生迹象[35]。此外，激光组没有任何不利的变化。这份报告提出一种激光辅助治疗慢性牙周炎的新方法。同时，这项研究没有使用导板来辅助临床测量。虽然手动探诊会有差异，但探诊深度和临床附着水平却在可接受

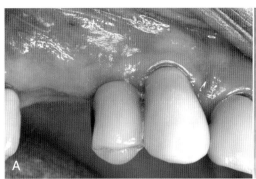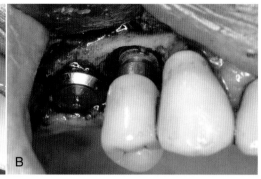

•图4-23　种植体骨下袋的激光治疗。A. 有种植体周围炎的种植体，患者症状轻微，然而有脓液溢出，影像学检查中骨损失20%，但未松动。B. 通过翻瓣显示出种植体的表面。用铒激光处理骨移植的位点。将激光工作尖置于病变部位，去除肉芽组织，对种植体表面进行消毒。

的测量误差之内（±1mm）[36-37]。因此，合理的结论是，这两个参数在激光治疗和刮治与根面平整治疗中的效果几乎是相等的。

Schwarz[38]等用铒激光或超声装置治疗比格犬自然发生的牙周炎。两治疗组均出现胶原纤维嵌入的牙骨质。研究人员得出结论，这两种疗法都支持新的结缔组织附着的形成。许多其他的研究人员（如Rossmann, Israel, Froum, Cettny）已经证明了CO_2激光能够创造一个新的结缔组织附着，而不是长结合上皮。根据510（K）规则，CO_2激光制造商已经获得了FDA的许可，且显示出在激光辅助新附着治疗中是等效的。

此外，牙周炎的牙周手术技术取决于临床医师是选择只改变软组织还是软、硬组织均改变。在所有手术前，准确的牙周袋记录表、影像学评估、松动度的确立和附着龈的测量是必需的。

激光在翻瓣治疗中的应用

医师单独使用激光或激光辅助进行牙周翻瓣手术。这些治疗将受到临床医师偏好、病例考量和激光设备的限制。因此，内斜切口可以适用于前面讨论的所有激光的一般原理。一旦进行翻瓣，激光可以用来进行袋内洁治和瓣内的去上皮化。如果用激光对牙根进行清理，强烈建议只使用铒激光器，因为二极管激光和Nd:YAG激光可能会产生热损伤。CO_2激光需要按照Crespi等[5,17]的流程来使用，以增加牙根表面成纤维细胞的附着。当翻瓣后需要进行骨手术时，同样可以使用铒激光或其他常规器械，如高/慢速手机、金刚石/硬质合金钻头和手动器械（如

凿子）。

必须指出的是，铒激光虽然可以切割骨组织，但这一功能并没有被普遍接受。口腔颌面外科医师在骨结构和软组织方面也都有广泛的研究，他们已经将CO_2激光用于软组织治疗，但通常不使用铒激光，因为它们切割骨组织的速度太慢。

激光在失败种植体治疗中的应用

虽然种植体具有良好的长期成功率，但各种并发症都可能导致它们的损失。种植体失败的一个主要原因是种植体周围炎[39]。在一个失败的种植体中，渐进性的骨吸收可能是由于微生物的炎症反应，或者是由于机械原因造成的（如过度的咬合负荷）[40]。

与慢性牙周炎病灶相似，种植体表面也会受到微生物的感染[41]。这种情况下，我们试图清除失败的种植体表面的感染时，各种特征结构（如螺纹结构）可能会带来重大的临床挑战。传统的治疗方法包括局部和全身抗生素、机械干预（如清创）和表面治疗（如EDTA）[42]。再生治疗如引导骨再生术也被用来逆转骨的吸收[43]。已有充分的证据表明，各种激光波长都具有抗菌性能，因此临床医师已经使用激光技术清除失败的种植体表面的感染物（图4-23）。可以预测，激光处理后的种植体表面没有微生物沉积和有机玷污层，利于组织再生[44-45]。最近的研究已证明了利用CO_2激光、Er,Cr:YSGG激光和部分（但不是全部）波长的二极管激光可以修复失败种植体[46-48]。体外研究使用了其他的激光波长来确定种植体表面炭化的可能性或者增加种植体本

身的热变化[49]。尽管人们对种植体周围炎治疗中最有效的波长尚未达成一致意见，但已有证据表明，激光技术在失败种植体的治疗中起到有益的辅助作用。在第7章中可以找到关于使用激光安置种植体和治疗种植体周围炎的完整讨论。

结论

激光是一种多功能和有价值的设备，仅需应用基本的创口愈合原理，就可以完成各种各样的牙周手术。应用激光能够提高止血效能，创造更好的可视性，提供干燥的手术视野。激光的抗菌特性有助于手术创口灭菌。激光辅助牙周手术可使手术创口的损伤最小化，包括减少术后炎症反应、减轻患者的不适。总的来说，更少的收缩和瘢痕，使得手术创口和术后效果更易被接受。

（薛　栋　译，王勤涛　审校）

参考文献

[1] Romanos GE, Pelekanos S, Strub JR: A comparative histologic study of wound healing following Nd:YAG laser with different energy parameters and conventional surgical incision in rat skin: general clinical laser surgery, *J Clin Laser Med Surg* 13:11–16, 1995.

[2] Strauss RA, Guttenberg SA: Lasers in oral and maxillofacial surgery, *Oral Maxillofac Surg Clin North Am* 16(2):xi–xii, 2004.

[3] Catone G, Alling C: *Lasers in oral and maxillosurgery*, Philadelphia, 1997, Saunders.

[4] Walinski CJ: Irritation fibroma removal: a comparison of two laser wavelengths, *Gen Dent* 52(3):236–238, 2004.

[5] Crespi R, Romanos GE, Cassinelli C, Gherlone E: Effects of Er:YAG laser and ultrasonic treatment on fibroblast attachment to root surfaces: an in vitro study, *J Periodontol* 77:1217–1222, 2006.

[6] Strauss RA, Fallon SD: Surgery, *Dent Clin North Am* 48(4):861–888, 2004.

[7] Wigdor H, Walsh J, Featherstone JD, et al.: Lasers in dentistry, *Lasers Surg Med* 16:103–133, 1995.

[8] Harris DM, Yessik M: Therapeutic ratio quantifies laser antisepsis: ablation of *Porphyromonas gingivalis* with dental lasers, *Surg Med* 35:206–213, 2004.

[9] Gutknecht N, Radufi P, Franzen R, Lampert F: Reduction of specific microorganisms in periodontal pockets with the aid of an Nd:YAG laser: an in vivo study, *J Oral Laser Appl* 2:175–180, 2002.

[10] Badersten A, Ninvelus R, Eglberg J: Effective nonsurgical periodontal therapy, *J Clin Periodontol* 12:351–359, 1985.

[11] Rossmann J, McQuade M, Turunen D, et al.: Retardation of epithelial migration in monkeys using a carbon dioxide laser: an animal study, *J Periodontol* 63:902–907, 1992.

[12] Schwarz F, Sculean A, Berakdar M, et al.: In vivo and in vitro effects of an Er:YAG laser, a GaAlAs diode laser and scaling and root planing on periodontally diseased root surfaces: a comparative histologic study, *Lasers Surg Med* 32:359–366, 2003.

[13] Schwarz F, Sculean A, Georg T, Becker J: Clinical evaluation of the Er:YAG laser in combination with an enamel matrix protein derivative for the treatment of intrabony periodontal defects: a pilot study, *J Clin Periodontol* 30:975–981, 2003.

[14] Ting CC, Fukuda M, Watanabe T, et al.: Effects of Er, Cr: YSGG laser irradiation on the root surface: morphologic analysis and efficiency of calculus removal, *J Periodontol* 78(11):2156–2164, 2007.

[15] Folwaczny M, Aggstaller H, Mehl A, Hickel R: Removal of bacterial endotoxin from root surface with Er:YAG laser, *Am J Dent* 16(1):3–5, 2003.

[16] Aoki A, Miura M, Akiyama F, et al.: In vitro evaluation of Er:YAG laser scaling of subgingival calculus in comparison with ultrasonic scaling, *J Periodont Res* 35:266–277, 2000.

[17] Crespi R, Barone A, Covani U, et al.: Effects of CO_2 laser treatment on fibroblast attachment to root surfaces: a scanning electron microscopy analysis, *J Periodontol* 73:1308–1312, 2002.

[18] Fisher S, Frame J, Browe RM: A comparative histological study of wound healing following CO_2 laser and conventional surgical excision of canine buccal mucosa, *Arch Oral Biol* 28:287–291, 1983.

[19] Cobb CM: Lasers in periodontics: a review of the literature, *J Periodontol* 77:545–564, 2006.

[20] White JM, Gekelman D, Shin KB, et al.: *Lasers and dental soft tissues: reflections of our years of research. Lasers in dentistry*, Amsterdam, 2003, Elsevier Science. 13–19.

[21] Livaditis GJ: Comparison of monopolar and bipolar electrosurgical modes for restorative dentistry: a review of the literature, *J Prosthet Dent* 86(4):390–399, 2001.

[22] Miserendino L, Pick R: *Lasers in dentistry*, Chicago, 1995, Quintessence. 145–160.

[23] Lanigan S: *Lasers in dermatology*, London, 2002, Springer-Verlag.

[24] Haytac M, Ozcelik O: Evaluation of patient perceptions after frenectomy operations: a comparison of carbon dioxide laser and scalpel techniques, *J Periodontol* 77(11):1815–1819, 2006.

[25] Kara C: Evaluation of patient perceptions of frenectomy: a comparison of Nd:YAG laser and conventional techniques, *Photomed Laser Surg* 26(2):147–152, 2008.

[26] McDavid VG, Cobb CM, Rapley JW, et al.: Laser irradiation of bone. III. Long-term healing following treatment by CO_2 and Nd:YAG lasers, *J Periodontol* 72:174–182, 2001.

[27] Fontana CR, Kurachi C, Mendonca CR, Bagnato VS: Temperature variation at soft periodontal and rat bone tissues during a medium-powered diode laser exposure, *Photomed Laser Surg* 22:519–522, 2004.

[28] Sasaki KM, Aoki A, Ichinose S, et al.: Scanning electron microscopy and Fourier transformed infrared spectroscopy analysis of bone removal using Er:YAG and CO_2 lasers, *J Periodontol* 73:643–652, 2002.

[29] Kimura Y, Yu DG, Fujita A, et al.: Effects of erbium, chromium YSGG laser irradiation on canine mandibular bone, *J Periodontol* 72:1178–1182, 2001.

[30] Butler B: Personal communication, 2008.

[31] American Academy of Periodontology: Parameters on chronic periodontitis with advanced loss of periodontal support, *J Periodontol* 71:856–858, 2000.

[32] Beaumont RH, O'Leary TJ, Kafrawy AH: Relative resistance of long junctional epithelium adhesions and connective tissue attachments to plaque-induced inflammation, *J Periodontol* 55:213–223, 1984.

[33] Magnusson I, Runstad L, Nyman S, Lindhe J: A long junctional

epithelium: a locus minoris resistentiae in plaque infection? *J Clin Periodontol* 10:333–340, 1983.

[34] Sculean A, Schwarz F, Berakdar M, et al.: Healing of intrabony defects with or without an Er:YAG laser, *J Clin Periodontol* 31:604–608, 2004.

[35] Yukna RA, Carr RL, Evans GH: Histologic evaluation of an Nd:YAG laser–assisted new attachment procedure in humans, *Int J Periodont Restorative Dent* 27:577–587, 2007.

[36] Magnusson I, Clark WB, Marks RG, et al.: Attachment level measurements with a constant force electronic probe, *J Clin Periodontol* 15:185–188, 1988.

[37] Gibbs CH, Hirschfeld JW, Lee JG, et al.: Description and clinical evaluation of a new computerized periodontal probe: the Florida probe, *J Clin Periodontol* 15:137–144, 1988.

[38] Schwarz F, Jeppsen S, Herten M, et al.: An immunohistochemical characterization of periodontal wound healing following non-surgical treatment with fluorescence controlled Er:YAG laser radiation in dogs, *Lasers Surg Med* 39:428–440, 2007.

[39] Tonetti MS: Risk factors for osseodisintegration, *Periodontol 2000* 17:55–63, 1998.

[40] Esposito M, Hirsch J, Lekholm U, Thomson P: Differential diagnosis and treatment strategies for biologic complications and failing implants: a review of the literature, *Int J Oral Maxillofac Implants* 14:473–490, 1999.

[41] Mombelli A, van Oosten MA, Schurch E, Lang NP: The microbiota associated with successful or failing osseointegrated titanium implants, *Oral Microbiol Immunol* 2:145–151, 1987.

[42] Klinge B, Gustafsson A, Berglundh T: A systematic review of the effect of anti-infective therapy on the treatment of periimplantitis, *J Clin Periodontol* 29(suppl 3):213–225, 2002.

[43] Persson LG, Ericsson I, Berglundh T, Lindhe J: Guided bone regeneration in the treatment of periimplantitis, *Clin Oral Implants Res* 7:366–372, 1996.

[44] Schwarz F, Nuesry E, Bieling K, et al.: Influence of an erbium, chromium–doped yttrium, scandium, gallium, and garnet (Er,Cr:YSGG) laser on the reestablishment of the biocompatibility of contaminated titanium implant surfaces, *J Periodontol* 77:1820–1827, 2006.

[45] Huang HH, Chuang YC, Chen ZH, et al.: Improving the initial biocompatibility of a titanium surface using an Er,Cr:YSGG laser–powered hydrokinetic system, *Dent Mater* 23:410–414, 2007.

[46] Romanos GE: Treatment of the peri-implant lesions using different laser systems, *J Oral Laser Appl* 2:75–81, 2002.

[47] Miller RJ: Treatment of the contaminated implant surface using the Er,Cr:YSGG laser, *Implant Dent* 13:165–170, 2004.

[48] Romanos GE, Nentwig GH: Regenerative therapy of deep peri-implant infrabony defects after CO_2 laser implant surface decontamination, *Int J Periodont Restorative Dent* 28:245–255, 2008.

[49] Oyster DK, Parker WB, Gher ME: CO_2 lasers and temperature changes of titanium implants, *J Periodontol* 66:1017–1024, 1995.

第5章
激光辅助牙周再生手术

Erica Krohn Jany Migliorati, Daniel Simões de Almeida Rosa

本章讨论激光在牙周再生手术治疗中的辅助作用。激光作为牙周再生手术中的重要用途之一是通过预备牙根表面或使其发生改性以增加成纤维细胞的附着。这种预备促进成纤维细胞介导的新附着性再生，而非形成长结合上皮。

大多数形式的牙周病是菌斑所致，因此可以理解，外科手术只能作为特定治疗的辅助手段。换句话说，在开始手术治疗阶段前，必须尽可能地消除致病条件。牙周病是菌斑/生物膜诱导的慢性炎症。病因是集聚在牙齿周围的龈上及龈下菌斑内的特定病原菌的感染。宿主的易感性，表现为过激的炎症反应，也是组织破坏的一个因素。在具有高炎症基因型的人中，牙周致病微生物可以放大局部炎症反应，这可能导致晚期牙周炎患者表现出严重的组织破坏。

在敏感宿主中菌斑累积导致的炎症反应增加，增加了机会性微生物的过度生长[1]。此外，环境和系统性危险因素，如吸烟和糖尿病，可以加重牙周病[2]。吸烟者和糖尿病患者对传统的牙周治疗可能反映效果不佳。因此，临床医师一直在寻找针对伴有牙周治疗效果反映不确定风险因素的晚期牙周疾病患者的新技术。

牙周治疗的目标

牙周治疗的直接目标是预防、阻止、控制或消除牙周病。理想的目标是通过缺损组织的再生促进愈合、功能、美学和舒适。当理想目标无法实现的时候，治疗的实际目标是修复疾病造成的损害。治疗的最终目标是维持咀嚼器官，特别是使天然牙或是修复体处于健康状态[3]。实现这些目标需要控制各种类型牙周病的感染和炎症。消除菌斑/生物膜中潜

在有害的微生物以及实现从致病菌向原生菌群的转变就变得非常重要。一旦在龈沟中发现了早期微小定殖体，面临的挑战是通过家庭口腔卫生指导和定期回访进行口腔护理来保持健康，以及在牙周治疗期间控制炎症反应。

因此，牙周病治疗的临床目标包括：

- 探诊出血位点 < 10%
- 没有探诊深度 > 5mm或更深的位点，最好小于4mm或更浅
- 没有Ⅱ度或Ⅲ度根分叉病变

根据Haffajee等的研究[4]，在牙周治疗后消除深度为6mm或更深的牙周袋是牙周治疗的一个重要目标，旨在阻止疾病的进一步发展。已知治疗后残留深牙周袋对于预测牙周进一步破坏有重要作用[5]。Claffey等[6]提出，残留牙周袋较多（再评估≥6mm）的晚期牙周炎患者，较残留深牙周袋较少的患者，发生进行性附着丧失的风险更大。

在生物学/组织学水平上，牙周治疗的目的是减缓从牙龈边缘到牙周袋内的上皮迁移，以促进新的结缔组织附着（connective tissue attachment，CTA），而非长结合上皮形成[7]。

在一项动物研究中，Caton等[8]观察到，即使采用不同的牙周治疗方式，也无法实现预期新CTA形成的结果。4种再生治疗方法分别是根面平整和软组织刮除术、不伴植骨的Widman翻瓣术、Widman翻瓣手术并放置冷冻自体红骨髓和松质骨和β-磷酸三钙 [β-Ca$_3$(PO$_4$)$_2$] 在骨内缺损中的应用。所有结果均显示愈合方式为长结合上皮延伸至或接近与治疗前相同的水平。

在另一项动物研究中，Caton和Nyman[9]检查了改良Widman翻瓣手术对CTA水平和牙槽骨的影响。

使用这种方法治疗发现牙周袋在CTA水平和牙槽骨高度上没有增加。在角形骨缺损中，可观察到一定程度的"骨填充"。然而，这种骨修复不伴随新的CTA形成。因此，尽管以前做了很多努力，研究人员仍在尝试新的治疗模式和材料，以达到阻止长结合上皮形成的牙周愈合。

初步治疗

以下是初始牙周治疗的重要步骤：

1. 口腔检查和牙周健康检查：
   - 探诊牙周袋深度
   - 附着水平
   - 探诊出血
   - 松动度和根分叉病变
2. 放射检查，包括根尖片和咬合片。
3. 口内检查，包括拍摄数码照片。
4. 评估咬合的研究模型。
5. 确定诊断（基于收集的数据）和初始预后。
6. 拔除无保留价值的牙齿和调整咬合。

在收集完整的临床和影像学数据后，下一阶段的牙周治疗包括牙菌斑评估，口腔卫生指导，龈下刮治和根面平整（scaling and root planing，SRP），再评估是否需要牙周手术和复查维护。

重要的是记住，牙周治疗成功的关键不是治疗方式的选择，而是牙根表面清创的彻底性和患者的口腔卫生水平。证据支持SRP是大多数炎性牙周病必要和有效的治疗组成[3]（关于在此治疗阶段使用激光作为辅助治疗的完整讨论见第3章）。如果通过初始治疗无法实现牙周健康，可以考虑采用手术方法。

牙周手术

合理性

如前所述，在评估牙周病患者的患牙危险因素时，存在治疗后残留6mm或更深牙周袋是预测未来牙周破坏水平的一个重要因素[4]。因此，牙周手术治疗的一个重要目标是减少袋深度、阻断病程[6]。牙周健康时被称为龈沟，深度范围1~3mm。根据该指征，牙周手术的目标之一是提供器械清洁根部区域

的通路。手术方法的选择应基于能否有效去除龈下沉积物及自我菌斑控制，从而促进牙周组织长期稳定性。

切除性手术

切除性手术是一种用于消除牙周袋的技术。目的是便于对牙根表面进行清创。切除性手术适用于有假性牙周袋，或者没有附着丧失时（如龈炎）龈缘以上过多的软组织（龈切除术）。其同样适用于减少牙周炎时真性牙周袋（存在附着丧失），即去除牙周袋内上皮衬里和炎性结缔组织，以促进结缔组织纤维重新附着于根面（参见第4章）。

无论手术或非手术治疗，牙周病的一个不良后果是愈合后龈缘退缩。在严重的牙周炎病例中，这种退缩可能影响前牙区域的美学。它通常与骨缺损治疗后的骨改建相关。因此，研究人员已经寻求其他技术来避免或减少牙龈退缩造成的问题。通过应用再生外科手术治疗方法，可以恢复骨缺损导致的牙周附着丧失[10]。

再生性牙周治疗

近年来，使用再生手术治疗方法来恢复丧失的牙周组织结构和功能已变得更加普遍。这些治疗方法专门设计用于恢复由于牙周炎而丧失的牙齿支持组织。

已有很多牙根表面生物改性，放置骨移植物或骨替代物、有机或合成屏障膜的使用、引导组织再生术（guided tissue regeneration，GTR）等涉及外科方法的牙周再生报道。证据显示，骨移植和GTR的治疗方法在骨内缺损方面具有相同的临床益处。治疗目的是通过重建缺失的附着组织，获得浅的、可维护的牙周袋，并限制龈缘的退缩。

选择牙周再生手术来获得：①增加重度组织缺损患牙的牙周附着；②减少牙周袋深度达到可维护的范围；③减少根分叉区垂直向和水平向缺损。然而，现今的方法仍然是技术敏感的，并且获得临床成功前需要细致的诊断和治疗策略[11]。

正如在1996年世界牙周病学工作组所叙述的那样，当在分离的牙根表面形成插入胶原纤维的新牙骨质时，就认为有牙齿的附着再生。牙周支持组

织（牙周膜）的再生还包括牙槽骨的再生。恢复丧失牙周支持组织的治疗方法也被称为"再附着"或"新附着"。利用当前的再生技术，可以在特定牙齿的局部位点上获得显著的再生。但是，如果实现完全再生，可能需要额外的刺激及使用复合技术来促进再生过程[12]。

早期研究和目标

对临床成功的再生手术，即使有显著新生牙槽骨的病例，组织学检查可能也会显示治疗过的根面上为上皮衬里，而非新生牙骨质沉积[13]。

早在20世纪70年代，就开始促进牙周组织再生的技术和材料学研究，研究人员提出以下假设：如果从愈合的术区中除去上皮组织和牙龈结缔组织，从牙周韧带移出的前体细胞将具有形成新CTA的潜力[14]。然而，迄今为止的所有人体组织学证据显示的愈合方式均为没有或有极少CTA的长结合上皮形成[3]。

实现这一目标的方法是去除嵴顶上皮，以阻止上皮细胞移植到牙周袋中。进而牙周韧带开始再生使新生纤维插入根面。因此，去除龈沟/牙周袋上皮已成为其他几种治疗方式的基础，包括龈下刮治术、切除性新附着术（excisional new attachment procedure，ENAP）和改良Widman翻瓣手术。所有目标都是为新CTA的形成建立环境[15-18]。

激光类型

对去除上皮细胞的可行方法的研究，已经提供了激光在牙周治疗中独特创面的特征。激光技术可以成为实现这一目标的优秀辅助手段，并且已经研究了几种激光波长。通过一系列在动物和人体的研究，发现波长10600nm的CO_2激光有可以使创面上皮化延迟的证据。早先的动物实验显示CO_2激光可阻止牙周手术后上皮下移长达14天[19]，证实使用CO_2激光可以去除牙龈上皮，而不会对结缔组织造成潜在的损伤[20-21]。用CO_2激光进行的早期临床研究评估了使用这种激光在牙周翻瓣术中去除上皮组织，术后30天内每隔10天观察其增强CTA形成的潜能。术后10天、20天和30天在试验侧重复去除上皮组织。确定该间隔时间是基于已有理论认为上皮再生发生于

10~14天内，并开始生长入牙周袋内衬于新龈沟的软组织壁上。一名患者在激光治疗侧显示CTA附着和一些修复牙骨质，这在对照组中未见[22]。这些初步的临床发现可引导其他的激光研究。

使用脉冲CO_2激光器去除龈瓣上皮目的是试图从愈合创口中去除上皮细胞[21]。这种方法在加或不加GTR膜都已经使用过。人体研究和病例报告与动物实验相结合的结果表明激光去上皮技术对创口愈合有积极作用[23]。

另一项临床研究比较了传统牙周手术结合CO_2激光和单独进行传统牙周手术在去上皮化和黏骨膜瓣坏死方面的差异。结果证实：①使用CO_2激光较之手术刀能更完全去除牙龈上皮；②CO_2激光技术能有效去除口腔和龈沟内的上皮且在创口愈合期间不损伤龈瓣活力[21]。

一些研究人员认为，该技术显示出比单独常规骨移植有更好的结果，并且似乎在效力上与使用生物膜的GTR手术相当。通过承认在早期创口愈合过程中难以控制上皮生长，使得传统GTR治疗概念发生了转变。其还可以针对牙周病进行更全面的治疗，同时对多部位病损可以进行更经济的治疗。在患有晚期广泛性牙周病的患者中，可以使用激光去上皮技术在一个象限中治疗多处病变，而无须放置更多的生物膜[23]。

理解在愈合过程中激光延迟上皮生长到龈沟中的益处需要考虑激光使用后的创口愈合机制。以脉冲CO_2激光为例，研究人员发现这种波长可以在牙龈组织中创造出独特的创口。其机制不是烧伤，而是细胞内液的瞬间汽化，导致细胞分裂[24]。在皮肤、黏膜[25]和牙龈上的激光创口会导致再上皮化的延迟，因为其可降低炎症反应和减少创口收缩等[26]。进一步解释CO_2激光创口上皮化延迟，以前的研究提出了以下事例：

1. 激光创口边缘显示热坏死和坚固的焦痂形成，其阻碍上皮移行[27]。
2. 与手术刀创口相比，激光创口收缩减少（由于创口部位肌原纤维细胞更少所致）留下更大的创面需上皮化[28]。
3. 在激光创口的表面上发现的变性胶原薄层在术后即刻发挥作用，可以防止口腔内容物对组织的刺

激[29]。

4. 激光诱导的创口炎症减少可能对上皮迁移产生更少的刺激[30]。

脉冲CO_2激光照射产生的凝固性坏死具有相对低的影响，其不会干扰这种修复过程，而是促进其稳定的进展和随后的组织改建[31]。关于其在皮肤上的应用，脉冲CO_2激光能够在不流血的情况下进行皮肤消融，并在相对较低的辐射（2W）下改善创口愈合。增加CO_2激光的频率（100Hz）有助于实现更好的手术效果。该激光在脉冲模式使用时，是消融皮肤和治疗皮肤损伤有价值的工具[32]。

根据脉冲CO_2激光对牙周软组织壁的影响，FDA已对部分CO_2激光器制造商在所有的牙周应用方面进行了界定。这些许可为龈沟清创术和激光辅助新附着术，一种用于牙周袋消除的再生技术，称为"在没有长结合上皮的情况下，牙骨质介导的牙周韧带与牙根表面形成新附着"。值得注意的是，这些CO_2激光器是"传统的"10600nm（10.6μm）CO_2设备。9300nm CO_2激光没有得到许可，也没有已知的文献证明其应用。

其他波长的激光也已用于牙周软组织壁；一个Nd:YAG激光器的制造商获得了FDA批准，可以应用于激光辅助的新附着术。

由于软组织和牙根之间的接触界面的组织学特征尚未被阐明，Yukna等[33]进行了一项研究以评估激光辅助牙周新附着手术后的创口愈合。使用独立的脉冲Nd:YAG激光来治疗中度或晚期慢性牙周炎的6颗有牙结石沉积的单根牙齿。3个月后，拔除所有治疗牙齿，进行组织学检查。与对照组相比，激光辅助新附着手术治疗的牙齿能获得探诊深度减少和更多的临床附着。所有激光辅助的新附着手术处理的样本都显示出新的牙骨质和CTA，并且偶尔会达到根面的冠方标志点。在对照样本中，6颗牙齿中的5颗显示出长结合上皮，没有新附着或再生的迹象。没有证据表明在激光辅助的新附着手术标本周围有任何不利的组织学变化。

这些发现支持这样的概念：在临床实践中，激光辅助的新附着手术可以与牙骨质介导的新CTA相关，并且在病变根面显示明显的牙周再生[33]。如现有证据所示，脉冲CO_2激光和独立的Nd:YAG激光辅

助新附着手术的文献支持最多。需要更多的组织学证据来为独立的Nd:YAG波长提供进一步的理论依据。

根面的生物改性

多年来，研究一直致力于寻找新的方法来调节或改变牙周炎复杂的牙根表面并预备它们以促进牙周韧带细胞形成新的CTA。

1976年，Melcher[14]提出，在牙周手术后，不同类型的细胞会重新附着牙根表面，从而决定将形成的附着物的性质。理想的牙周愈合应该发生在活跃的具有形成新CTA潜力的牙周膜细胞中，使用一种新颖独特的犬实验模型可以证明其有效性[34]。这项研究的目的是探讨钛种植体周围的牙周组织的形成。对9只杂种狗的上颌尖牙进行拔除术，即刻钻孔至5mm的深度，留下一层薄的牙本质壁。在洞壁中制备腔室到牙周韧带区域的通道。将定制加工的钛种植体植入在每个洞室的中心，钛等离子喷涂（titanium plasma-sprayed，TPS）并使用大沙砾和酸侵蚀（sandblasted with large grit and acid-attacked，SLA）表面喷砂。用胶原屏障膜覆盖埋置洞室。愈合4个月后，处理下颌切片进行组织学分析。新形成的牙周韧带、牙槽骨和根面牙骨质填充种植物和洞壁之间的空间。向内生长的骨头既不与牙本质也不与种植体接触。因此，存在插入的软结缔组织层。在大多数种植体周围观察到纤维包裹的愈合。正如本研究所证实的，有力的证据表明，牙周附着形成的前体细胞存在于牙周韧带中而不是如先前假设的那样存在于牙槽骨中。

多年来，通过制备简单的细菌沉积物、牙结石和内毒素来研究已经评估了牙根表面预备的几个方面。已经确定，支持愈合过程的这些必要步骤应该是牙周初始治疗的一部分。在动物模型中，更复杂的研究表明，在柠檬酸和四环素用于矿物质脱矿后，组织学的愈合反应得到改善[35-36]。其他动物研究表明，使用柠檬酸得到不利的治疗效果，如牙根吸收和根骨粘连[37-38]，在人类中，研究证实了使用柠檬酸牙根表面脱矿后组织学形成的新CTA[39]。其他研究表明，与使用柠檬酸处理后的对照组根面比较，临床条件下进行翻瓣手术后的结果无统计学差

异[40-41]。由于报道的临床结果相互矛盾，目前很少使用柠檬酸和四环素进行根部预备[11]。

通过应用乙二胺四乙酸（ethylenediamine-tetraacetic acid，EDTA）进行根面脱矿改性，继而在手术期间应用釉基质蛋白（emdogain，EMD）以实现牙周组织的再生。生物学概念是釉基质蛋白（釉原蛋白）可能通过模拟诱导牙周组织发育过程来促进牙周再生[42-43]，目前还不清楚关于牙周创口愈合的这种理念是否成立，因为没有证据表明在治疗后来自牙周韧带的细胞就是重新附着在牙根表面的那些细胞[11]。

已有广泛的研究显示EMD在牙周再生中的应用，结果相互矛盾。一些试验显示根骨粘连和牙根吸收[44]。最近的一项体外研究未能证实EMD对牙周韧带细胞增殖有任何显著影响[45]，使用EMD的病例中，显示在骨缺损处出现70%骨填充，临床附着增加4~4.5mm[46-47]。临床和影像学检查有证据表明，使用EMD与翻瓣清创术相比，有更多的探诊附着水平（probing attachment level，PAL）和具有统计学意义的骨量增加[48-49]。

与GTR相比，使用EMD后临床附着水平（CAL）和PAL增加相似[50-53]。进一步研究评估EMD

与骨移植材料的结合，能实现临床改进[54-56]。

其他研究未能证明这种综合治疗的有益效果[57]。在EMD研究的基础上，可以观察到新牙骨质形成的组织学证据，在人类标本中胶原纤维插入先前受牙周炎影响的牙根表面并形成新的牙槽骨[51,58]。

牙周再生组织的生长调节因子能潜在促进牙周膜的再生。其包括血小板衍生生长因子（platelet-derived growth factor，PDGF）和胰岛素样生长因子（insulin-like growth factor，IGF）。一些研究表明，没有生长因子治疗的对照部位为长结合上皮愈合，没有新的牙骨质或骨形成，而牙周附着组织的再生发生在用生长因子处理的部位[59-65]。

如前所述，通过手术创造通路应仅视为治疗的辅助手段。翻瓣的主要目的是为使用合适的器械清洁根面。只有当受牙齿解剖结构影响不能实施常规措施，并在通过封闭技术去除尽可能多的病源性因素后，再考虑翻瓣手术。病例研究5-1和病例研究5-2分别用图5-1和图5-2说明了这些要点。

临床提示

牵拉唇部的力量越大，系带的张力就越大，系带切除术进行得越快。

病例研究5-1

牙周袋生物改性

一名47岁女性牙周病患者，同时患有红斑狼疮、甲状腺功能减退、高血压病和骨质减少的疾病，所有这些疾病都是用药物控制。与她的牙科疾病临床相关的唯一药物是阿仑唑奈（福善美），70mg每周一次。

图5-1A显示了受累组织的术前视图。在传统的SRP之后，使用激光使边缘牙龈去上皮化，如图5-1B所示。进行这个初始步骤的原因是基于合理的生物学原则：为使真皮成纤维细胞介导的软组织重新附着到牙根表面，必须防止上皮移到牙周袋里。去除边缘上皮将阻止这种迁移。

一旦边缘上皮被切除，然后将激光尖端放置到与根的长轴平行的牙周袋中。这一步的目的是减少或消除牙周袋内的细菌（去除病原体）（图5-1C）。厂家建议激光进入牙周袋的深度取决于所使用的波长和其他标准。重要的是要意识到并没有任何报告指导在进入牙周袋内前是否去除边缘上皮。

除了刚刚探讨的生物学理论，在激光放置之前要去除边缘

上皮，因为无法直视地把激光工作尖放进去，这个临床操作无法看见激光与组织间的作用。以下是重要的考虑因素：

- 激光能量是否足已达到预期的治疗效果
- 是否有太多的激光能量，所以激光实际上是切割组织，而不是简单地去除上皮层

除非临床医师能观察到相互作用，否则没有办法监视激光与组织间的相互作用。去除冠部上皮时临床医师可以看到激光与组织间的相互作用、组织对所使用的激光参数的反应，并可相应地修改激光参数。如果没有这一步骤，激光工作尖的放置将是盲目的操作，有可能对袋内壁造成不良影响。

图5-1D显示了激光治疗术后1周的右上象限的口内像，及左上象限激光治疗术后即刻口内观。图5-1E显示了左上象限激光治疗后即刻口内观。图5-1F显示了激光治疗后1个月的口内像。图5-1G显示术前表格。图5-1H显示术后1个月的牙周图表。

4种激光的比较：对牙根面和创口愈合的影响

激光在牙周治疗中有多种用途。本节回顾了4种不同激光波长的现有证据及其在再生过程中的应用。大多报道研究使用了CO_2激光、Nd:YAG激光、铒激光家族器，以及较低范围的二极管激光[66]。激光器可用于根面生物改性以促进韧带细胞再插入或创造再附着的合适表面。牙骨质和牙本质的改性依赖于波长，并且针对每种激光进行了讨论。

牙骨质和牙本质的矿物成分是碳酸羟基磷灰石，在光谱的中间区域表现出强烈的吸收。因此，在研究的不同波长的激光器中，Er:YAG激光器似乎是有效地去除牙结石、蚀刻和促进细胞生成或组织附着的适合仪器[66-67]。研究表明，其安全性和效果可能在常规机械清创术报告的范围内[68]。

在多种临床研究中，激光与传统治疗法之间进行有价值的比较是最困难的，目前可能是不可能的。原因包括不同的激光波长；激光参数的广泛变化。

病例研究5-2

根分叉生物改性

一名52岁男性伴有牙齿解剖结构问题，需要接受手术。图5-2A显示上颌第二磨牙根分叉病变。根分叉探诊深度为10mm。因为近中颊根远中弯曲朝向根分叉，远中颊根颊面朝向根分叉。无法使用传统器械去除病变因素。

图5-2B显示翻瓣后的术区，暴露的根分叉表面显示有一球形病变组织，牢固地附着在根面。使用传统器械（刮治器）去除大面积病变组织，使用激光去除根面残留的软组织，并进行牙根面生物学修饰，从而促进纤维附着。

图5-2C显示激光生物学修饰根面后的影像。牙周瓣的内侧被去上皮化，其目的是为了促进纤维组织重新附着在被修饰后的牙根表面。骨粉被填入根分叉，缝合牙周瓣。之后使用激光将牙龈边缘去上皮化。医嘱患者常规术后注意事项。术后9天患者复查，拆线，术区牙周瓣边缘再次去上皮化。19天后患者再次复查进行相同操作。

术后进行3次去上皮化（术中、术后第9天及19天）的理由是基于合理的生物学原则。通过Rossmann、Centty、Israel和其他工作者的工作，显示术后1个月内，每隔10天进行一次去上皮，可以增强软组织的附着。

图5-2D显示术后3个月术区完全愈合。报告参数不足，反过来也不能计算能量密度；实验设计的差异；缺乏适当的控制；疾病程度和治疗方案的可变性；不同临床节点的测量。尽管有这些问题和缺乏临床试验，仍有足够的数据可用于识别慢性牙周炎激光治疗结果的趋势[67]。

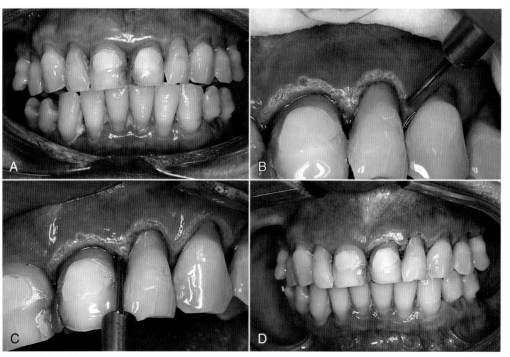

・图5-1　牙周袋的激光生物修饰。A. 病变组织的术前观察。B. 步骤1：龈缘的激光去上皮。请注意，这不是切割程序；牙龈高度没有减少，也没有切开或切除组织。去除表面上皮，使其不干扰成纤维细胞介导的软组织附着。C. 步骤2：减少牙周袋中的细菌含量。激光尖端平行于根部的长轴放置。D. 右侧上颌为激光治疗后1周观；左侧上颌为激光治疗后即刻观。

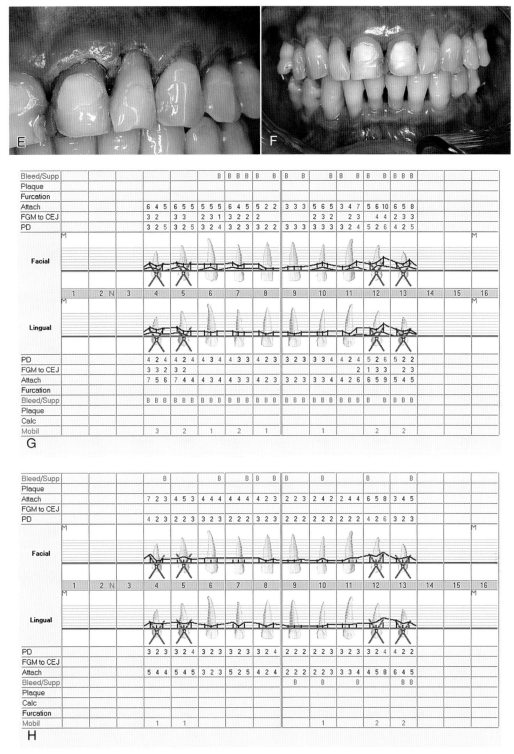

· 图5-1（续）　E. 左上象限的治疗即刻观。F. 1个月后观。G. 术前牙周图表。H. 治疗后1个月的牙周图表。

CO₂激光：10600nm

在生物学方面，具有10600nm波长的CO₂激光器是目前可用于根表面效应研究的第一种波长。即使在低至4W的能量条件下，早期研究的结果也不是特别令人鼓舞，因为根表面的炭化和熔化是常见的副作用。另外，傅立叶变换导致的炭化表面的红外光谱分析揭示了氰胺和氰酸盐的存在，这是两种细胞毒性化学残留物[69-70]。然而，这些早期研究中使用的参数，例如短暂发射模式，完全不同于今天使用的参数。这些早期研究使用了连续波长的CO₂激光，已知它比脉冲CO₂激光模式更能破坏硬组织。

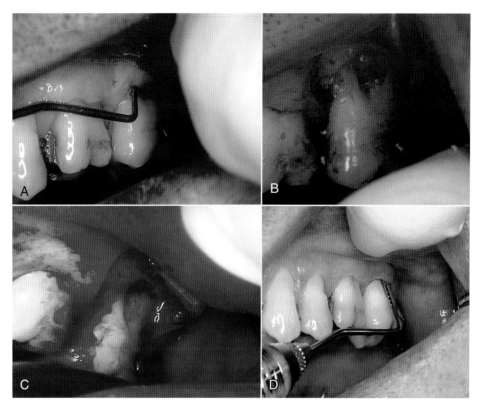

· 图5-2 激光对根分叉的表面生物修饰。A. 上颌第二磨牙的术前根分叉观。B. 术中翻瓣后暴露的根分叉观。注意在根分叉处存在的病变软组织。C. 术后即刻观。从手术部位消融了病变组织。并为成纤维细胞介导的软组织附着制备了根表面。D. 术后3个月术区观显示出良好的愈合。无法再探及根分叉（A和D视图由Robert Convissar博士提供）。

另一个问题是水冷却。激光使用时水冷却是非常重要的，其可以避免激光造成的热损伤和有毒物质的产生[69-71]。Israel等[71]比较3种波长的激光——CO_2、Nd:YAG和Er:YAG对于牙根表面作用的变化——有和没有空气/水冷却的表面。这些变化包括空化缺陷、熔化和再凝固矿物的小球、表面裂纹（开裂），以及在用CO_2和Nd:YAG照射后产生表面炭层。相比之下，Er:YAG激光产生的根表面变化可能是蚀刻后所预期的：去除玷污层和暴露胶原基质。应用Er:YAG激光显示了明确的微观结构的微小结构，与CO_2激光和Nd:YAG激光不同，没有熔化或表面炭化的证据。鉴于本研究的参数，似乎CO_2激光和Nd:YAG激光会对表面产生不利影响。当使用Er:YAG激光低能量密度时，具有足够的潜力进行表面修饰以保证进一步的研究。

Barone等[72]表明，当CO_2激光在4W的能量设置或连续波模式下使用时，会发生牙根表面的热诱导开裂。但是，当在非聚焦模式和低功率设置下使用脉冲波时，CO_2激光似乎造成的损坏最小。虽然两种激

光模式都会对离体牙根表面产生变化，非聚焦光束的变化使牙根表面光滑，这可能在牙周治疗中具有优势[72]。相比之下，当在连续模式下使用时，CO_2激光（0.5W，20s连续圆周运动）创造了牙本质上的熔融，生物化（无孔，釉面）表面，牙本质小管几乎完全密封[73]。

因此，可以得出结论，使用CO_2激光在脉冲模式下，对根面是安全的，例如，用于牙周袋内的消毒——设置低功率，控制输送时间，伴水冷却，以及工作尖与根面平行。这一结论强调，选择激光波长或制造商的最重要的决定因素之一，应该是为使用者提供的初级培训和教育的数量，以及继续教育。对于所有激光波长，使用正确的参数对于操作成功至关重要。

根面平整后，表面玷污层有牙结石残留，病变的牙骨质、细菌内毒素和龈下菌斑总是包裹在器械治疗后的牙根表面。一些研究调查了替代器械治疗根面局限性的可能。Crespi等[74]发现，根部表面缺乏牙骨质，牙本质小管完全密封。牙本质表面表现为

熔化层，显示出平坦、光滑表面上的玷污层的明显熔融。牙本质层具有釉面的外观。在CO_2激光照射后的任何根上都没有观察到残留细菌。此外，研究表明，使用脉冲非聚焦模式的CO_2激光在低功率设置下（3W/s）去除玷污层，留下部分暴露的牙本质小管，其直径变化很小。根表面修饰剂（如EDTA、柠檬酸）能有效去除玷污层，露出的牙本质小管显示出漏斗状的扩张[75]。

结合传统的器械，在低功率和非聚焦模式下使用CO_2激光照射，可以改善牙周病的牙根表面。打开牙本质小管是牙周病治疗的一个目标，利于新结缔组织纤维的插入，以增强牙周附着的再生。

最近对CO_2激光与生物相容性的研究表明，在能量密度方面存在相互矛盾的结果，即便在低能量密度上。Crespi等[76]和Pant等[77]报道，与对照表面（仅根面平整）或化学处理的表面相比，成纤维细胞在激光处理的表面上的体外附着增加。然而，Fayad等[78]报道，仅以1.25mJ/脉冲照射的表面完全缺乏成纤维细胞附着。

关于牙周软组织壁，Gopin等[79]评估了动物模型中CO_2激光照射后牙根表面的软组织附着。剥离黏膜瓣后，每个激光治疗的牙根表面都照射处理到炭层明显可见。设置和参数为6W，20Hz，脉冲长度为0.01s；能量密度约为240J/cm²；与目标组织表面的距离为2mm，光斑直径为0.8mm。该应用促进了根表面上的细胞毒性炭化。在炭化区域内，组织学检查显示缺乏组织瓣对根面的再附着。然而，所有通过根面平整单独处理的样品或根面平整后激光照射均显示组织瓣再附着于处理过的根面。这些发现导致临床使用脉冲CO_2激光照射作为辅助模式，与根面平整一起联合治疗牙周袋。

关于在骨组织中使用CO_2激光，在动物模型中，由激光（相较于涡轮机）引起的骨缺损表现出延迟的愈合反应，显然与骨组织中的焦质相关[80]。即使使用空气/水的表面冷却喷雾，愈合反应也严重延迟[81]。可以得出结论，CO_2波长不适用于骨组织[80-81]。

对于牙齿/牙周病激光治疗的最终结果是有利还是有害，大多数研究都缺乏材料和方法的临床情况。因此，在临床使用前，实验室试验中测试的参

数和设置应该进行评估。在所有激光研究中观察材料和方法的重要内容包括：①设置和参数（功率密度、瓦特、赫兹、暴露时间）；②传输系统；③传递模式；④工作尖方向；⑤使用水冷却。

除了物理辐射参数，临床操作参数特别是工作尖的角度和手移速度对激光治疗牙周袋中的根面处理影响极大[82]。在2007年的一项试点研究中，Mullins等[83]进行了测试制造商建议的参数，用于进展性牙周炎患者的诊断治疗。目的是通过扫描电子显微镜（scanning electron microscopy，SEM）评估第三代CO_2激光（波长10600nm）处理对牙根表面和软组织的效应。与阴性对照标本相比，这种"超速"激光对牙周致病菌有影响。将CO_2激光设置为2.2W、50Hz、80ms脉冲长度和每5s1mm的曝光速率进行一次性照射适用于照射牙周袋。通过DNA数据分析获得了8个牙周细菌样本，这些样本是从激光照射和对照部位收集的，并且在照射后立即进行了比较。此外，提取包括软组织在内的活组织检查标本。

对标本的SEM扫描电镜检查显示，17例患者中有3例（17.6%）对软组织造成热损伤。此外，11.7%的CO_2激光处理牙齿对牙根表面有局部轻微损伤。微生物学分析结果表明，对照位点的细菌计数90.6%保持不变，6%增加，3%减少。在试验组中，8种不同的牙周微生物的71.25%的细菌计数保持不变，12.50%增加，16.25%减少。与阴性对照标本相比，可有效减少龈下细菌群体[83]。激光治疗后的牙根表面可见的损伤可以解释为过度长时间操作的结果。建议将放置在龈下区域的工作尖以每1s1mm的速率移动，在磨牙区域中每侧牙齿的总时间为16s，而在较细的牙齿（下颌前牙）应缩短操作时间。关于微生物学结果，牙周袋消毒效果可能受到若干变量的影响（如唾液污染等）。然而，研究人员一致认为，尽管未经证实，在温度超过100℃时，任何显著残留的微生物DNA都不可能在激光照射下存活。

这项研究的另一个结论是，在牙周袋中使用一次CO_2激光并没有显著减少龈下细菌群[83]。因此，制造商建议在中度至重度牙周炎的情况下重复在牙周袋内的操作，每7~10天进行至少3次就诊。同样，必须强调使用正确的激光参数以及正确的治疗方案

对于手术的成功至关重要。

本文的一个重点是所有的CO_2激光研究都具备发射10600nm波长的器件。最近推出的9300nm的CO_2尚未报道任何牙周治疗结果。值得注意的是，从一个CO_2波长到另一个波长的结果推断是缺乏科学性的，并且会不断被质疑。

Nd:YAG激光

自20世纪90年代以来，临床病例报道显示在牙周组织中使用Nd:YAG激光（1064nm）可以得到良好的效果，增加了临床医师对这种波长的兴趣[84]。早期研究着眼于使用激光去除牙周袋内上皮。1994年，Gold和Vilardi[85]展示了这种脉冲Nd:YAG激光可以在1.25～1.75W的功率和20Hz的中度牙周袋中使用，以去除牙周袋内上皮。大部分样本显示完全去除上皮，没有损伤结缔组织。在其他研究中，激光处理的牙周袋样品中的微生物学分析显示，测试的细菌水平在处理后较之处理前即对照标本减少伴放线聚集杆菌（Aggregati bacter actinomycetemcomitans，Aa）（原名伴放线放线杆菌）；丹尼拉杆菌（Tannerella forthysia，Tf），原名福赛杆菌（Bacteroides forsythus，Bf）；牙龈卟啉单胞菌（Porphyromonas gingivalis，Pg）；齿垢密螺旋体（Treponema denticola，Td）[86-89]。

体外研究确认发现脉冲Nd:YAG激光能够有效杀灭Pg菌而没有对血液琼脂培养基造成可见损伤[90]。波长810nm的二极管激光对病原体和凝胶均可损伤，表明脉冲Nd:YAG可以选择性地摧毁色素沉着的病原体，而保持周围组织完整[91]。

报告的ENAP激光临床病例（切除性新附着术）证明临床测量数据的改善和治疗区域骨再生的影像学证据[92-93]。相较于使用手术刀，Nd:YAG激光需要较低剂量的浸润麻醉并能控制好术中及术后出血[94]。组织坏死与激光照射时间相关，激光传递工作尖（光纤）类型和释放的激光能量有关。在激光器释放长时间的较低能量后，观察到最均匀和最广泛的凝固区域[95]。

另一个考虑因素是激光对牙根表面和骨组织的影响。1996年，Radvar等[96]展示了在牙周袋中应用的Nd:YAG激光，在50mJ和80mJ、3min的传输时间和

激光光纤平行于牙根面的情况下没有造成伤害。然而，在牙周袋中释放的时间过长，结果导致对软组织的损害。因此，与非激光治疗的对照组织相比，使用这些参数，Nd:YAG激光治疗对软组织没有改善。

本研究的另一个结论是，根面平整可以减少龈下细菌，单独使用激光照射而不使用根面平整并非最好的治疗选择[96]。激光与机械清创术的结合可以产生最佳的抑菌效果，1997年Neill和Mellonig的研究也证实了这一点[87]。

关于成纤维细胞的附着，几项体外和体内研究表明，将Nd:YAG激光应用于病变牙根表面（预实验设置和输出时间）会损伤根面，培养的成纤维细胞附着减少[69,97-100]。1994年，Thomas等[101]体外评价Nd:YAG激光单独治疗或者与根面平整/龈下喷砂组合对成纤维细胞附着于健康牙根表面的影响。将牙根样本随机分配成4组：对照组、激光治疗组、根面平整后激光治疗组和龈下喷砂后激光治疗组，激光治疗牙根样本使用320μm光纤以接触模式20脉冲/s，75mJ处理1min。将光纤与牙根部保持平行，使用蒸馏水保持湿润。在激光治疗组中观察到成纤维细胞附着减少，表明激光诱导了生物不相容性。牙根表面改变包括牙骨质的消融以及牙本质小管的暴露和凹陷形成。在附着于标本的成纤维细胞的细胞计数中，在对照组（较多附着）和激光组（较少附着）之间观察到最大差异。然而，进行完根面平整或喷砂打磨的样本使用激光处理，可以看到附着的成纤维细胞数量增加，表明激光诱导的生物不相容性是可逆的，并且最有可能是其一个表面特征。

在这个实验中，激光光纤与目标组织保持平行，这与初始牙周治疗的临床应用相似。另外，在Nd:YAG去除牙根表面上的病变层后有助于创造利于愈合的环境。Thomas等[101]的这项研究证实了1992年Trylovich等的发现[100]。然而，在后一研究中光束的方向垂直于牙根表面1min（Nd:YAG设置为80mJ，10Hz），并且有机基质看起来已经烧掉，留下具有熔岩外观的重新结晶固化的物质。

在2005年的体外研究中，Chen等[102]研究了Nd:YAG激光照射培养的人成纤维细胞的长期影响。功率输送为50mJ×10pps脉冲/s，能量0.5W，照射

持续时间为60s、120s、180s或240s。激光的光纤保持垂直于根表面距离细胞层2mm。激光传递不是静态的，是本研究中的一个重要因素；相反，使用定时和控制的运动来覆盖细胞培养物的表面。在激光治疗后第5天，使用光学显微镜和透射电子显微镜（TEM）评估激光照射的人牙周膜成纤维细胞的活力与胶原含量。因此，在固定功率输出和不同暴露时间的情况下，可以研究脉冲Nd:YAG激光对hPF的长期影响。细胞活力和胶原蛋白含量的统计学显著降低仅在较高能量照射的细胞中注意到，但即使功率输出为0.5W，也会发生一些细胞损伤和胶原蛋白含量的减少。这些结果表明活细胞和激光受损细胞的进行性退化的共存，与hPF培养物的体外矿化有关。Nd:YAG激光照射可诱导培养基中培养的hPF细胞矿化沉积，进一步分化为成骨细胞样细胞负责体外矿化[102]。

这些结果通过另一项研究证实，其中Nd:YAG激光照射（20mJ，10Hz，10s）对人类成骨细胞培养的细胞活力和增殖具有刺激作用[103]。提高脉冲能量，脉冲重复功率和输出能量对细胞活力与增殖具有抑制作用。

激光束的方向是控制目标组织损伤的主要因素，即使设置在低能量（0.5~1.5W），在垂直方向用Nd:YAG激光照射1min，也可改变根结构蛋白的化学组成[104]。与二极管激光器一样，应用于平行方向的Nd:YAG激光束在1.5W、15Hz（100mJ）和2mm/s下，可造成根面改变，包括牙本质的融合和固化，及部分玷污层、碎片的去除[105]。

另一方面，Nd:YAG激光对牙结石造成的损伤比牙骨质或牙本质更多[106]，能量在5W时，可以去除根部上的玷污层且牙根表面变化较小，但温度升高[107]。几项体外研究[99,101]证明，Nd:YAG激光照射后，根部表面的热诱导形态变化，从较低的156.2J/cm^{2}到166.6J/cm^{2}的能量设置，到高达571J/cm^2。然而，即使在某些研究中使用的最低能量密度仍然存在矿物质的熔融，例如产生凹陷和牙根面烧焦。因此当应用于体内时，必须调整Nd:YAG激光设置[67]。

在20世纪90年代早期进行的至少两次体外研究表明，Nd:YAG激光在低能量密度或低能量密度和非

聚焦光束的组合下使用时，可以去除牙根表面玷污层而不会造成其下牙骨质或牙本质的附带损伤，也不会使温度升高到触发不可逆牙髓损伤的水平[107-108]。尽管激光有效去除玷污层，这些参数可能不适合作为常规牙周治疗的辅助临床使用，因为需要较高的能量输送（20W）及较远的目标组织距离（5cm）。

牙周治疗的另一个关注领域是用激光控制炎性细胞因子。如前所述，牙周炎中夸大的炎症反应会增加牙周组织破坏的风险。细胞因子白细胞介素-1（cytokine interleukin-1，IL-1），特别是白细胞介素-1β形式，具有对骨组织[109]重要的分解代谢作用，并被认为是最有效的破骨诱导剂[110]。因此IL-1如其在牙周病中的发病机制，对于炎症反应期间结缔组织重塑和骨质破坏发挥关键作用[111]。Liu等[112]1999年研究评估了Nd:YAG激光的体内效应。通过比较4种不同治疗组龈沟液中IL-1β水平，包括单独使用超声波治疗，单独使用激光和两种治疗方式分别组合，对牙根表面进行处理。结果显示，激光治疗后联合SRP（第4组），反之亦然，SRP后联合激光治疗（第3组），似乎可以促进整个牙周组织临床长期改善（在临床牙龈指数、红肿方面）。然后与单独激光治疗相比较，联合治疗组（第3组和第4组）也表现出来在第6~12周，所有牙周炎受累部位龈沟液IL-1β降低幅度均大于单独使用激光治疗组。在测试的4种治疗模式中，超声SRP与激光治疗相比均产生较高的IL-1β反应，而SRP后联合激光治疗可以较早减轻细胞因子毒素反应。单一疗法（单独使用激光或超声波刮治）的结果不具有统计学上的显著差异[89]。

早期研究证明激光照射时间过长对牙根部组织有害。因此，如今激光临床应用使用了与早期临床试验中不同的参数设置。目前已经知道，对于牙周袋中的细菌减少或牙根环境的改变，我们的结果不仅取决于参数设置，还取决于持续时间和激光束的方向[113]。与目标组织的距离也必须被考虑。例如，使用接触模式时，所测试的激光系统产生了与非接触模式高度差异的组织效应。使用近距离进行激光治疗的医师必须意识到，在激光应用中从非接触模式转变为接触模式会极大地影响其产生的组织效应[114]。

相对于牙周支持组织的再生治疗，激光辅助形成新附着是一项新颖的技术，证实了使用自由运行脉冲的Nd:YAG激光治疗牙周炎患者的牙周袋有持续积极的组织学反应。正如所讨论的那样，Yukna等[33]在测试的两个根部牙结石和牙菌斑污染区域发现了明显的牙周组织再生（在牙骨质、牙周韧带和牙槽骨中），在另外4个经过激光处理的牙齿上也发现牙骨质介导的新附着。

二极管激光器

外科二极管激光器具有多种半导体固体活性介导物质，例如铝（aluminum，Al）和砷化镓（gallium arsenide，GaAs）。与Nd:YAG激光波长一样，其所产生的电能成为红外光谱发射的激光束。两者之间的主要区别在于发光机制，而这使得二极管激光设备体积更小、更经济[115]。FDA于1995年批准将二极管激光应用于软组织手术，1998年应用于龈下刮治术。

4种手术二极管波长介于800~1064nm。传输系统是不同直径的光纤，在接触模式下通常用连续波或门控脉冲模式。与Nd:YAG激光一样，二极管激光易被两种黑色素和血红蛋白高度吸收。组织穿透系数越低，产生的热量越高，相比Nd:YAG激光凝固更深，二极管激光表现为表面碳化，更重要的是，用一种二极管激光获得的实验结果不能证明其他3种波长的结果。各种波长的二极管激光在水中的吸收系数是完全不同的，因此它们对软组织的作用也会不同。特定波长的二极管所产生的特定效果或结果并不意味着其他波长都将产生类似的结果。

二极管激光器应用的最佳适应证是软组织切开、切除和凝固以及开放性创口中细菌生长的控制[116]。另一个适应证是牙周袋内清创术[117]，可以减少牙周炎的感染性成分[118]。输出功率为500mW或更低的二极管激光用于低能量激光治疗（low-level laser therapy，LLLT）生物调节[119]、创口修复[120-121]和减轻疼痛[115]（详见第15章）。由于其他波长更适合牙周再生治疗中的根面平整[122]，在此领域应用二极管激光的文献报道极少。

20世纪90年代中期开始研究使用二极管进行杀菌作用。在1998年的一项研究中，Moritz等[123]评估了二极管激光（805nm）照射与单独使用SRP后细菌减少的情况。在二极管激光照射组中，最初的和最终的细菌计数显示出相当大的差异，最突出的是伴放线聚集杆菌（Aa），以前称为伴放线放线杆菌。此外，激光治疗中的临床指标得到改善，牙周探诊出血明显减少，牙周袋深度减少。在动物研究[124]和体外研究中，Fontana等[125]观察到一些激光对普氏菌属和梭杆菌细菌水平的积极影响。当使用中等波长并且在受控照射时间内，二极管激光不会引起足够高的温度变化，从而不会对牙周组织造成不可逆的热损伤[125]。然而，最近的数据表明，在临床方面（降低牙龈炎症）和SRP期间疼痛评估中，研究组和对照组之间没有统计学上的显著差异。由此得出的结论是，在SRP中使用二极管激光作为辅助治疗，对于浅牙周袋和中等深度牙周袋的牙齿没有明显的临床益处[126]。

如前所述，牙周治疗的目标之一是减少牙周袋中的细菌沉积并增加临床附着水平。为了实现新CTA的愈合，有必要通过在SRP期间去除牙周袋中的上皮来防止愈合期间的上皮下移。在动物模型中，Romanos等[127]使用二极管激光（980nm）来去除上皮，并与传统技术的结果进行比较。在所有照射部分都没有发现上皮残留物。低功率激光能够以相同的方式去除所有样品中薄的牙周袋上皮。

相比之下，高能量照射条件下会对下面的结缔组织造成严重损害。使用常规刮治器控制的对照部位在所有组织中均显示出显著的上皮残留物。在组织学检查中，与手动器械的常规治疗相比，发现使用980nm二极管激光治疗牙周组织可完全去除上皮。

对人类进行的一项类似调查显示，在连续波长模式及1W功率下，使用二极管激光治疗牙周炎，在牙周袋内进行10s的照射，是一种安全的临床操作，可辅助SRP操作[128]。该研究中，牙齿松动度和探诊深度的大幅降低可能与牙周袋细菌减少相关，但临床CAL的增加被认为是由于牙周袋去上皮化后所致的。

然而，一个重要的警告是，使用二极管激光照射可能会损伤牙髓活力。限制输出功率为0.5W（连续波长模式）、照射时间为10s，对于下颌切牙和上颌第一前磨牙根面的应用是至关重要的。对于其他牙齿的治疗，不得超过1.0W的功率输出（连续波长模式）和10s的照射时间，以确保临床应用的安全。温度升高与能量和时间相关联。牙本质厚度对牙髓温度变化有显著影响[129]。

只有少数二极管激光的研究证实牙根处理能增加牙周再生及牙周膜细胞附着[130]。Kreisler等[131]评估了模拟体内环境，使用盐溶液和人体血液涂在根面上，使用809nm GaAlAs二极管激光处理牙根表面可能的形态变化。无论照射时间和输出的功率如何，用盐水润湿的样本和干燥样本上均没有检测到变化。当使用较高功率设置下照射薄血膜覆盖的牙根区段时，可以观察到根表面的严重损坏。然而，在1W或更低的功率输出下，对牙根表面几乎没有损坏，而在距离<0.5mm时，选择1.5W、2.0W和2.5W的功率可产生不同程度的炭化和热损伤引起的表面开裂。照射角度的变化对根面损伤程度有显著影响。

为了避免破坏根面，一种替代方案是增加冲洗。另一种是在SRP后延迟2天使用二极管激光，以减少激光–血液相互作用的可能性。Borrajo等[132]将二极管激光器应用于大量盐溶液冲洗后的牙周袋，参数设置为2W脉冲模式，光纤尖平行于牙齿长轴持续运动，并且每个牙面照射10s。与单独SRP治疗相比较的结果显示，激光治疗组龈乳头出血指数（papilla bleeding index，PBI）和探诊出血（bleeding on probing，BOP）水平较低，CAL无显著差异。

铒激光家族

Er:YAG激光和Er,Cr:YSGG激光器（也称为铒激光器或铒激光家族器）的波长位于光谱的近红外区域，分别为2940nm和2780~2790nm。虽然在波长方面相似，但这两种铒激光在吸收系数、消光长度和其他波长依赖性方面略有不同。

与二极管激光器一样，必须强调不能将其中一个铒波长的处理结果推断到另一个波长上。必须要对文献进行严格审查，以描述每种波长的临床和实验结果的差异。

这两种铒激光器，是通过关节臂或波导传输系统终端的晶体工作尖或特殊光纤来传递能量，并且

以接触或非接触模式作用于目标组织。这些波长优选用于硬组织，但也可用于软组织。当目标组织吸收光子并且所产生的温度升高足以蒸发激光束照射到的组织时，就会发生消融（组织被移除）。激光能量消融组织的基本物理学特征是随着照射能量的增加，可增加深部组织的移除[133]。铒激光波长被组织中的水吸收，因此在受照射的组织上发生有效的消融，表面伴有轻微的相互作用，对周围组织不会产生严重的热损伤[134]。这些激光能量也被羟基磷灰石高度吸收[135]，因此最近关于激光诱导牙根表面改性的研究涉及铒激光。

铒激光器已被FDA批准应用于口腔治疗的几个领域：1997年治疗硬组织（牙釉质和牙本质）[136]，1999年用于软组织手术和龈下刮治[137]，2004年用于骨外科术[138-139]。

铒激光器具有多种功能，在口腔医学中可使用许多不同的程序。针对这些激光对于软组织和硬组织产生的优异消融效果已经有大量的牙周研究。体外和临床研究已经证明有效应用铒激光去除牙结石[140-144]，非手术[145-148]和手术治疗牙周病变根面[134]。这些波长也有效去除SRP治疗[71,145,149]后根面牙骨质上的玷污层或根管内层[150-152]。铒激光可以去除牙骨质[142-143,145,153-154]和牙骨质表面结合的内毒素[155-156]。另一个重要的优势是促进成纤维细胞黏附[157-158]。几项研究显示铒激光处理牙根面似乎至少与SRP[141,143,159-161]或其他手段（如超声波装置）治疗后的生物相容性相似[162-167]。

其他研究比较了慢性牙周炎患者使用铒激光加SRP和单独使用SRP牙周治疗间的临床参数，两组之间无统计学差异[168]。长期的分口对照研究得出结论，使用铒激光或者SRP非手术治疗牙周炎后获得的CAL增加可以维持2年的周期[169]。伴随激光的杀菌效果[170]，即使与SRP根面平整的作用相当，激光的优点也可通过控制牙周袋中的感染来促进愈合。

从理论上讲，水对于铒激光的吸收系数比CO_2激光（10600nm）高10倍甚至高于Nd:YAG（1064nm）激光。由于铒激光能量易被水和其他有机物高度吸收，因此照射高含水量组织时，只有表面的相互作用发生。这种有限的效果解释了较少的组织退化和薄层的表面相互作用[139]。"微爆破"理论描述了用

铒激光进行硬组织消融的机制[171-172]。根据这一理论，能量选择性地被水吸收，形成蒸汽而产生内部压力，直至达到熔点，无机物质发生爆炸性破坏。这些影响不能由热现象完全解释，而是与硬组织内的水蒸发相关的微爆炸的结果。换句话说，硬组织内部压力增加，矿物结构破裂。这个现象也被称为爆破或"爆炸性消融"[139,171,173]（参见第2章和第10章）。

当激光应用于牙齿硬组织时，主要问题是与热相关的副作用。激光束的这种热效应通过组织吸收能量并随后将激光能量转化为热能[174-175]。激光照射过程中产生的热量经常导致牙齿结构碳化、熔化和开裂，随之引起牙髓发炎和坏死[174,176]。应用CO_2和Nd:YAG激光进行硬组织治疗往往会产生有害影响，如蛋白质的变性[104]、形成有毒物质以及受照射组织的成分变化[174-175]。

与CO_2激光和Nd:YAG激光相比，铒激光具有令人满意的效果，骨组织X线照射后显示愈合速度比使用CO_2激光或机械涡轮手机时更快。在7天的Er:YAG激光组样本中，被富含成纤维细胞和成骨细胞的肉芽组织占据。用铒激光治疗对于骨组织的创口愈合可能是有利的，在愈合开始之前观察到最小延迟并且在56天后被新生骨组织完全替换[177]。这可能是因为激光照射后有利于细胞附着于表面[178]。

铒激光器系列具有消融切割骨等硬组织的巨大潜力并产生最小的热损伤，这对愈合过程有积极影响[179-180]。然而，其缺点是它们的切割速度相对较慢。自20世纪60年代以来，颌面外科医师已经采用了CO_2激光器进行软组织治疗，因为铒激光器消融硬组织需要更长时间的操作，因此没有采用铒激光器。第二个潜在的缺点是这些设备单元的尺寸比其他波长的设备大得多。设备本身以及光纤手柄和附件也比其他牙科激光器更昂贵。

为了寻找理想的参数和设置，可使用低能量的铒激光并伴有水冷却，产生的热量引起的组织损伤最小并且表面光滑[140,143,152-153,155,160,181-182]。越来越多的研究表明，铒激光可以去除硬组织[183]、骨组织[184]以及软组织且不产生炭化。由于它们具有软组织消融的特性，铒激光可以无创地切割组织，且在照射过程中具有杀菌效果[185]。然而，铒激光的凝固作用不如其他波长的激光器（CO_2、Nd:YAG和二极管）[66-67,139,186]。

SRP是传统治疗牙周病的方法。然而，使用传统器械完全去除牙周袋内的细菌沉积物和内毒素仍是个难题，也不一定能实现[118]。这种器械治疗可能会过度消除牙骨质，会导致龈上及龈下牙根表面粗糙，可能会增加菌斑的形成[187]。实现牙根表面的生物相容性可能是一个挑战。增加SRP难度的因素是复杂的牙根解剖结构、釉牙骨质界、根分叉区域、复杂的多根牙及磨牙的远中部位，所有这些因素通常与牙石菌斑的附着有关。因此，最近引入了铒激光龈下刮治程序，作为与传统SRP结合的辅助手段，这种激光的特性是去除牙结石和玷污层以及强烈的杀菌与灭菌效果[139,145,188-189]。

牙周病治疗中使用铒激光的作用包括消除牙周袋中的细菌及嵌入牙骨质内的细菌毒素[155-156]。这些应用通过成功地消除牙骨质表面的玷污层，提出了激光牙周治疗[160]的可能优势，相较于SRP后对牙周组织愈合的影响，其有可能抑制或损害细胞对根面的再附着[190-191]。一旦牙根表面被清洁干净，它将具有生物相容性，并且可以在新形成的结缔组织中插入牙周韧带纤维[163]。使用铒激光与伴超声系统的SRP比较，新形成的成纤维细胞数量比SRP显著提高[157]。

在一个动物模型中，使用Er:YAG激光或刮治器在牙周翻瓣术中对牙根分叉区域进行肉芽组织和牙根部清创术[192]。在手术后3个月进行组织学分析。使用Er:YAG激光有效地完成肉芽组织和根部清创，不伴有热损伤，并且比龈下刮治更快。组织学显示，激光治疗组中新生骨的数量明显多于器械组，尽管两组均表现出相似数量的牙骨质形成和CTA。这些研究结果表明Er:YAG激光照射技术可以安全有效地用于牙周翻瓣手术，并具有促进新骨形成的潜力[193]。

Sculean等[194]在2004年的一项临床研究中测试了类似的设计，该研究比较了使用和不使用Er:YAG激光（160mJ，10Hz）进行翻瓣手术后骨内缺损的愈合情况。在平行设计中，使用Er:YAG激光（实验组）或手动和超声器械（对照组）对翻瓣后的根部表面与缺损进行清创。实验组显示出CAL增加的趋势，尽管这并未证明具有统计学意义。在有限的研究范围内，可以得出治疗后6个月，这两种疗法都可以显著改善所研究的临床参数，并且使用Er:YAG激光与牙周手术结合可以作为治疗骨缺损和牙根清创的方案。

还研究了使用铒激光伴或不伴增强愈合的材料下，其促进根部组织再生的潜力。当应用Er:YAG激光伴牙釉质基质蛋白（即EMD）并与SRP + EMD + EDTA比较时，其与EMD的组合不能改善临床结果。两组治疗组显示出相似的结果[195]。

重组人血小板生长因子BB（recombinant human platelet-derived growth factor BB，rhPDGF-BB）可能是有效的刺激物，可促进人牙周膜干细胞的有丝分裂。Er:YAG激光单独使用或与rhPDGF-BB组合使用可以提供用于调节牙根表面的条件，组合应用会更有效。然而，实验组激光需要分别在小于60mJ/脉冲和10Hz的参数下间隔使用，以验证牙根清创所需的最小值，并阐明成纤维细胞附着再生的最佳条件。为创建牙周治疗后最佳环境，需要进一步的研究来确定理想的参数[196]。

应用铒激光增强牙根表面的生物相容性，对于成纤维细胞附着具有良好的效果[157]。Feist等[158]比较了培养的人牙龈成纤维细胞在牙表面的黏附和生长，采用Er:YAG激光照射处理两种不同的方案（B组和C组）或仅用刮治器（A组）制备。两个激光治疗组分别接受两次照射——B组为能量密度为3J/cm²、60mJ/脉冲和10Hz，每次10s，间隔为10s；C组能量密度为5J/cm²、100mJ/脉冲和10Hz，每次10s，间隔10s。工作尖以45°角照射，持续运动并持续喷水。所有治疗后的根面上均显示人牙龈成纤维细胞黏附。在第1天和第2天，B组显示出比其他两组更高的细胞计数。接种后3天，A组和B组培养的成纤维细胞达到完全融合，但B组的细胞计数仍显著高于C组。

使用Er:YAG激光60mJ/脉冲照射牙根表面比单独根面平整或100mJ/脉冲的激光照射能更快地促进黏附和生长。同样设置的选择会对治疗结果产生影响。

已经发现低能量的激光照射可以通过激活牙龈成纤维细胞来增强创口愈合。低能量Er:YAG激光照射刺激了培养牙龈成纤维细胞的增殖。最佳刺激能

量密度为3.37J/cm²。这一结果表明，激光技术可能对创口愈合具有治疗效果[197]。

Pourzarandian等进行了另一项的研究，将培养的成纤维细胞暴露于低能量Er:YAG激光照射下，能量密度为3.37J/cm²，分析Er:YAG激光照射对细胞中前列腺素E₂（PGE_2）增多促进愈合的影响[198]。Er:YAG激光照射似乎通过COX-2（自然愈合过程中的早期介质）的产生从而产生PGE_2，对牙龈成纤维细胞增殖产生刺激作用。这可以被认为是在Er:YAG激光照射后加速创口愈合的重要调节途径之一[198]。因此而得出结论，铒激光不仅可以用于平整结缔组织纤维附着的根表面，还可促进牙周软组织创口的愈合。

激光应用于SRP后的表面调节已有大量研究。关于血液成分的根面黏附和牙周韧带成纤维细胞附着的表面形态学及根面牙骨质生物相容性方面也有大量组织学评估。结缔组织修复在表面看起来似乎依赖于纤维蛋白凝块和牙根之间的附着。用酸性试剂对根表面进行脱矿可以促进新的结缔组织附着。Maruyama等[199]比较了使用铒激光伴化学和/或机械调节（使用四环素、EDTA凝胶或米诺环素）的作用。使用激光照射所有实验组，参数和设置为50~60mJ/脉冲，能量密度10.5J/cm²，频率30Hz，接触模式，30°角，持续运动，每次照射45s。激光照射在牙骨质表面产生一层较薄的分层（5.7μm深度），并伴有表面微结构改变。照射后表面的特征性微结构是脆弱的，可以通过化学或机械条件来处理。在细胞附着试验中，单纯激光照射组显示出最低的细胞计数，这表明单独地使用激光照射往往会阻碍牙周膜细胞的早期附着。所以，在Er:YAG激光照射后的牙根表面使用化学或机械预备去除牙表面的微结构并进一步暴露胶原纤维可以改善和增加生物相容性[199]。同样，对于铒激光的研究表明，激光处理根部后成纤维细胞附着更好。

有人提出脉冲持续时间是激光对生物组织产生热效应的一个主要因素。通常单脉冲持续时间超过1μs就会产生相当大的热效应。研究表明使用铒激光系统，发射脉冲波的单脉冲持续时间为250μs。因此，可以假设，即使使用水冷却治疗区域，铒激光处理矿化组织也不可避免地存在一定程度的热变化。建议使用酸蚀剂或手动器械去除表面的改性

层，以促进牙周组织愈合[159,200]。

种植体周围炎

越来越多的研究聚焦于激光照射对钛种植体表面的生物学作用[201]。Lee等[202]2008年研究接种于激光照射的阳极氧化钛片上的成骨细胞样细胞的反应，使用CO_2激光或Er,Cr:YSGG激光照射，观察体外细胞增殖和分化。结果发现细胞在所有条件下均活跃增殖，使用Er,Cr:YSGG激光以$300J/cm^2$照射的圆盘中观察到最大的细胞增殖。这些数据显示用CO_2激光或Er,Cr:YSGG激光进行照射可能会对成骨细胞的增殖和分化产生正面作用[203]。

设置为30mJ/脉冲、30Hz伴水冷却的Er:YAG激光能够有效去除种植体基台上的牙菌斑和牙结石，而不会损伤其表面，这表明该激光可用于种植体基台的清创[204]。关于Er,Cr:YSGG激光对钛种植体表面结构和生物相容性影响的一项研究得出结论，尽管这种能量依赖性的方法能高效地去除菌斑生物膜，但它在污染钛表面重新建立生物相容性上并不成功[205]。

使用Er:YAG激光治疗种植体周围炎是非常重要的。与塑料刮治器相比，使用铒激光（95～105mJ/脉冲，30°～45°角）有效且安全地完成了种植体表面清创和肉芽组织的清除。在组织学检查中，在激光-种植体表面上观察到新骨的形成，并且激光组显示出与刮治组相比产生骨-种植体相接触的趋势[206]。第7章可以找到关于种植体周围炎的激光治疗的完整讨论。

此外，使用CO_2激光治疗种植体周围缺损的多项研究，伴或不伴骨移植材料和胶原膜一起，都在体内显示出优异的结果[207]。

由于二极管激光的相关研究报道中使用了不同的实验方案和不同的能量，二极管激光在种植体周围炎中的作用仍难以阐明。使用Nd:YAG激光器照射种植体是绝对禁止的，因为它们会加热种植体表面并导致表面脱落[201]。

第7章进一步描述了使用激光治疗种植体周围炎和种植体周围黏膜炎[208]。

结论

无论是结合或替代传统方法，特定的激光技术有望成为未来10年内口腔操作技术的重要组成部分[209]。如果操作者了解如何使用不同波长，激光就是应用于再生治疗的一种优秀的工具。了解设置和参数，包括在目标组织上的传递时间、光束的方向以及水冷却都是激光临床应用的重要方面，并保证最终获得成功的结果。这种独特的治疗与传统牙周病治疗技术结合使用，有可能促使病损牙周组织的再生。

（丁　茜　译，王勤涛　审校）

参考文献

[1] Nibali L, Tonetti MS, Ready D, et al.: Interleukin-6 polymorphisms are associated with pathogenic bacteria in subjects with periodontitis, *J Periodontol* 79(4):677–683, 2008.

[2] Seymour GJ, Taylor JJ: Shouts and whispers: an introduction to immunoregulation in periodontal disease, *Periodontol* 2000(35):9–13, 2004.

[3] Cobb CM: Non-surgical pocket therapy: mechanical, *Ann Periodontol* 1(1):443–490, 1996.

[4] Haffajee AD, Socransky SS, Lindhe J, et al.: Clinical risk indicators for periodontal attachment loss, *J Clin Periodontol* 18(2):117–125, 1991.

[5] Grbic JT, Lamster IB: Risk indicators for future clinical attachment loss in adult periodontitis: tooth and site variables, *J Periodontol* 63(4):262–269, 1992.

[6] Claffey N, Egelberg J: Clinical indicators of probing attachment loss following initial periodontal treatment in advanced periodontitis patients, *J Clin Periodontol* 22(9):690–696, 1995.

[7] Caton JG, Zander HA: The attachment between tooth and gingival tissues after periodic root planing and soft tissue curettage, *J Periodontol* 50(9):462–466, 1979.

[8] Caton J, Nyman S, Zander H: Histometric evaluation of periodontal surgery. II. Connective tissue attachment levels after four regenerative procedures, *J Clin Periodontol* 7(3):224–231, 1980.

[9] Caton J, Nyman S: Histometric evaluation of periodontal surgery. I. The modified Widman flap procedure, *J Clin Periodontol* 7(3):212–223, 1980.

[10] Isidor F, Karring T, Attstrom R: The effect of root planing as compared to that of surgical treatment, *J Clin Periodontol* 11(10):669–681, 1984.

[11] Karring T, Lindhe J: Concepts in periodontal tissue engineering. In Lindhe J, Lang NP, Karring T, editors: *Clinical Periodontology and Implant Dentistry*, ed 5, Blackwell, 2008, Oxford, pp 541–569.

[12] Garrett S: Periodontal regeneration around natural teeth, *Ann Periodontol* 1(1):621–666, 1996.

[13] Listgarten MA, Rosenberg MM: Histological study of repair following new attachment procedures in human periodontal lesions, *J Periodontol* 50(7):333–344, 1979.

[14] Melcher AH: On the repair potential of periodontal tissues, *J Periodontol* 47(5):256–260, 1976.

[15] Yukna RA, Bowers GM, Lawrence JJ, Fedi Jr PF: A clinical study of healing in humans following the excisional new attachment procedure, *J Periodontol* 47(12):696–700, 1976.

[16] Yukna RA: A clinical and histologic study of healing following the excisional new attachment procedure in rhesus monkeys, *J Periodontol* 47(12):701–709, 1976.

[17] Echeverria JJ, Caffesse RG: Effects of gingival curettage when performed 1 month after root instrumentation: a biometric evaluation, *J Clin Periodontol* 10(3):277–286, 1983.

[18] Ramfjord SP, Caffesse RG, Morrison EC, et al.: Four modalities of periodontal treatment compared over five years, *J Periodont Res* 22(3):222–223, 1987.

[19] Rossmann JA, McQuade MJ, Turunen DE: Retardation of epithelial migration in monkeys using a carbon dioxide laser: an animal study, *J Periodontol* 63(11):902–907, 1992.

[20] Rossmann JA, Gottlieb S, Koudelka BM, McQuade MJ: Effects of CO_2 laser irradiation on gingiva, *J Periodontol* 58(6):423–425, 1987.

[21] Centty IG, Blank LW, Levy BA, et al.: Carbon dioxide laser for de-epithelialization of periodontal flaps, *J Periodontol* 68(8):763–769, 1997.

[22] Israel M, Rossmann JA, Froum SJ: Use of the carbon dioxide laser in retarding epithelial migration: a pilot histological human study utilizing case reports, *J Periodontol* 66(3):197–204, 1995.

[23] Rossmann JA, Israel M: Laser de-epithelialization for enhanced guided tissue regeneration: a paradigm shift? *Dent Clin North Am* 44(4):793–809, 2000.

[24] Hall RR: The healing of tissues incised by a carbon-dioxide laser, *Br J Surg* 58(3):222–225, 1971.

[25] Lippert BM, Teymoortash A, Folz BJ, Werner JA: Wound healing after laser treatment of oral and oropharyngeal cancer, *Lasers Med Sci* 18(1):36–42, 2003.

[26] Fisher SE, Frame JW, Browne RM, Tranter RM: A comparative histological study of wound healing following CO_2 laser and conventional surgical excision of canine buccal mucosa, *Arch Oral Biol* 28(4):287–291, 1983.

[27] Moreno RA, Hebda PA, Zitelli JA, Abell E: Epidermal cell outgrowth from CO_2 laser- and scalpel-cut explants: implications for wound healing, *J Dermatol Surg Oncol* 10(11):863–868, 1984.

[28] De Freitas AC, Pinheiro AL, de Oliveira MG, Ramalho LM: Assessment of the behavior of myofibroblasts on scalpel and CO_2 laser wounds: an immunohistochemical study in rats, *J Clin Laser Med Surg* 20(4):221–225, 2002.

[29] Pogrel MA, McCracken KJ, Daniels TE: Histologic evaluation of the width of soft tissue necrosis adjacent to carbon dioxide laser incisions, *Oral Surg Oral Med Oral Pathol* 70(5):564–568, 1990.

[30] Fisher SE, Frame JW: The effects of the carbon dioxide surgical laser on oral tissues, *Br J Oral Maxillofac Surg* 22(6):414–425, 1984.

[31] Yamasaki A, Tamamura K, Sakurai Y, et al.: Remodeling of the rat gingiva induced by CO_2 laser coagulation mode, *Lasers Surg Med* 40(10):695–703, 2008.

[32] Wang X, Ishizaki NT, Matsumoto K: Healing process of skin after CO_2 laser ablation at low irradiance: a comparison of continuous-wave and pulsed mode, *Photomed Laser Surg* 23(1):20–26, 2005.

[33] Yukna RA, Carr RL, Evans GH: Histologic evaluation of an Nd:YAG laser-assisted new attachment procedure in humans, *Int J Periodont Restorative Dent* 27(6):577–587, 2007.

[34] Parlar A, Bosshardt DD, Unsal B, et al.: New formation of periodontal tissues around titanium implants in a novel dentin chamber model, *Clin Oral Implants Res* 16(3):259–267, 2005.

[35] Claffey N, Bogle G, Bjorvatn K, et al.: Topical application of tetracycline in regenerative periodontal surgery in beagles, *Acta Odontol Scand* 45(3):141–146, 1987.

[36] Polson AM, Proye MP: Effect of root surface alterations on periodontal healing. II. Citric acid treatment of the denuded root, *J Clin Periodontol* 9(6):441–454, 1982.

[37] Magnusson I, Claffey N, Bogle G, et al.: Root resorption following periodontal flap procedures in monkeys, *J Periodont Res* 20(1):79–85, 1985.

[38] Bogle G, Adams D, Crigger M, et al.: New attachment after surgical treatment and acid conditioning of roots in naturally occurring periodontal disease in dogs, *J Periodont Res* 16(1):130–133, 1981.

[39] Stahl SS, Froum S: Human suprabony healing responses following root demineralization and coronal flap anchorage: histologic responses in 7 sites, *J Clin Periodontol* 18(9):685–689, 1991.

[40] Fuentes P, Garrett S, Nilveus R, Egelberg J: Treatment of periodontal furcation defects: coronally positioned flap with or without citric acid root conditioning in class II defects, *J Clin Periodontol* 20(6):425–430, 1993.

[41] Moore JA, Ashley FP, Waterman CA: The effect on healing of the application of citric acid during replaced flap surgery, *J Clin Periodontol* 14(3):130–135, 1987.

[42] Hammarstrom L, Heijl L, Gestrelius S: Periodontal regeneration in a buccal dehiscence model in monkeys after application of enamel matrix proteins, *J Clin Periodontol* 24(9 pt 2):669–677, 1997.

[43] Gestrelius S, Lyngstadaas SP, Hammarstrom L: Emdogain–periodontal regeneration based on biomimicry, *Clin Oral Invest* 4(2):120–125, 2000.

[44] Araujo M, Hayacibara R, Sonohara M, et al.: Effect of enamel matrix proteins (Emdogain) on healing after re-implantation of "periodontally compromised" roots: an experimental study in the dog, *J Clin Periodontol* 30(10):855–861, 2003.

[45] Chong CH, Carnes DL, Moritz AJ, et al.: Human periodontal fibroblast response to enamel matrix derivative, amelogenin, and platelet-derived growth factor-BB, *J Periodontol* 77(7):1242–1252, 2006.

[46] Heden G, Wennstrom J, Lindhe J: Periodontal tissue alterations following Emdogain treatment of periodontal sites with angular bone defects: a series of case reports, *J Clin Periodontol* 26(12):855–860, 1999.

[47] Heden G: A case report study of 72 consecutive Emdogain-treated intrabony periodontal defects: clinical and radiographic findings after 1 year, *Int J Periodont Restorative Dent* 20(2):127–139, 2000.

[48] Heijl L, Heden G, Svardstrom G, Ostgren A: Enamel matrix derivative (Emdogain) in the treatment of intrabony periodontal defects, *J Clin Periodontol* 24(9 pt 2):705–714, 1997.

[49] Tonetti MS, Lang NP, Cortellini P, et al.: Enamel matrix proteins in the regenerative therapy of deep intrabony defects, *J Clin Periodontol* 29(4):317–325, 2002.

[50] Sculean A, Donos N, Chiantella GC, et al.: GTR with bioresorbable membranes in the treatment of intrabony defects: a clinical and histologic study, *Int J Periodont Restorative Dent* 19(5):501–509, 1999.

[51] Sculean A, Donos N, Windisch P, et al.: Healing of human intrabony defects following treatment with enamel matrix proteins or guided tissue regeneration, *J Periodont Res* 34(6):310–322,

1999.

[52] Silvestri M, Sartori S, Rasperini G, et al.: Comparison of infrabony defects treated with enamel matrix derivative versus guided tissue regeneration with a nonresorbable membrane, *J Clin Periodontol* 30(5):386–393, 2003.

[53] Sanz M, Tonetti MS, Zabalegui I, et al.: Treatment of intrabony defects with enamel matrix proteins or barrier membranes: results from a multicenter practice-based clinical trial, *J Periodontol* 75(5):726–733, 2004.

[54] Zucchelli G, Amore C, Montebugnoli L, De Sanctis M: Enamel matrix proteins and bovine porous bone mineral in the treatment of intrabony defects: a comparative controlled clinical trial, *J Periodontol* 74(12):1725–1735, 2003.

[55] Gurinsky BS, Mills MP, Mellonig JT: Clinical evaluation of demineralized freeze-dried bone allograft and enamel matrix derivative versus enamel matrix derivative alone for the treatment of periodontal osseous defects in humans, *J Periodontol* 75(10):1309–1318, 2004.

[56] Trombelli L, Annunziata M, Belardo S, et al.: Autogenous bone graft in conjunction with enamel matrix derivative in the treatment of deep periodontal intra-osseous defects: a report of 13 consecutively treated patients, *J Clin Periodontol* 33(1):69–75, 2006.

[57] Sculean A, Pietruska M, Schwarz F, et al.: Healing of human intrabony defects following regenerative periodontal therapy with an enamel matrix protein derivative alone or combined with a bioactive glass: a controlled clinical study, *J Clin Periodontol* 32(1):111–117, 2005.

[58] Mellonig JT: Enamel matrix derivative for periodontal reconstructive surgery: technique and clinical and histologic case report, *Int J Periodont Restorative Dent* 19(1):8–19, 1999.

[59] Lynch SE, Williams RC, Polson AM, et al.: A combination of platelet-derived and insulin-like growth factors enhances periodontal regeneration, *J Clin Periodontol* 16(8):545–548, 1989.

[60] Lynch SE, de Castilla GR, Williams RC, et al.: The effects of short-term application of a combination of platelet-derived and insulin-like growth factors on periodontal wound healing, *J Periodontol* 62(7):458–467, 1991.

[61] Rutherford RB, Niekrash CE, Kennedy JE, Charette MF: Platelet-derived and insulin-like growth factors stimulate regeneration of periodontal attachment in monkeys, *J Periodont Res* 27(4 pt 1): 285–290, 1992.

[62] Giannobile WV, Finkelman RD, Lynch SE: Comparison of canine and non-human primate animal models for periodontal regenerative therapy: results following a single administration of PDGF/IGF-I, *J Periodontol* 65(12):1158–1168, 1994.

[63] Giannobile WV, Hernandez RA, Finkelman RD, et al.: Comparative effects of platelet-derived growth factor-BB and insulin-like growth factor-I, individually and in combination, on periodontal regeneration in *Macaca fascicularis*, *J Periodont Res* 31(5):301–312, 1996.

[64] Howell TH, Fiorellini JP, Paquette DW, et al.: A phase I/II clinical trial to evaluate a combination of recombinant human platelet-derived growth factor-BB and recombinant human insulin-like growth factor-I in patients with periodontal disease, *J Periodontol* 68(12):1186–1193, 1997.

[65] Lekovic V, Camargo PM, Weinlaender M, et al.: Effectiveness of a combination of platelet-rich plasma, bovine porous bone mineral and guided tissue regeneration in the treatment of mandibular grade II molar furcations in humans, *J Clin Periodontol* 30(8):746–751, 2003.

[66] Aoki A, Sasaki KM, Watanabe H, Ishikawa I: Lasers in nonsurgical periodontal therapy, *Periodontol* 2000 36:59–97,

[67] Cobb CM: Lasers in periodontics: a review of the literature, *J Periodontol* 77(4):545–564, 2006.

[68] Schwarz F, Aoki A, Becker J, Sculean A: Laser application in non-surgical periodontal therapy: a systematic review, *J Clin Periodontol* 35(8 suppl):29–44, 2008.

[69] Spencer P, Cobb CM, McCollum MH, Wieliczka DM: The effects of CO_2 laser and Nd:YAG with and without water/air surface cooling on tooth root structure: correlation between FTIR spectroscopy and histology, *J Periodont Res* 31(7):453–462, 1996.

[70] Sasaki KM, Masuno H, Ichinose S, et al.: Compositional analysis of root cementum and dentin after Er:YAG laser irradiation compared with CO_2 lased and intact roots using Fourier transformed infrared spectroscopy, *J Periodont Res* 37(1):50–59, 2002.

[71] Israel M, Cobb CM, Rossmann JA, Spencer P: The effects of CO_2, Nd:YAG and Er:YAG lasers with and without surface coolant on tooth root surfaces: an in vitro study, *J Clin Periodontol* 24(9 pt 1):595–602, 1997.

[72] Barone A, Covani U, Crespi R, Romanos GE: Root surface morphological changes after focused versus defocused CO_2 laser irradiation: a scanning electron microscopy analysis, *J Periodontol* 73(4):370–373, 2002.

[73] Moritz A, Gutknecht N, Goharkhay K, et al.: The carbon dioxide laser as an aid in apicoectomy: an in vitro study, *J Clin Laser Med Surg* 15(4):185–188, 1997.

[74] Crespi R, Barone A, Covani U: Histologic evaluation of three methods of periodontal root surface treatment in humans, *J Periodontol* 76(3):476–481, 2005.

[75] Misra V, Mehrotra KK, Dixit J, Maitra SC: Effect of a carbon dioxide laser on periodontally involved root surfaces, *J Periodontol* 70(9):1046–1052, 1999.

[76] Crespi R, Barone A, Covani U, et al.: Effects of CO_2 laser treatment on fibroblast attachment to root surfaces: a scanning electron microscopy analysis, *J Periodontol* 73(11):1308–1312, 2002.

[77] Pant V, Dixit J, Agrawal AK, et al.: Behavior of human periodontal ligament cells on CO_2 laser irradiated dentinal root surfaces: an in vitro study, *J Periodont Res* 39(6):373–379, 2004.

[78] Fayad MI, Hawkinson R, Daniel J, Hao J: The effect of CO_2 laser irradiation on PDL cell attachment to resected root surfaces, *Oral Surg Oral Med Oral Pathol Oral Radiol Endod* 97(4):518–523, 2004.

[79] Gopin BW, Cobb CM, Rapley JW, Killoy WJ: Histologic evaluation of soft tissue attachment to CO_2 laser-treated root surfaces: an in vivo study, *Int J Periodont Restorative Dent* 17(4):316–325, 1997.

[80] Friesen LR, Cobb CM, Rapley JW, et al.: Laser irradiation of bone. II. Healing response following treatment by CO_2 and Nd:YAG lasers, *J Periodontol* 70(1):75–83, 1999.

[81] McDavid VG, Cobb CM, Rapley JW, et al.: Laser irradiation of bone. III. Long-term healing following treatment by CO_2 and Nd:YAG lasers, *J Periodontol* 72(2):174–182, 2001.

[82] Folwaczny M, Thiele L, Mehl A, Hickel R: The effect of working tip angulation on root substance removal using Er:YAG laser radiation: an in vitro study, *J Clin Periodontol* 28(3):220–226, 2001.

[83] Mullins SL, MacNeill SR, Rapley JW, et al.: Subgingival microbiologic effects of one-time irradiation by CO_2 laser: a pilot study, *J Periodontol* 78(12):2331–2337, 2007.

[84] Myers TD: Lasers in dentistry, *CDS Rev* 84(8):26–29, 1991.

[85] Gold SI, Vilardi MA: Pulsed laser beam effects on gingiva, *J*

Clin Periodontol 21(6):391–396, 1994.

[86] Ben Hatit Y, Blum R, Severin C, et al.: The effects of a pulsed Nd:YAG laser on subgingival bacterial flora and on cementum: an in vivo study, *J Clin Laser Med Surg* 14(3):137–143, 1996.

[87] Neill ME, Mellonig JT: Clinical efficacy of the Nd:YAG laser for combination periodontitis therapy, *Pract Periodont Aesthet Dent* 9(6 suppl):1–5, 1997.

[88] Cobb CM, McCawley TK, Killoy WJ: A preliminary study on the effects of the Nd:YAG laser on root surfaces and subgingival microflora in vivo, *J Periodontol* 63(8):701–707, 1992.

[89] Miyazaki A, Yamaguchi T, Nishikata J, et al.: Effects of Nd:YAG and CO_2 laser treatment and ultrasonic scaling on periodontal pockets of chronic periodontitis patients, *J Periodontol* 74(2):175–180, 2003.

[90] Meral G, Tasar F, Kocagoz S, Sener C: Factors affecting the antibacterial effects of Nd:YAG laser in vivo, *Lasers Surg Med* 32(3):197–202, 2003.

[91] Harris DM, Yessik M: Therapeutic ratio quantifies laser antisepsis: ablation of *Porphyromonas gingivalis* with dental lasers, *Lasers Surg Med* 35(3):206–213, 2004.

[92] Gregg RH, McCarthy DK: Laser ENAP for periodontal ligament regeneration, *Dent Today* 17(11):86–89, 1998.

[93] Gregg RH, McCarthy DK: Laser ENAP for periodontal bone regeneration, *Dent Today* 17(5):88–91, 1998.

[94] White JM, Goodis HE, Rose CL: Use of the pulsed Nd:YAG laser for intraoral soft tissue surgery, *Lasers Surg Med* 11(5):455–461, 1991.

[95] Lippert BM, Teymoortash A, Folz BJ, Werner JA: Coagulation and temperature distribution in Nd:YAG interstitial laser thermotherapy: an in vitro animal study, *Lasers Med Sci* 18(1):19–24, 2003.

[96] Radvar M, MacFarlane TW, MacKenzie D, et al.: An evaluation of the Nd:YAG laser in periodontal pocket therapy, *Br Dent J* 180(2):57–62, 1996.

[97] Tewfik HM, Garnick JJ, Schuster GS, Sharawy MM: Structural and functional changes of cementum surface following exposure to a modified Nd:YAG laser, *J Periodontol* 65(4):297–302, 1994.

[98] Morlock BJ, Pippin DJ, Cobb CM, et al.: The effect of Nd:YAG laser exposure on root surfaces when used as an adjunct to root planing: an in vitro study, *J Periodontol* 63(7):637–641, 1992.

[99] Spencer P, Trylovich DJ, Cobb CM: Chemical characterization of lased root surfaces using Fourier transform infrared photoacoustic spectroscopy, *J Periodontol* 63(7):633–636, 1992.

[100] Trylovich DJ, Cobb CM, Pippin DJ, et al.: The effects of the Nd:YAG laser on in vitro fibroblast attachment to endotoxin-treated root surfaces, *J Periodontol* 63(7):626–632, 1992.

[101] Thomas D, Rapley J, Cobb C, et al.: Effects of the Nd:YAG laser and combined treatments on in vitro fibroblast attachment to root surfaces, *J Clin Periodontol* 21(1):38–44, 1994.

[102] Chen YJ, Jeng JH, Jane Yao CC, et al.: Long-term effect of pulsed Nd:YAG laser irradiation on cultured human periodontal fibroblasts, *Lasers Surg Med* 36(3):225–233, 2005.

[103] Arisu HD, Turkoz E, Bala O: Effects of Nd:YAG laser irradiation on osteoblast cell cultures, *Lasers Med Sci* 21(3):175–180, 2006.

[104] Gaspirc B, Skaleric U: Morphology, chemical structure and diffusion processes of root surface after Er:YAG and Nd:YAG laser irradiation, *J Clin Periodontol* 28(6):508–516, 2001.

[105] De Moura-Netto C, de Moura AA, Davidowicz H, et al.: Morphologic changes and removal of debris on apical dentin surfaces after Nd:YAG laser and diode laser irradiation, *Photomed Laser Surg* 26(3):263–266, 2008.

[106] Radvar MS, Gilmour WH, Payne AP, et al.: An evaluation of the effects of an Nd:YAG laser on subgingival calculus, dentine and cementum, *J Clin Periodontol* 22(1):71–77, 1995.

[107] Wilder-Smith P, Arrastia AM, Schell MJ, et al.: Effect of Nd:YAG laser irradiation and root planing on the root surface: structural and thermal effects, *J Periodontol* 66(12):1032–1039, 1995.

[108] Ito K, Nishikata J, Murai S: Effects of Nd:YAG laser radiation on removal of a root surface smear layer after root planing: a scanning electron microscopic study, *J Periodontol* 64(6):547–552, 1993.

[109] Gowen M, Wood DD, Ihrie EJ, et al.: An interleukin-1–like factor stimulates bone resorption in vitro, *Nature* 306(5941):378–380, 1983.

[110] Stashenko P, Dewhirst FE, Peros WJ, et al.: Synergistic interactions between interleukin 1, tumor necrosis factor, and lymphotoxin in bone resorption, *J Immunol* 138(5):1464–1468, 1987.

[111] Page RC: The role of inflammatory mediators in the pathogenesis of periodontal disease, *J Periodont Res* 26(3 pt 2):230–242, 1991.

[112] Liu CM, Hou LT, Wong MY, Lan WH: Comparison of Nd:YAG laser versus scaling and root planing in periodontal therapy, *J Periodontol* 70(11):1276–1282, 1999.

[113] Harris DM, Gregg 2nd RH, McCarthy DK, et al.: Laser-assisted new attachment procedure in private practice, *Gen Dent* 52(5):396–403, 2004.

[114] Janda P, Sroka R, Mundweil B, et al.: Comparison of thermal tissue effects induced by contact application of fiber guided laser systems, *Lasers Surg Med* 33(2):93–101, 2003.

[115] Coluzzi DJ: Fundamentals of dental lasers: science and instruments, *Dent Clin North Am* 48(4):751–770, 2004.

[116] Nussbaum EL, Lilge L, Mazzulli T: Effects of low-level laser therapy (LLLT) of 810 nm upon in vitro growth of bacteria: relevance of irradiance and radiant exposure, *J Clin Laser Med Surg* 21(5):283–290, 2003.

[117] Renvert S, Wikstrom M, Dahlen G, et al.: Effect of root debridement on the elimination of *Actinobacillus actinomycetemcomitans* and *Bacteroides gingivalis* from periodontal pockets, *J Clin Periodontol* 17(6):345–350, 1990.

[118] Takamatsu N, Yano K, He T, et al.: Effect of initial periodontal therapy on the frequency of detecting *Bacteroides forsythus*, *Porphyromonas gingivalis*, and *Actinobacillus actinomycetemcomitans*, *J Periodontol* 70(6):574–580, 1999.

[119] Carnevalli CM, Soares CP, Zangaro RA, et al.: Laser light prevents apoptosis in Cho K-1 cell line, *J Clin Laser Med Surg* 21(4):193–196, 2003.

[120] Do Nascimento PM, Pinheiro AL, Salgado MA: Ramalho LM: A preliminary report on the effect of laser therapy on the healing of cutaneous surgical wounds as a consequence of an inversely proportional relationship between wavelength and intensity: histological study in rats, *Photomed Laser Surg* 22(6):513–518, 2004.

[121] Whelan HT, Buchmann EV, Dhokalia A, et al.: Effect of NASA light-emitting diode irradiation on molecular changes for wound healing in diabetic mice, *J Clin Laser Med Surg* 21(2):67–74, 2003.

[122] Theodoro LH, Sampaio JE, Haypek P, et al.: Effect of Er:YAG and diode lasers on the adhesion of blood components and on the morphology of irradiated root surfaces, *J Periodont Res* 41(5):381–390, 2006.

[123] Moritz A, Schoop U, Goharkhay K, et al.: Treatment of

periodontal pockets with a diode laser, *Lasers Surg Med* 22(5): 302–311, 1998.

[124] Fontana CR, Kurachi C, Mendonca CR, Bagnato VS: Microbial reduction in periodontal pockets under exposition of a medium power diode laser: an experimental study in rats, *Lasers Surg Med* 35(4):263–268, 2004.

[125] Fontana CR, Kurachi C, Mendonca CR, Bagnato VS: Temperature variation at soft periodontal and rat bone tissues during a medium-power diode laser exposure, *Photomed Laser Surg* 22(6):519–522, 2004.

[126] Ribeiro IW, Sbrana MC, Esper LA, Almeida AL: Evaluation of the effect of the GaAlAs laser on subgingival scaling and root planing, *Photomed Laser Surg* 26(4):387–391, 2008.

[127] Romanos GE, Henze M, Banihashemi S, et al.: Removal of epithelium in periodontal pockets following diode (980 nm) laser application in the animal model: an in vitro study, *Photomed Laser Surg* 22(3):177–183, 2004.

[128] Kreisler M, Al Haj H, d'Hoedt B: Clinical efficacy of semiconductor laser application as an adjunct to conventional scaling and root planing, *Lasers Surg Med* 37(5):350–355, 2005.

[129] Kreisler M, Al-Haj H, d'Hoedt B: Intrapulpal temperature changes during root surface irradiation with an 809-nm GaAlAs laser, *Oral Surg Oral Med Oral Pathol Oral Radiol Endod* 93(6): 730–735, 2002.

[130] Kreisler M, Meyer C, Stender E, et al.: Effect of diode laser irradiation on the attachment rate of periodontal ligament cells: an in vitro study, *J Periodontol* 72(10):1312–1317, 2001.

[131] Kreisler M, Al Haj H, Daublander M, et al.: Effect of diode laser irradiation on root surfaces in vitro, *J Clin Laser Med Surg* 20(2):63–69, 2002.

[132] Borrajo JL, Varela LG, Castro GL, et al.: Diode laser (980 nm) as adjunct to scaling and root planing, *Photomed Laser Surg* 22(6):509–512, 2004.

[133] Walsh Jr JT, Deutsch TF: Er:YAG laser ablation of tissue: measurement of ablation rates, *Lasers Surg Med* 9(4):327–337, 1989.

[134] Ishikawa I, Aoki A, Takasaki AA: Clinical application of erbium:YAG laser in periodontology, *J Int Acad Periodontol* 10(1): 22–30, 2008.

[135] Featherstone JD: Caries detection and prevention with laser energy, *Dent Clin North Am* 44(4):955–969, 2000.

[136] Sulewski JG: Historical survey of laser dentistry, *Dent Clin North Am* 44(4):717–752, 2000.

[137] Watanabe H, Ishikawa I, Suzuki M, Hasegawa K: Clinical assessments of the erbium:YAG laser for soft tissue surgery and scaling, *J Clin Laser Med Surg* 14(2):67–75, 1996.

[138] Sasaki KM, Aoki A, Ichinose S, et al.: Scanning electron microscopy and Fourier transformed infrared spectroscopy analysis of bone removal using Er:YAG and CO_2 lasers, *J Periodontol* 73(6):643–652, 2002.

[139] Ishikawa I, Aoki A, Takasaki AA: Potential applications of erbium:YAG laser in periodontics, *J Periodontal Res* 39(4): 275–285, 2004.

[140] Aoki A, Ando Y, Watanabe H, Ishikawa I: In vitro studies on laser scaling of subgingival calculus with an erbium:YAG laser, *J Periodontol* 65(12):1097–1106, 1994.

[141] Schwarz F, Sculean A, Berakdar M, et al.: In vivo and in vitro effects of an Er:YAG laser, a GaAlAs diode laser, and scaling and root planing on periodontally diseased root surfaces: a comparative histologic study, *Lasers Surg Med* 32(5):359–366, 2003.

[142] Schwarz F, Putz N, Georg T, Reich E: Effect of an Er:YAG laser on periodontally involved root surfaces: an in vivo and in vitro SEM comparison, *Lasers Surg Med* 29(4):328–335, 2001.

[143] Folwaczny M, Mehl A, Haffner C, et al.: Root substance removal with Er:YAG laser radiation at different parameters using a new delivery system, *J Periodontol* 71(2):147–155, 2000.

[144] Crespi R, Romanos GE, Barone A, et al.: Er:YAG laser in defocused mode for scaling of periodontally involved root surfaces: an in vitro pilot study, *J Periodontol* 76(5):686–690, 2005.

[145] Crespi R, Barone A, Covani U: Er:YAG laser scaling of diseased root surfaces: a histologic study, *J Periodontol* 77(2):218–222, 2006.

[146] Folwaczny M, Mehl A, Aggstaller H, Hickel R: Antimicrobial effects of 2.94 micron Er:YAG laser radiation on root surfaces: an in vitro study, *J Clin Periodontol* 29(1):73–78, 2002.

[147] Folwaczny M, George G, Thiele L, et al.: Root surface roughness following Er:YAG laser irradiation at different radiation energies and working tip angulations, *J Clin Periodontol* 29(7):598–603, 2002.

[148] Derdilopoulou FV, Nonhoff J, Neumann K, Kielbassa A M: Microbiological findings after periodontal therapy using curettes, Er:YAG laser, sonic, and ultrasonic scalers, *J Clin Periodontol* 34(7):588–598, 2007.

[149] Crespi R, Barone A, Covani U: Effect of Er:YAG laser on diseased root surfaces: an in vivo study, *J Periodontol* 76(8): 1386–1390, 2005.

[150] Schoop U, Moritz A, Kluger W, et al.: The Er:YAG laser in endodontics: results of an in vitro study, *Lasers Surg Med* 30(5):360–364, 2002.

[151] Schoop U, Goharkhay K, Klimscha J, et al.: The use of the erbium, chromium:yttrium-scandium-gallium-garnet laser in endodontic treatment: the results of an in vitro study, *J Am Dent Assoc* 138(7):949–955, 2007.

[152] Schoop U, Barylyak A, Goharkhay K, et al.: The impact of an erbium, chromium:yttrium-scandium-gallium-garnet laser with radial-firing tips on endodontic treatment, *Lasers Med Sci* 24(1):59–65, 2009.

[153] Frentzen M, Braun A, Aniol D: Er:YAG laser scaling of diseased root surfaces, *J Periodontol* 73(5):524–530, 2002.

[154] Krause F, Braun A, Brede O, et al.: Evaluation of selective calculus removal by a fluorescence feedback-controlled Er:YAG laser in vitro, *J Clin Periodontol* 34(1):66–71, 2007.

[155] Yamaguchi H, Kobayashi K, Osada R, et al.: Effects of irradiation of an erbium:YAG laser on root surfaces, *J Periodontol* 68(12):1151–1155, 1997.

[156] Folwaczny M, Aggstaller H, Mehl A, Hickel R: Removal of bacterial endotoxin from root surface with Er:YAG laser, *Am J Dent* 16(1):3–5, 2003.

[157] Schwarz F, Aoki A, Sculean A, et al.: In vivo effects of an Er:YAG laser, an ultrasonic system and scaling and root planing on the biocompatibility of periodontally diseased root surfaces in cultures of human PDL fibroblasts, *Lasers Surg Med* 33(2):140–147, 2003.

[158] Feist IS, De Micheli G, Carneiro SR, et al.: Adhesion and growth of cultured human gingival fibroblasts on periodontally involved root surfaces treated by Er:YAG laser, *J Periodontol* 74(9):1368–1375, 2003.

[159] Aoki A, Miura M, Akiyama F, et al.: In vitro evaluation of Er:YAG laser scaling of subgingival calculus in comparison with ultrasonic scaling, *J Periodont Res* 35(5):266–277, 2000.

[160] Sasaki KM, Aoki A, Ichinose S, Ishikawa I: Morphological analysis of cementum and root dentin after Er:YAG laser irradiation, *Lasers Surg Med* 31(2):79–85, 2002.

[161] Moghare Abed A, Tawakkoli M, Dehchenari MA, et al.: A comparative SEM study between hand instrument and Er:YAG laser scaling and root planing, *Lasers Med Sci* 22(1):25–29, 2007.

[162] Sculean A, Schwarz F, Berakdar M, et al.: Periodontal treatment with an Er:YAG laser compared to ultrasonic instrumentation: a pilot study, *J Periodontol* 75(7):966–973, 2004.

[163] Schwarz F, Jepsen S, Herten M, et al.: Immunohistochemical characterization of periodontal wound healing following nonsurgical treatment with fluorescence controlled Er:YAG laser radiation in dogs, *Lasers Surg Med* 39(5):428–440, 2007.

[164] Noori ZT, Fekrazad R, Eslami B, et al.: Comparing the effects of root surface scaling with ultrasound instruments and Er,Cr:YSGG laser, *Lasers Med Sci* 23(3):283–287, 2008.

[165] De Mendonca AC, Maximo MB, Rodrigues JA, et al.: Er:YAG laser, ultrasonic system, and curette produce different profiles on dentine root surfaces: an in vitro study, *Photomed Laser Surg* 26(2): 91–97, 2008.

[166] Tomasi C, Schander K, Dahlen G, Wennstrom JL: Short-term clinical and microbiologic effects of pocket debridement with an Er:YAG laser during periodontal maintenance, *J Periodontol* 77(1):111–118, 2006.

[167] Crespi R, Cappare P, Toscanelli I, et al.: Effects of Er:YAG laser compared to ultrasonic scaler in periodontal treatment: a 2-year follow-up split-mouth clinical study, *J Periodontol* 78(7):1195–1200, 2007.

[168] Lopes BM, Marcantonio RA, Thompson GM, et al.: Short-term clinical and immunologic effects of scaling and root planing with Er:YAG laser in chronic periodontitis, *J Periodontol* 79(7):1158–1167, 2008.

[169] Schwarz F, Sculean A, Berakdar M, et al.: Periodontal treatment with an Er:YAG laser or scaling and root planing: a 2-year follow-up split-mouth study, *J Periodontol* 74(5):590–596, 2003.

[170] Schwarz F, Sculean A, Berakdar M, et al.: Clinical evaluation of an Er:YAG laser combined with scaling and root planing for non-surgical periodontal treatment: a controlled, prospective clinical study, *J Clin Periodontol* 30(1):26–34, 2003.

[171] Hibst R, Keller U: Experimental studies of the application of the Er:YAG laser on dental hard substances. I. Measurement of the ablation rate, *Lasers Surg Med* 9(4):338–344, 1989.

[172] Sasaki KM, Aoki A, Ichinose S, Ishikawa I: Ultrastructural analysis of bone tissue irradiated by Er:YAG laser, *Lasers Surg Med* 31(5):322–332, 2002.

[173] Keller U, Hibst R: Experimental studies of the application of the Er:YAG laser on dental hard substances. II. Light microscopic and SEM investigations, *Lasers Surg Med* 9(4):345–351, 1989.

[174] Wigdor HA, Walsh Jr JT, Featherstone JD, et al.: Lasers in dentistry, *Lasers Surg Med* 16(2):103–133, 1995.

[175] Jeffrey A, Rossmann C: Lasers in periodontal therapy, *Periodontol 2000* 9(1):150–164, 1995.

[176] Frentzen M, Koort HJ: Lasers in dentistry: new possibilities with advancing laser technology? *Int Dent J* 40(6):323–332, 1990.

[177] Wang X, Zhang C, Matsumoto K: In vivo study of the healing processes that occur in the jaws of rabbits following perforation by an Er,Cr:YSGG laser, *Lasers Med Sci* 20(1):21–27, 2005.

[178] Pourzarandian A, Watanabe H, Aoki A, et al.: Histological and TEM examination of early stages of bone healing after Er:YAG laser irradiation, *Photomed Laser Surg* 22(4):342–350, 2004.

[179] Kimura Y, Yu DG, Fujita A, et al.: Effects of erbium, chromium:YSGG laser irradiation on canine mandibular bone, *J Periodontol* 72(9):1178–1182, 2001.

[180] Yoshino T, Aoki A, Oda S, et al.: Long-term histologic analysis of bone tissue alteration and healing following Er:YAG laser irradiation compared to electrosurgery, *J Periodontol* 80(1): 82–92, 2009.

[181] Ishikawa I, Sasaki KM, Aoki A, Watanabe H: Effects of Er:YAG laser on periodontal therapy, *J Int Acad Periodontol* 5(1):23–28, 2003.

[182] Theodoro LH, Haypek P, Bachmann L, et al.: Effect of Er:YAG and diode laser irradiation on the root surface: morphological and thermal analysis, *J Periodontol* 74(6):838–843, 2003.

[183] Kimura Y, Yu DG, Kinoshita J, et al.: Effects of erbium, chromium:YSGG laser irradiation on root surface: morphological and atomic analytical studies, *J Clin Laser Med Surg* 19(2):69–72, 2001.

[184] Stubinger S, von Rechenberg B, Zeilhofer HF, et al.: Er:YAG laser osteotomy for removal of impacted teeth: clinical comparison of two techniques, *Lasers Surg Med* 39(7):583–588, 2007.

[185] Ando Y, Aoki A, Watanabe H, Ishikawa I: Bactericidal effect of erbium YAG laser on periodontopathic bacteria, *Lasers Surg Med* 19(2):190–200, 1996.

[186] Kreisler M, Kohnen W, Marinello C, et al.: Bactericidal effect of the Er:YAG laser on dental implant surfaces: an in vitro study, *J Periodontol* 73(11):1292–1298, 2002.

[187] Schwarz F, Bieling K, Venghaus S, et al.: Influence of fluorescence-controlled Er:YAG laser radiation, the Vector system and hand instruments on periodontally diseased root surfaces in vivo, *J Clin Periodontol* 33(3):200–208, 2006.

[188] Schwarz F, Sculean A, Georg T, Reich E: Periodontal treatment with an Er:YAG laser compared to scaling and root planing: a controlled clinical study, *J Periodontol* 72(3):361–367, 2001.

[189] Eberhard J, Ehlers H, Falk W, et al.: Efficacy of subgingival calculus removal with Er:YAG laser compared to mechanical debridement: an in situ study, *J Clin Periodontol* 30(6):511–518, 2003.

[190] Hatfield CG, Baumhammers A: Cytotoxic effects of periodontally involved surfaces of human teeth, *Arch Oral Biol* 16(4): 465–468, 1971.

[191] Aleo JJ, de Renzis FA, Farber PA, Varboncoeur AP: The presence and biologic activity of cementum-bound endotoxin, *J Periodontol* 45(9):672–675, 1974.

[192] Gaspirc B, Skaleric U: Clinical evaluation of periodontal surgical treatment with an Er:YAG laser: 5-year results, *J Periodontol* 78(10):1864–1871, 2007.

[193] Mizutani K, Aoki A, Takasaki AA, et al.: Periodontal tissue healing following flap surgery using an Er:YAG laser in dogs, *Lasers Surg Med* 38(4):314–324, 2006.

[194] Sculean A, Schwarz F, Berakdar M, et al.: Healing of intrabony defects following surgical treatment with or without an Er:YAG laser, *J Clin Periodontol* 31(8):604–608, 2004.

[195] Schwarz F, Sculean A, Georg T, Becker J: Clinical evaluation of the Er:YAG laser in combination with an enamel matrix protein derivative for the treatment of intrabony periodontal defects: a pilot study, *J Clin Periodontol* 30(11):975–981, 2003.

[196] Belal MH, Watanabe H, Ichinose S, Ishikawa I: Effect of Er:YAG laser combined with rhPDGF-BB on attachment of cultured fibroblasts to periodontally involved root surfaces, *J Periodontol* 78(7):1329–1341, 2007.

[197] Pourzarandian A, Watanabe H, Ruwanpura SM, et al.: Effect of low-level Er:YAG laser irradiation on cultured human

gingival fibroblasts, *J Periodontol* 76(2):187–193, 2005.

[198] Pourzarandian AH, Ruwanpura SM, Aoki A, et al.: Er:YAG laser irradiation increases prostaglandin E$_2$ production via the induction of cyclooxygenase-2 mRNA in human gingival fibroblasts, *J Periodont Res* 40(2):182–186, 2005.

[199] Maruyama H, Aoki A, Sasaki KM, et al.: The effect of chemical and/or mechanical conditioning on the Er:YAG laser-treated root cementum: analysis of surface morphology and periodontal ligament fibroblast attachment, *Lasers Surg Med* 40(3):211–222, 2008.

[200] Folwaczny M, Benner KU, Flasskamp B, et al.: Effects of 2.94 micron Er:YAG laser radiation on root surfaces treated in situ: a histological study, *J Periodontol* 74(3):360–365, 2003.

[201] Kreisler M, Gotz H, Duschner H: Effect of Nd:YAG, Ho:YAG, Er:YAG, CO$_2$, and GaAIAs laser irradiation on surface properties of endosseous dental implants, *Int J Oral Maxillofac Implants* 17(2):202–211, 2002.

[202] Lee JH, Heo SJ, Koak JY, et al.: Cellular responses on anodized titanium discs after laser irradiation, *Lasers Surg Med* 40(10):738–742, 2008.

[203] Romanos G, Crespi R, Barone A, Covani U: Osteoblast attachment on titanium disks after laser irradiation, *Int J Oral Maxillofac Implants* 21(2):232–236, 2006.

[204] Matsuyama T, Aoki A, Oda S, et al.: Effects of the Er:YAG laser irradiation on titanium implant materials and contaminated implant abutment surfaces, *J Clin Laser Med Surg* 21(1):7–17, 2003.

[205] Schwarz F, Nuesry E, Bieling K, et al.: Influence of an erbium, chromium–doped yttrium, scandium, gallium, and garnet (Er,Cr:YSGG) laser on the reestablishment of the biocompatibility of contaminated titanium implant surfaces, *J Periodontol* 77(11):1820–1827, 2006.

[206] Takasaki AA, Aoki A, Mizutani K, et al.: Er:YAG laser therapy for peri-implant infection: a histological study, *Lasers Med Sci* 22(3):143–157, 2007.

[207] Romanos GE, Nentwig GH: Regenerative therapy of deep peri-implant infrabony defects after CO$_2$ laser implant surface decontamination, *Int J Periodont Restorative Dent* 28(3):245–255, 2008.

[208] Renvert S, Roos-Jansaker AM, Claffey N: Non-surgical treatment of peri-implant mucositis and peri-implantitis: a literature review, *J Clin Periodontol* 35(8 suppl):305–315, 2008.

[209] Walsh LJ: The current status of laser applications in dentistry, *Aust Dent J* 48(3):146–155, quiz 198, 2003.

第6章

激光在固定修复和美学重建中的应用

James C. Downs, Robert A. Convissar, Eugenia Anagnostaki, Grace Sun, Charles R. Hoopingarner

本章讲述口腔激光临床应用对固定修复和美学重建中软、硬组织变化的影响。对于患者和口腔医师，激光治疗的临床优势都是众所周知的：与传统手术或电外科手术相比，激光手术可以减少出血、减轻术后不适，并显著降低术后肿胀。此外，由于良好的止血和湿度控制，清晰的视野使美学重建过程精确度更高。

许多激光技术已经常规应用于固定修复和美学重建，例如：

- 暴露清晰的边缘以利于取印模
- 软、硬组织冠延长术
- 塑造生理性萌出形态
- 建立具有自洁作用的卵圆形桥体位点
- 黑色素脱色
- 激光美白

在考虑采用上述技术之前，必须先掌握各种激光波长的作用并考虑其对生物学宽度的影响。

不同波长激光在美学/修复治疗中的应用

CO₂激光

CO_2激光波长包括10600nm和9300nm，由关节臂或波导传输至终端的手柄。大多数CO_2激光制造商会提供多种不同角度（直手柄和弯手柄）和不同焦点的手柄，可以进行汽化、凝固或组织调节等操作（见第2章）。

口腔软组织中含水量达90%～97%。CO_2激光和铒激光一样非常易于被水吸收。因而CO_2激光应用于软组织非常高效。局部温度达到100℃时可完成软组织切除或切开，在这一温度下细胞内、外水分子通过汽化进而实现生物组织的消融[1]。

10600nm CO_2激光工作模式为连续波：只要激光被激发，就会稳定地发射能量。机械和电气控制可以产生截尾波、门控波、"超快波"或超快爆发伴长弛豫间隔的能量波。这种有控制的激光发射可将传递到周围组织中的热量降到最低，以减少对周围组织造成不必要的热损伤。

铒激光

铒激光目前有两种波长可用：波长为2940nm的Er:YAG激光和波长为2780nm的Er,Cr:YSGG激光。铒激光是通过半柔性中空波导、低OH⁻光纤电缆，或关节臂进行传输。所有传输方法的终端均为中空金属手柄，手柄可使用蓝宝石、石英或中空金属工作尖，将能量传送到目标组织。这些波长非常容易被软、硬组织中的水分子吸收[2]。因而铒激光可用于切割软组织，但其止血能力弱于其他软组织激光[2]。随着新技术所提供的较长脉宽和波形，铒激光的止血能力也已得到提升。

铒激光和9300nm CO_2激光可安全消融病变的牙体组织。患者可以不再需要传统的注射麻醉；这种需求因为患者对牙科治疗的感知和治疗本身所驱动。激光备洞对牙髓的损伤要小于传统旋转器械。旋转器械产生的震动和发热是造成牙体治疗过程中患者舒适度差的主要原因，这种不适在铒激光治疗中几乎没有[3]。

为了获得比传统技术更好的粘接强度，激光备洞后仍需进行传统酸蚀。应该避免与玷污层黏着的技术，因为激光已将其去除[4]。

铒激光治疗的一个缺点是，与所有的激光相类似，该激光不能去除金或金属冠、玻璃陶瓷或银汞合金修复体（详见第10章）。

二极管激光

二极管激光波长810～1064nm，是紧凑和便携式的固态单元。它们仅限用于软组织手术，组织穿透深度为2～3mm或者更多，取决于激光波长和组织生物型。二极管激光波长易被色素结构吸收，使它们成为切割富含黑色素或高度血管化软组织的理想工具，并提供止血作用[5]。

二极管激光的实用性可以通过适当碳化光纤头得到极大的扩展。这种碳化操作可以减轻汽化过程中对周围非色素组织的损伤[6]。

Nd:YAG

Nd:YAG波长1064nm，以自由运行模式传输，可被用于多种软组织手术。与二极管激光和CO_2激光一样，Nd:YAG激光的优点包括：相对无血的手术视野，较小的术后肿胀，缩短的手术时间，良好的凝血效果，并能在大多数情况下减轻或消除术后疼痛[7]。

Nd:YAG激光的主要缺点是在目标组织中穿透太深，因其波长不能很好地被牙龈组织中的主要成分水所吸收。

临床医师必须警惕不必要的周围组织损伤，尤其是骨组织或牙髓组织。Nd:YAG激光组织汽化速度慢于其他能量吸收好的激光（如CO_2激光）。局部光吸收染料的应用可以缩短激光能量吸收的滞后时间[8]。Nd:YAG激光可在临床牙冠或牙根表面照射多长时间是一个值得考虑的问题。因为其对牙髓产生的热量可能大到足够造成炎症和不可逆的组织损伤[9]。当然只有在使用不正确的激光参数时才会发生这种损伤。这种风险强调了规范化培训在激光辅助口腔医学治疗中的重要作用（详见16章）。

生物学宽度

Gargiulo首先描述了龈牙结合部的生物保护作用，是牙龈组织附着于牙本质的结缔组织、纤维附着和上皮附着的联合功能[10]。上皮附着的宽度是0.97mm，结缔组织附着的宽度是1.07mm。这个2mm的功能单元被描述为牙龈附着的生物学宽度。在修复学中，生物学宽度被定义为结缔组织和上皮附着

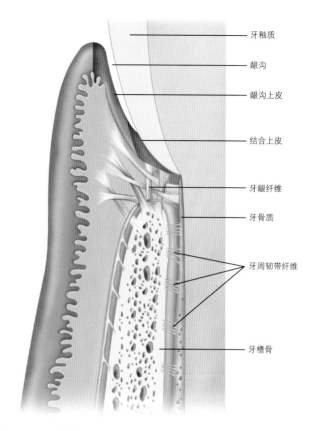

• 图6-1　牙齿由纤维组织固定于周围的牙龈和牙槽骨中。牙龈纤维起自结合上皮根方的牙骨质，终止于牙龈组织，立即与结合上皮连接。牙周膜纤维起自牙骨质，终止于相邻牙槽骨骨皮质（Modified from Rose LF, Mealey BL: *Periodontics: medicine, surgery, and implants*, St Louis, 2004, Mosby）。

牙釉质
龈沟
龈沟上皮
结合上皮
牙龈纤维
牙骨质
牙周韧带纤维
牙槽骨

的宽度再加1mm。这是在保护牙周健康前提下修复体边缘距牙槽嵴顶的最少距离。在牙周袋中增加的1mm可建立一个安全的边缘线，避免牙龈对修复体的异常炎症反应（图6-1）。

在制作牙科修复体时必须考虑这个距离，口腔医师必须遵循牙龈附着的自然结构，以避免机体对修复体产生炎症反应。问题并不是修复体本身，而是总能附着在修复体边缘和牙组织交界处的细菌。当修复过程未考虑上述问题，并违反生物学宽度参数时，可能会出现以下3个问题：①牙周袋加深，伴随进行性牙周软组织缺损；②牙龈退缩和局部骨缺损；在唇侧骨板较薄时更为明显；③局部牙龈增生，并可能伴骨质丢失（图6-2）。这个标准保持了许多年，直到Vasek提出，结缔组织附着具有更多种的宽度并且比上皮附着分布范围更窄。尽管对上皮附着和结缔组织附着的平均测量值仍然与Gargiulo描述的相似，但上皮附着范围为0.32～3.27mm，结缔

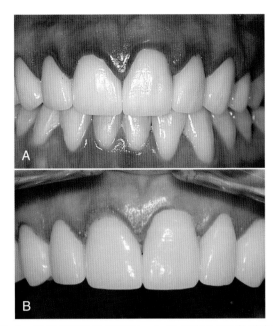

•图6-2　激光修整生物学宽度。A. 口内前牙的生物学宽度不良。注意局部的牙龈增生、变红，以及围绕瓷贴面颈部的炎症。B. 使用铒激光器在非翻瓣式操作中使用铒激光修整生物宽度后2周的照片，建立新的牙槽嵴顶水平。

组织附着范围为0.29～1.84 mm。这些发现表明，在确定修复体边缘位置之前，需要对每个患者的自身生物学宽度进行更彻底的分析。如前所述，通过使用口腔激光器进行冠延长的操作，可以使这些附着发生改变。

软组织排龈伴（或不伴）牙龈成形术

龈沟被定义为在牙龈上皮的游离缘与相邻牙釉质之间的狭窄空间[11]。有时，牙齿或牙齿周围牙龈轮廓的永久性改变是必要的，以确保一种更好、更持久美容修复效果。直接或间接修复体的成功与否与口腔医师控制手术位点的能力相关。在为修复体提供良好美学位点的过程中，激光提供了以下功能：

1. 使口腔医师能够清楚地看清手术部位和所有边缘，特别是当边缘处于龈下的时候。
2. 创造一个无血环境，必要时达到止血效果。
3. 控制局部水分含量。
4. 确保该位置的杀菌作用，从而使边缘的牙龈健康状况更好。
5. 控制软组织的轮廓，使牙周的软组织和牙齿修复的硬组织及底层骨组织之间形成协调的美学与功能关系。

这些步骤对于制造精确的印模、数码扫描或直接放置修复材料至关重要。当修复体的边缘处于龈下的时候，牙龈组织的位置对于确定牙齿最终修复、取模和修复材料的放置是至关重要的[12]。在以往的修复材料中，口腔医师们面临的常见挑战是牙冠的"终点线"是放置在牙龈顶部还是下方，以便不显示出修复体边缘。对牙龈组织的排龈通常是采用机械排龈，使用含有止血药物的排龈线。将排龈线包裹在牙齿的外周上，以使牙齿周围的牙龈退缩和吸收龈沟液，这是一种传统的方法，用于记录最终的修复体边缘，或完成直接修复体的放置。

传统方法

一种广泛应用的排龈法是双层排龈线技术，用于对龈下组织进行排龈。在注入印模材料或取光学印模之前，去除第二个（顶部）排龈线，这样就可以完全获得终点线。这种耗时的技术有它的缺点，包括如果用力过大，可能会对牙周韧带造成损伤；在不造成排龈线撕裂或出血的情况下，很难去除排龈线，还有患者的术后不适[13]。

另一种传统的排龈方法是使用电外科或放射治疗，可以修整牙龈组织，同时控制出血。电外科手术可能会延迟伤口愈合，造成牙龈高度不对称、牙槽嵴顶骨退缩，以及一定的术后不适[14]。在一项对猕猴进行的电外科研究中，Wilhelmsen[15]等在研究中发现，牙龈边缘有明显的退缩，并伴有结合上皮顶端的细胞迁移。对靠近骨头进行深层软组织成形术，通常会造成牙龈萎缩、骨组织的吸收和坏死、骨组织高度的丧失、根分叉病变，以及牙齿的移动。电外科（或放射治疗）是禁止使用在种植体周围的[16]，并且不能用于下列任何一种患者：

- 带有心脏起搏器的患者
- 有放疗史的患者
- 控制不良（或不受控制）的糖尿病患者
- 血液疾病患者
- 免疫缺陷患者
- 患有其他导致延期愈合或愈合不良疾病的患者[17]

外科方法主要用于切除组织，用以暴露目标位置。手术刀切除术可能会导致牙龈的附着丧失，并将敏感的牙根表面暴露于口腔环境，造成牙龈边缘的不对称，以及造成与牙周手术相关的术后疼痛和不适[18]。

激光排龈

与传统技术不同的是，激光排龈可以清楚、干净地显示牙龈边缘。大多数激光都是极好的凝血设备，几乎没有出血。与刀片或电外科技术不同的是，激光排龈伴激光切龈成形术可以同期完成终印模的制取。患者省去了一次就诊，也大大节省了宝贵的椅旁时间。去除修复预备体周围的坏死组织碎屑，简化了印模的制取。不需要在牙齿或多颗牙齿上放置排龈线；对多颗牙齿或全牙列取模，不需要逐个放置排龈线再取出排龈线。激光治疗不会引起任何牙龈退缩或牙龈缘重新定位[19]。激光排龈也为当前印模扫描设备的使用提供了一个理想的环境。

实践过激光手术和激光排龈的口腔医师报道了很高的患者接受度与舒适度。尼尔[20]的调查显示，在接受激光排龈治疗后3h，患者自我评价感到舒适，其中一半"非常"舒适。总体疼痛评分为1.9（疼痛值从0.0到10.0），表明患者的疼痛程度很低至不痛。

牙冠边缘纤维组织的激光汽化速度非常快，且无出血、肿胀或术后疼痛。牙龈组织愈合的稳定性也是可预测的，同时还有消除牙周袋内致病菌的好处[21-22]。

每种波长的操作技巧略有不同。口腔医师必须学习特定的程序，并遵循所使用特定设备的专有方案。再一次必须强调的是，培训是使用这项技术的关键。

> **临床提示**
>
> 初学激光的口腔医师不应该从美学区域的手术开始。排龈也应该先从磨牙开始，磨牙的组织稍微厚一点。一旦对磨牙的操作达到熟练的程度，激光手术操作就可以稍向前牙区域移动，进一步提升操作技能，直到具有足够的信心和技术熟练程度才能在美学区进行操作。
> 初级的激光使用者应该从建议参数的最低功率开始，直到他们熟悉了治疗模式。前牙区的热组织损伤与不恰当的高功率设置有关，可能会导致不理想的牙龈轮廓。

铒激光使用蓝宝石、石英或中空金属制成的薄型工作尖。软组织上使用铒激光，水雾通常会被关掉。这种预防措施有助于止血。CO_2激光有薄的中空金属或陶瓷的工作尖。Nd:YAG激光和二极管激光使用不同直径的光纤来完成牙龈的成形。

操作程序

激光排龈很易于实现。CO_2激光、铒激光和Nd:YAG激光，激光工作尖与牙齿长轴平行，几乎不进入龈沟。工作尖应该在牙齿的边缘滑动，几乎没有阻力。注意如果出现任何的牙龈组织变黄，就表明出现了热损伤。二极管激光光纤可以从牙龈顶端指向龈缘稍根方，去除一薄层组织，打开牙龈边缘槽沟，便于印模材料的流入。

为了最大限度地提高效率，激光工作尖尖端必须保持完整无损，无组织碎片附着。CO_2激光能吹出空气的空心工作尖获得了专利。然而，消融或汽化的组织碎片可能会堆积在工作尖周围，在这种情况下，应该用纱布擦净工作尖或替换工作尖。Nd:YAG激光和二极管激光使用玻璃或石英光纤，经多次使用后光纤头会变得迟钝和有划痕。一个钝的光纤头切割组织的能力减弱，如同一块碎玻璃，会在组织上留下划痕[7]。因此，必须定期适当切除部分光纤头，以确保最佳治疗效果。一些二极管激光提供了一次性的光纤工作尖技术，但光纤工作尖的成本远远高于普通的3m光纤。工作尖使用前也必须"激发"，这样可以使波长的穿透深度降到最低，避免造成深部的热损伤。

在用二极管和Nd:YAG激光进行排龈过程中，临床医师可能会注意到组织上的碳化现象[18,23]。这一层可以用一个迷你刷头注射器（图6-3和图6-4）以3%的过氧化氢溶液快速去除。

> **临床提示**
>
> 需要注意的技术是激光工作尖应该在组织上"滑动"，几乎没有阻力。如果Nd:YAG或二极管光纤遇到阻力或组织有不规则的凹陷，那么工作尖需要刻断或替换。当使用激光对炎症组织进行止血时，记住要预先处理出血部位，通常位于排龈凹槽深处偏冠方。

冠延长术

冠延长术逐渐受到美学的推动，反映出"微笑美学"的日益普及；同时也受到执业医师对缺损牙体修复的生物学宽度保护原则更深入理解的推动。

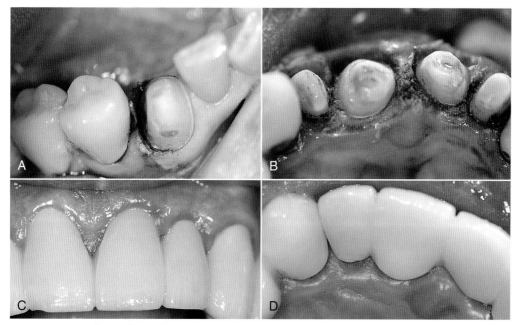

· 图6-3　用CO_2激光照射牙龈软组织。　A. 44牙，治疗牙齿远中退缩方法是使用CO_2激光在牙齿的远中表面进行牙龈修整并进行轻微的牙龈成形术。注意形成良好的牙龈边缘。B. 一名83岁的受过口腔外伤的患者身上，进行软组织的成形和软组织冠延长，以在不侵犯生物学宽度的情况下暴露牙齿的结构。C. 术后1个月，最终夹板义齿修复的颊面观。D. 术后1个月的最终修复的舌侧切面观。牙龈组织的治疗效果良好。

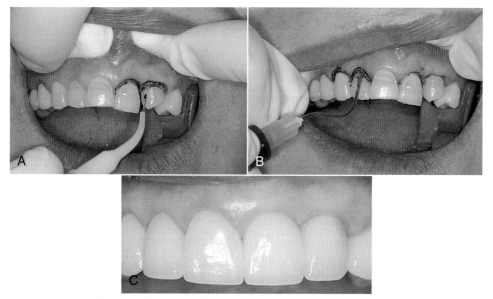

· 图6-4　用二极管激光对软组织进行修整。A. 在这个过程中，二极管激光光纤头尖端沿着牙齿的轴面表面滑动，以达到精确的精度。使用缓慢、连续的移动，注意不要伤到邻间牙龈乳头。B. 在牙龈的修整过程中，用二极管激光修整牙龈的形状和比例，可以看到表面碳化层。这一层可以用含有3%过氧化氢溶液的注射器冲洗掉。保持将激光光纤头与牙齿表面平行，或稍稍与表面成一点角度，以避免硬组织吸收激光能量。C. 牙龈修整后健康的牙龈组织及安装最终修复体后的颊侧观。

冠延长术是一种在最终牙齿修复前，实现牙齿结构龈殆向长度暴露更多的外科手术。这个操作包括预测性地仅切除牙齿周围少量的牙龈组织（软组织水平冠延长），或者去除牙龈组织和牙槽骨（骨组织水平冠延长）。尽管许多全科口腔医师都在做这个手术，但也有很多医师将需要做冠延长术的患者转诊给牙周医师或口腔外科医师。传统的骨组织水平冠延长术通常包括全厚瓣手术来建立新的牙龈水平。

软组织冠延长术

冠延长术的基本程序是对牙龈软组织的切除。传统的操作方法是使用手术刀、牙周刀或电刀。建议切口至少位于附着龈底部的冠方2mm，以减少牙根暴露的风险和避免违反生物学宽度原则[24]。

硬组织冠延长术

外科冠延长术也涉及硬组织。为给修复体边缘提供足够的生物学宽度，其与下方的骨组织之间应保留至少3mm的附着龈，从而创造一个健康的牙周环境。

当全冠的边缘侵犯了生物学宽度时，传统的方法是采用翻瓣术切除骨组织。长期以来，涡轮机被用于修整牙槽嵴外形。也可以在大量喷水的情况下，使用裂钻、金刚砂钻或骨凿进行牙槽嵴修整。单颗或多颗牙齿周围的骨修薄，可减少尖锐骨尖以及不均匀的软组织形态的形成。去除足够的骨以建立牙槽嵴顶与新的修复体边缘3mm的间距。然而，牙龈肿大、牙根敏感、一过性的动度或牙根吸收可能导致美学效果不佳[24]。

很多情况下，由于存在龈下修复体、龋损或劈裂牙尖等，骨重建只能局限在一个特定区域，铒激光可在不进行牙龈翻瓣的情况下，去除局部骨组织并建立新的生物学宽度。激光允许临床医师采用闭合式技术仔细去除骨组织并修整软组织，为最终的修复体创造生物学宽度，并可同步完成间接修复体的模型制取[25]。闭合式硬组织冠延长术是一项技术敏感性非常强的技术，不建议口腔激光的新手口腔医师进行这项操作，强烈建议先在翻瓣式牙周手术中进行前期训练。

与传统车针旋转摩擦产热相比，铒激光器具有末端切割工作尖，伴喷水以防止手术部位过热。当使用铒激光时，附带的软组织损伤小于传统技术[4]。使用金刚砂或钨钢车针去除骨组织时可能会对邻近的牙齿造成损害。传统骨手术愈合期通常伴发肿胀和术后疼痛[26]。与激光切口相比，传统（刀片）切口的出血通常会影响手术视野的清晰度，而术野清晰在去骨过程中往往是至关重要的。旋转锉产热造成骨损伤的风险超过正确参数设置的水冷式铒激光造成损伤的风险。

这个操作要从测量牙槽嵴需要去除量开始。使用末端切割工作尖开始，保持与根面平行方向，激光工作尖逐步切削牙槽骨至达到预期深度，一旦达到预期深度，激光工作尖被撤回并向侧方移动1~2mm，再进行下一次去骨并至预期深度。按照唇颊侧、近中、远中和舌侧骨壁的顺序，根据需要直到整个牙冠周边完成去骨[25]。

当去骨完成后，激光尖端就会被插入到下一个去骨的部位。在近中或远中方向上进行滑动，可以去除不用去骨部位之间的骨性结构。对下方骨结构的平整可去除骨面的凹槽和凸起，并形成一个从颊舌向到邻面的扇形形态[25]。牙龈组织本质上是下方骨嵴的一个标记，而保持近中骨嵴高度可以防止近中牙龈乳头的退缩。文献回顾表明，牙邻面接触点距牙间牙槽嵴顶的距离应为5mm，以维持牙龈乳头形态[27]。并且应在术后愈合3~4周后再进行最后的术后效果评估。再一次必须指出的是，这种非翻瓣式去骨的过程是一个"盲视"下操作的过程，除非医师有丰富操作经验和经过系统的训练，否则不建议这样操作。

如果采用常规（涡轮或骨凿）的翻瓣术来进行骨轮廓修整，任何波长的激光（或手术刀）都可以用来翻瓣。而用激光切割全厚皮瓣与传统方法相比，牙槽嵴顶的术野清晰度因出血较少而得到提高。手术部位更干净，没有血液，而且更"无菌"，因为激光切开软组织同时也会杀菌。

骨组织形态应该是呈波浪形的，且不存在凹坑或凸起。如果存在这些结构，骨表面覆盖的软组织会增厚，且影响形态，并在最终修复体粘接后产生局部深牙周袋。在缝合之前，必须确保龈瓣没有张

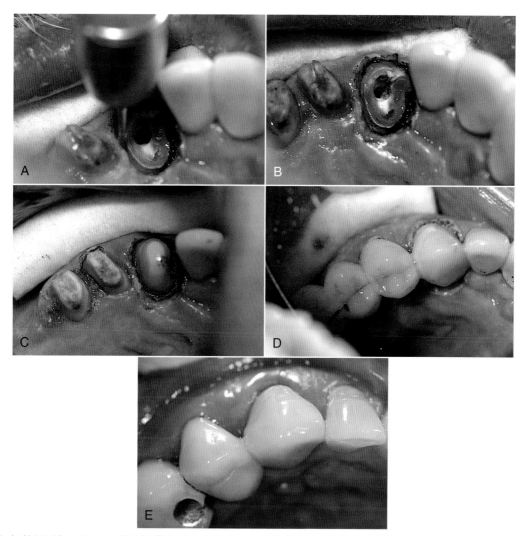

• 图6-5 硬组织的冠延长过程。A. 激光工作尖端产生微小的去骨作用。一旦达到理想的深度，就停止去骨并撤回激光工作尖，再向旁侧移动1~2mm，然后进行下一个位置的去骨。骨组织被降至理想的深度，以创造出生物学宽度的空间。骨组织成形是Er,Cr:YSGG激光完成的，然后是用二极管激光来修整牙齿的软组织。B. 软、硬组织冠延长后的切面观。C. 制作桩核，并为取模做好准备。D. 安装临时修复体，为邻间牙龈乳头预留发展空间。E. 手术后5年最终修复。

力，最好是可以覆盖最终修复冠的边缘。如果骨组织没有良好的轮廓，其表面的软组织也无法有正常的形态[11]。

缝线应该在7~10天内拆除。如果冠延长操作正确，后牙在术后3~6周会出现最终的效果，而前牙因为其软组织美学风险较高，最终效果会稍微延后几周出现（图6-5）（详见第4章）。

颈部轮廓

颈部轮廓被定义为牙齿或牙冠与相邻软组织相关区域的轴向轮廓[28]。在关闭牙间间隙的过程中（如正畸关闭间隙、安装桥体、植入种植体），相邻牙齿之间会出现没有明显牙龈乳头的情况。这一典型的纤维组织结构是冠修复和贴面修复中的美学难点。临床医师需要准确测量牙周袋，以满足生物学宽度的要求。对于恢复理想颈部轮廓的一般规则是，每颗修复体额外增加1mm宽度以减小牙间三角隙，修复体边缘的龈下预备也应增加1mm[29]。

颈部轮廓对牙龈健康和美学轮廓至关重要。预备后牙齿的轴向轮廓也将反映在最终修复体上。修复体间的邻接区将影响牙龈组织和修复体的整体外观。后牙之间的邻接区应位于牙冠的中1/3处。邻接区应为面式接触，而不能仅仅是一个点；但是它也不能过度延伸以免影响邻间牙龈组织。修复体邻面颈部到接触点的轴面应该是平滑或微凹的，以免压迫牙龈组织[27]。

修复体近邻接区的表面的过度恢复造成了凸面，进而破坏了邻面乳头的空间，影响了生物学宽度。邻面轴向角度最常见的错误是隆起或过凸，特别是在修复体的颈1/3处。口腔技师经常会过度强调这一特点。过度恢复会促进食物残渣和斑块的堆积，进而诱发了牙龈炎的产生[30]。

临时修复可以用来引导和预判最终修复体的牙龈轮廓。临时修复可用于诱导牙龈轮廓，并在最终的修复体上形成相似的轮廓形态[24]（图6-6）。

重塑颈部轮廓的难点

重建牙槽嵴的目的是为了恢复牙周的健康，并且患者能够行使正常牙周功能。成功不仅建立于牙龈组织的最终健康状态，而且还包括病例的美学效果以及长期稳定性。一些修复病例可能存在不规则的骨退缩。随着骨的进一步退缩，牙槽嵴变尖锐，进而失去了正常的牙龈乳头形态和齿龈轮廓[31]。

邻面牙龈乳头的缺失会对美学和发音有不良影响。恢复牙龈乳头需要精准的手术和软组织处理来达到理想的结果。牙龈乳头的体积小，且血液供

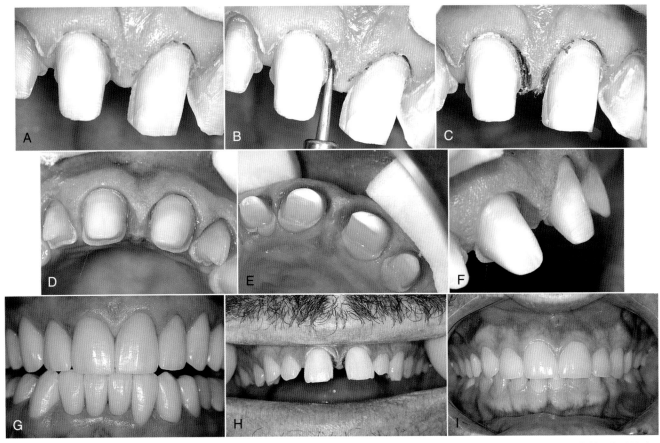

• 图6-6　激光辅助关闭牙间隙。A. 术前观显示患者的旧瓷贴面已经移除。11和21之间的纵向缺损为2.5mm宽。牙周探诊测量有3mm牙周袋深度。每颗牙齿需加宽1.25mm来关闭缝隙。B. 11的深度加深了1.25mm，以建立新修复体边缘轮廓。激光工作尖精准地沿着轴向牙齿表面，从颊侧-近中-舌侧缓慢、连续地移动。软组织逐渐向新的龈乳头尖端进行移行。C. 继续将21加深，与11相同的1.25mm深度。以斜坡的方式于龈乳头处移行，并且始终留下1mm的组织。在11和21之间的位置制备并呈现出新的边缘轮廓。安装临时修复体。D. 患者佩戴临时修复体，诱导牙龈乳头发育。在移除临时修复体后的颊侧-胎面观。注意发育良好、健康的、有点彩的邻间牙龈乳头。E. 在安装最终修复体之前，对已成形的邻间牙龈乳头进行切舌向的照片观察。F. 近中牙龈乳头有点彩状的结构。G. 最终修复体就位。观察到11和21之间的牙龈组织有轻微发白。在最终修复体粘接剂彻底固化之前，应充分地施加压力，使其完全就位。H. 与之前的情况类似，11与21之间缺隙宽度为3mm。11与21均制备1.5mm新的轮廓。I. 图H的术后颊侧观，牙龈组织的形态结构与牙齿成正比，后期修复应设计为长邻面接触区。

应少，因此任何错误都可能是毁灭性的，即使是麻醉药中的血管收缩剂甚至是排龈线都可能导致其坏死。激光手术可以降低牙龈退缩的风险，同时不会影响牙龈乳头的血液供应[22]。

卵圆形桥体的设计

卵圆形桥体的设计增强了美观性，与盖嵴式义齿设计不同，看起来像从牙龈中长出来的一样，更像一颗天然的牙齿。卵圆形桥体的外观优势在于它能够复制自然的轮廓，最大限度地恢复美观。卵圆形桥体的临床优势包括：美观而自然的外形轮廓，易于清洁，有效的密封作用可防止修复体下的食物堆积，以及避免或尽量减小牙龈的"黑三角"[32]。

传统的卵圆形软组织修整是用钨钢车针或球形金刚砂车针来进行牙龈成形术。这种技术的主要缺点是可能造成组织损伤、出血，以及术后无法即刻得知最终效果，延缓了组织改建和愈合[32]。

为了避免出现不良的桥体形态，在拔掉一颗牙齿后，进行拔牙位点保存（拔牙窝内填充人工骨材料）来保留组织的高度[33]。

一个卵圆形桥体空间需要有足够的颊舌向宽度（取决于牙齿在牙弓上的位置）和嵴顶端缺隙处包绕卵圆桥体的冠向厚度。薄而刃状的牙槽嵴通常是卵圆形桥体的禁忌；然而，如果以上所提到的空间不足，可以考虑进行外科组织增量手术。根据不同缺损的情况，可以使用多种软组织增量术来实现这一目的（图6-8）。

磨牙桥体卵圆形的位置应设计在牙槽嵴中部。桥体邻接区的设计应该更接近颊侧。可以调整邻近的牙龈高度以对齐，这样就不会出现临床牙冠偏短的情况。在缺牙区牙槽嵴顶的中部开始改变牙龈的形态。探测骨嵴高度以确定牙龈的厚度和评估生物的宽度。卵圆牙冠最凸点是牙槽嵴顶牙龈最深的部位。

使用激光进行卵圆形桥体空间的预备，首先从缺牙间隙中心开始去除组织。以圆形的方式开始，卵圆形的直径开始慢慢增加，在距离近远中邻牙2mm处停止。卵圆形的牙龈组织面向中心倾斜，中心处最深；对于整个过程中的这一部分，可以想象成如何把一个鸡蛋稳定地放在这个凹槽里。而近远中留下的2mm牙龈组织，可以形成近远中的牙龈乳

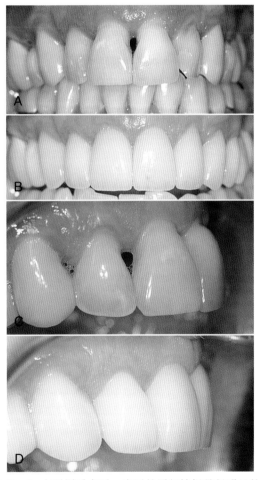

•图6-7　A. 在牙周手术后，广泛的牙龈缺损是很明显的。牙间乳头的缺失影响美学和发音效果。B. 最后的修复体要与牙龈长期地接触。锯齿状的牙间乳头形态形成了修复体的美学的软组织框架。C. 侧切牙-中切牙之间的牙龈退缩。治疗方式与11和21之间治疗方式相同（图6-6）。D. 近中龈乳头的侧面观，表面有健康的点彩样结构。

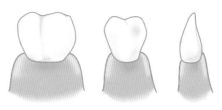

A　厚型牙槽嵴　　薄型牙槽嵴　极薄型牙槽嵴

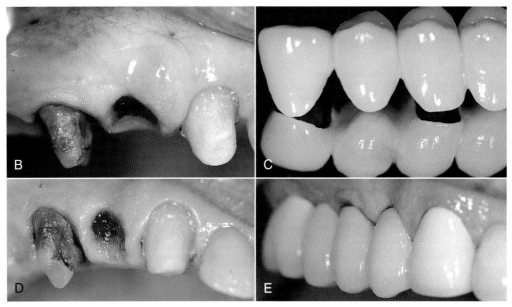

· 图6-8　A. 从左至右：磨牙区卵圆桥体的放置位置在牙槽嵴顶的中心；前磨牙的卵圆形桥体放置在牙槽嵴顶中心略偏颊侧；前牙卵圆形桥体放置在牙槽嵴顶的唇颊侧区域。B. 临时修复体，放置在固定桥上的桥体位点。注意诱导近远中牙龈乳头。C. 由义齿加工厂技工人员制作的卵圆形桥体。D. 牙间乳头发育的殆面照片。在患者配戴临时修复体的时候，因为没有进行合理的菌斑控制，桥体的位置处于炎症状态并发红。E. 修复体就位，请注意在15和13上的卵形部位有轻微的发白。在粘接修复体时，可能需要在这些位置进行调整，用激光深化一下桥体的位置。

头[33]（图6-9和图6-10）。操作步骤如下：

　　用激光修整牙龈组织是非常精准的。在这些操作过程中，合理控制激光的能量，可以减少术后肿胀和疼痛，并缩短愈合时间[18,21]。这些操作在初诊时就可进行，而传统的治疗方法意味着需要在备牙/取模前几周先完成这些软组织的修整。

　　由于与电外科、涡轮或软组织手术刀手术造成的术后肿胀，传统的软组织处理往往会分两步进行。如果在使用这些方法的同时进行预备/取模，软组织处理的效果将是无法评估的[14,21]。

卵圆形桥体位点的硬组织成形

　　如果牙槽嵴顶距离桥体组织面的距离少于2mm，则必须考虑其他的治疗手段。使用铒激光从桥体相对的位置上去骨可以解决这个问题。必须去除足够量的骨头，才能不影响生物学宽度。可在该区域放置临时牙冠，在桥体组织面与牙槽嵴顶之间保持2mm的距离，对牙龈组织在形成最终状态之前进行塑形[25]。

激光脱色

　　在很多情况下，深黑色的牙龈被视为会影响美观与社交；因此，做牙龈脱色的患者也越来越常见。目前所有的口腔激光都能完成牙龈的脱色，根据每种激光不同的操作流程，口腔医师对哪种波长激光的效果"最佳"有自己的偏好。一些临床医师

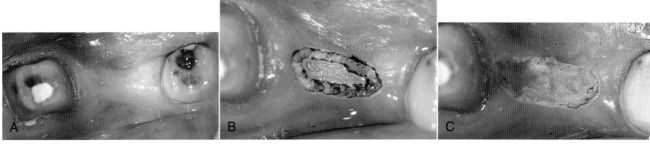

• 图6-9　A. 在37和35牙之间的桥体部位，卵圆形的桥体应该放置在牙槽嵴的中心，以获得一个良好的磨牙位置。B. 首先，在上述治疗计划的桥体区域来标记这个地点。C. 首先将激光能量应用于桥体的中心，然后逐渐向外延伸到卵圆形桥体的外围边界。将卵圆（中心）的最深部分逐渐向上倾斜到相邻牙齿的邻面区域。从邻近的牙齿间留下2mm的斜坡，以形成近远中龈乳头。

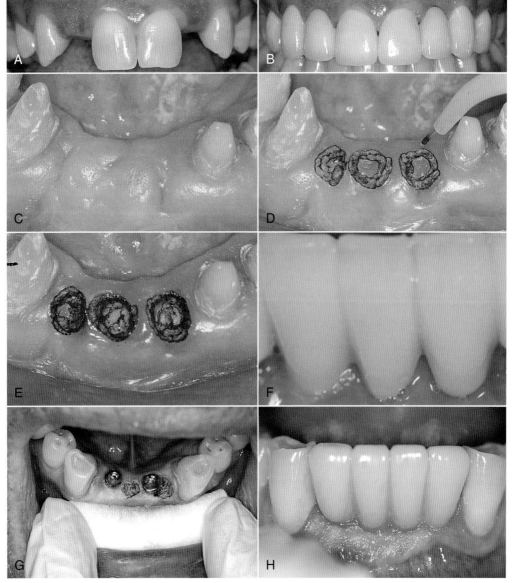

• 图6-10　A. 患者12牙和22牙缺失的口腔前庭观。卵圆形桥体，颊侧牙龈高度设计与相邻牙齿龈高度相匹配。与相邻牙之间留下1～2mm的空间，以形成近远中龈乳头。B. 设计为三单位的固定桥，13到11，21到23。注意12和22的牙龈高度和近远中的龈乳头。C. 用二极管激光，在下颌前牙槽嵴顶制备卵圆形修复体的位置。D. 在牙槽嵴顶偏唇颊侧的位置，用二极管激光加深了桥体的中心部分，并逐渐倾斜过渡至近远中龈乳头。E. 加深牙槽嵴内桥体的卵形位置，检查牙龈组织是否过热。如果组织在手术过程中呈淡黄色，可以降低瓦数。F. 5年后下颌前牙槽嵴桥体区形态。G. 下颌前牙区种植体周围的卵圆形桥体形态，加深桥体部位形态。H. 6个月时最终修复体状态显示近中龈乳头形态良好。

更喜欢Nd:YAG和二极管激光波长，因为它们可以直接作用于黑色素。另一些人更喜欢铒激光和CO_2激光的波长，因为这些波长很容易被牙龈中的水分所吸引。大多数进行牙龈脱色的口腔医师都认为激光治疗是最可靠和最令人满意的方法[34-38]。

二极管激光和Nd:YAG激光的技术原理基本相同：其目标不是切割组织，而是将低功率的激光能量传递到上皮细胞的深处，被黑色素吸收。Nd:YAG激光和二极管激光可用非接触式工作尖；这些能量不会被表层组织吸收，而是会渗透到组织中，直到它被黑色素吸收。当激光能量被黑色素吸收时，组织会呈现明亮的颜色。另一种方法是，二极管激光和Nd:YAG激光可以使用接触式工作尖，在表面轻快地移动工作尖。如果使用这种技术，必须注意的是，保证工作尖端不会集聚组织碎片。一旦碎片堆积在工作尖顶端，激光就会被"激活"，并将在表面上工作，而不是穿透达黑色素。铒激光和CO_2激光作用于组织表面，因此必须将组织逐渐"剥离"到黑色素沉着的层面[37]。应该注意保护牙龈的边缘。因为大多数色素沉着在距表面较近的牙龈基底和上层中，激光对这两个区域都是有效的[36]。不管使用何种波长的激光，牙龈脱色通常只使用表面麻醉就可以完成。

临床提示

二极管激光和Nd:YAG激光的光纤头，通常是直径300μm或400μm的光纤；然而，制造商生产了许多不同尺寸的光纤头，直径从1μm到1000μm不等。在口腔科使用当中，直径100μm和200μm的光纤头太薄、太脆弱，在牙周袋里使用这些光纤头容易造成光纤断裂。直径300～400μm的光纤是一种"通用"光纤，能完成大多数常规操作。当需要快速去除大面积黑色素时，使用直径600～800μm甚至1000μm的光纤头会使操作过程更有效率。

CO_2激光可以用来去除表皮。再一次声明，我们的目标不是切除组织，而是移除含有黑素细胞的上皮层。低功率与大直径工作尖相配合；这种组合使能量密度最小化，使口腔医师能够更快地进行大面积区域的操作。以同样的方式，铒激光器可以与组织接触，轻柔地将组织层层剥离，直到去除含有黑色素细胞的上皮层（图6-11）。

激光漂白

自19世纪以来，人们一直追求牙齿变白以及牙齿的漂白技术。用于漂白牙齿的化学物质包括草酸、过氧化脲、二氧化氮和过氧化氢。在20世纪早期，35%的过氧化氢被认为是最有效的漂白剂。1918年，Abbot使用高强度光迅速提高过氧化氢的温度，加速了漂白过程。在20世纪60年代末，Klusmier指出，放置10%的过氧化氢溶液在口内过夜改善患者的牙龈健康也产生了漂白的作用。1989年，海伍德和海曼[39]介绍并发表了这项技术。到20世纪90年代，这种手术在口腔医学领域已经司空见惯。

有些患者由于操作时间长、托盘的刺激造成的不适，以及对可引起牙龈退缩的漂白剂的不适应，而无法完成家庭漂白。对这些患者来说，单次诊间操作可以在避免这些问题的情况下迅速产生良好的效果。

"能量漂白"由Abbot于1918年发明，并在20世纪80年代发展为使用加热灯和加热托盘，它是有效的，但有许多副作用，其中包括与35%过氧化氢高反应溶液相关的非可控性牙髓坏死。单次诊间操作可控制漂白过程中的能量，并将其有效地利用在牙齿上的过氧化氢来防止温度过高造成的牙髓坏死。将过氧化氢或其相似物与增稠剂、缓冲剂、催化剂或着色剂结合在一起应用，使能量漂白更安全、更可靠。

激光能量漂白的应用是利用一种非常有效的光能量来源——激光来激发漂白剂。许多研究表明漂白剂暴露时间和牙髓不良刺激反应之间有紧密的关系：漂白剂暴露在牙齿上的时间越长，就越有可能导致牙髓坏死。激光可发出与漂白剂吸收光谱相匹配波长的光，而非含有多种波长的光，其化学反应的速度更快，从而减少了漂白剂暴露在牙齿上的时间。

Wetter等[40]比较了使用无光源、发光二极管（LED）和二极管激光进行漂白的效果。效果最好的是用激光漂白。Zhang[41]等在KTP激光、二极管激光和LED的对比结果中也有类似的结果。不同波长激光的选择并不重要；只要发射的激光波长与漂白材料的吸收光谱相匹配，任何波长的激光都能成功地进行牙齿漂白。

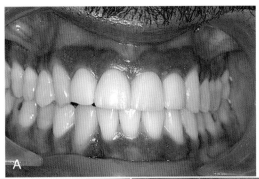

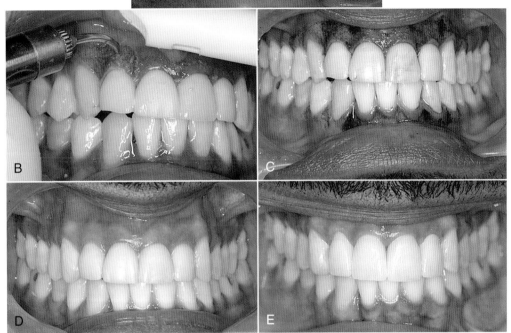

· 图6-11　深色牙龈的激光脱色。A. 术前观。B. 铒激光进行黑色素的脱色。C. 术后即刻观。D. 术后2周观。E. 术后6周观，安装新牙冠。

Torres等[42]对漂白剂中加入的着色剂的数量进行了评估。他们的研究结果表明，在凝胶中放入2倍或3倍的着色剂时，漂白作用会更加强烈。来自激光的光波能激发过氧化氢分子的高度活性，当分子吸收激光能量时，过氧化氢会分解，并电离成以下化合物：

羟基离子（OH^-）

过氧化氢离子（HOO^-）

水（H_2O）

氧离子（O^{2-}）

氢离子（H^+）

氧气（O_2）

过氧化氢离子被认为是在H_2O_2键断裂过程中形成的最强自由基。激光的应用可以在不增加作用时间的情况下最大限度地提高过氧化氢离子浓度（例如在不增加作用时间的情况下，漂白自由基的浓度增加了）。自由基是不稳定的，会立即寻找可反应的目标。这些自由基与牙齿中较大的、长链的、较暗的有机化合物的易染结构发生反应。其结果是，这些化合物分离成具有不同光学性质的更小、短链的分子。达到牙齿视觉上美白了的美观效果。

通用协议

在对病史进行全面回顾后，必须确定患者的口腔习惯、饮食和生活方式，以及对治疗结果的期望。每天晚上喝4杯黑咖啡与喝1~2杯红酒的患者，与一个既不喝咖啡也不喝红酒的患者，会有不同的结果。

对于严重四环素牙的患者必须告知他们的治疗可能需要进行多次预约和复诊；应讨论治疗方案。评估牙齿是否存在氟斑牙和白斑病变，并预判这些病变所能产生的结果。按以下顺序用Vitapan经典比色板（图6-12），确认患者牙齿的初始比色值：

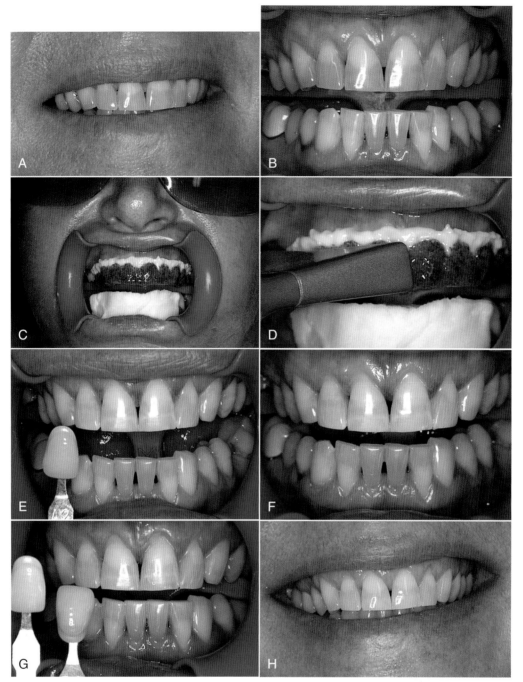

• 图6-12　激光漂白与家庭漂白。A. 家庭漂白过程前后的牙齿外观。上颌牙列的初始Vitapan经典比色板比色是牙齿颈1/3与中1/3为A3，切1/3为A4。下颌牙列的比色为C4。B. 下颌牙列进行家庭牙齿漂白（上颌牙列未进行漂白）10天后，使用开口器。下颌牙列从C4到D3，在Vitapan经典比色板上有6个色阶的改变。C~H. 激光辅助漂白的过程和结果。C. 上颌牙列激光漂白。放置牙龈保护剂，将漂白材料涂布于牙齿表面上。注意保护下颌牙列和使用防护眼镜保护患者眼睛。D. 二极管激光手持工作端将激光能量应用于漂白材料上。E. 完成了上颌牙列的激光漂白。F. 激光漂白的术后48h观。上颌牙列，在牙颈1/3和中1/3为A1（7个色阶变化），切1/3为B2（10个色阶变化）。G. 上颌牙列第二次激光漂白和下颌牙列进行第一次激光漂白后的即刻照片。上颌牙列从颈1/3和中1/3为A1，切1/3为B2，改变为颈1/3为A2，中1/3和切1/3为A1。激光漂白术后10天观，下颌牙列颜色从D3变为D2，有6个色阶的变化。这些结果表明，1次激光辅助漂白术与10天的家庭漂白术产生了相同程度的效果（6个色阶的变化）。H. 激光漂白术后6个月的效果观。

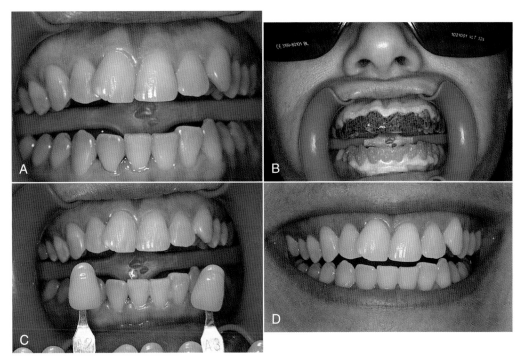

• 图6-13 A. 上颌牙列应用激光漂白（比色A4）和下颌牙列应用LED漂白的术前观。B. 涂布牙龈保护剂并在牙齿表面涂布漂白材料。注意使用开口器和激光防护眼镜来保护患者的眼。上颌牙列的漂白材料是与二极管激光的波长相对应的，而下颌牙列的漂白材料是与LED特有的波长相对应的。C. 上颌牙列的激光漂白和下颌牙列的LED漂白的术后即刻观。上颌牙列比色是B2，在Vitapan经典色板上有12个色阶的变化。D. 漂白术后6个月观，比色为A2，反弹了两个色阶。

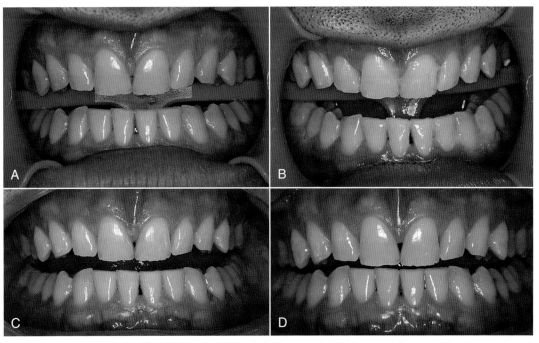

• 图6-14 一名男性患者，他选择在口腔右侧牙列接受810nm激光漂白，口腔左侧牙列接受940nm激光漂白。A. 手术前观。上颌牙列的比色是A4。B. 手术后即刻观。C. 手术后48h观，最终牙齿比色是A2，有10个色阶的变化。D. 手术后3周观。上颌牙列进行两次疗程。下颌牙列进行一次疗程。术后48h效果最明显，术后3周有轻微的复发。

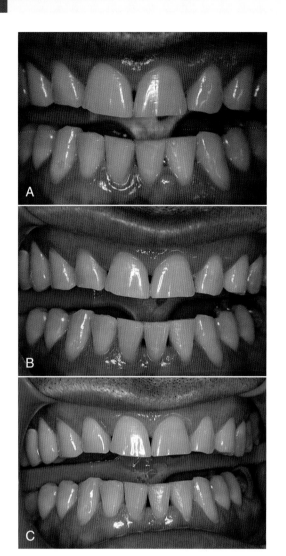

· 图6-15　患者的治疗计划是上颌牙列应用532nm激光漂白和下颌牙列应用810nm二极管激光漂白。A. 手术前观。上颌左侧尖牙的术前比色是A3.5和下颌左侧尖牙是B4。B. 术后即刻观。C. 术后2个月观。上颌左侧尖牙的最终比色是A2，有7个色阶的变化，下颌左侧尖牙的比色也是A2，有8个色阶的变化。

B1 – A1 – B2 – D2 – A2 – C1 – C2 – D4 – A3 – D3 – B3 – A3.5 – B4 – C3 – A4 – C4

并用照片记录比色。

建议与患者进行详细的讨论。确认现有的修复体，并阐明漂白后更换修复体的必要性，因为这些修复体在漂白过程中不会有颜色的改变。确认后牙充填材料，比如在后牙的颊表面"闪耀"的银汞充填物，如果不更换充填物，这种颜色不会有变化。讨论治疗过程中可能发生的问题，例如在漂白术过程中和术后的牙齿敏感性，以及相关的牙龈退缩和牙根暴露风险。如果可以的话，可使用家庭装来补充诊间的治疗效果。

漂白操作准备如下：

· 急救包，包括维生素E软膏或芦荟凝胶，用于意外暴露于漂白剂的软组织
· 激光防护眼镜
· 围嘴
· 棉花卷
· 脸颊牵引器
· 工具包
　◦ 抛光片
　◦ 牙线
　◦ 邻面抛光条
　◦ 氟化物凝胶和/或硝酸钾凝胶
　◦ 橡皮障（传统的或涂抹的）
· 漂白包
　◦ 漂白剂
　◦ 刷子、混合垫、压舌板

步骤
1. 确保所有的人员都戴着波长合适的安全眼镜。
2. 抛光所有要漂白的牙齿表面。不要使用传统的糊剂；这种糊剂通常含有氟化物和油，这将干扰漂白过程。
3. 用橡皮障或光固化保护障隔离牙齿。
4. 备好漂白剂，小心地将其放在牙釉质上。
5. 激活激光并遵循制造商使用说明的时间进行激光照射。一定要用推荐的波长来漂白。当氧化过程完成时，许多强力漂白材料会改变颜色。一旦漂白剂的颜色变化完成，就不要再用任何激光能量照射漂白剂。
6. 用湿的纱布/棉球擦去作用后的漂白剂，重新涂上新鲜的材料。过程中间不要用清水冲洗。用纱布/棉球上的水来去除旧的药剂。
7. 涂布新鲜的药剂并重新激活激光。
8. 清除旧的药剂，第三次使用新药剂，或根据制造商的说明进行操作。
9. 当第3次操作完成时，清除所有用过的药剂，用清水冲洗，去除隔离材料，用不含着色剂的氟化物冲洗液彻底清洗1min。
10. 用比色板重新确认牙齿颜色，并拍摄照片记录。
11. 提供家庭装漂白剂，或必要时可安排后续复诊预约。

临床提示
作为一种客观的方法来验证漂白过程中的颜色变化，完全校准的分光光度计可以用来在确定所有的牙齿术前和术后颜色值，就像图6-12～图6-15所示的情况一样。

结论

激光技术已经使用了很多年，其结果是非常可预测的。激光进行修复/美容手术的优势在文献中得

到了有力的证实。激光的持续发展将缩短治疗操作时间和增加患者的术后舒适度，并进一步扩大激光的适用范围。增加激光治疗的方法将提高口腔医师的临床操作能力，增加操作信心和积累临床经验，并可常规在诊间操作，而不用转诊。一般来说，当今媒体对激光的报道，增强了人们对激光治疗的认识，在医患沟通及综合诊疗过程中，患者对激光的选择也起到了很大的决定性作用。

软组织激光的受欢迎程度尤其高，其具有可控制水分，并加速软组织和硬组织止血的能力，因此它在牙龈美学过程中具有潜在的价值。对于口腔医师来说，激光修整或重塑牙龈组织的功能是很有意义的。其可解决生物学宽度并在诊疗当日即可判断治疗效果，因此提高了美学治疗的效果和效率。

（郑　玲译，刘洪臣　审校）

参考文献

[1] Luomanen M, Meurman JH, Lehto VP: Extracellular matrix in healing CO_2 laser incision wound, *J Oral Pathol* 16:321–331, 1987.

[2] Bornstein E: Proper use of Er:YAG lasers and contact sapphire tips when cutting teeth and bone: scientific principles and clinical application, *Dent Today* 23:84, 86–89, 2004.

[3] Takamori K, Furukawa H, Morikawa Y, et al.: Basic study on the vibrations during tooth preparations caused by high-speed drilling and Er:YAG laser irradiation, *Lasers Surg Med* 32(1):25–31, 2003.

[4] Wan-Yu Tseng, Min-Huey Chen, Hui-Hsin Lu: Tensile bond strength of Er,Cr:YSGG laser irradiated human dentin to composite inlays with resin cements, *Dent Mater J* 26(5):746–755, 2007.

[5] Romanos G, Nentwig G: Diode laser (980 nm) in oral and maxillofacial surgical procedures: clinical observations based on clinical applications, *J Clin Laser Surg Med* 17:193–197, 1999.

[6] Janda P, Sroka R, Mundweil B, et al.: Comparison of thermal tissue effects induced by contact application of fiber guided laser systems, *Lasers Surg Med* 33:93–101, 2003.

[7] Pick RM, Colvard MD: Current status of lasers in soft tissue dental surgery, *J Periodontol* 64:589–602, 1993.

[8] Dederich DN, Bushick RD: Lasers in dentistry: separating science from hype, *J Am Dent Assoc* 135(2):204–212, 2004.

[9] Von Fraunhofer JA, Allen DJ: Thermal effects associated with the Nd:YAG dental laser, *Angle Orthod* 63(4):299–304, 1993.

[10] Gargiulo A, Wentz F, Orban G: Dimensions and relations of the dentogingival junction in humans, *J Periodontol* 32(3):261–267, 1961.

[11] *Merriam-Webster's medical dictionary*, Dictionary.com; http://dictionary.reference.com/browse/gingivaltroughs. Accessed October 2008.

[12] Shillingburg H, Hobo S, Whitsett LD: *Fundamentals of fixed prosthodontics*, ed 2, Chicago, 1981, Quintessence, pp 195–218.

[13] Anneroth G, Nordenram A: Reaction of the gingiva to the application of treads in the gingival pockets for taking impressions with elastic material, *Odont Rev* 20(3):301–310, 1969.

[14] Glickman I, Imber LR: Comparison of gingival resection with electrosurgery and periodontal knives: biometric and histologic study, *J Periodontol* 41:142, 1970.

[15] Wilhelmsen NR, Ramfjord SP, Blankenship JR: Effects of electrosurgery on the gingival attachment in rhesus monkeys, *J Periodontol* 47(3):160–170, 1976.

[16] Wilcox CW, Wilwerding TM, Watson P, Morris JT: Use of electrosurgery and lasers in the presence of dental implants, *Int J Oral Maxillofac Implants* 16(4):578–582, 2001.

[17] Takei HH, Azzi RR, Han TJ: Preparation of the periodontium for restorative dentistry. In Newman MG, Takei HH, Carranza F A, editors: *Carranza's clinical periodontology*, ed 9, Philadelphia, 2002, WB Saunders, p 945.

[18] Curtis JW Jr, McLain JB, Hutchinson RA: The incidence and severity of complications and pain following periodontal surgery, *J Periodontol* 56:597–601, 1985.

[19] Gold SI, Vilardi MA: Pulsed laser beam effects on gingiva, *J Clin Periodontol* 21:391–396, 1994.

[20] Neill ME: Sulcular debridement and bacterial reduction with the PulseMaster dental laser: clinical evaluation of the effects of pulsed Nd:YAG laser on periodontitis and periodontal pathogens [master's degree thesis], San Antonio, 1997, University of Texas Graduate School of Biomedical Sciences, pp 123–125.

[21] Luomanen M: A comparative study of healing of laser and scalpel incision wounds in rat oral mucosa, *Scand J Dent Res* 95:65–73, 1987.

[22] Fisher SE, Frame JW, Browne RM, Tranter RM: A comparative study of wound healing following CO_2 laser and conventional excision of canine buccal mucosa, *Arch Oral Biol* 28:287–291, 1982.

[23] Sarver DM, Yanosky M: Principles of cosmetic dentistry in orthodontics. Part 2. Soft tissue laser technology and cosmetic gingival contouring, *Am J Orthod Dentofac Orthop* 127:85–90, 2005.

[24] Maynard LG Jr, Wilson RD: Physiological dimensions of the periodontium significant to restorative dentist, *J Periodontol* 50:170–177, 1979.

[25] Lowe RA: Clinical use of the Er,Cr:YSGG laser for osseous crown lengthening: redefining the standard of care, *Pract Proc Aesthet Dent* 18(4):S2–S9, 2006.

[26] De Mello ED, Pagnoncelli RM, Munin E, et al.: Comparative histological analysis of bone healing of standardized bone defects performed with the Er:YAG lasers and steel burs, *Lasers Med Sci* 23(3):253–260, 2008.

[27] Tarnow D, Elian N, Fletcher P, et al.: Vertical distance from the crest of the bone to the height of the interproximal papilla between adjacent implants, *J Periodontol* 74(12):1785–1788, 2003.

[28] *Mosby's dental dictionary*, ed 2, St Louis, 2008, Mosby-Elsevier; http://medical-dictionary.thefreedictionary.com/emergence+profile. Accessed April 2009.

[29] Downs J: Prep design determines smile design, *Aesth Dent* 4:8–10, 2005.

[30] Morris ML: Artificial crown contours and gingival health, *J Prosthet Dent* 12:1146–1156, 1962.

[31] Stahl SS: *Periodontal surgery: biologic basis and techniques*, Springfield, Ill, 1976, Charles C Thomas, Publisher.

[32] Garber DA, Rosenberg DS: The edentulous ridge in fixed prosthodontics, *Compend Contin Educ Dent* 2:212–224, 1981.

[33] Spears F: Maintenance interdental papilla following anterior

tooth removal, *Pract Periodontics Aesthet Dent* 11:21–28, 1999.

[34] Adams T, Pang P: Lasers in esthetic dentistry, *Dent Clin North Am* 48:838–860, 2004.

[35] Atsawasuwan P, Greethong K, Nimmanov V: Treatment of gingival hyperpigmentation for esthetic purposes by Nd:YAG laser: report of 4 cases, *J Periodontol* 72:315–321, 2007.

[36] Eses E, Haytac MC, et al.: Gingival melanin pigmentation and its treatment with the CO_2 laser, *Oral Surg Oral Med Oral Pathol Oral Radiol Endod* 98:522–527, 2004.

[37] Rosa D, Aranha A, DePaola E: Esthetic treatment of gingival melanin hyperpigmentation with Er:YAG laser: short term clinical observations and patient follow-up, *J Periodontol* 78(10): 2018–2025, 2007.

[38] Tal H, Oegiesser D, Tal M: Gingival depigmentation by erbium YAG laser: clinical observation and patient responses, *J Periodontol* 74(11):1660–1667, 2003.

[39] Haywood VB, Heymann HO: Nightguard vital bleaching, *Quintessence Int* 20:173–176, 1989.

[40] Wetter NU, Barrosco MC, Pelino JE: Dental bleaching efficacy with diode laser and LED irradiation: an in vitro study, *Lasers Surg Med* 35(4):254–258, 2004.

[41] Zhang C, Wang X, Kinoshita J, et al.: Effects of KTP laser irradiation, diode laser, and LED on tooth bleaching: a comparative study, *Photomed Laser Surg* 25(2):91–95, 2007.

[42] Torres CR, Batista GR, Cesar PD, et al.: Influence of the quantity of coloring agent in bleaching gels activated with LED/laser appliances on bleaching efficiency, *Eur J Esthet Dent* 4(2):178–186, 2009.

第7章
激光在口腔种植中的应用

Jon Julian

在过去的几十年间，牙种植的植体设计和工程研究方面都有了长足的发展。这些发展已使牙种植10年以上成功率超过了95%[1-3]。由此，种植体植入已经成为一种非常成功的修复牙齿缺失的重要手段[4-5]。

在口腔教学方面，一项有关继续教育课程的调查显示，口腔种植医学在口腔颌面外科学（oral and maxillofacial surgery, OMS），牙周医学，牙体牙髓病学和口腔修复学等专业都有讲授。大多数全科口腔住院医师培训和全科口腔继续教育（advanced education in general dentistry, AEGD）也都包含口腔种植的相关课程。甚至在口腔正畸领域，也应用种植体作为辅助牙齿移动[6]的支抗。

随着牙种植在全世界的广泛开展，人们越来越关注种植体植入和维护方法的改进。

本章节将讨论牙科激光在口腔种植术前、术中、术后以及修复阶段可以发挥的作用。激光在处理种植治疗的并发症方面作用突出。目前已经证明，激光能在种植体植入阶段、修复体安装以及种植体周围组织感染控制等方面发挥积极作用。不同波长激光具有独特的特性，能够帮助医师提高种植治疗效果，改善患者的体验。然而，医师必须了解不同波长激光的作用特点，进而选择相应治疗程序进行正确的治疗。在口腔种植中，二极管激光和10600nm CO_2激光等软组织激光和Er:YAG激光、Er,Cr:YSGG激光以及9300nm CO_2激光等硬组织激光，都能发挥相应的作用。

激光辅助种植治疗能够减少术中出血[7-9]，提供良好的术野，减少手术时长[10]。激光同时能在术中和术后创造良好的无菌环境，明显地降低术后并发症和感染的发生率[11]。

图7-1展示了一例利用10600nm CO_2激光进行上颌窦提升黏膜切开的病例，获得了良好的术后效果。和传统切开方式如手术刀等相比，通过术后照片比较出血和肿胀情况，激光能够很好地减轻疼痛和肿胀，有利于组织的快速愈合[10,12-13]。

激光波长

二极管激光

二极管激光常见的波长包括810nm、940nm、980nm和1064nm。这些激光的能量主要以色素为靶目标，例如软组织中的血红蛋白和黑色素。二极管激光的能量主要通过光纤传输，采用接触模式进行作用。激光器工作中，光纤尖端的温度可以达到500～800℃[14]。热量可以有效地传递到组织中，通过汽化组织进行切割。组织与产热的工作尖直接接触，发生汽化效应，而并非利用激光本身的光学特性[14-15]。980nm波长的二极管激光比810nm波长激光对水有更高的吸收效率。这个特点使得980nm的二极管激光在种植应用中更为安全和有效。

对光波的吸收是我们最希望的激光-组织作用效应；组织吸收能量越好，对种植体造成的周围热损伤越小[7]。Romanos[16]的研究表明，980nm的二极管激光即使在较高能量设置下，也能安全地靠近种植体表面使用。研究证实810nm的二极管激光使种植体表面的温度升高更明显[17]。Romanos[18]也报道了810nm的激光对种植体表面结构会造成损伤。940nm的二极管激光应用于种植治疗尚无相关的文献报道。基于本章探讨的目标，980nm二极管激光是种植治疗中唯一可考虑应用的二极管激光。

在口腔激光领域，二极管激光被认为类似于

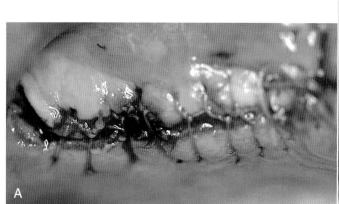
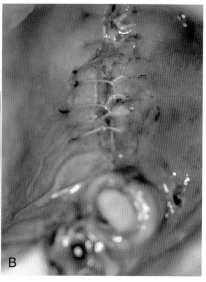

· 图7-1　A. 利用超高速CO_2激光行上颌窦提升软组织长切口，采用连续褥式缝合。B. 48h后术区照片。可以看到良好的组织颜色和松弛的缝合，组织肿胀不明显。

Nd:YAG激光。其优势是比Nd:YAG激光作用深度较浅[7]。这种局限作用使术者能够更好地操控，并降低侧向热损伤的风险。但其缺点包括降低切割速度，门控脉冲模式下会产生组织内热量堆积，产生热损伤。因此，医师应该有意识注意二极管激光的能量密度，尤其当要近距离操作于种植体表面时[17]。

二极管激光和Nd:YAG激光的光纤传输系统使得碎屑易堆积于光纤尖端。因此，定期对工作尖的清洁和切割是必不可少的[19]。在进行种植二期手术时，如果组织较薄，应用二极管激光是十分适合的。如果进行全厚瓣翻瓣或骨膜下切开放置种植体，应用CO_2激光比二极管激光更为合适。

总而言之，980nm二极管激光能较安全地应用于一些种植治疗过程中，但切割深度、切割速度以及切割效率有限。二极管激光最主要优势在于体积较小，价格成本较低。

Nd:YAG激光

Nd:YAG激光的波长是1064nm。该激光是光纤传导的接触型激光，光束为自由运行脉冲光束。和二极管激光相比，该脉冲机制更为复杂，热穿透能力更高。1064nm波长激光不会很好地被水吸收，但能很好地被组织中的色素所吸收，如血红蛋白和黑色素。Nd:YAG激光能够有效地产生组织凝固和止血，但是由于其作用深度可达到4mm，造成软、硬组织

和种植体表面损伤的风险很高[16]。和二极管激光类似，Nd:YAG激光能量是通过碳化的光纤工作尖进行传输的。然而，Nd:YAG激光最大峰值能量明显高于二极管激光，所以能穿透工作尖上的碳化物进行作用[20]。

Nd:YAG激光在牙周治疗中十分有效。同时在牙周袋治疗中有很好的效果[21]。然而，Block[22]报道了Nd:YAG激光能够熔融种植体表面结构，或清除钛种植体表面的浆化层。该激光能够使不同钛表面产生弹坑样损伤和微裂隙。Walsh[23]和Chu[24]等进一步指出，Nd:YAG激光应用于种植体周围的治疗当属禁忌。虽然有一些利用该波长激光进行种植体周围炎症治疗的报道，也有厂家推出了特殊的激光复制治疗种植体周围炎的方案，但至今还没有研究证明该波长激光在种植体周围炎中的安全性。因此，该波长激光从本质上就被认为在种植体相关治疗和种植外科中是不安全的。Nd:YAG激光将继续成功应用于牙周治疗[16]。

CO_2激光

传统的CO_2激光波长为10600nm。能量以连续脉冲波模式或门控脉冲模式进行传输，以及近期发展的极短脉冲高峰值能量模式，被称为"超短脉冲"和"极短脉冲"（如极速）模式。该波长激光能够高效地被水、胶原和羟基磷灰石吸收[19]，进而可以

高效地对软组织进行汽化作用。激光传输系统在关节臂或光导末端通常是一个带镜面的手柄（非接触式）。以下就该波长的CO_2激光及其不同脉冲参数进行探讨。

CO_2激光因其在软组切割中的速度和效率已经在临床手术中应用了数十年[25]。该激光具有很强的止血和杀菌作用，同时能减小术区伤口，减小瘢痕。CO_2激光的穿透深度较浅，能够产生较小的温度损伤[12,26]。早期的一些设备能够产生明显的组织碳化，这是因为其较高的能量密度产生的。随着新的脉冲模式的开发，能量密度能降低至$180\sim300mJ/cm^2$，传输平均时间为$400\sim800\mu s$。这些设置能够减少碳化组织，提高CO_2激光的工作速度和效率。随着高峰值短脉冲设置的出现，激光技术得到了进一步发展。通过提高传输速度和减小脉冲宽度，激光能够切割得更深，碳化得更少。因此，现在能量密度设置降低至$50\sim300mJ/cm^2$，传输时间快至$30\sim80\mu s$。这些改进创造了一种用途极为广泛的CO_2激光器，它可以安全地治疗牙周袋内组织，并能快速而有效地使外科切开深度达到$4\sim5mm$。

因为CO_2激光能量能够很好地被水吸收而不被色素吸收，能够安全地应用于种植体周围[26-27]。激光能够作用于细菌中胞内水，CO_2激光能够安全有效地治疗种植体周围炎和黏膜炎[28]，这是由于其能量不会被种植体表面吸收。同时，激光的止血作用十分明显，能够维持很好的手术视野，减少手术时间，避免术后并发症（例如，疼痛、肿胀）[29]。

随着新仪器的开发，激光能量作用于骨组织也变得安全有效。当暴露于CO_2激光时，骨表面的水分子被脱水，形成约0.1mm的碳化层。其所产生的表面将不再吸收能量，并且对骨的损伤在临床上是微不足道的[30]。然而，如果CO_2激光止血作用术中引起骨组织无血运，则还必须通过搔刮骨表面引起出血促进愈合。根据经验，CO_2激光是所有软组织激光中最适用于种植治疗的一种选择。

最近有一种新波长的CO_2激光出现在市场中，其是一种通过关节臂传导的9300nm波长的激光。目前，还没有研究证明该激光应用于种植体周围炎治疗的效果，因此临床中应用该激光还需谨慎。根据10600nm激光来推断如何使用9300nm激光的方法是

很危险的。基于本章探讨的目标，唯一适合种植体/种植体周围问题治疗的选择是传统10600nm波长的CO_2激光。

铒激光

铒激光家族包括两种相似波长激光：2940nm的Er:YAG激光和2780nm的Er,Cr:YSGG激光。两种激光均是自由运行脉冲模式，传导方式均是镜像手柄、关节臂、波导或者主光纤配备石英或蓝宝石工作尖的手柄。传输系统还包括喷水冷却系统，其目的是防止热量聚集和促进目标组织再水合化，从而更高效地吸收能量。

铒激光家族能够很好地被水和羟基磷灰石吸收。它们能很好地进行硬组织消融，例如牙齿和骨。首次引入市场时，FDA只批准了铒激光应用于硬组织治疗方法。通过硬组织内水分子汽化，铒激光在羟基磷灰石中产生微爆破，进而在消融过程中破坏硬组织。这个过程不会产生炭化和碳化，产热也很低（详见第10章）。铒激光也能用于消融软组织，但效果有限。其更适用于血管量较少而不会发生明显出血的软组织。铒激光是所有口腔激光中止血效能最差的一种激光。

因为铒激光的能量被水吸收，所以其能够安全地用于种植体周围并进行种植体周围炎和黏膜炎的治疗[31-32]。该激光能够使骨表面保持血液渗出（促进愈合），不需要额外进行处理，同时不会损伤种植体表面[33]。铒激光具有优良的杀菌性能，因为当细胞内的水吸收能量时会破坏细菌的细胞膜。

总之，铒激光的应用是多方面的，硬组织应用最好；在软组织应用方面，由于止血效果差，铒激光较真正的软组织激光作用有限[13,34]。

激光应用于临床术前系带修整术和组织消融

在某些情况下，临床医师可能需要在种植手术前改变邻近术区的软组织形态。例如，患者较高的肌肉附丽靠近术区，需要通过系带修整术松解种植位点周围组织的张力。手术越复杂，比如翻瓣植骨，进行肌张力松解就越重要。肌肉张力的松弛能够大大提高手术成功率，避免缝合牵拉，减小术后疼痛和肿胀。系带修整术可以选用之前讨论过的所

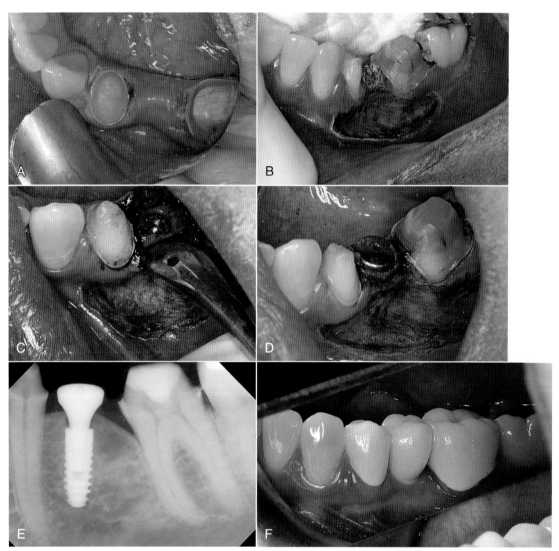

• 图7-2　A. 种植手术位点术前咬合像。B. 肌肉减张和系带修整术后即刻。需注意骨膜完整。C. 超脉冲 CO_2 激光牙槽嵴顶切开和种植体植入。D. 上愈合基台，进行两针缝合，未放置塞治剂。E. 影像学显示愈合基台就位。F. 4个月后，最终修复体就位。

有类型的软组织激光（图7-2）。

　　牙齿拔除前，如果周围软组织太厚或厚度不均匀，临床医师需要修整软组织。图7-3中可见，在右侧上颌第二磨牙的远中和腭侧广泛消融2～3mm厚的组织，术后软组织厚度更适合基台和牙冠，形成便于清洁的形态。无论对于医师还是患者，激光能够在无出血、无肿胀甚或无术后疼痛的情况下去除组织的能力，是其突出的优势。

手术位点预备

　　术区位点预备是种植手术的第一步。为了防止手术位点的污染，术前临床医师使用了多种抗菌漱口液，包括氯己定等[35-36]。然而，由于口腔细菌含量很大，这种消毒工作只能起到部分的作用。此外，如果术中位点被唾液污染，临床中也不可能停下手术再次冲洗。

　　激光是目前手术位点消毒的一种很好的解决方案。所有的激光都具有杀菌作用。临床医师只需将手术位点激光照射几秒钟。杀菌效果是很明显的，与此同时种植位点也被彻底消毒[37]。手术前，与传统冲洗和擦拭消毒相比，激光能够更有效地进行软组织消毒。此外，如果在术中，术区不慎被唾液污染，可以使用激光进行再消毒，建立无菌条件，从而使得手术获得更大可能成功。如果使用接触式方式，每立方毫米均进行消毒，铒激光和二极管激光能够很好地完成消毒工作[7,38]。因此，临床应用中该技术是一个较慢的，需要谨慎进行的操作，手术区域越大，消毒操作时间越长。

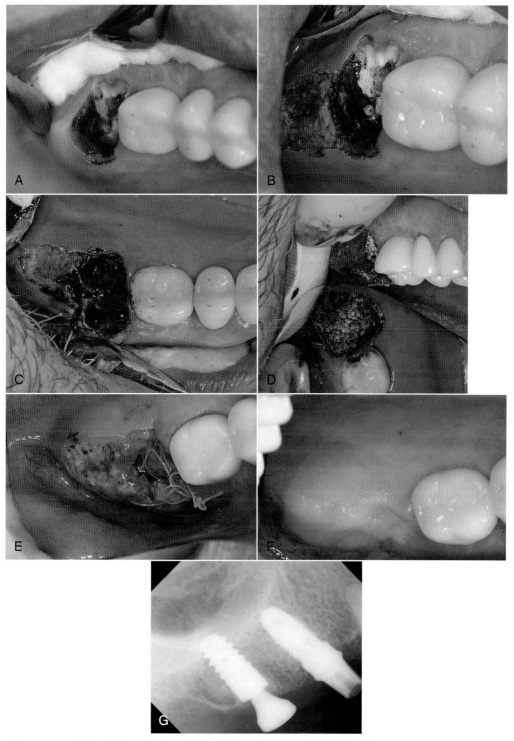

· 图7-3 A. 右侧上颌第二磨牙远中和腭侧增生组织，此牙将会被拔除并进行种植。B. 超脉冲CO_2激光进行如图所示的组织轮廓切割。C. 牙根拔除术后即刻拔牙窝情况。D. 拔牙窝植入骨替代材料后。E. 拔牙和骨移植术后24h情况。可见很好的粉红色组织和无张力缝合。F. 术后5个月术区情况。G. 种植体及基台影像学表现。

临床提示

使用接触式激光，加快灭菌过程的最佳方法是使用大直径光纤。大多数拥有Nd：YAG激光和二极管激光的医师只有一种或者两种直径光纤，通常300～400μm。而消毒过程达到最高效率的使用光纤直径为800～1000μm。

消毒和种植体植入

CO_2激光和接触式激光相比最直接的优势是可以在非接触模式下进行操作。临床中可以在CO_2激光上选择大孔径手柄，采取非聚焦模式操作增加作用于组织的光斑面积。用CO_2激光对手术部位进行消毒仅需几秒钟。术中，术者和助手应避免术区被唾液污染。通常，在单颗牙缺失时，容易进行无菌操作。而在手术范围较大，需要进行多颗植体植入或大范围切开时，很难去保持无菌环境。在必要的时候，医师可以根据需求，应用适当能量设置的激光，随时照射术区，进行消毒（图7-4）。

另外一种需要进行消毒的情形，是需要在新鲜拔牙窝进行即刻种植的病例。在某些情况下，感染组织是容易观察到的，临床医师可以看到在磨牙根尖或根分叉区周围的软组织。然而，即使感染不明显，谨慎的做法是假定它可能影响手术结果。这个操作目的是为了清除拔牙位点感染的软组织，并对种植位点骨表面进行消毒。刮匙可以用来快速地清除周围大量软组织，之后应用激光切除剩余的粘连软组织。下一步可以应用激光对拔牙窝内壁进行消毒。

在术区翻瓣前对软组织进行消毒时，用二极管激光或Nd:YAG光纤头很难直接"接触"到拔牙窝的所有表面。当然，这两种激光都不适用于骨组织。铒激光家族在低能量水冷却下能够很好地清除感染软组织，并进行骨表面消毒[13]。因为铒激光的止血作用较差，这可以保持骨表面血液供应，加强拔牙窝愈合，不论是进行种植还是植骨，或者拔牙窝进行充填或者自然愈合。CO_2激光也是很好的选择，因其可以在低能量下用于软组织切除和骨表面消毒[39]。然而，CO_2激光具有很好的止血效果，所以临床中要注意此问题对组织愈合的影响。

临床医师应轻轻刮骨，以重建出血和最大限度地提高植入物或移植部位的愈合潜力。激光能量必须传递到拔牙位点的所有骨表面。如果存在严重根折，导致激光光束被阻隔，医师应该选择让该位点自然愈合数周，这样可使再次手术进行种植或骨移植时更为安全。图7-5展示了一例左侧上颌中切牙计划拔除，进行术区和拔牙窝消毒的过程。该病例的一个重要影响因素，是系带的附着位置。用激光行系带修整术，确保术区周围组织无张力。消毒骨预备窝洞和周围组织后，可以放心地植入种植体，因为术区软、硬组织都没有病损和污染的风险。

图7-6展示了一例左侧上颌第一前磨牙需要拔

除并进行种植的病例。手术位点内外均进行激光消毒。术后进行基台安装，并进行临时固定修复体的制作。在磨牙处进行软组织修整。4个月后，获得了良好的种植体周围软组织美学效果。

骨组织手术

软组织

在种植手术中，激光另一个作用是进行骨组织手术，对于周围软、硬组织的处理也有不同考虑。医师首先要考虑如何进行软组织切口。有些病例为达到微创效果，会选择牙龈环切，去除骨嵴顶上直径3～4mm形如"塞子"的软组织。根据位置和生物型不同，软组织厚度可以为1～2mm或者3～4mm。如果组织较薄（1～2mm），各波长激光均可选择。如果组织较厚，选择二极管激光或者Nd:YAG激光可能需要几分钟，而铒激光或者CO_2激光可能需要几秒钟就可以。根据组织情况，使用铒激光时要关注出血的问题。与常规技术相比，其能通过快速有效地切割组织并为外科医师创建良好的视野，减少手术的时间。

其他组织入路方式通过小的信封瓣，通常是为了获得组织高度和基台牙冠复合体周围良好的软组织形态（图7-7）。

随着手术入路范围增大和翻瓣设计的复杂化，切口穿过附着龈（角化）和非附着龈（游离）的情况是决定如何选择合适激光的考虑因素。切割速度缩短了手术时间，止血效果提高了术野清晰度。因此，当涉及更多软组织时，二极管激光和Nd:YAG激光变得不那么有效，这些是接触式激光，因此为了切割更大量和更多层的软组织，需要更多的时间来切开。铒激光与其他类型激光相比不具备止血作用。良好的视野、优良的止血效果和切割所有组织生物类型和厚度的效率，使得CO_2激光最适合于这些治疗[39]。

激光的优势

应用激光做切开有以下一些优势。消毒过的切口不易感染。激光切割组织不会引起相关的肿胀和感染。由于激光能够封闭淋巴管和血管，临床中可以测到其术后疼痛肿胀以及术后并发症明显减少[40-41]。由于肿胀的减小，缝合线不再会脱离组

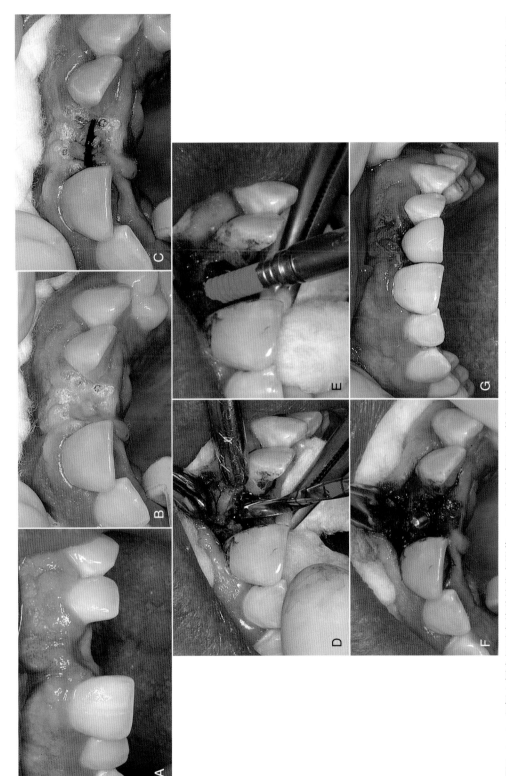

• 图7-4 A. 左侧上颌中切牙切牙术前种植位点影像。B. 应用超高速CO₂激光进行术区消毒。C. 激光进行牙槽嵴顶切开。D. 进行翻瓣，预备种植床。可以看到很好的术野，无明显出血影响术者。E. 种植体植入术区。F. 完成种植体植入。G. 完成临时基台和临时冠即刻，组织两侧和邻侧面各缝合1针。

织，开线也会相应减少。止痛药和抗生素使用频率相应减少，强效药物应用也减少（药物相互作用较少），因为患者手术后的创伤明显减轻。这些优势在小型和大型手术中均能体现。

止血

激光使用的另一个优点是在一些服用抗凝药

物的患者中是相对安全的，如阿司匹林、氯吡格雷（Plavix）和华法林（香豆素）。有些患者还服用草药，可以显著改变凝血时间。抗凝患者的主要问题是他们的药物是否应该在手术前停用。临床医师需要了解患者状况，并与内科医师商量。在任何牙科手术之前，必须回顾和更新患者的系统病史。如果

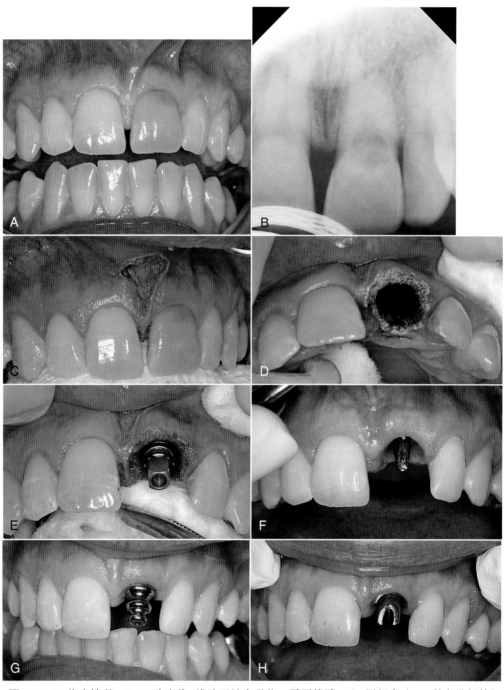

• 图7-5　A. 临床情况。B. 21治疗前X线片可见内吸收，需要拔除。C. 用超高速CO$_2$激光进行软组织成形和系带修整术。D. 拔牙术后，用超高速CO$_2$激光进行骨组织和周围软组织的消毒。E. 拔牙术后即刻种植。F. 3个月后在采印模前，评估软组织高度、厚度。G. 印模帽就位。H. 拔牙4个月后基台安装就位。

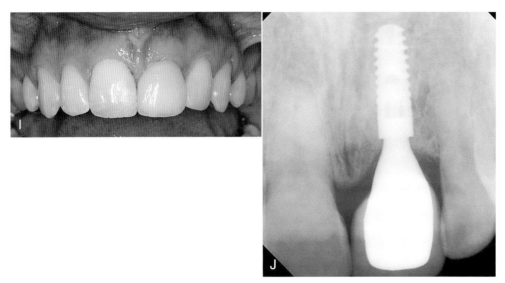

· 图7-5（续）　I.最终修复体就位；临床检查见良好的软组织轮廓。J.影像学可见良好的骨高度。

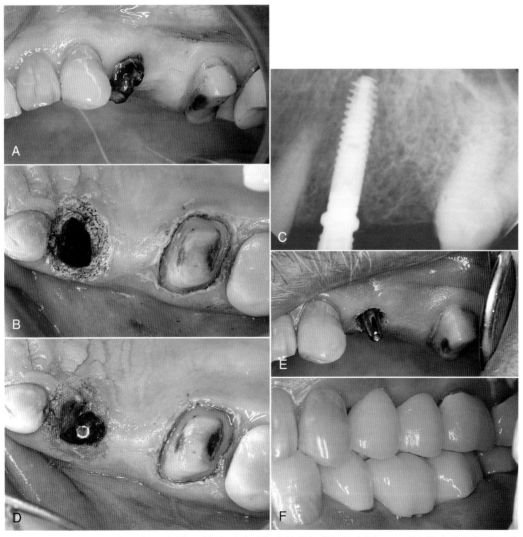

· 图7-6　A.展示了一例左侧上颌第一前磨牙需要拔除并进行种植的病例。B.手术位点内外均进行激光消毒。C.种植体术后影像。D.术后进行基台安装，并进行临时固定修复体的制作。E.4个月后，采用之前相同的参数设置，获得了良好的种植体周围软组织美学效果。F.最终三单位固定桥粘接就位。

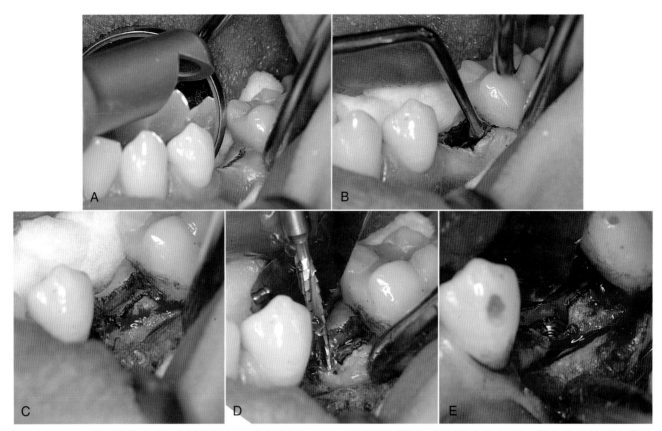

· 图7-7　A. 35进行种植治疗，应用超高速CO$_2$激光进行切开。B. 进行微创翻瓣，保证极少出血。C. 翻瓣后，可见很好的术野。D. 进行种植窝预备。E. 3.5mm种植体植入到骨下2mm，整个手术过程保持良好术野。

对于患者的药物有任何顾虑，必须进行相应的实验室检查，包括国际标准化比值（INR）。最近有一项关于在牙科手术前改变患者药物的研究表明，如果INR＜4，那么改变抗凝治疗方案的理由是不足的[42-43]，虽然最终的决定取决于主诊的内科医师。接受抗凝治疗的患者在牙科手术中使用激光，会比健康患者获益更多。大多数激光具有优良的止血特性，导致出血减少，因此术中出血控制是一个容易解决的问题。

此外，使用激光可以减少术后肿胀和促进组织愈合。与传统手术刀相比，激光切割的优势可以归结为组织损伤的减少、创伤性创面的减少、组织损伤深度的精确控制以及更少的肌成纤维细胞形成[25]。传统的手术刀没有止血作用，因此必须通过更常规的方法来控制出血。例如，通过咬纱布或茶包、缝合、放置氧化纤维素、应用局部凝血酶和使用氨甲环酸漱口液都可以帮助控制出血[42]。这些方法在激光手术中都再无必要。此外，手术刀在出血控制方面的劣势导致视野欠佳，需要更多的时间来

吸引和保持干燥的术野[39]。

图7-8展示了一例右侧上颌侧切牙先天缺失的病例，其中翻瓣过程术野良好，切开基本无出血。在唇侧骨缺损区进行植骨后，植入种植体。应用激光在右侧上颌尖牙远中进行无出血的切口。

硬组织

一经通过软组织获得入路，临床医师就必须决定如何处理硬组织。铒激光家族是常用的进行骨消融的激光。铒激光可用于手术前的骨切除。与传统技术相比，激光消融对骨组织的损伤较小，因为这是一种非接触式的方法，没有激光尖和骨之间的摩擦。来自骨切割钻头的摩擦力可能会使得骨组织过热，并可能在骨种植体界面引起坏死。使用铒激光引起的骨组织温度升高是最小的，只要临床医师熟悉合适的激光参数并使用适当的水冷却。这样可以获得有效骨切割，并避免热损伤。研究表明，使用铒激光与传统的骨钻相比，愈合更好，骨形成更快[13,44-46]（图7-9）。到目前为止，还可以使用9300nm CO$_2$激光来进行这些手术。然而，迄今为

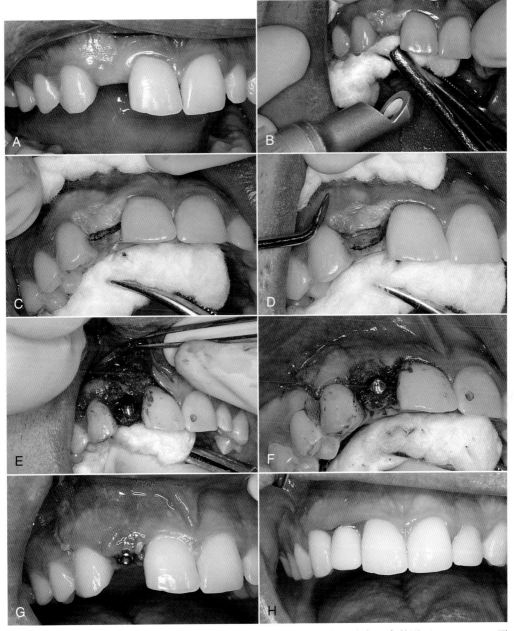

· 图7-8 A. 先天缺失12治疗前照片。B. 超高速CO_2激光进行位点消毒，参数设置2.0W，80Hz照射10s。C. 之后再80Hz、4.5W的设置下，进行牙槽嵴顶切口。D. 进行无出血切开后，进行翻瓣，获得良好术野。E. 进行种植体植入，唇侧骨缺损植骨，13激光远中切口组织翻瓣。F. 关闭软组织瓣，缝合。G. 72h后，组织颜色正常，无明显肿胀。H. 2周后，临时冠就位，组织愈合良好。

止，对种植手术中这种波长的安全性和有效性的研究还没有完成。

激光技术还没有发展到可以用激光完成整个骨组织手术的程度。然而，基于制造商的研究正在进行中，最终目的是用激光"钻"代替骨钻应用于骨组织手术。

块状骨移植治疗方法

在手术过程中，每一步都必须集中注意力。例如，当测量骨表面上的点以切割或预备时，术者稍走神就会丢失定位，不得不重新测量，还得关注丧失精度的风险。然而，如果测量点可以用擦不掉的标记"画"在骨头上，这样形成的图示能引导所有

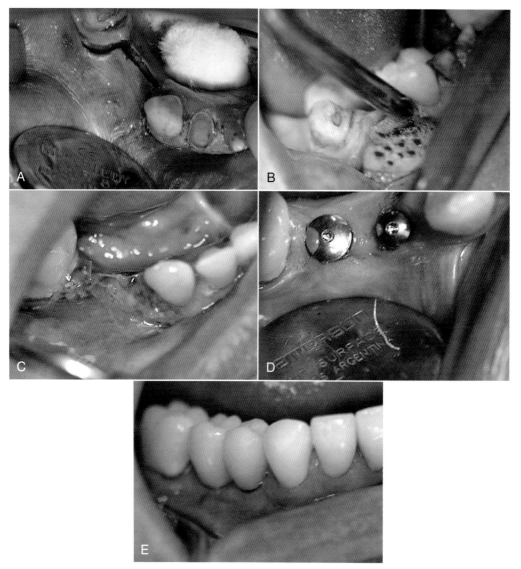

• 图7-9　A. 激光进行骨移植手术切开。B. 铒激光进行去皮质骨。C. 24h后，术后照片可见很好地组织颜色，松弛缝合，无组织肿胀。D. 植骨后4个月进行种植手术。E. 最终修复完成。

后续步骤，也能让不慎分散注意力的术者重新找到焦点。

CO_2或铒激光都可以在低能量设置下在骨表面上标记测量点，形成擦不掉的标记。之后可以用"x标记"定位种植位置。用这种技术，骨块移植受区直观可视，而供区可在切割前描记和测量。

骨块切割和修形后，可以用铒激光打出螺钉孔，从而避免使用钻头的机械和摩擦应力。骨块可以用铒激光进行调磨和修改，也消除了来自钻头的机械和摩擦损伤。

侧壁开窗上颌窦提升

激光可以辅助上颌窦手术，为最终植入种植体建立骨的基础。后牙缺失牙槽嵴的典型侧壁开窗入路，其长切口从第二磨牙的远中沿牙槽嵴顶向近中延伸到尖牙区[47]。此处再行垂直减张切开。这种切开方式使用CO_2激光最为高效。

在翻瓣暴露术区骨组织后，临床医师准备开骨窗。用前述方法标记该窗口轮廓，外科医师随后用手机车针或超声器械切开骨壁，进入窦腔。使用CO_2或铒激光在骨头上"画"在表面可以产生可见的标记而不损害骨的健康[48]。随后，使用铒激光切开骨壁，尤其当骨板很薄，厚度约1mm时；不过，铒激光器也可能会切到软组织，这是个潜在的难题[49]。

良好的上颌窦提升的第一个目标是通过骨组织获得通路而不损害施耐德膜（鼻窦黏膜）。第二个目标是移植足够数量的移植材料以支持将来的种

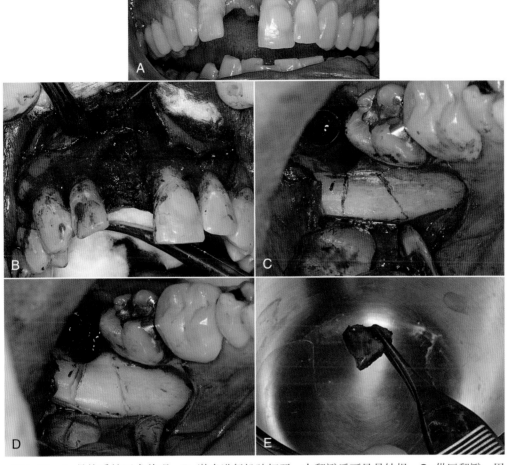

• 图7-10 A. 骨块受植区术前观。B. 激光进行松弛切开。大翻瓣后可见骨缺损。C. 供区翻瓣,用激光测量和标记。骨上的轻微炭化层即是擦不掉的标记。D. 用骨锯沿着激光画的标线切取骨块。E. 从供区取出骨块。

植体植入[50]。暴露窦黏膜后,将其小心、轻柔地从窦底下表面和近中面抬高。如果保持黏膜完整,上颌窦黏膜有助于包绕移植材料,防止移植颗粒在窦腔中自由移动。然而,如果上颌窦黏膜被切割或损坏,移植材料会到处移动引起异物反应,造成并发症或感染,并可能导致骨移植失败。虽然受损的膜可以进行修补,但这会使治疗复杂化,并导致更多风险[51~52]。

铒激光能切割硬组织和软组织,因此不可能穿透骨而不穿透与骨紧密相连的软组织。用车针和手机打开骨窗而不损伤上颌窦黏膜,需要技巧和练习。也许最可靠的工具是超声外科设备,它通过振动来切割骨组织而不切割软组织[53]。

激光在块状骨移植术中的真正益处在于术后效果。软组织的最小炎症反应增加患者的舒适度并最小化术后肿胀。缝合保持无张力和完整。如果医师认为对症,预防性抗生素可用于手术后鼻窦感染,但手术部位的局部感染是罕见的(图7-10和图7-11)。

暴露种植体

当愈合期结束后,临床医师需要暴露完成骨结合的种植体,有时种植体不仅被软组织覆盖,而且有厚达2~3mm的新骨。经过放射线检查确定种植体的位置后,必须去除软组织。这种去除可以用任何激光波长来完成,除了Nd:YAG外,因其对种植体

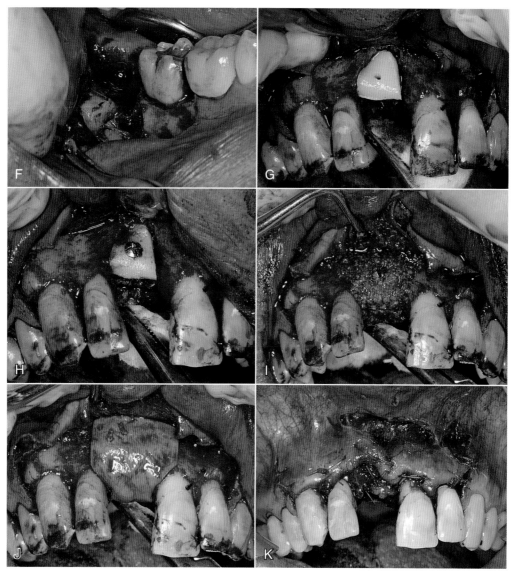

• 图7-10（续）　F. 取骨后的供区。G. 用铒激光安全地制备螺丝孔。H. 螺丝固位固定骨块。I. 颗粒骨移植材料覆盖骨块。J. 可吸收屏障膜覆盖植骨区。K. 组织瓣就位缝合，手术位点行系带修整术减小张力。

的不利影响。如果组织厚度不厚（1～2mm），除Nd:YAG外所有波长的激光均很好用。随着组织厚度增加，二极管激光器将变得太慢和效率低下。对于血供丰富的组织，铒激光可能是一个糟糕的选择，因为出血可能会损害能见度。对于厚组织，CO_2波长是最有效的迅速去除组织的选择，并能保持良好的术野（图7-12和图7-13）。

如果骨已经形成在种植体的顶部，临床医师必须决定最好的处理方法。CO_2激光可以作用于薄层的骨，以便用手动工具去除[39]。然而，对于任何厚度的骨，铒激光器都能有效且安全地完成暴露过程。

骨和种植体表面将保持不受损伤（图7-14）。

在牙种植中，有过多的软组织并不是一个常见的问题。事实上，最常见的问题是试图保留更多的软组织。然而，在一些种植体设计中，会引导保留大量的软组织。这种组织必须修整和成形，以便进行印模制取、基台就位和牙冠粘接。保持干燥、清晰的视野是必不可少的。激光是这些病例的极好工具（图7-15）。

种植体周围黏膜炎和种植体周围炎

牙种植最严重的并发症可能是种植体与骨结合

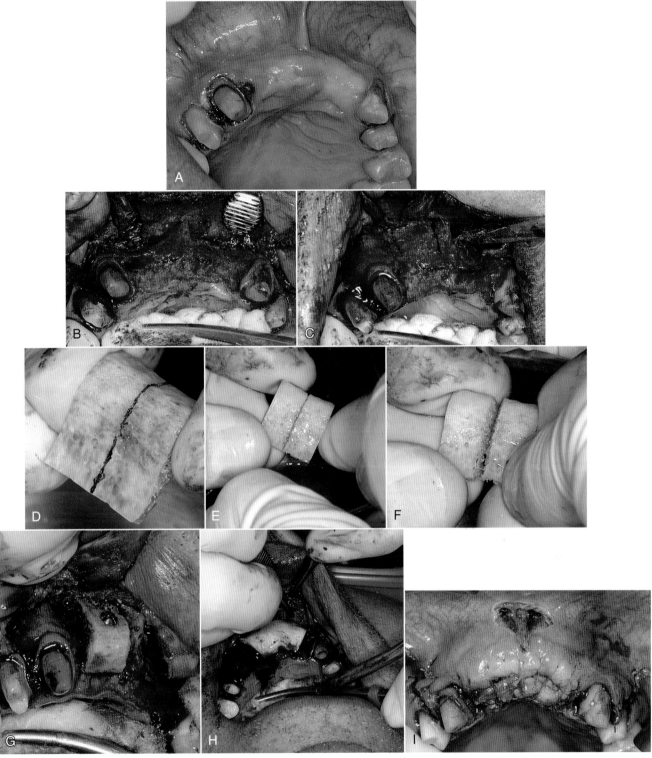

• 图7-11　A. 块状骨移植受区术前观。B. 受区激光定点。可见骨表面表浅，固定的标记。C. "J形"植骨的受骨床可见擦不掉的炭化标记。D. 激光标记"J形"骨块。E. 铒激光进行骨块切割。F. 完成骨块切割。可见光滑的切割和骨创面。G. 骨块用1颗螺丝固定于受区，用铒激光制备螺丝孔。H. 骨块表面覆盖屏障膜。I. 缝合双骨块移植区。激光进行系带切除，避免张力。

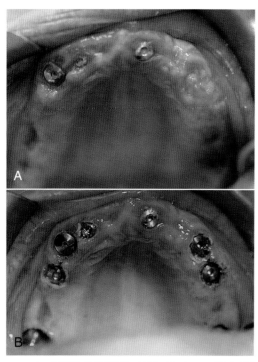

• 图7-12　A. 多颗种植体覆盖于软组织下。B. 激光进行种植体暴露。

后的晚期感染。黏膜炎仅是基台-牙冠-种植体复合体周围的软组织感染，通常在种植体的颈部1/3。种植体周围炎是围绕种植体体部或根尖的感染，导致骨的丧失[54]。这两个疾病的特征是与生物膜相关的厌氧菌菌斑的炎症反应。通常，这会导致软组织肿胀和炎症，以及种植体周围骨丧失。

　　许多致病因素包括种植体周围的组织质量、种植体的设计、种植体的表面结构、种植体的三维位置、种植体咬合的机械负荷和细菌的存在。感染的临床表现可能包括周围组织的炎症或颜色变化、出血、化脓、可能瘘管形成和影像学检查骨丧失。严重的病例，可能需要去除种植体。

传统治疗方法

　　如果种植体仍然稳定，并且骨丧失不太严重，则可以针对感染治疗。手术清创术是治疗的首选，配合抗生素的使用，机械去除所有种植体周围的感染组织，并尽可能多根除细菌。治疗工具包括塑料器械、柠檬酸、氯己定和局部四环素[55-57]。清创术后，将骨移植材料放置在骨空隙中，试图再生种植体周围硬组织。要评价牙列存在机械过载的可能，如果存在要进行纠正。最后，患者的口腔卫生进行重新评价和改进。

然而，常规治疗的成功率并不高。Leonhardt[58]传统方法治疗种植体周围炎的失败率达到42%。

激光辅助治疗

　　激光为种植体黏膜炎和周围炎提供了一种新的治疗方式。如果使用铒激光器，步骤可如下进行：

- 通过适当的激光切开获得种植体的入路[59]
- 一旦种植体和周围的骨被暴露，病变组织被激光能量汽化清除
- 用激光消毒种植体表面和骨窝[60]
- 通过烧掉薄层骨，去掉坏死的骨进行消毒

　　因此，清理和消毒是用同一个工具完成的。然后，如果需要，可以进行植骨。由于降低了炎症和术后疼痛，愈合会有改善[12]。如果使用CO_2激光，该过程从适当的激光切开开始，暴露植入体、骨和病变的软组织。这种组织很容易被消融，种植体表面可以安全地消毒。骨表面也被消毒，但是CO_2激光能量导致骨表面碳化，从而导致止血。在移植前，用刮匙将骨表面碳化层机械刮除，并重建出血。然后可以进行骨移植。治疗成功率因为一个无菌的环境已经建立，被大大提高了。图7-16展示一个CO_2激光清除种植体周围炎位点，获得了健康的组织。

　　二极管激光也可用于去除肉芽组织和清洁种植体表面。图7-17展示了用二极管激光对左侧上颌前牙种植体上方的瘘管进行清创和消毒，1年后获得良好的愈合。

非手术治疗

　　有学者对伴有骨丧失的牙槽嵴黏膜炎的非手术治疗进行了研究。Deppe和Horch[39]探索用激光对暴露的种植体表面进行消毒以修复"感染种植体"。在一个16例患者41颗感染种植体的临床研究中，CO_2激光在闭合（不翻瓣）手术中使用。4个月后，与传统局部消毒方法相比，用CO_2激光进行消毒和软组织切除的种植位点取得了更好的结果（有统计学意义）。

铒激光

　　Schwarz等[61]用Er:YAG激光治疗20例至少有1颗中至重度种植体周围炎的患者，共计40颗种植体。一半种植体应用Er:YAG激光，另一半用塑料刮匙行

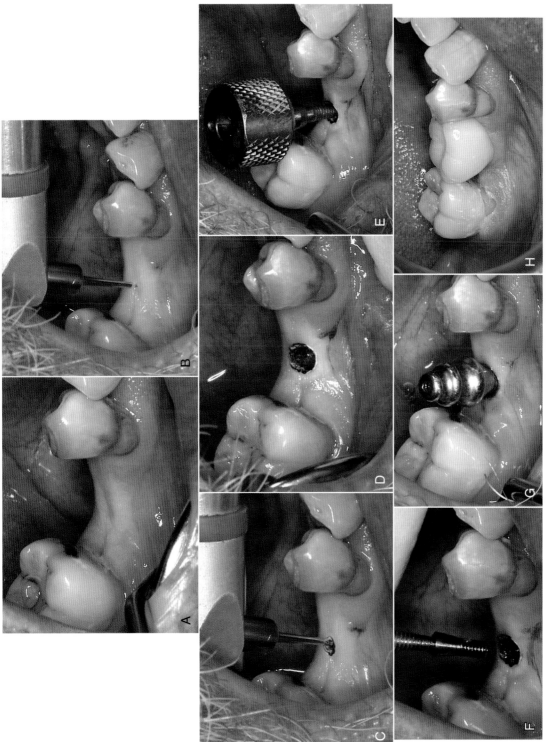

• 图7-13 A. 愈合后的种植体准备进行暴露。B. 激光开始进行暴露种植体。C. 组织被激光消融。D. 激光照射30s暴露种植体。E. 去除封闭螺丝的工具就位。F. 封闭螺丝轻松去除。G. 印模帽轻松就位，术区无出血。H. 4周后永久冠就位。

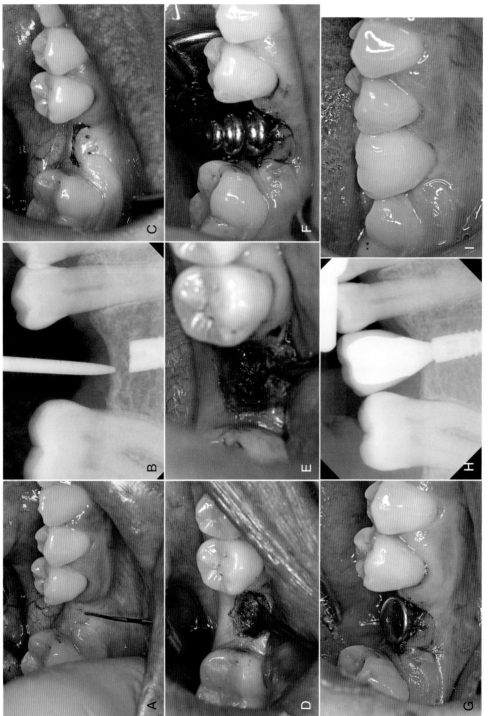

• 图7-14　A. 愈合后的种植体准备进行暴露。B. 影像检查辅助判断种植体位置，并显示种植体上方的新骨。C. 激光进行软组织切开，直达骨面。D. 暴露种植体上骨组织。E. 铒激光去除骨组织。总用时2min。F. 放置转移帽。G. 放置愈合帽，无须缝合。H. 暴露1个月后，最终基台和修复体就位的影像。I. 最终修复体粘接时的临床照片。

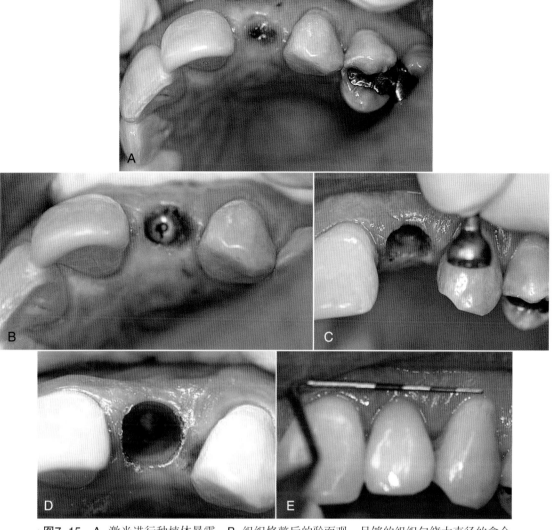

· 图7-15 A. 激光进行种植体暴露。B. 组织修整后的殆面观。足够的组织包绕大直径的愈合基台，未发生组织变白。C. 去除愈合基台，组织成形。D. 新愈合基台形成的组织形态。E. 修复体粘接就位。

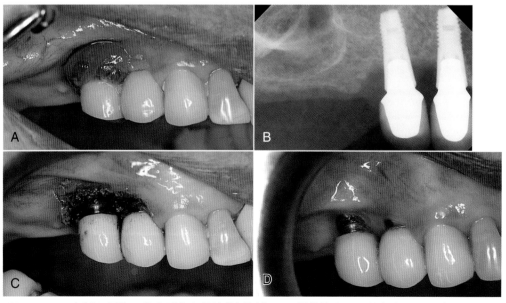

· 图7-16 A. 右侧上颌第二前磨牙发生种植体周围炎。B. 影像检查可见骨丧失。C. 超高速CO_2激光进行种植体周围组织清创后局部。D. 激光治疗后良好的组织恢复，可见健康的种植体周围组织。

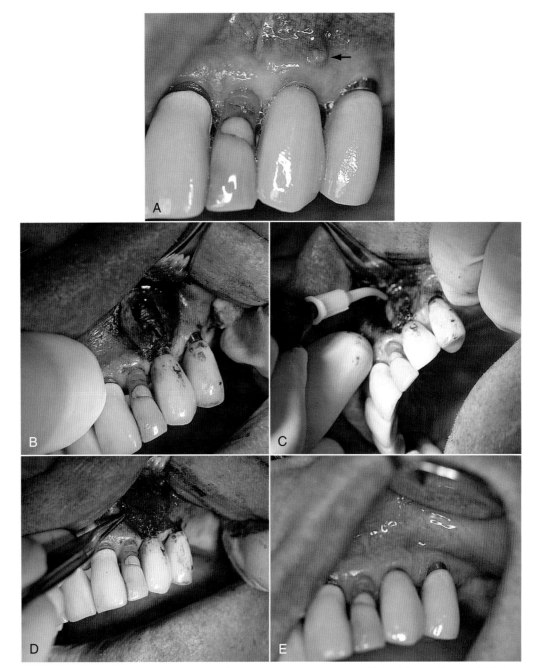

· 图7-17　A. 左侧上颌前牙可见种植体区瘘管（箭头所示）。B. 传统手术刀，获得入路暴露
种植体。C. 根管激光进行软组织清创和位点消毒。D. 在消毒后位点放置骨移植材料和可吸收
膜。E. 术后1年可见良好的组织愈合。

机械清创及葡萄糖酸氯己定（0.2%）抗菌处理。评估的标准是菌斑指数、探诊出血、探诊深度、牙龈退缩和临床附着水平。3个月和6个月后，激光处理的位点显示了优于常规治疗位点的疗效。

CO_2激光

Romanos[16]表明约3W的CO_2激光能治疗种植体周围炎影响的修复体。他推测，CO_2激光可以从种植体表面反射并汽化深层骨病变中的细菌，从而导致植

入部位更彻底的消毒。这为愈合和重新形成骨结合创造了良好的条件。

Deppe等[26]证明在比格犬中，用CO_2激光有助于感染种植体的消毒，并能导致种植体周围骨的生长。激光能量在种植体周围循环地传递。病变软组织发生汽化，细菌计数明显减少。不需要骨移植程序和翻瓣。根据临床经验，这个过程只需几分钟就可以完成，每7～10天重复3次或4次。这个治疗间隔

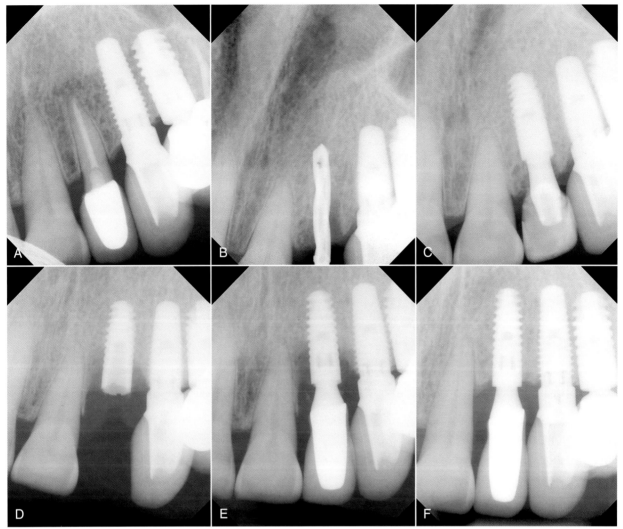

• 图7-18　A. 需要拔除左侧上颌侧切牙治疗前照片。B. 放射影像显示拔牙后即刻行种植窝预备。C. 即刻种植体安装临时冠的放射影像。D. 骨丧失至第四螺纹。E. 治疗后1个月的放射影像。F. 粘接后10个月的放射影像。骨再生至种植体顶部1mm以内。未进行翻瓣和植骨。

与复杂的龈下生物膜形成所需的时间一致[62]。随着生物膜在3～4周内的反复中断，人体的自然防御和免疫反应能够治愈病变。随着其他病因的解决，如机械咬合过载和不良口腔卫生，病理过程将停止，在某些病例，会发生骨再生。虽然尚未到可预测的程度，但对骨丢失达6mm的"感染种植体"进行消毒，已证实获得了1～4mm的新骨再生，同时种植体周围软组织的健康得以恢复[26,63]。

由此得出结论，对涉及种植体颈部骨丧失的早期到中期的黏膜炎，最保守的治疗是使用激光的非手术治疗，无切开或翻瓣，不需植骨。如果问题更复杂或涉及种植体根尖部分，则激光辅助的手术方法是适当的，通常涉及切开，皮瓣，植骨。无论采

用哪种方法，迄今为止的结果都可预期，且比传统方法具有更高的成功率[39,64]。

图7-18可见左侧上颌侧切牙佩戴临时冠的种植体。当患者6个月后回来进行牙科治疗时，黏膜炎很明显，用CO_2激光进行非手术治疗。激光工作尖放置周围，激光能量对所涉及软组织的颊侧、舌侧、近中和远中照射30s。以1周为间隔再进行3次治疗。1个月后，最终基台和牙冠就位，又进行了一次治疗。又一次长时间失约后，患者再次回来临床评估；粘接10个月后可见骨再生（图7-18F）。

二极管和CO_2激光治疗策略对比

如果种植体被放置在骨嵴下方并且骨组织保持完整，结果将是种植体周围存在大量的组织。这种

组织可能需要用这些方法之一来修整：仅放置组织成形器或愈合基台；在初始愈合后更换大尺寸的组织成形器；根据大小和形状放置最终的基台；或放置最终的冠。以上每种情况，二极管激光或CO_2激光都因其对出血的控制而成为最佳选择。CO_2激光在速度和效率上超过二极管激光。

此外，如果需要给边缘在龈下的基台取印模，用CO_2激光或二极管激光的修整过程将为取模创造良好的环境，其对组织的创伤小于传统的排龈线技术（详见第6章）。此外，未清理干净的龈下残留粘接剂会刺激组织引起炎症。这时，围绕牙冠修整牙龈以暴露整个边缘是有益的。CO_2激光是合理的选择，因为它良好的止血效果，因为它比其他软组织激光更小的组织创伤，它改变龈缘的风险更小，美学效果维持更好。

激光应用于口腔种植治疗的展望

随着临床医师在实践中积累经验，激光技术的附加用途会不断扩展，其在口腔种植领域的应用前景尤其广阔。切割时的控深能力令铒激光能代替骨钻行骨切割位点预备。钻针机械运动带来的摩擦可能会引起骨的热灼伤[47]。非灭菌的车针会污染术区。铒激光可以在骨上做出同样的切口而不带来机械创伤。此外，由于切割时有灭菌作用，在切骨位点使用激光会降低术后感染风险，增进疗效[13]。

El-Montaser等[65]发现，用铒激光制备的种植位点的愈合优于车针预备的位点。其结果表明，用Er:YAG激光进行骨消融促进钛金属种植体周围新骨的生长，并能形成骨结合。不过，如用铒激光代替现有的种植钻针，必须精确控制切割深度和直径。

在另一应用领域，基于胶原纤维聚集、细胞繁殖加速、前列腺素增加等证据，低强度激光技术被认为能促进伤口愈合[66]。这些激光技术具有加速创口愈合和改善患者感受的可能性，这是目前的研究足以得出的观点，当然，研究工作还有待深入（详见第15章）。

结论

激光为现代临床口腔医学，尤其口腔种植学领域，带来了显著的益处。二极管激光、CO_2激光和铒激光具有提升医师最优质治疗能力的潜力，给患者更舒适的体验，术后的问题更少。每种激光发射不同波长的电磁波，对硬组织和软组织都具有独特的效应。因此，每种波长都各有优点和缺点，具体取决于医师的临床目标、技巧和经验，还有处理对象的种类。

正如本章所强调的，种植过程中能用激光改善或提高的，即便不是所有步骤，至少也是绝大部分。医师必须了解可用的选择。应用激光技术，将为牙科专业带来明显的临床收益——患者疗效的提升。随着技术的持续改进，不断积累经验的医师无疑会拓展激光更多的用途。每一位从事种植外科或修复的口腔医师，都将发现激光对于简化流程和提升成效的宝贵价值。

（梁　辰 译，宿玉成 审校）

参考文献

[1] Marder MZ: Treatment planning for dental implants: a rationale for decision making. Part 1. Total edentulism, *Dent Today* 24(5):74–76, 78, 80–83, 2005.

[2] Karoussis I, Brägger U, Salvi G, et al.: Effect of implant design on survival and success rates of titanium oral implants: a 10-year prospective cohort study of the ITI Dental Implant System, *Clin Oral Implants Res* 15(1):8–17, 2004.

[3] Lindh T, Gunne J, Tillberg A, Molin M: A meta-analysis of implants in partial edentulism, *Clin Oral Implants Res* 9(2):80–90, 1998.

[4] Jivraj S, Chee W: Rationale for dental implants [abstract], *Br Dent J* 200:661–665, 2006.

[5] American Academy of Implant Dentistry: *Dental implants preferred option for aging bridges* [news release], May 2008; http://www.aaid-implant.org.

[6] Ismail S, Johal A: The role of implants in orthodontics, *J Orthod* 29(3):239–245, 2002.

[7] Swick M: Laser-tissue interaction. I, *J Laser Dent* 17(1):28–32, 2009.

[8] Adibi S: Er,Cr:YSGG laser use for soft tissue management during the restoration of an implant: a case report, *J Laser Dent* 17(1):34–36, 2009.

[9] Coluzzi DJ: Soft tissue surgery with lasers: learn the fundamentals, *Contemp Esthet Restorative Pract*, 1–2, May 2007.

[10] Convissar R: The top ten myths about CO_2 lasers in dentistry, *Dent Today* 28(4):70, 2009.

[11] Raffetto N, Gutierrez T: Lasers in periodontal therapy, a five-year retrospective, *Calif Dent Hyg Assoc J* 16:17–20, 2001.

[12] Aoki A, Mizutani K, Takasakim AA, et al.: Current status of clinical laser applications in periodontal therapy, *Gen Dent* 56(7):674–684, 2008.

[13] Bornstein ES: The safety and effectiveness of dental Er:YAG lasers: a literature review with specific reference to bone, *Dent Today* 22(10):129–133, 2003.

[14] Gregg R: Laser resource and reference guide, *Dent Today*,

March 2006. http://www.dentistrytoday.com/technology/lasers/1366. Accessed October 2014.

[15] Fasbinder D: Dental laser technology, *Compend Contin Educ Dent* 29(8):459, 2008.

[16] Romanos G: Laser surgical tools in implant dentistry for the long-term prognosis of oral implants, *Int Congress Series* 1248:111, 2003.

[17] Yousif A, Zwinger S, Beer F, et al.: Investigation on laser dental implant decontamination, *J Laser Micro/Nanoeng* 3(2):119–123, 2008.

[18] Romanos G: Question 1: is there a role for lasers in the treatment of peri-implantitis? *J Can Dent Assoc* 71:117–118, 2005.

[19] Coluzzi D: Fundamentals of dental lasers: science and instruments, *Dent Clin North Am* 48:751–770, 2004.

[20] Coleton S: Lasers in surgical periodontics and oral medicine, *Dent Clin North Am* 48:937–962, 2004.

[21] Cobb CM: Lasers in periodontics: a review of the literature, *J Periodontol* 77:545–564, 2006.

[22] Block CM, Mayo JA, Evans GH: Effects of the Nd:YAG dental laser on plasma-sprayed and hydroxyapatite-coated titanium dental implants: surface alteration and attempted sterilization, *Int J Oral Maxillofac Implants* 7:441–449, 1992.

[23] Walsh LJ: The use of lasers in implantology: an overview, *J Oral Implantol* 18:335–340, 1992.

[24] Chu RT, Watanabe L, White JM, et al.: Temperature rises and surface modification of lased titanium cylinders (special issue), *J Dent Res* 71:144, 1992.

[25] Strauss R, Fallon S: Lasers in contemporary oral and maxillofacial surgery, *Dent Clin North Am* 48:861–868, 2004.

[26] Deppe H, Horch H, Helmut G, et al.: Peri-implant care with the CO_2 laser: in vitro and in vivo results, *Med Laser Appl* 20:61–70, 2005.

[27] Pang P: Lasers in cosmetic dentistry, *Gen Dent* 56(7):663–664, 2008.

[28] Swift J, Jenny J, Hargreaves K: Heat generation in hydroxyapatite-coated implants as a result of CO_2 laser application, *Oral Surg Oral Med Oral Pathol* 79(4):410–415, 1995.

[29] Israel M: Use of the CO_2 laser in soft tissue and periodontal surgery, *Pract Periodont Aesthet Dent* 6:57–64, 1994.

[30] Forrer M, Frenz M, Romano V, et al.: Bone-ablation mechanism using CO_2 lasers of different pulse duration and wavelength, *Appl Phys B Lasers Opt* 56(2):104–112, 1993.

[31] Schwarz F, Bieling K, Sculean A, et al.: Treatment of periimplantitis with laser or ultrasound: a review of the literature, *Schweiz Monatsschr Zahnmed* 114(12):1228–1235, 2004.

[32] Kresiler M, Al Haj H: d'Hoedt B: Temperature changes at the implant-bone interface during simulated surface decontamination with an Er:YAG laser, *Int J Prosthodont* 15(6):582–587, 2002.

[33] Lee D: Application of laser in periodontics: a new approach in periodontal treatment, *Hong Kong Med Diary* 12(10):23–25, 2007.

[34] Walsh L: The current status of laser applications in dentistry, *Aust Dent J* 48(3):146–155, 2003.

[35] Fonseca R: *Oral and maxillofacial surgery*, vol 6, Philadelphia, 2000, WB Saunders.

[36] Scortecci G, Misch C, Benner K: *Implants and restorative dentistry*, New York, 2001, Martin Dunitz.

[37] Kojima T, Shimada K, Iwasaki H, Ito K: Inhibitory effects of a super pulsed carbon dioxide laser at low energy density on periodontopathic bacteria and lipopolysaccharide in vitro, *J*

Periodont Res 40(6):469–473, 2005.

[38] Stuart C: The use of lasers in periodontal therapy, *Gen Dent* 56(7):612–616, 2008.

[39] Deppe H, Horch H: Laser applications in oral surgery and implant dentistry, *Lasers Med Sci* 22:217–221, 2007.

[40] Dederich D, Bushick R: Lasers in dentistry: separating science from hype, *J Am Dent Assoc* 135(2):204–212, 2004.

[41] Locke M: Clinical applications of dental lasers, *Gen Dent* 57(1):47–59, 2009.

[42] Wahl M: Myths of dental surgery in patients receiving anticoagulant therapy, *J Am Dent Assoc* 131(1):77–81, 2000.

[43] Pototski M, Amenabar J: Dental management of patients receiving anticoagulant or antiplatelet treatment, *J Oral Sci* 49(4):253–258, 2007.

[44] Matjaz L, Marincek M, Grad L: Dental laser drilling: achieving optimum ablation with the latest generation Fidelis laser systems, *J Laser Health Acad* 7(1):1–3, 2007.

[45] Kesler G, Romanos G, Koren R: Use of Er:YAG laser to improve osseointegration of titanium alloy implants: a comparison of bone healing, *Int J Oral Maxillofac Implants* 21:375–379, 2006.

[46] Walsh Jr JT, Flotte TJ, Deutsch TF: Er:YAG laser ablation of tissue: effect of pulse duration and tissue type on thermal damage, *Lasers Surg Med* 9:314–326, 1989.

[47] Miloro M, Ghali GE, Larsen P, Waite P: *Peterson's principles of oral and maxillofacial surgery*, vol 2, Hamilton, Ohio, 2004, BC Decker.

[48] Rayan G, Pitha J, Edwards J, Everett R: Effects of CO_2 laser beam on cortical bone, *Lasers Surg Med* 11(1):58–61, 1990.

[49] Van As G: Erbium lasers in dentistry, *Dent Clin North Am* 48:1017–1059, 2004.

[50] Kaufman E: Maxillary sinus elevation surgery, *Dent Today*, September 2002.

[51] Pikos MA: Maxillary sinus membrane repair: report of a technique for large perforations (abstract), *Implant Dent* 8(1):29–34, 1999.

[52] Shlomi B, Horowitz I, Kahn A, et al.: The effect of sinus membrane perforation and repair with Lambone on the outcome of maxillary sinus floor augmentation: a radiographic assessment (abstract), *Int J Oral Maxillofac Implants* 19(4):559–562, 2004.

[53] Vercellotti T, De Paoli S, Nevins M: The piezoelectric bony window osteotomy and sinus membrane elevation: introduction of a new technique for simplification of the sinus augmentation procedure, *Int J Periodont Restorative Dent* 21(6):561–567, 2001.

[54] Chen S, Darby I: Dental implants: maintenance, care and treatment of peri-implant infection, *Aust Dent J* 48(4):212–220, 2003.

[55] Mombelli A, Lang NP: The diagnosis and treatment of peri-implantitis, *Periodontol* 2000(17):63–76, 1998.

[56] Mombelli A: Microbiology and antimicrobial therapy of peri-implantitis, *Periodontol* 2000(28):177–189, 2002.

[57] Santos V: Surgical anti-infective mechanical therapy for peri-implantitis: a clinical report with a 12-month follow-up, *Gen Dent* 57(3):230–235, 2009.

[58] Leonhardt A: Five-year clinical, microbiological, and radiological outcome following treatment of peri-implantitis in man, *J Periodontol* 74(10):1415–1422, 2003.

[59] Yung F: The use of an Er:YAG laser in periodontal surgery: clinical cases with long-term follow up, *J Laser Dent* 17(1):13–20, 2009.

[60] Miller R: Treatment of the contaminated implant surface using the Er,Cr:YSGG laser, *Implant Dent* 13(2):165–170, 2004.

[61] Schwarz F, Bieling K, Bonsmann M, et al.: Nonsurgical treatment of moderate and advanced periimplantitis lesions: a controlled clinical study, *Clin Oral Invest* 10:279–288, 2006.

[62] Quirynent M, Vogels R, Pauwels M, et al.: Initial subgingival colonization of "pristine" pockets, *J Dent Res* 84(4):340–344, 2005.

[63] Stubinger S, Henke J, Donath K, Deppe H: Bone regeneration after peri-implant care with the CO_2 laser: a fluorescence microscopy study, *Int J Oral Maxillofac Implants* 20(2):203–210, 2005.

[64] Deppe H, Horch HH, Neff A: Conventional versus CO_2 laser–assisted treatment of periimplant defects with the concomitant use of pure-phase beta-tricalcium phosphate: a 5-year clinical report, *Int J Oral Maxillofac Implants* 22(1):79–86, 2007.

[65] El-Montaser M, Devlin H, Dickinson M, et al.: Osseointegration of titanium metal implants in erbium-YAG laser prepared bone, *Implant Dent* 8(1):79–85, 1999.

[66] Sun G, Tunér J: Low-level laser therapy in dentistry, *Dent Clin North Am* 48:1061–1076, 2004.

第8章
口腔全科微创手术中的激光技术

Todd J. Sawisch, George R. Deeb, Robert A. Strauss

口腔医学领域的新进展不断改变着患者的感受。这些改变完美地缩短了治疗时间，带来更好的治疗效果，并提高了患者的舒适度。口腔医学实践中不断经历技术革新的一个领域是激光应用于口腔医学，特别是微创口腔外科学。许多全科医师和各个学科的专家们正在利用这一不断发展的领域，将激光应用于许多临床操作中。

自20世纪60年代中期以来，口腔颌面外科得益于激光的使用[1]，首次文献报道使用激光进行此类手术是1977年[2]。激光技术通常被认为是许多外科手术治疗的标准，其已被证明的优势包括提升术野可视性、止血、减少患者不适。激光与计算机技术相结合，使得这些设备更加"人性化"，并增加了其在口腔行业的受欢迎程度。制造商还在解决激光设备在诊室内部之间的移动性需求，并力求设计更轻巧、更便携的设备。激光手柄拥有可互换元件，它更符合人体环境学和更多用途，在口腔范围内执行严格的操作程序可以更好地控制。

适用于口腔微创手术的激光

在任何特定的手术过程中选择适合的激光种类，了解激光的物理特性及其对组织的生物学作用至关重要。具有独特辐射能波长的各种有源激光介质已成功地应用于各种适应证和各种类型的组织，包括CO_2、Er:YAG、Er,Cr:YSGG、掺钬钇铝石榴石（Ho:YAG）、Nd:YAG、磷酸钛氧钾（KTP）、脉冲染色激光和二极管激光[3]。二极管激光、Nd:YAG激光、Er激光和CO_2激光是最常用的口腔激光，因为它们独特的波长属性（参见第2章）。

二极管激光——805~1064nm

许多制造商生产二极管激光，传输波长在805~1064nm。这些设备小巧便携，价格相对低，高效可靠，适用于口腔软组织微创手术。事实上，目前市场上有几种二极管激光装置是完全独立的手机大小的无线传输系统。尽管这类激光器用于软组织手术的效率不如CO_2激光，但它们相对安全、成本相对较低（这类产品的商业成本低于4000美元，而CO_2激光器的价格达12000~60000美元）、易于使用和多功能性使它们成为全科口腔诊所进行微创手术的常见选择。二极管激光器可使用连续波或门控脉冲模式，与组织接触或不接触。由于大多数二极管激光主要被组织中的色素吸收，在正常的黏膜治疗时，激光光纤头必须先进行"引发"，即将光纤头接触有色物体（如咬合纸）使之被色素覆盖，然后吸收激光产生热效应。980nm二极管激光对水的吸收率较高，使其切割的光泽度大于热切割（如其他二极管波长主要被色素吸收，为典型的热切割），在组织中的光学渗透小于300μm。Romanos和Nentwig[4]发现，与其他波长的激光相比，980nm二极管激光可产生更清晰的切口边缘。除了在各种口腔软组织手术中的应用外，980nm二极管激光已经成为继CO_2激光之后治疗种植体周围炎的热门工具，因为使用它们可产生杀菌效果而不会引起种植体表面改变[5]（详见第7章）。

Nd:YAG激光——1064nm

Nd:YAG激光的活性介质是掺钕离子的钇、铝石榴石晶体[6]。由于波长位于近红外波段1064nm，Nd:YAG激光具有最小的表面组织吸收率和最大穿透能力，适用于深部组织的凝固[7]。其光的传输是自由运行式的，但必须是"脉冲"模式，因为Nd:YAG激光能穿透到软组织深层。Romanos[8]认为大部分手术可以在没有局部麻醉的情况下进行，因为脉冲持续时间短于启动神经动作电位所需的时间。

Nd:YAG激光手术与传统手术刀手术相比较，White等[9]得出结论：激光可以成功应用于口腔内软组织治疗，无须麻醉且出血少。当治疗包含有明显的消融或切除时，必须使用局部麻醉以减少患者不适感[7]。

与二极管激光一样，Nd:YAG激光也可使用接触（切除）和非接触（凝固）模式。这些特性使其在各种颌面外科手术中的应用较广泛，包括血管瘤性病变的凝固、出血性疾病的止血、颞下颌关节的关节镜手术（TMJ）、血管组织的切除（结合CO_2激光）和晚期肿瘤的姑息治疗[10]。Nd:YAG激光在牙周微创治疗方面有一定的优势。包括龈沟清创术和杀菌，它可导致潜在的牙龈组织再附着，牙周支持组织再生和牙周膜再生功能[11]（详见第3章至第5章）。然而，一般而言，较深的穿透深度使得这种激光在口腔外科微创手术中不常用，因为微创手术需要更表浅的切割和消融作用。

铒激光——2780~2940nm

由于其光学特性，铒激光家族包括具有两个相似波长的激光，已经在口腔种植外科和其他微创手术中获得普及。铒激光是自由运行脉冲式激光，具有仅与软、硬组织表面产生相互作用的热效应，类似于CO_2激光[12]。他们受到了全科口腔医师的青睐，因为它们不仅可以用在硬组织如龋损的去除，也可以用于软组织微创手术。激光束可被抛光金属表面反射，比如钛金属。因此，它们对口腔种植体不会产生不良影响[13]。铒激光已被提倡应用于口腔种植外科，包括硬组织的制备、二期手术、软组织修整及种植体周围炎治疗[14-16]。

尽管铒激光能够进行骨外科手术（例如冠延长）、采集移植自体骨和牙体硬组织制备，但是这一过程都比传统的方法花费更多的时间。由于这个原因，以做骨组织手术为主的口腔颌面外科医师并完全没有接受铒激光。

CO_2激光——10600nm

CO_2激光已成为口腔内软组织手术的主力。因为口腔软组织中含有90%的水，而波长为10600nm的CO_2激光可被水完美吸收。细胞内的水从CO_2激光中吸收能量产生光热效应而导致细胞破裂。细胞汽化是CO_2激光作为手术工具的基础[3]。CO_2激光束被软组织吸收，迅速产生热量，然后传导到周围的组织，产生一个大约500μm或更小的热坏死区[17]。将热损伤限制在一个如此狭小的区域是CO_2激光应用的优势，因为这种作用可使直径达500μm范围内的血管凝固，临床表现为止血和封闭淋巴管，与其他切开方法相比，还可减少术后菌血症的发生[18]。

学习使用CO_2激光相对有难度，因为它是唯一使用非接触模式的软组织激光。CO_2激光传输系统为关节臂或挠性空腔波导管。空腔波导管需要使用更高的功率，因为大量激光能量被激光传输系统内部吸收。这些传输系统可用于在口腔范围内可直视的手术操作中。然而，在可视性有限的内窥镜和显微外科手术中，一种柔性空芯系统可以供其所需。最近开发的Beam Path光纤（Wave Form Systems, Inc., Tualatin, Oregon）通过一个创新的光子带隙特性的全向介质镜衬传输激光能量，它可引导激光穿过柔性的空芯光纤[19]。

CO_2激光能在几种不同的模式下工作，包括连续波、截尾波/门控脉冲波和各种"超短速"和"极短波"模式。激光通常被视为连续光束。这种方式CO_2激光能量的色散是与连续波相关的。连续波长CO_2激光是20世纪70年代技术的前沿，它在医学上的应用也是成功的。然而激光能量的恒定发射与极高的能量密度，可对软组织造成不必要的损伤。随着技术的进步，一个遮光器被置入连续波激光器中，可导致连续波的中断（门控脉冲或截尾波）。这些设备输出1200~1500mJ/cm^2能量密度。这一发展限制了激光在显微外科中的应用。新的激光技术也可以在脉冲波模式下运行，这意味着能量可以迅速出现或消失。脉冲波激光的能量相较于连续波模式可瞬间爆发并达到更大的峰值功率。

"超短脉冲"CO_2激光器被设计用来调节作用于软组织的能量密度。通过改变激光发生器泵浦机制的射频频率，可以预先设置脉宽和传输速度。CO_2激光能量的"超短脉冲"传输模式使脉冲的工作速度提升至$400 \sim 800 \mu s$，并将作用于软组织的能量密度降低至$180 \sim 300 mJ/cm^2$。减小脉宽的直接结果是缩短了热能横向扩散的时间，减少碳化和炭化，从而使软组织的愈合过程更加一致。

目前市场上的最新一代激光发生器可产生脉宽$20 \sim 80 ms$，峰值功率达300W且极小直径的光束。这项技术一次作用可产生深达$4 \sim 5 mm$极薄切口，且不发生碳化或组织损伤。许多表浅的软组织手术使用这项技术，使注射麻醉的需求大大减少，因为它的吸收深度只有0.10mm，减少了侧方热损伤，而且术中、术后极少出血或不出血、无不适或肿胀。

CO_2激光——9300nm

虽然传统上我们使用的是波长为10600nm CO_2激光，且只用于软组织手术；而波长为9300nm（$9.3 \mu m$）适用于硬组织和软组织的另一种CO_2激光，目前也被用于口腔科。Staninec等[20]2009年报告了用微秒脉冲$9.3 \mu m$ CO_2激光进行牙釉质消融以替代高速手机。这些研究人员使用常规高速手机和9300nm CO_2激光制备新鲜拔除的第三磨牙，并与对照组比较对牙髓的作用。结果表明，在本实验能量沉积的条件下CO_2激光可以安全消融牙釉质而不会损伤牙髓[20]。近期，第一台获得FDA认证适用于口腔硬组织和软组织切割的9300nm CO_2激光已被引入口腔医学。通过进一步的实验研究和临床应用，9300nm CO_2激光有望成为口腔专业涉及硬、软组织切开的新工具。

激光手术的利与弊

利

在口腔外科手术中使用激光的好处是很重要的，无论是对于口腔外科医师还是患者。激光光束是单色的、相干的且平行的，因此，它为目标区域提供了一个精确的能量输出。激光切割组织比手术刀更有效，产生完全汽化，并使血管凝固。对于需要界定组织轮廓的手术，激光也许是外科手术的首选工具，因为它能够选择性消融来雕刻软组织。

当激光与软组织相互作用时可产生止血效果，从而避免了过多的出血，而术中出血正是阻碍了口腔医师进行传统手术操作的一个危险因素。使用激光也可创建一个清洁的外科术野，使手术部位的精确度和准确度提高，并大大提高了外科手术术野的可视性，使激光手术变得和其他口腔手术一样直接。

组织学检查发现激光切口处包含数量明显较少的成肌纤维细胞[21]。这会减少创口挛缩或瘢痕形成，并加速愈合[22-23]。术后动态组织（唇、舌、口底、软腭）的灵活性也更易获得。由于使用激光可加速愈合和止血，对于愈合为非主要目的的口内激光术通常不需缝合，除非要考虑美观。

应用激光技术，患者通常术后肿胀和疼痛较轻[24-25]。部分由于肿胀减少，术后气道狭窄的问题也就不太令人担忧了。虽然不可预测，但大多数激光术后相对轻微的疼痛可经非处方药（OTC）控制，而不需口服麻醉性镇痛药（例如，布洛芬）。这种作用的生理机制仍然是未知的，但可能包括组织损伤的减少和神经传导的改变[7]。

由于使用激光术中疼痛感较轻和术后并发症较少，因此可以在门诊进行更多的手术。患者通常可以在术后1天内甚至术后立刻返回工作岗位。

弊

尽管激光有许多优点，但在确定患者的最佳治疗方案时，临床医师也必须考虑到它的弊端。虽然激光术后创口愈合通常瘢痕减少，功能增强。但一些研究者发现，与其他类型创口相比，激光术后创口愈合时间稍长[26]。这种延迟的愈合无疑是由于血管和淋巴管的封闭以及其封闭后影响了随后的血管新生而导致的。典型的激光术后创口愈合可能需要2周时间，而常规手术只需要$7 \sim 10$天。因此，如果需要缝合，应考虑愈合时间延长而延迟拆除缝线，防止不成熟的创口开裂[25]。

CO_2激光术后未缝合创口的愈合是通过纤维蛋白凝块形成而起到生物敷料作用的。由于CO_2激光创口上皮化缓慢，纤维蛋白凝块可在2周后出现[24]。刚使用激光治疗的临床医师不应将此愈合过程与感染相混淆，不必进行清创术或在没有指征的情况下开抗生素。与常规手术后的术后愈合不同，激光治疗术后4~7天可能出现疼痛增加，通常可以用最少量的口服镇痛药（例如，布洛芬）来控制。激光手术后的临床表现和可能出现的不适感应告知患者，避免患者混淆或不理解[25]。

实际上所有波长的手术激光产生汽化、凝固或切割组织时都可能产生颗粒状碎片，被称为激光羽。临床医师、助手和患者可能会因为暴露在激光羽中而受到不良伤害。激光羽可能含有致癌物质、刺激物、灰尘、病毒和细菌孢子，这主要取决于手术过程。它也可能含有一氧化碳、多环芳香烃、各种有毒气体和化学物质，如甲醛，氢氰酸和苯。目前，长期接触激光羽可能产生潜在的慢性健康影响并未得到证实；然而，关于激光羽在医学中传染性传播的文献也是不清晰明确的。一些关于人乳头瘤病毒2型（HPV-2）脱氧核糖核酸（DNA）阳性患者的研究表明，激光手术时产生的激光羽中未发现有活性的病毒粒子[27-32]。而其他研究显示激光汽化组织产生的激光羽中可检测到HPV DNA[33-36]。这些研究都没有涉及在口腔内的治疗。对文献的回顾显示没有口腔工作人员因为吸入激光羽而感染疾病的病例报道。在任何情况下，使用激光产生的污染物都可以且应该通过通风，安全规范操作和个人防护设备来控制。

激光技术和手术

虽然二极管激光、Nd:YAG激光以及小范围内铒激光家族都可用于口腔门诊的微创手术，但本章的重点主要是使用CO_2激光进行手术。CO_2激光是口腔颌面外科手术中最常用的工具，30多年来经同行评议的文献也证实了它在口腔科中的用途。尚没有其他波长如CO_2激光这般在临床实践中进行了广泛的调查和研究。另外，对于希望使用激光进行这些手术的口腔医师来说，多数情况下价格相对低廉的二极管激光也会工作得相当好。通常，涉及需要切开的手术使用二极管激光容易做到，而消融手术使用CO_2激光则更好。

良好激光技术的基础是从对激光系统的内部和外部的彻底熟悉开始的，以最大限度地利用它并防止并发症的发生。激光系统配备操作手册，详细

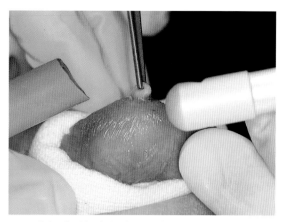

• 图8-1　在切除舌部病变前用湿纱布包裹术区周围，以吸收发散的激光能量，保护周围组织结构。

说明安全特性。操作人员和所有助手在使用激光前应仔细回顾手册，并严格遵守指征。任何医务人员在未经适当培训前都不应尝试使用激光（详见第16章）。

由于使用激光而引起的最常见的不良反应是激光能量发散到工作区域以外引起周围软组织损伤。这种错误通常发生在样本被横切时，由于激光能量穿过工作区域边缘可能被在口腔内或附近操作器械的反射性金属表面（例如，口镜或其他扁平的拉钩等）重新定向。这种情况通常不会产生损伤或极小的损伤，但患者对刺激的最初反应可能是疼痛。使用湿纱布或压舌板堵塞远端组织，并使用哑光、无反射的器械可以很容易地避免这一问题[3]。特定波长护目镜的佩戴是必需的，它可以保护使用者不受错误方向或是被反射激光光束的伤害。在激光操作过程中，应使用大排量强吸装置，并佩戴高过滤性口罩，防止因吸入激光-组织作用界面释放的激光羽而引起疾病。为了防止易燃气体着火，最好在激光操作时暂时中断笑气和氧气，以防止对患者造成严重伤害。因为CO_2激光能量可以很好地被牙釉质的主要成分羟基磷灰石吸收，会导致蚀刻和点蚀、牙釉质变薄[37]和牙髓温度升高[38]。在CO_2激光操作过程中，可以用湿纱布或一种预制的牙齿保护套来吸收激光束中溢出的能量从而保护牙齿（图8-1）。

在全科口腔临床实践中，CO_2激光的3项基本光热技术可被应用于各种口腔内操作：

• 切开/切除（图8-2）

• 消融/汽化（图8-3）

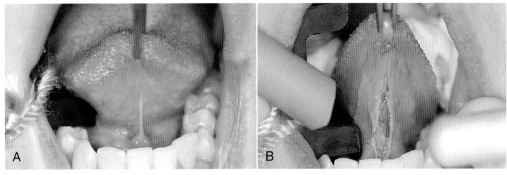

·图8-2　切开/切除手术示例：舌系带手术。A. 术前。B. 术后即刻。

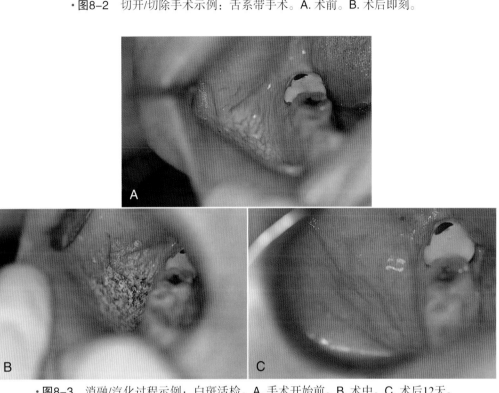

·图8-3　消融/汽化过程示例：白斑活检。A. 手术开始前。B. 术中。C. 术后12天。

· 止血/凝固（图8-4）

所有门诊微创手术都基于激光的这3项技术。这里讨论的第一个手术是活检；然而，用于活检的切除技术是适用于几乎所有口腔内手术。

重要的是要认识到在任何给定的临床治疗场景中都可能需要应用一种或多种技术，这取决于术者可控制的3种激光参数：能量、时间和光斑大小[3]。这些参数在任何给定的激光手柄发射激光能量的焦点上是相同的。改变激光手柄与组织的距离可以使激光光束在焦点区形成聚焦和非聚焦，从而改变激光对靶组织的作用。聚焦激光能更有效地切除和切割。当激光失焦时，作用深度会减小，但会对更大范围产生消融和凝固作用。

切开/切除技术和手术

在聚焦模式下，激光束的焦点在一定距离上，精准聚焦于作用的组织上（但不与手柄接触），使精准定位区域的每个单位功率最大化。使用CO_2激光在聚焦模式下可以增加作用深度，使激光可以做出一个类似手术刀切口，其本质功能类似"光"刀。CO_2激光的特点使其非常适用于大多数口腔内传统使用手术刀的手术，如切开和切除、病变切除、翻瓣手术[37,39]。

活组织检查手术

每个患者都需要对癌症进行筛查，通过彻底的

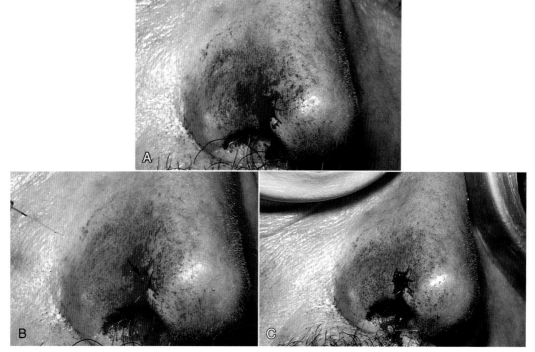

·图8-4　服用血液稀释药物患者止血/凝固过程的示例。A. 术前观显示鼻部病灶切除活检经缝合后的出血。B. 术中可注意到Nd：YAG激光光纤在左侧且引导光斑在出血部位闪亮（如箭头所示）。C. 使用激光对出血部位进行凝固治疗后即刻（承蒙Robert Convissar博士提供图片）。

口腔、头部和颈部检查来完成。检视高危位点可以使口腔检查更有效率，如90%口腔鳞状细胞癌易发生在口底、舌腹外侧和软腭复合体[40]。许多筛查和检测工具可以作为辅助工具辨别癌前病变和裸眼难于辨识的早期癌症，加速诊断并提高患者的预后。Oh和Laskin[41]提到了当患者使用醋酸漱口时一些病损被视觉强化了，但并未明显提高检出率。此外，使用化学荧光系统的检查也会产生反射，使可视化更困难。

　　当检测细胞变化时，所有辅助技术的局限性仍在于需要进行手术活检才能得到明确诊断[42-44]。活检是从患者身上取出组织样本进行诊断性检查的过程。这项手术需要确定组织内部导致临床外观变化的潜在过程。病理诊断的范围从"正常"到炎症过程到良性或恶性肿瘤。最终，精确的诊断指导临床医师确定必要的治疗方法。5种口内活检技术分别为穿刺活检、细胞学活检、毛刷活检、切除活检和切取活检。

　　当检测视觉可见病变时，毛刷活检技术提高了检测口腔鳞状上皮细胞癌或发育不良的灵敏度（92.3%）和特异度（94.3%）[45-47]。值得注意的

是，毛刷活检应仅作为筛查工具，而非典型细胞鉴定或者这种活检的阳性结果将是必需的额外步骤：实施外科手术来确认诊断[48]。毛刷活检的主要问题是由于操作者的失误导致所取标本深度不足。

　　确定最终诊断通常需要使用两种手术活检技术中的一种，获得具有病变组织学代表性的组织标本。直到最近，大多数外科活检都是用"冷钢"——手术刀进行的。这种方法的缺点是患者经常经历严重的术中及术后后遗症。

　　基于几个原因，口内手术活检的优选模式是激光。与手术刀相比，激光具有止血特性，可保持术区无血。这对于血管病变或治疗中过度出血倾向的患者是至关重要的，激光可将失血降至最低。使用激光的其他优点是减少了手术时间（切口的高精准度）和绝佳的术野可视化（外科术区不出血）。缩短了手术持续时间可减少对组织的操作和降低创口污染的可能性。激光的热效应可以最小化周围组织热坏死，但可引起足够的反应以达到杀菌效果。患者在手术过程中使用较少量的局部麻醉即可，无不适感。激光手术后，患者可以很快恢复日常生活，无出血或肿胀。患者的不适感通常是最小的而且通

常可以用非处方非麻醉镇痛药如布洛芬等治疗。用激光进行手术活检通常可以在患者初诊时进行，从而加速诊断和治疗过程。

切开技术

病变的位置和大小决定了采用切取活检技术或切除活检技术。切取活检技术仅切除有代表性的部分或几部分病灶及邻近正常组织。表面病变疑为黏膜白斑病和红斑病，组织学特征与角化过度、扁平苔藓、白斑、上皮异常增生、原位癌或鳞状细胞癌一致，通常采用这种技术。如疑为口腔癌时，通常需要在几个位置进行多个样本切取进行显微镜下检查。

用手术刀切取的组织活检标本通常呈椭圆形，考虑到癌的浸润特性，应具有足够的深度和宽度，以获得深部组织边缘。使用激光切取病变时，必须产生足够的标本。必须考虑健康组织和病变组织的界限范围，注意侧方热坏死的可能性。活检标本应向下伸入黏膜下层以确定浸润深度，增加切除病变的最大可能性，并降低将癌细胞播散到周围细胞的可能性。

切除技术

切除活检技术要求切除整个病灶包括周围边缘至少2~3mm（图8-5A~C）。对于口腔病变小于1cm的实性、外生性小病变，这种技术是首选的。局部的不连续病变，如纤维瘤、乳头状瘤、黏膜囊肿和化脓性肉芽肿，通常用激光切除。

当外科医师第一次使用激光进行活检时，他们应切取比使用手术刀所取标本稍宽的边缘，以减少切口边缘热坏死的可能性（活检技术初学者最易犯的错误）[39]。

当切除活检样本边缘被确诊为疾病阳性时，该手术被归类为"切取"活检。然后需要再次手术根治疾病。

资料

应在注射麻药前拍摄临床照片以防止获取的组织产生任何失真。重要的是记录患者治疗的所有方面，包括术前与术后照片、手术边缘、任何手术缺陷和活检标本（图8-5E）。提交审核的样本应该包含相关的医学和临床病史，附上照片以协助病理学家给出诊断。如果诊断有问题或怀疑有恶性肿瘤，最好与病理学家共同讨论并酌情再做一次活检。

麻醉

应采用局部麻醉，以保证患者的最佳舒适度。如果将局部麻醉药直接注射在病变部位或是计划的切口边缘，组织中的液体含量可能导致切除组织的改变和不一致的切口，这是由于激光能量的吸收特性所导致的。因此理想的选择是进行神经传导阻滞、深度浸润或浸润注射远离病变至少1cm，控制手术区域的变形最小化。

步骤

1. 描记计划的手术边界

在进行切开前，使用间歇激光设置（虚线）根据计划并预留适量间隙，描述出手术边界。进行活检时进行这种标记是确保手术范围准确的临床操作，并允许临床医师在不可逆转的错误发生前进行必要的修改。这一步也让临床医师能够评估激光-组织的相互作用，以便在必要时改变切口的速度和能量设置。

2. 连接描记的边界形成切口

用一个可控的、快速的动作来回操作一两次，将已描记的边界连接形成切口。操作中保持一个持续的光斑大小将获得深度一致的切口。减慢移动速度可增加切口深度，但更多的能量被组织吸收，侧向热损伤也会增加。如果需要加深切口，最好的方法是增加能量设置或增加来回操作的次数，也可将激光工作尖进一步接近切口。需要做浅切口时，应当加快激光手柄的运动速度，而不是减少能量。当手柄运动速度达到最大，方可适当减少能量设置[3,25]。切口深度取决于病变范围，如果是表面病损，2~4mm厚的软组织标本足以满足病理学家进行精确

显微检查的需要。撞击损伤病损通常发生于最深部的边界，因为激光照射的角度不合适，经常是由于试图直视下操作造成的。成功的方法应该是保持与组织表面垂直的方向，直到获得理想的切口深度。

3. 潜行式剥离病损

活检手术结束时用外科器械或回缩缝线将标本底部边缘与周围组织的附丽轻柔分离。牵拉标本组织，使用聚焦的、可吸收的激光能量分离标本与周围原生组织。在剥离标本时应特别小心地将激光工作尖指向边缘，平行于病损底部，保持所期望的深度。这个环节中操作者很容易在切除时错失方向，导致对病损的意外横切，并在原生组织中留下病理细胞，导致活检标本不完整。在激光水平解剖过程中，用湿润的纱布或压舌板填塞周围组织，防止激光能量溢出的损伤。

4. 做标记和给标本贴标签

在标本边缘做标记并贴标签以确保标本正确的方向。准确的定位有助于可疑边缘的治疗，并为病理医师和临床医师之间讨论患者的治疗建立一个基准。

步骤（续）

5. 止血

如果必要的话可进行止血。检视手术创口，控制出血。激光通常可以提供绝佳的止血效果，然而，如果仍有出血可能是由于以下两种原因之一：它可能来自直径＞0.5mm的血管（接近激光止血效果的上限），或由于在手术部位快速移动导致横向热扩散和凝固效果时间不足。无论哪种情况，都要用无菌纱布压迫，出血情况将立即得到控制。后续将对止血技术的最终控制方法进行综述。

6. 缝合

使用激光切除活检技术很少需要缝合。如果必须缝合时，最好先修整周围边缘以利于无张力封闭并促进愈合。尽管研究显示，激光创口在初始愈合阶段的上皮化较手术切口相对延迟，但最终的抗张强度是相同的[37]。因此，激光创口的缝线应

该在术后7～10天拆除，而手术刀创口缝线则需要5～7天拆除缝线（图8-5）。

7. 在创口上放置生理绷带

合适的激光手术会在手术创面上形成碳化层。这是使用激光非聚焦模式照射整个手术区域来实现的。临床医师根据足够的临床经验主观决定是否在手术部位形成薄的保护层或使手术部位直接暴露。关于使用这种技术的文献是模棱两可的，过去提倡使用连续波CO$_2$激光技术，但可能不需要超脉冲和超脉冲CO$_2$激光传送系统。一些临床医师用凡士林油膏涂布于病变区域，另一些则使用维生素E油膏，还有一些人直接不处理创口。虽然在技术上有微小的差异，但这些手术通常可以用二极管激光或铒激光以及CO$_2$激光来实现。然而，这并不是真正的消融/汽化过程。

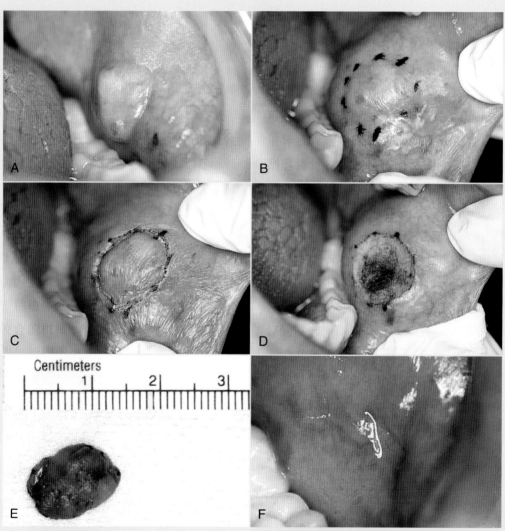

• 图8-5 切除活检手术。A. 显示可见病灶及周围解剖结构。B、C. 用记号笔或低功率激光描记出计划的切口，可以更好地控制切开。D. 术后理想的止血效果。E. 标本的测量记录。F. 术后1周观。

其他切开/切除手术

激光切开和切除技术也适用于其他口内手术。这些技术与病变无关，任何需要切开或切除的病灶或组织均可采用前面概述的同样的基本方法进行治疗[7]。激光被证明在许多口腔软组织异常的治疗上是成功的[49-50]。

切开和切除手术的参数设置因激光种类、需治疗的组织类型和临床医师的经验而异。应避免坚持文献中偶尔推荐的"烹饪书参数"；这些参数可能与特定情况下预期的组织效应不一致（病例研究8-1～病例研究8-3）[3]。

消融/汽化技术和手术

CO_2激光的独特之处在于它的"光刀"和光热汽化功能。组织消融/汽化技术是以激光非聚焦模式实现的，通过将激光远离组织移动到焦点以外，使光斑增大而直接降低功率密度和减小切割深度。吸收的能量以一种可控制的、可预测的方式汽化组织。低温手术和化学剥离是与之相似的，但不可预测，因为无法达到恒定的深度且难以在口内应用这些方法。CO_2激光的非接触特性使这种波长的激光最适用于消融，虽然宽光纤（例如，800μm）也允许其他激光用于组织消融。

激光汽化是最安全、最快且最可预测的现代手术方式。消融技术通常用于治疗口腔内离散的良性病变和表浅的癌前病变，以及炎症性疾病，也用于修整牙龈组织以达到功能和美学目的。其他常见的应用包括上皮角化过度、增生、发育不良、扁平苔藓和烟碱性口炎。

汽化技术

病变组织汽化会影响组织学诊断。因此，只有在已获得活检标本或已做出合理诊断的病变区域，才能使用汽化技术[3]。

汽化是一种去除如口底等区域，局限于上皮且范围较大的表面病变的理想方法，因为这些区域的切口很可能会损伤底层的解剖结构。在这种情况下，使用手术刀的传统活检技术会被认为具有侵略性，因为它们会清除过多的组织，并可能导致流

血、瘢痕和邻近结构的损伤。大多数CO_2激光设备，组织消融过程中的每一遍照射都能垂直穿透从几百微米到1～2mm。通过选择性地去除每层细胞，激光消融以保守的方式完成，对下层组织和结构的损伤最小。激光消融后，组织弹性仍保留，愈合后瘢痕减少，基本功能得以保存[22-23]。

病变的治疗

已证明为黏膜白斑、红斑或混合的表浅病变更容易发生恶变，患者发展为口腔癌的风险达50～60倍[7]。激光消融治疗口腔癌尚有争议。但使用激光切除或消融口腔癌前上皮病变具有独特的优势，包括根除病变组织，控制出血，良好的患者接受度，并发症减少且发病率低，成功愈合[51]。

研究已经证实使用激光消融后进行定期随访评价是控制所有等级不良病变的有效方式。手术刀切除和激光汽化治疗癌前病变的复发率无显著差异。Vedtofte等[52]报道手术刀切除患者的4年复发率为20%。Horch等[53]报道使用激光汽化患者37个月的复发率为22%。Thompson和Wylie[54]回访了57个持续激光治疗患者，他们在4年内进行组织学检查诊断了异常增生病变。超过44个月的时间里，发现76%的患者没有复发，与手术切除患者80%的成功率相当。

激光汽化是一种有效的、非病态的、价格低廉的、快速的且相对无痛的控制恶性病变的方法。许多临床医师认为，激光的止血作用会降低恶性细胞随血或淋巴管的转移率[55-56]。与激光消融相关的低发病率和减轻疼痛，使它成为控制恶性黏膜病变的一个有价值的工具。

消融技术

无论使用哪种类型的激光来完成这一过程，消融技术都是通过一种非聚焦模式来完成的，这种模式会增加光斑的大小并减少功率密度和切割深度。使用更高的功率设置可以增加消融深度，通过更快地移动手柄或增大光斑来减小消融深度。根据病变大小和深度确定激光治疗的参数设置和光斑大小。

就像切除活检一样，临床医师应该从标记边缘开始。标记的轮廓边缘作为手术边界，应超过可识别的病变0.5cm。病变的消融是通过激光光束在划定

切除化脓性肉芽肿

一名46岁的白人女性患者，下唇可见一个令人讨厌的质软、肉质、凸起的肿物，2周前她跌倒导致嘴唇撞到水泥地面上以后形成的（图8-6A，B）。3/4安瓿的2%利多卡因与1∶100000肾上腺素配比进行局部浸润麻醉。需要切除活检。在病灶的外侧切开一个椭圆形切口，激光束垂直于组织，以防止边缘切口过深（图8-6C，D）。向下遇到口轮匝肌时，即从切口一侧轻轻抬起样本，并从肌平面以上切除肿物（图8-6E）。切开肌层会导致疼痛加剧，并可能增加出血或不必要的伤口挛缩。切除后，测量标本并拍照，然后送病理进行显微镜检查。除非主诉要求美观的结果，通常无须缝合伤口。建议手术后进软食避免嘴唇运动。术后10天的照片显示极好的美学效果（图8-6F，G）。

肿块被诊断为化脓性肉芽肿。这些肉芽肿通常表现为柔软的红色肿块，可能溃烂，伴有溢脓，位于口腔内牙齿之间的牙龈，或偶尔出现在面部。化脓性肉芽肿的生长是由牙结石、不良修复体或异物等刺激物引起的，在受到创伤时容易流血。如果局部刺激因素已去除，手术切除包括病变周围2mm内的组织是有效治疗。一般不太可能复发，除非局部刺激物仍然存在。

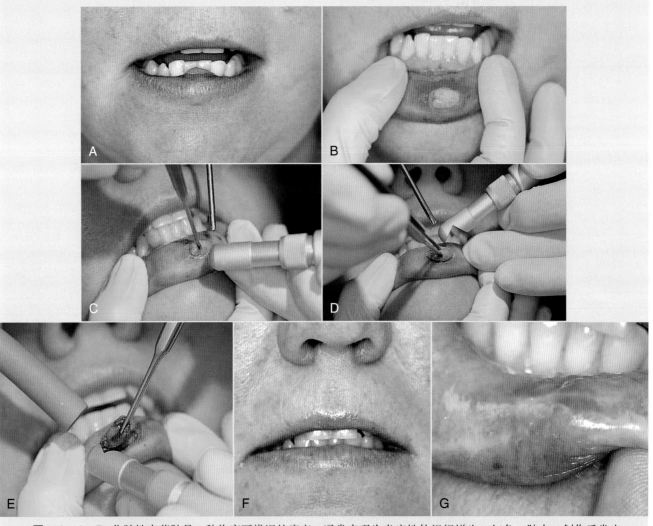

• 图8-6　A、B. 化脓性肉芽肿是一种临床可辨识的病变，通常表现为炎症性软组织增生、红色、肿大、创伤后常出血。C、D. 在病损周围描画出手术边缘，然后进行切开。E. 病损底部完全切除。F、G. 10天后，拆除缝线。早期美学效果改善明显。

病例研究8-2

切除舌脂肪瘤

一位51岁的白人男性患者，在3个月前首次发现在左舌背缓慢生长的无症状肿块。临床检查显示肿块无压痛、质软、直径1cm，有健康组织覆盖（图8-7A）。一安瓿2%利多卡因配1：100000肾上腺素行周围组织及舌肿物深部边缘浸润麻醉。

用纱布牵拉舌尖。用CO$_2$激光做了一个弯曲的"活板门"切口。切口完成后，用组织钳轻轻支撑舌瓣，使用激光沿黄色、面团状团块的囊壁进行剥离（图8-7B）。用止血钳住圆形团块并从连接的组织中牵拉出来。从各个方向完全剥离肿物周围相连的组织，完成切除活检（图8-7C）。暴露的空腔用无菌盐水冲洗，激光非聚焦模式止血。舌瓣近似闭合，以3-0

缝线间断缝合（图8-7D）。标本包含了肿物囊壁，如照片所示（图8-7E）。标本放入福尔马林浸泡、制备、送显微镜检查。

组织病理学分析证实肿物为单发脂肪瘤。脂肪瘤是黏膜下层成熟脂肪细胞的增殖。这种情况经常发生在40~60岁的成年人。它们通常出现在口内口腔前庭和黏膜、口底与舌部。孤立性脂肪瘤需要探查和局部切除。在治疗过程中，肿瘤的脂肪性质会导致伤口肿胀。包膜内衬最好保持完整，以确保完全切除。由于脂肪的密度小于福尔马林或水，脂肪瘤应该漂浮在任何一种溶液之上[48]（图8-7F）。

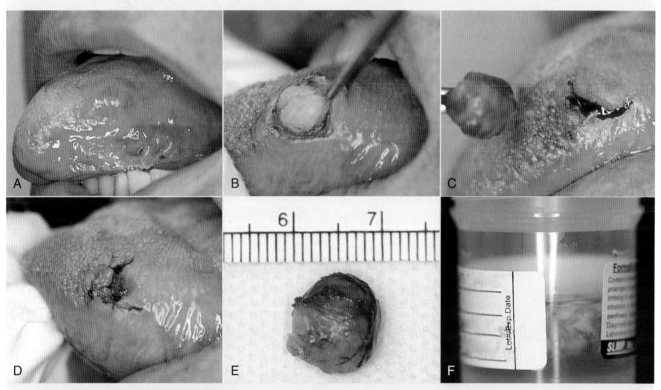

· **图8-7** A. 左侧舌背隆起的无黏膜溃疡的软性肿物（直径1cm）。B. 用组织钳牵拉肿物有利于激光剥离肿物。C. 完全切除肿物。D. 使用间断缝合封闭"活板门"皮瓣。E. 标本照片展示囊壁完整。F. 肿物漂浮于装满福尔马林的容器内，提示诊断为脂肪瘤。

的边缘内进行一系列连续平行的移动完成的，注意不要遗漏任何病变。这种方法保证了表面的均匀消融。激光束重叠通过同一位置将会增加侧方热损伤并增加消融深度。消融组织很容易脱水，因此，重复照射同一区域，可能会增加侧方热损伤。为了尽

量减少不良结果产生的可能性，应该使用水雾对组织补充水分，且当组织表面产生碳化时使用湿纱布轻轻擦拭[3]。为了获得更深的穿透深度，应与初始消融方向相垂直再重复照射，以确保完全覆盖病灶（图8-9，病例研究8-4~病例研究8-6，图8-7）。

病例研究8-3

切除舌乳头状瘤

　　一位72岁的白人男性患者，吸烟史已达25年，在右侧舌腹后部外侧缘见一可疑的茎状病变。患者不记得病变出现多久了。病变大小为1.0cm×0.5cm，外围黏膜白斑样变化但是无溃疡或出血（图8-8A），局部浸润注射一安瓿2%利多卡因配1:100000肾上腺素。用记号笔画出边界范围，使用CO_2激光进行切除活检。在病灶周边做了一个椭圆形切口，激光光束垂直于组织，以防止切到深部边缘。识别并分离舌骨骼肌后，在前缘轻轻提拉标本，继续在肌上平面进行切除（图8-8B）。一旦标本被轻微抬起，前缘用3-0丝线间断缝合做标记。

　　恶性肿瘤发生的可能性很高，边缘应该被标记以便辨别位置：前边、后边、中部、侧方、表面和深部。在手术过程中标记标本可以准确识别任何残余肿瘤的位置，并确保在需要额外治疗时的准确性。活检标本用带有不同长度缝线"尾巴"进行

标记，以指示标本的解剖方向。切除后，标记的标本应放置在纸上，贴标签并拍照（图8-8C）。使用CO_2激光手术通常不需要封闭口内创口，除非考虑局部刺激或出血因素。这个患者需要初期缝合，以防止创口与其相邻牙齿摩擦。完全愈合需要2～4周。

　　显微镜检查诊断为鳞状乳头状瘤。乳头状瘤是口腔常见的病变，常发生于软硬腭的黏膜，包括悬雍垂和唇部的唇红边缘。根据目前的研究，病变不具有传染性或致命性，且与HPV无关。它的临床表现经常会引起重视，因为它有时类似外生癌，如疣状癌或尖锐湿疣，一种具有传染性的病毒疾病。在黏膜下层进行1mm边缘的切除应该是有效的。若病变复发应怀疑尖锐湿疣或癌的转播[48]。2～4周内，舌头完全愈合并恢复功能，有极小的不适感或无不适（图8-8D）。

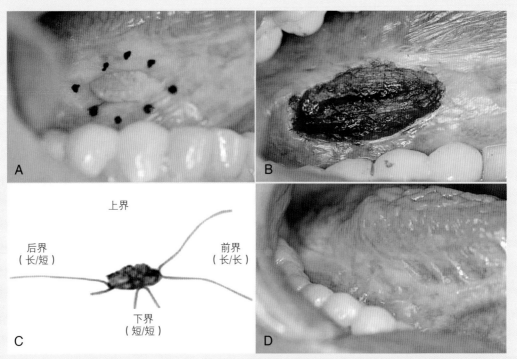

• 图8-8　A. 右侧舌腹后部外侧缘和口底的茎状病变疑似癌。标记笔描绘切除活检手术的边界。B. 肌上平面标本完全切除。如果切口不进行初期闭合，相邻牙齿将在愈合阶段直接刺激创口。C. 用不同长度的间断缝线（"缝线尾"）标记标本，以指示切除病变的正确位置。D. 术后1个月观察，切口完全愈合。

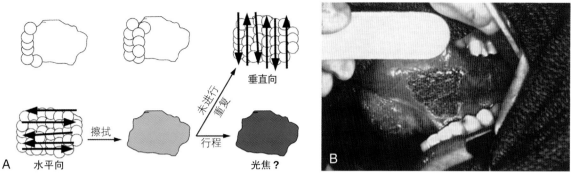

· 图8-9　消融技术配合垂直交叉照射（摘自Strauss RA: 激光治疗离散性病变。Catone G和Alling C编辑：激光应用于口腔颌面外科手术, Philadelphia, 1997, WB Saunders）。

病例研究8-4

无症状黏膜白斑的消融治疗

一位71岁的白人男性患者，检查评估一个白色斑块，大小1.5cm×1.0cm，位于左侧软腭，发生时间不详（图8-10A）。50年吸烟史，每日半包，有适量饮酒史。临床检查证实为一不可移动的类白斑样病变，边缘不规则。完整询问患者，并进行了彻底的头颈部检查。无明显颈部淋巴结病变。局部麻醉下切取活检诊断为轻度发育不良。采用激光消融法清除轻度发育不良的组织。1安瓿2%利多卡因配1：100000肾上腺素通过局部浸润注射。使用激光非聚焦模式治疗。

对于此类病变的激光消融，建议从边缘开始，对称性地前后移动，覆盖整个病变但不重叠。完成一次照射后，使用湿纱布清理创口，去除坏死组织。是否需要再次重复消融，取决于病理过程的严重程度。检查组织必须确认没有残余病变。在创口表面留下一层薄薄的焦痂，2～4周愈合完成（图8-10B）。建议用氯已定漱口液漱口减少感染，非处方的非甾体类抗炎药缓解疼痛。随访检查对于监测复发和确保早期发现新病变至关重要（图8-10C）。

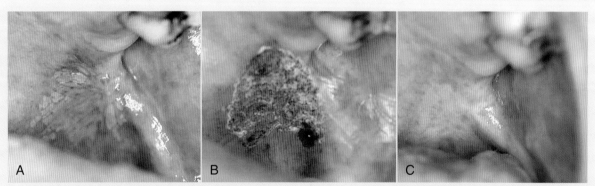

· 图8-10　A. 位于软腭的无症状白斑样病变。B. 使用CO_2激光的治疗包括两遍消融和清创，术后可留下薄层焦痂在初期愈合中起保护作用。C. 术后2个月观察显示完全愈合，无活动性病变存在。

炎症情况

典型的炎症反应通常与肿胀、疼痛、可能的全身系统性疾病和感染有关。炎性疾病如牙周炎、种植体周围炎、牙槽炎、乳头增生、疱疹性病变及复发性口腔溃疡都可以使用激光汽化治疗。疱疹和口腔溃疡的激光汽化治疗是一种替代使用常规处方药物的方法，因为药物治疗充其量只能提供暂时的症状缓解（详见第11章）。激光治疗不仅可使症状缓解，而且可使创口的愈合更好，它可选择性地消除病原体和疾病，通过光热效应作用于这些潜在复发的病变部位[56]。疼痛症状缓解与阿弗他溃疡和疱疹性口炎有关[57-60]。激光疗法可以有效地治疗获得性免疫缺陷综合征（AIDS）的口腔表现[61]。

病例研究8-5

黏液囊肿的消融治疗

一名19岁白人男性患者，下唇黏膜出现无痛、柔软、充满液体的小泡状病变（图8-11A）。患者初次发现病变是在大约4个月前脸部被打了一拳之后。自诉有间歇性肿胀。病史及临床表现一致，有黏液外溢现象，所导致的病变通常被称为黏液囊肿。

黏液囊肿多见于年轻人，常发生于外伤后，切断小唾液腺导管，迫使外渗的黏液进入黏膜引起炎症反应并使局部纤维化。黏液囊肿由于颜色偏蓝，并且常发生在小唾液腺存在的部位，因此很容易被辨认出来。他们通常发生在下唇，在中线附近的组织中可触诊到，通常直径<1cm（图8-11B）。尽管这些病变常常是由局部切除治疗，但如果经组织学证实与临床表现一致为黏液囊肿的，反复切除时可采用消融技术。

激光消融技术是一种可预测的微创治疗手段。用1安瓿2%利多卡因含1：100000肾上腺素进行局部浸润麻醉。CO_2激光采用非聚焦模式。建议开始消融黏膜外围边缘，以环形螺旋运动向中心移动（图8-11C）。这种技术有助于确保完整切除受损腺体，如果从中心开始消融可能会导致受损腺体收缩而部分汽化，残留受损唾液腺增加复发的可能性。一旦周围黏膜被消融并达到中心，用手指按压病灶通常会使肿大纤维化小涎腺突出来，可以完全汽化受损的腺体组织（图8-11D）。

检查和触诊底层组织以确认没有残余病灶。下一步消融是以非聚焦模式慢慢自中心向外周螺旋移动，热收缩导致手术创口缩小，未见出血（图8-11E）。创口留下粗糙面。图8-11 F显示术后1周的手术部位。非处方的非甾体类抗炎药能充分缓解疼痛。或者，许多外科医师喜欢切除黏液囊肿及其相连腺体。这保证了治疗的完整性并减少复发。该技术与先前讨论的活检技术相同。

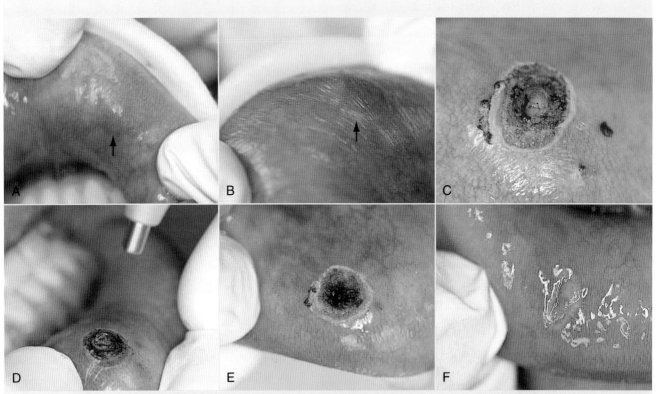

· 图8-11　A、B. 黏液囊肿常见于下唇，呈明显的圆形、蓝色凸起。C. 从周围边缘开始，向中心进行浅表消融。D. 应用指压可致纤维化腺体组织暴露，完全消融治疗。E. 消融会导致热收缩，缩小开放性创口的大小，从而加速愈合过程。F. 术后1周显示快速愈合。

病例研究8-6

外周型牙源性纤维瘤切除/消融治疗

一名9岁白人女性患者，牙龈上出现无痛、质硬、软组织肿物。8个月前，下颌前牙萌出后发现该肿物生长。牙龈肿物阻碍32的萌出排列，干扰了正常功能（图8-12A）。X线检查显示骨内无病变。采用1/4安瓿盐酸阿替卡因含1∶100000肾上腺素进行局部浸润麻醉。切除活检过程用激光进行。使用激光聚焦模式进行切口，工作尖平行于面部表面放入龈沟，同时将肿物推开远离牙齿。对肿物施加向上的张力，肿物切除是在牙龈颈部水平完成的，以保持扇贝状外观。肿物靠近牙齿增加了对牙齿的潜在伤害。可以在牙齿周围放置一个成形片作为预防措施。不规则组织修整，龈沟内消融和止血都是在非聚焦能量下完成的。

如果遇到有持续渗血，用湿纱布按压几分钟，必要时可采取额外措施止血（图8-12B）。这个病例术后1周和2个月的随访显示创口快速愈合且牙齿位置明显改善（图8-12C，

D）。

根据肿物位置和组织学特征诊断为外周型牙源性纤维瘤。这类纤维瘤表现为无痛、质硬、有完整黏膜的软组织肿物，直接从牙龈沟长出。这些病变常见于前磨牙或尖牙区域，好发于女性。纤维瘤直径＜2cm，不侵犯或破坏周围组织。X线检查将不会显示骨吸收作为对其存在的反应。在组织学检查中，存在牙源性上皮，病变疑似起源于牙周膜[48]。

诊断和治疗外周型牙源性纤维瘤需要切除包括1~2mm的黏膜边缘以及附着的牙周韧带。复发率很低，病变再生长通常与残留牙源性上皮有关。用手术刀进行的切除常常导致牙齿缺损，因此切除不能达到牙龈沟的深度。在牙龈边缘进行激光切除，然后完成残余牙周膜的龈沟内消融，这将减少潜在的复发可能并提高美学效果。

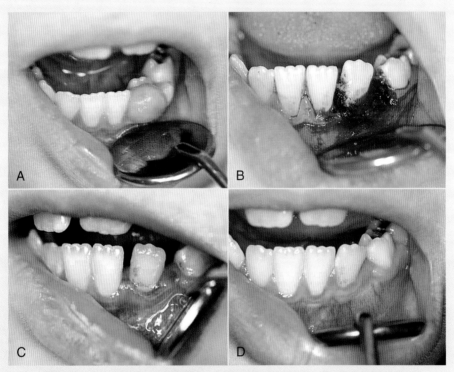

·图8-12　A. 32龈沟中显露无痛、质硬的软组织肿块。B. 激光切除牙龈局部肿物并止血。C. 术后1周随访，激光术后特征性快速愈合明显。D. 术后2个月观察到32自然漂移至合适的位置并排齐。

消融技术在处理口腔其他功能和美学方面也是有用的。激光消融在技能熟练的临床医师手中已经彻底改变了软组织的操作。由炎症或药物治疗引起的纤维结节和牙龈增生患者现在可以使用激光进行微创手术治疗。

口腔种植

许多外科医师认为，使用CO_2激光进行口腔种植手术同三维锥体束CT（CBCT）、三维绘制以及种植体设计软件一样重要。在植入前评估基骨情况是非常重要的。在许多情况下，种植体植入可以采用不翻瓣激光辅助的方法，减少邻近黏膜组织对种植体的污染。光热作用对牙龈组织进行消毒，配合适宜的愈合基台雕刻修整牙龈曲线且无出血或肿胀，提高了患者口腔种植体验的舒适感。

近年来，高能量激光被认为是一种替代传统外科手术的方法，用于种植体的骨制备。Panduric等[62]比较了Er:YAG激光与传统的低速手机，应用于种植体的骨制备，研究骨体积和骨表面的变化以及操作时间。他们的结论是，Er:YAG激光制备，具有规则、锋利的轮廓，没有骨碎片和碎屑，用时较少，而且产生的热量也较少。处理后表面的热变化也极小[62]。这项在猪肋骨上进行的研究很可能会为临床医师提供一种可替代传统慢速种植机的方法。

种植体也得益于激光的光热特性。使用激光可局部去污，消除感染，优化周围组织，延长种植体行使功能的时间（详见第7章）。

止血/凝固技术和手术

激光手术最大的优点之一是能够止血。激光手术本质上是在一个不流血的领域进行的，提高了视觉效果。止血不是由于血液凝固引起的，而是由于血管壁胶原蛋白的收缩从而导致了血管开口的收缩。

虽然氩、铜蒸汽、KTP、可调染料和Nd:YAG激光因其波长而被证明在血管病变的治疗中有效，因为这些波长的激光易于被血红蛋白吸收[63]，它们通常不属于牙科医疗设备。更确切地说，这些激光更常用于治疗不能用CO_2激光切除的口外血管病变或口内病变。另一方面，CO_2激光可用于切除多种类型的口内血管病变。正如前面提到的，由激光产生的正常的侧方热损伤导致胶原收缩，因而可使直径$< 500\mu m$的血管收缩止血。特别是毛细血管瘤、海绵状血管瘤、静脉湖、小毛细血管扩张和静脉曲张，激光手术都是理想的止血技术，因为供血的毛细血管和小静脉血管病变都可在激光的作用下产生凝固，因此可以对这些病变进行整体切除[3]。

在止血技术中，激光选择非聚焦模式，增大光斑，使激光能量分散在更广的区域。激光工作尖移动照射组织，直到出血停止。这个简单的移动降低了组织吸收能量引起的温度变化，导致组织凝固。关于直接止血，激光束可以被引导到特定的出血区域。这些技术只有在外科领域中完全没有唾液和血液的情况下才有效。任何周围体液将吸收能量，从而减少激光对组织的影响。若持续出血则表明血管直径大于激光的光斑大小，那么其他更传统的止血技术（吸收性明胶海绵、手术缝合）可能是必需的。其他治疗方式，如局部凝固酶和氨甲环酸冲洗，应始终应用在术后持续出血和需要采取更多止血措施的情况下。

与传统手术刀相比，使用CO_2激光治疗的患者中失血明显减少，特别是凝血障碍患者和服用与抗凝有关的中药或是药物的患者[64]。使用口服抗凝药物的患者可以使用CO_2激光治疗，无须停止口服药物就可进行常规的口腔软组织治疗。事实上，因为术后停止抗凝治疗而出现血栓的风险较出血的风险更高，因此应鼓励患者继续使用抗凝药物。激光辅助口腔手术在日常门诊中已经使外科医师能够很好地控制止血，减少术中及术后出血，而无须停用抗凝剂[65]。当然，与内科医师和患者的对话强烈建议使用国际标准化比值（international normalized ratio，INR）。

血管瘤

血管瘤最常见于婴儿，是类似正常血管的良性增生。一半的血管瘤发生在头部和颈部，尤其是舌头、颊黏膜和唇部，女性多发。病变可以表现为平坦或突出外生，表面光滑或呈分叶状，局部或扩散，可单发或多发。血管瘤的类型包括动静脉畸形、毛细血管畸形、海绵状血管瘤、草莓状血管瘤和静脉曲张。

血管瘤的治疗方式取决于其大小、血流速度和与周围结构的相融性。当血管瘤不能自发消失，非手术治疗包括皮质类固醇和干扰素 α-2a注射，成功率为75%。外科手术包括小病灶的手术刀切除手术和大病灶的激光切除手术。许多其他的病变都可以与病例研究8-7和图8-13中所描述的唇血管瘤相似的治疗方法进行治疗，包括复发性阿弗他溃疡和疱疹性龈口炎[57-61]（详见第11章和第15章）。

拔牙

牙齿拔除的难度各不相同。暴露于口腔且牙体结构完整的牙齿较易拔除，但若因龋齿损害了牙齿的完整性，这通常会导致牙齿易碎，增加了拔牙的难度。未完全萌出或阻生的牙齿需要建立牙齿根部通路进行拔除。

无论何种情况，任何被定义为"手术拔除"的拔牙术，都需要通过手术切开黏膜组织，翻瓣后才能获得拔牙通路，拔除牙齿。此类手术使用二极管激光、铒激光或CO_2激光是有利的。其优点包括不出血提高术野可视性，减少患者的肿胀和不适感，以及利用激光的光热效应对手术部位进行杀菌。有出血倾向或有凝血障碍疾病的患者可以受益于激光对手术部位的止血效能[66]（图8-14）。

暴露需拔除的牙齿，通常需要做一个松解切口以翻开软组织瓣。激光比传统手术刀引起的出血更少，因此提高了术野的可视性。随着骨膜自骨面剥离，穿行于骨内的毛细血管被撕裂，通常出现骨出血。在这个过程中遇到的出血通常是轻微的渗出，除了术中吸唾外，不需要任何干预。

为了便于拔除，可能需要进行辅助程序，如分牙或去骨。虽然铒激光可以用于分牙，但传统的车针分牙速度更快，这是传统方法优于激光的少数几个步骤之一。

一旦牙齿被拔除，激光就可以起到重要的辅助作用：牙槽窝或周围牙龈组织的局部感染也可以用激光的光热效应来治疗。低能量设置的激光照射可用于术野的净化消毒。这项技术最终能减少黏膜组织或牙槽窝内牙周韧带的细菌浸润。必须注意保持

激光工作尖的稳定运动，以防止对骨造成热损伤。进行牙槽窝搔刮完全去除肉芽组织，然后用大量的无菌生理盐水冲洗牙槽窝。

术后牙槽窝壁出血并不少见。临床医师酌情决定是否需要辅助移植手术，软组织瓣复位覆盖牙槽骨，需要时可缝合。

根尖切除术

由于初次根管治疗失败的牙齿可能需要根管再治疗。摘除受损的牙髓组织和常规控制局部感染可解决牙髓病而不需要拔牙。然而，如果根尖周病变持续存在，就必须进行一种称为根尖切除术的辅助手术，以去除已感染的根尖组织，提高治疗结果。

根尖切除术包括软组织切开，然后切除局部病变组织，通常需要对已经根管治疗牙齿进行根尖封闭。二极管激光、铒激光或CO_2激光可用于灭菌和去除受感染的根尖，并加强止血[67]。在手术暴露所治牙齿的根尖部后，无论是通过激光还是传统的切口，可以用小器械搔刮腔体，以清除感染的组织或根尖囊性病变（图8-15）。

必须完成对牙髓治疗过程中牙齿和根尖封闭效果的评估。如果根充剂充填不充分，逆行充填是获得最佳预后所必需的。采用高速手机和小的横切车针配合喷水冷却截断根尖，以防止对死髓牙的热损伤。使用慢速手机和一个小球形车针去除牙胶或充填材料。为了保留充填材料，充分地逆行进入根管通道是必需的。CO_2激光治疗可以为术中最后充填进行最佳的牙体预备，因为激光束可封闭牙本质小管，去除细菌生物膜，并且起消毒作用[68]。另外，铒激光可用于根尖切除和预备根端并进行逆行充填。

结论

口腔疾病谱包括全身病变的口腔表现、感染性疾病、黏膜疾病和肿瘤性疾病。这些疾病目前可用多种手术方式来治疗，使用CO_2激光手术的结果也是一致的，尤其是软组织治疗。患者需要最少的"停工期"，一般常规手术后也不会出血、肿胀或者疼痛。激光技术持续性地推动着口腔专业的发展，因此，在外科手术中使用激光也是必不可少的。

病例研究8-7

唇部血管瘤消融

采用激光消融技术治疗一名白人女性唇部血管瘤（图8-13 A），局部麻醉使用一安瓿2%利多卡因含1∶100000肾上腺素，回抽无血后在组织深处局部浸润，防止注入血管内。值得注意的是，若将局部麻醉剂注射到血管内会使注射部位后面的组织出现泛白现象（图8-13B，C）。同样，对于病变的消融，建议从周围边缘的黏膜表面开始，以环形螺旋方式向中心移动（图8-13D~F）。这种技术可确保在最宽的直径下完全去除病灶。使用湿纱布在照射之间清创会提高激光能量的穿透深度。然后再以非聚焦模式从中心缓慢地向外围螺旋照射一遍，通过热收缩作用缩小手术创口；无出血迹象为止。血管病变区组织炭化更普遍，因为血红蛋白的吸收特性，但似乎并不影响愈合过程。创口表面遗留粗糙面，患者需要接受日常护理指导。创口护理包括用稀释的过氧化氢液清洗并涂抹一层薄薄的凡士林膏，每日4次。预防性使用抗生素以降低血管病变消融后发生菌血症的风险。服用非处方非甾体类抗炎药有效缓解疼痛。完全愈合需要2~6周，达到美观效果（图8-13G~L）。

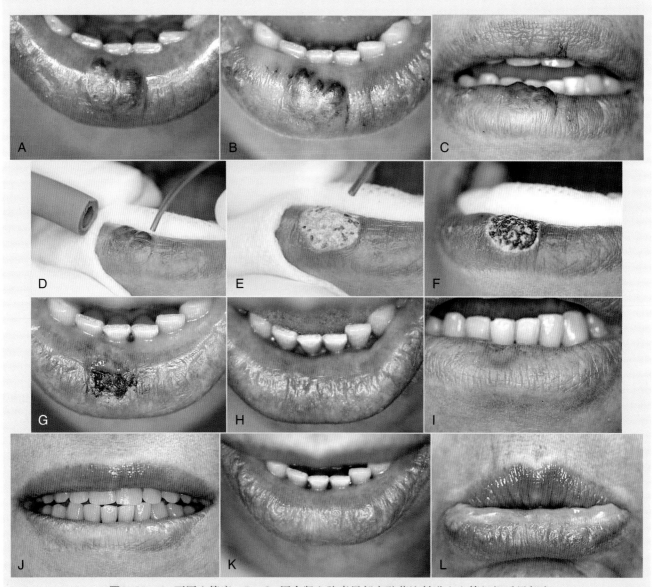

·图8-13　A.下唇血管瘤。B、C.用含肾上腺素局部麻醉药注射进入血管组织后局部变白。D~F.多次消融和清创，延伸到正常健康组织，显示没有持续渗出。G.术后1周显示快速愈合。H、I.术后2周观察显示完全上皮化，不规则程度极低。J~L.完全愈合，保持唇部弹性，美学效果极佳。

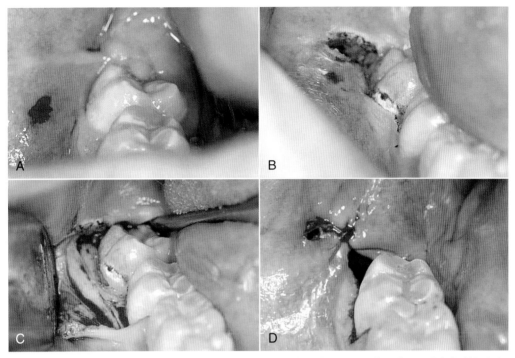

• 图8-14 A. 软组织阻生的第三磨牙，48，远中𬌗面龈瓣覆盖。B. CO_2激光从47近中颊侧做松解切口延伸至48远中线角。C. 翻开全厚黏骨膜瓣，允许小号梃子插入47远中，在不损伤邻近软组织的情况下使牙齿脱位拔除。D. 复位黏骨膜瓣并用3-0铬线缝合。

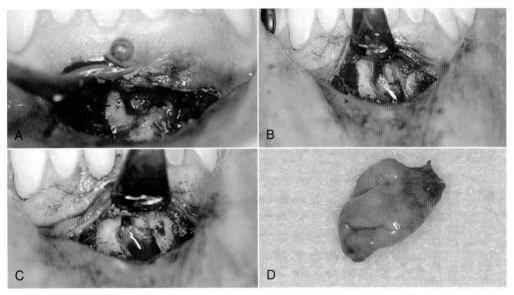

• 图8-15 A. 41牙槽骨的瘘管。使用CO_2激光在膜龈联合下方游离龈区切开黏膜；可见到明显的根尖吸收。B. 完成根尖周病变刮除术。C. 截断暴露的根尖，并完成逆行充填。使用低能量CO_2激光对骨内腔进行杀菌。D. 切除的标本被证实为根尖囊肿。

（郑小婉 译，刘静明 审校）

参考文献

[1] Gaspar L: The use of high-power lasers in oral surgery, *J Clin Laser Med Surg* 12:281–285, 1994.

[2] Shafir R, Slutzki S, Bornstein LA: Excision of buccal hemangioma by CO_2 lascr bcam, *Oral Surg Oral Med Oral Pathol* 44(3):347–350, 1977.

[3] Wlodawsky R, Strauss R: Intraoral laser surgery, *Oral Maxillofac Surg Clin North Am* 16:149–163, 2004.

[4] Romanos G, Nentwig G: Diode laser (980 nm) in oral and maxillofacial surgical procedures: clinical observations based on clinical applications, *J Clin Laser Med Surg* 17:193–197, 1999.

[5] Kreisler M, Gotz H, Duschner H, d'Hoedt B: Effect of Nd:YAG, Ho:YAG, Er:YAG, CO_2, and GaAIAs laser irradiation on surface properties of endosseous dental implants, *Int J Oral Maxillofac Implants* 17:202–211, 2002.

[6] Bradley P: A review of the use of the neodymium YAG laser in oral and maxillofacial surgery, *Br J Oral Maxillofac Surg* 35:26–35, 1997.

[7] Strauss R, Fallon S: Lasers in contemporary oral and maxillofacial surgery, *Dent Clin North Am* 48:861–888, 2004.

[8] Romanos G: Clinical applications of the Nd:YAG laser in oral soft tissue surgery and periodontology, *J Clin Laser Med Surg* 12:103–108, 1994.

[9] White J, Goodis H, Rose C: Use of the pulsed Nd:YAG laser for intraoral soft tissue surgery, *Lasers Surg Med* 11:455–461, 1991.

[10] White JM, Chaudhry SI, Kudler JJ, et al.: Nd:YAG and CO_2 laser therapy of oral mucosal lesions, *J Clin Laser Med Surg* 16:299–304, 1998.

[11] Gregg RH, McCarthy DK: Laser periodontal therapy for bone regeneration, *Dent Today* 21(5):54–59, 2002.

[12] Li Z, Reinisch L, van de Merwe W: Bone ablation with Er:YAG and CO_2 laser: study of thermal and acoustic effects, *Lasers Surg Med* 12:79–85, 1992.

[13] Arnabat-Dominguez J, Espana-Tost AJ, Berini-Aytes L, Gay-Escoda C: Erbium:YAG laser application in the second phase of implant surgery: a pilot study in 20 patients, *Int J Oral Maxillofac Implants* 18:104–112, 2003.

[14] El-Montaser M, Devlin H, Dickinson MR, et al.: Osseointegration of titanium metal implants in erbium-YAG laser-prepared bone, *Implant Dent* 8:79–85, 1999.

[15] Walsh L: The use of lasers in implantology: an overview, *J Oral Implantol* 18:335–340, 1992.

[16] Kreisler M, Kohnen W, Marinello C, et al.: Bactericidal effect of the Er:YAG laser on dental implant surfaces: an in vitro study, *J Periodontol* 73:1292–1297, 2002.

[17] Pogrel MA, McCracken KJ, Daniles TE: Histologic evaluation of width of soft tissue necrosis adjacent to carbon dioxide incisions, *Oral Surg* 70:564–568, 1990.

[18] Kaminer R, Liebow C, Margarone JE, Zambon JJ: Bacteremia following laser and conventional surgery in hamsters, *J Oral Maxillofac Surg* 48:45–48, 1990.

[19] Temelkuran B, Hart S, Benoit G, et al.: Wavelength-scalable hollow optical fibres with large photonic bandgaps for CO_2 laser transmission, *Lett Nature* 420:650–653, 2002.

[20] Staninec M, Darling C, Goodis H, et al.: Pulpal effects of enamel ablation with a microsecond pulsed 9300nm CO_2 laser, *Lasers Surg Med* 41:256–263, 2009.

[21] Zeinoun T, Nammour S, Dourov N, et al.: Myofibroblasts in healing laser excision wounds, *Lasers Surg Med* 28(1):74–79, 2001.

[22] Fisher SE, Frame JW, Browne RM, Tranter RM: A comparative histological study of wound healing following CO_2 laser and conventional surgical excision of canine buccal mucosa, *Arch Oral Biol* 28:287–291, 1983.

[23] Roodenburg JL, ten Bosch JJ, Borsboom PC: Measurement of the uniaxial elasticity of oral mucosa in vivo after CO_2 laser evaporation and surgical excision, *Int J Oral Maxillofac Surg* 19: 181–183, 1990.

[24] Fisher S, Frame J: The effects of the carbon dioxide surgical laser on oral tissues, *Br J Oral Maxillofac Surg* 22:414–425, 1984.

[25] Strauss RA: Lasers in oral and maxillofacial surgery, *Dent Clin North Am* 44(4):851–873, 2000.

[26] Frame JW: Treatment of sublingual keratosis with the CO_2 laser, *Br Dent J* 156:243–246, 1984.

[27] Bellina JH, Stjernholm RL, Kurpel JE: Analysis of plume emissions after papovavirus irradiation with the carbon dioxide laser, *J Reprod Med* 27:268–270, 1982.

[28] Mullarky MB, Norris CW, Goldberg ID: The efficacy of the CO_2 laser in the sterilization of skin seeded with bacteria: survival at the skin surface and in the plume emission, *Laryngoscope* 95: 186–187, 1985.

[29] Walker NPJ, Matthews J, Newson SWB: Possible hazards from irradiation with the carbon dioxide laser, *Lasers Surg Med* 6:84–86, 1986.

[30] Byrne PO, Sisson PR, Oliver PD, Inghan HR: Carbon dioxide laser irradiation of bacterial targets in vitro, *J Hosp Infect* 9: 265–273, 1987.

[31] Hughes PS, Hughes AP: Absence of human papillomavirus DNA in the plume of erbium:YAG laser–treated warts, *J Am Acad Dermatol* 38(3):426–428, 1998.

[32] Kunachak S, Sithisam P, Kulapaditharom B: Are laryngeal papillomavirus-infected cells viable in the plume derived from a continuous mode carbon dioxide laser, and are they infectious? A preliminary report on one laser mode, *J Laryngol Otol* 110(11):1031–1033, 1996.

[33] Garden JM, O'Banion MK, Shelnitz LS, et al.: Papillomavirus in the vapor of carbon dioxide laser–treated verrucae, *JAMA* 259:1199–1202, 1988.

[34] Sawchuk WS, Weber PJ, Lowy DR, Dzubow LM: Infectious papillomavirus in the vapor of warts treated with carbon dioxide laser or electrocoagulation: detection and protection, *J Am Acad Dermatol* 21:41–49, 1989.

[35] Andre P, Orth G, Evenou P, et al.: Risk of papillomavirus infection in carbon dioxide laser treatment of genital lesions, *J Am Acad Dermatol* 22:131–132, 1990.

[36] Ferenczy A, Bergeron C, Richart RM: Human papillomavirus DNA in CO_2 laser–generated plume of smoke and its consequences to the surgeon, *Obstet Gynecol* 75:114–118, 1990.

[37] Teeple E: Laser safety in anesthesia and oral and maxillofacial surgery. In Catone G, Alling C, editors: *Laser applications in oral and maxillofacial surgery*, Philadelphia, 1997, WB Saunders, pp 46–63.

[38] Powell GL, Wisenat BK, Morton TH: Carbon dioxide laser oral safety parameters for teeth, *Lasers Surg Med* 10:389–392, 1990.

[39] Strauss R: Laser management of discrete lesions. In Catone G, Alling C, editors: *Laser applications in oral and maxillofacial surgery*, Philadelphia, 1997, WB Saunders, pp 115–156.

[40] Mashberg A, Barsa P: Screening for oral and oropharyngeal squamous carcinomas, *CA Cancer J Clin* 34(5):262–268, 1984.

[41] Oh E, Laskin D: Efficacy of the ViziLite system in the identification of oral lesions, *J Oral Maxillofac Surg* 65(3):424–426, 2007.

[42] Missmann M, Jank S, Laimer K, Gassner R: A reason for the use of toluidine blue staining in the presurgical management of patients with oral squamous cell carcinomas, *Oral Surg Oral*

Med Oral Pathol Oral Radiol Endod 102(6):741–743, 2006.

[43] Kerr AR, et al.: Clinical evaluation of chemiluminescent lighting: adjunct for oral examination, *J Clin Dent* 17(3):59–63, 2006.

[44] Epstein JB, Silverman S Jr, Epstein JD, et al.: Analysis of oral lesion biopsies identified and evaluated by visual examination, chemiluminescence and toluidine blue, *Oral Oncol* 44(6): 538–544, 2008.

[45] Sciubba JJ: Improving detection of precancerous and cancerous oral lesions: computer-assisted analysis of the oral brush biopsy. US Collaborative OralCDx Study Group, *J Am Dent Assoc* 130(10):1445–1457, 1999.

[46] Scheifele C, Schmidt-Westhausen AM, Dietrich T, et al.: The sensitivity and specificity of the OralCDx technique: evaluation of 103 cases, *Oral Oncol* 40(8):824–828, 2004.

[47] Hall RR: The healing of tissue incised by a CO_2 laser, *Br J Surg* 58:222–225, 1971.

[48] Marx R, Stern D: *Oral and maxillofacial pathology: a rationale for diagnosis and treatment*, Chicago, 2003, Quintessence.

[49] Kravitz ND, Kusnoto B: Soft-tissue lasers in orthodontics: an overview, *Am J Orthod Dentofacial Orthop* 133(4):S110–S114, 2008.

[50] Tamarit-Borrás M, Delgado-Molina E, Berini-Aytés L, Gay-Escoda C: Removal of hyperplastic lesions of the oral cavity: a retrospective study of 128 cases, *Med Oral Patol Oral Cir Bucal* 10(2):151–162, 2005.

[51] Schoelch M, Sekandari N, Regezi J, Silverman S: Laser management of oral leukoplakias: a follow-up study of 70 patients, *Laryngoscope* 109:949–953, 1999.

[52] Vedtofte P, Holmstrup R, Hjorting-Hansen E, Pindborg JJ: Surgical treatment of premalignant lesions of the oral mucosa, *Int J Oral Maxillofac Surg* 16(6):656–664, 1987.

[53] Horch HH, Gerlach KL, Johaefer HE: CO_2 laser surgery of oral premalignant lesions, *Int J Oral Maxillofac Surg* 15(1):19–24, 1986.

[54] Thompson P, Wylie J: Interventional laser surgery: an effective surgical and diagnostic tool in oral precancer management, *Int J Oral Maxillofac Surg* 31:145–153, 2002.

[55] Lanzaframe RJ, Rogers DW, Naim JO, et al.: The effect of CO_2 laser excision on local tumor recurrence, *Lasers Surg Med* 6:103–105, 1986.

[56] Lanzaframe RJ, Rogers DW, Naim JO, et al.: Reduction of local tumor recurrence by excision with the CO_2 laser, *Lasers Surg Med* 6:439–441, 1984.

[57] Colvard M, Kuo P: Managing aphthous ulcers: laser treatment applied, *J Am Dent Assoc* 122(7):51–53, 1991.

[58] Convissar R, Massoumi-Sourey M: Recurrent aphthous ulcers: etiology and laser ablation, *Gen Dent* 40(6):512–515, 1992.

[59] Colvard M, Kuo P: Managing aphthous ulcers: laser treatment applied, *J Am Dent Assoc* 122(6):51–53, 1991.

[60] Parkins F: Lasers in pediatric and adolescent dentistry, *Dent Clin North Am* 44(4):821–830, 2000.

[61] Convissar R: Laser palliation of oral manifestations of human immunodeficiency virus infection, *J Am Dent Assoc* 133(5): 591–598, 2002.

[62] Panduric D, Bago I, Katanec D, et al.: Comparison of Er:YAG laser and surgical drill for osteotomy in oral surgery: an experimental study, *J Oral Maxillofac Surg* 70:2515–2521, 2012.

[63] Sexton J: Laser management of vascular and pigmented lesions. In Catone G, Alling C, editors: *Laser applications in oral and maxillofacial surgery*, Philadelphia, 1997, WB Saunders, pp 167–169.

[64] Santos-Dias A: CO_2 laser surgery in hemophilia treatment, *J Clin Laser Med Surg* 10(4):297–301, 1992.

[65] Chrysikopoulos S, Papaspyridakos P, Eleftheriades E: Laser-assisted oral and maxillofacial surgery–anticoagulant therapy in daily practice, *J Oral Laser Appl* 2:79–88, 2006.

[66] Kaddour Brahim A, Stieltjes N, Roussel-Robert V, et al.: Dental extractions in children with congenital coagulation disorders: therapeutic protocol and results, *Rev Stomatol Chir Maxillofac* 107(5):331–337, 2006.

[67] Miserendino LJ: The laser apicoectomy: endodontic application of the CO_2 laser for periapical surgery, *Oral Surg Oral Med Oral Pathol* 66(5):615–619, 1988.

[68] Moritz A, Gutknecht N, Goharkhay K, et al.: The carbon dioxide laser as an aid in apicoectomy: an in vitro study, *J Clin Laser Med Surg* 15(4):185–188, 1997.

第9章
激光治疗在可摘义齿修复中的应用

Robert A. Convissar, Todd J. Sawisch, Robert A. Strauss

在制作固定义齿前，临床医师常需确定：①支持义齿的软、硬组织均稳定；②基牙的牙周状况稳定，无深牙周袋或显著的骨丧失；③基牙的牙周储备力足以支持义齿。然而，当患者的治疗计划涉及可摘义齿时，作为支持基牙的健康总是被忽略。固定义齿和可摘义齿对基牙考量的差异是由多种因素引起的，如固定义齿如果基牙形态不良就可能导致修复失败，而活动义齿即使支持不足，仍可发挥功能（虽然功能较差）。相对于无牙颌的口腔健康，学校教材往往更重视余留牙齿存在情况下的口腔健康。随着口腔种植学越来越成功地开展，对牙列缺损或牙列缺失患者的可摘义齿修复前的治疗计划逐渐被忽视。

但是，由于经济因素或医疗条件的限制，可摘义齿修复可能是许多患者唯一可承受的治疗方案。Blanchaert[1]将糖尿病、骨代谢紊乱、放疗和化疗列为种植治疗的影响因素。吸烟也是种植治疗的一个重要禁忌证。Holahan等[2]发现吸烟者种植失败率是非吸烟患者的2.6倍。Mundtet等[3]通过对159个患者的663颗植体进行随访和追踪发现了相似的结果。Michaeli等[4]报告糖尿病患者种植失败的风险更大。帕杰氏（Paget's）病或其他骨类疾病由于会影响骨质因此也被列为种植的禁忌证[5]。当然，随着双膦酸盐类药物应用的迅速增加，可接受种植治疗患者的数量会急剧减少，因为这些患者在种植治疗中，有发生双膦酸盐相关颌骨坏死（bisphosphonate-related osteonecrosis of the jaws，BRONJ）的风险。起初，双膦酸盐多应用于预防绝经后女性发生骨质疏松[6-7]。现在，这类药物已应用在前列腺癌[8]、风湿性疾病[9]、乳腺癌[10]、肾癌[11]及其他疾病的治疗中。随着双膦酸盐类药物的广泛应用，不能采用种

植治疗方案而需要佩戴制作良好、舒适实用的可摘义齿的患者会越来越多。

然而，即使患者准备种植，种植体支持式覆盖义齿的设计制作过程中，仍需考量剩余牙槽骨、软组织和支持组织的健康状况。因此，每位口腔医师都应认识到确保可摘义齿支持组织健康的重要性。

激光可作为可摘义齿修复过程中很多步骤的辅助治疗方法，包括：

- 叶状牙龈瘤切除术
- 增生性组织切除术/前庭沟成形术
- 软组织结节修整术
- 骨结节修整术
- 骨突/增生骨尖修整术
- 乳头状增生、尼古丁性口炎的治疗与戴用上颌义齿相关的口腔疾病的治疗
- 倒凹和不规则牙槽嵴的骨修整
- 义齿性口炎的治疗

激光在可摘义齿治疗中的优点与激光在牙周、儿童口腔、美容或口腔外科治疗中的优点相同。Kesler[12]列举了在可摘义齿中使用激光的优点：

1. 因机械创伤和水肿反应较轻，缩短了总的治疗时间。
2. 降低了术区细菌污染的风险。
3. 减轻了术区的肿胀、瘢痕和挛缩。
4. 止血效果良好，使术区视野更清晰。

叶状牙龈瘤切除术

Kruger[13]在文献中详细描述了传统（刀片）切除牙龈瘤的手术方法：如果牙龈瘤比较小则直接切除，如果较大则黏膜下剥离，随后彻底切除，将皮瓣缝合于骨膜。然而，这种方法常常失败，原因是

广泛的前庭挛缩会导致高度丧失。这一解剖学改变将会造成义齿在前庭沟区域的适合性降低。使用激光治疗不会造成复发和挛缩，这是其相对于传统方式的优点。

Keng和Loh[14]用CO_2激光为20例患者切除了叶状牙龈瘤，术后1天、1周和2周、3周、4周、8周时随访，持续观察至术后2年。患者均未出现出血、感染、气肿或口服普通止痛药无法缓解的疼痛。激光手术治疗无须缝合和包扎，愈合良好。所有患者的效果稳定。有意思的是，很多患者对常规手术（手术切除方式）表示出了忧虑，却很希望参与激光治疗的研究。患者对激光手术优于传统手术的认知是激光手术的主要优势，且这一主要优势被第二优势补充：不会发生切口挛缩及复发。除此之外，激光手术还具有不会产生瘢痕、能获得良好的上皮再生和切除组织精准的优点。研究人员得出结论，CO_2激光治疗是叶状牙龈瘤治疗的重大进展[14]。

手术创口不发生挛缩的特点被进一步研究。研究显示激光创口含有的肌纤维母细胞较少[11]。肌纤维母细胞减少意味着术后伤口挛缩较少。给一个前庭沟深度较浅的患者，用手术刀和用激光完成前庭沟成形术将产生完全不同的结果，一种术后义齿佩戴良好，一种术后义齿无法佩戴。对于前庭沟浅的患者传统手术术后显著的挛缩无疑会影响全口义齿的适合性。一项纳入126名患者的大样本研究中，Barak等[15]得出结论，CO_2激光治疗是进行牙龈瘤手术理想的治疗方法。其他学者也报告了相似的结果。Gaspar和Szabo[16]报告了采用常规方法治疗牙龈瘤后复发率为12.8%，而使用激光治疗的复发率为7.9%。他们还为一个血友病患者成功切除了牙龈瘤，未造成不良影响。Komori等[17]在不采取麻醉的情况下用CO_2激光对7位患者进行了牙龈瘤切除术。所有病变均被彻底切除，治疗中无疼痛。

目前尚无明确的激光治疗牙龈瘤的禁忌证。Moritz[18]报道了一例为64岁糖尿病患者和一例为83岁上颌义齿刺激性纤维瘤患者激光行牙龈瘤切除术的病例。术后均未发生并发症或术后不良反应。病例研究9-1提供了一个临床病例。

临床提示

与所有切除手术一样，从系带切除，到牙龈瘤切除后病理活检，剩余组织的张力会使其从骨膜表面分离。骨膜组织不应有任何移动，如果观察到骨膜移动了，则说明剥离的平面不对。临床上正确地进行此操作将大大减少额外的纠正性的操作。

该手术是从外侧缘开始切除，然后从双侧向中线推进，同时牵拉软组织脱离牙槽嵴（图9-1B）。如果发生出血，可采用激光的非聚焦模式止血。为使患者感觉舒适，可在旧义齿组织面放置义齿组织调节剂，除了每天日常清理时取下义齿，患者应在组织角化愈合过程中始终佩戴义齿。在愈合的初始阶段将会形成纤维状凝结物（图9-1C），可能容易与感染混淆。术后2~3周即可完全愈合，如有必要，原义齿需要重衬或垫底，或重新制作新的义齿（图9-1D）。

病例研究9-1

典型的激光切除叶状牙龈瘤

一位64岁男性无牙颌患者，在上颌黏膜皱襞区可见一个细长的软组织瘤（图9-1A）。患者佩戴着一副已使用20年的全口义齿，义齿的适合性很差，但患者无主诉症状。松弛的软组织可见一个中央凹槽与上颌义齿颊侧翼缘相吻合。这种叶状牙龈瘤，也称为义齿诱导性纤维增生（DIFH），是适合性不佳的义齿常见的并发症，通常可根据患者的临床病史和结果来确诊。建议激光完整切除；当然，如果病变相对较小，激光消融就可去除。由于这些病变可能是环绕义齿翼缘周围增殖的鳞状细胞癌，所以对看起来可疑的组织应该进行切除和活检，以排除恶性肿瘤[19]。

患者初次就诊时，在局部麻醉下进行了CO_2激光切除术。术中垂直于组织附着平面，沿牙槽嵴在骨膜上切除。用组织钳在义齿翼缘高度以上侧向牵拉实现与牙槽嵴平行的剥离术。

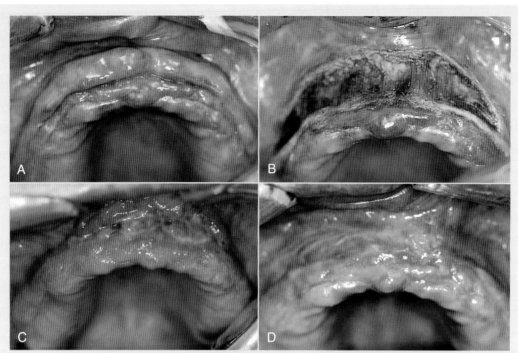

· 图9-1 牙龈瘤切除术。A. 巨大的叶状牙龈瘤，由黏膜皱襞区松弛的增生组织组成。B. 沿骨膜上平面从双侧完全切除增生组织，可见止血效果良好。C. 术后1周复查，出现纤维状凝结物，在愈合过程中起到天然保护性敷料的作用。D. 术后3个月复查，创口完全愈合，骨膜上分离的区域形成稳定的附着角化组织。

前庭沟成形术

牙槽骨吸收导致前庭沟过浅从而影响义齿的舒适性和咀嚼功能，这是临床上常见的情况。虽然传统上这种情况需用手术刀进行手术处理，但CO_2激光是更为理想的选择，可以实现无血模式的骨膜上前庭沟成形术，而且效果极佳。Neckel[20]分别采用传统手术或激光疗法完成了40例前庭沟成形术，结果表明术后两组间前庭沟深度无明显差异，但激光组术后疼痛和不适较轻。

Beer等[21]为10例前庭沟深度为3～7mm的患者应用CO_2激光行上颌前庭沟成形术。激光切口从一侧的第二磨牙区直到对侧的第二磨牙区。激光处理后，用义齿基托材料调整患者的旧义齿，以支撑新的前庭沟深度。研究结果表明，前庭沟深度最少增加了3～8mm。很多患者增加了10～12mm且未复发。术后随访6～10个月无并发症发生。

激光技术

图9-2展示用激光为患者进行牙龈瘤切除术和前庭沟成形术。局部麻醉后，通过牵拉上下唇向外，使前庭沟处于拉伸状态。然后用激光进行骨膜上剥离[22]。保持唇部张力可以轻松稳定地建立适当的剥离平面。然后缝合或用护板来稳定组织边缘。如有需要，可用自体或异体软组织移植物覆盖裸露区域。移植物的稳定是其存活的关键，可通过缝合或放置护板来实现[23]。

未行软组织移植的患者，术后的不适感很轻，这种不适感还可通过连续佩戴软衬后或用组织调节剂处理后的义齿得到进一步的缓解。下颌骨明显吸收的患者，颏舌肌和下颌舌骨肌附着常常妨碍义齿舌侧边缘的充分延伸[24]。这种情况，可通过手术加深舌侧前庭沟来得到解决。这种手术也可用上述激光来完成，行骨膜上切口，采用缝合或用护板来固定下颌组织。但至少要保留一半附着于颏结节的肌肉组织不被剥离，以确保舌和口咽肌肉足够的功能。

上颌结节修整术

制订上颌局部义齿或全口义齿的治疗计划时，

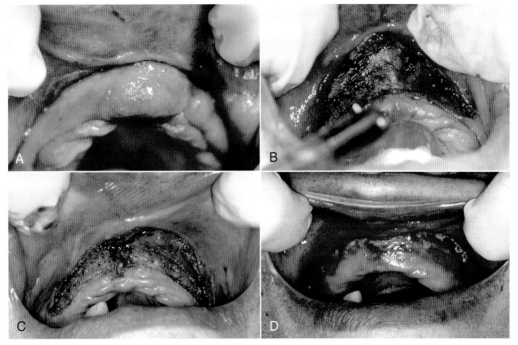

· 图9-2 前庭成形术伴牙龈瘤切除。A. 上颌牙槽嵴牙龈瘤术前观。B. 用连续波模式的 CO_2 激光切除牙龈瘤。注意骨膜存在的肌肉附着。用激光切割肌肉附着，直至垂直迁移。对唇部充分牵拉，以使肌肉充分剥离。C. 骨膜充分剥离和前庭成形术完成。注意骨膜表面无附着。D. 术后10天，前庭深度充足及再上皮化。

重要的检查内容包括上颌结节的大小和形态。过大且松弛下垂的上颌结节以及双侧上颌结节均较突出时会影响义齿的制作和就位。如果过大的上颌结节对义齿修复造成了影响，术前必须进行影像学检查；临床医师无法通过单纯的触诊确定组织的性质。上颌结节可能仅由肥大的软组织组成，通过外科手术切除软组织即可；或者为突出的骨组织，其表面覆盖着薄层纤维组织和黏膜，需要进行硬组织修整的上颌结节成形术。有时，上颌结节为薄层纤维组织和黏膜覆盖着的气化上颌窦，此时则需进行上颌窦提升术（详见第7章）。

如Terry和Hillenbrand[25]所阐述的，进行软组织上颌结节成形，是为了提供充足的颌间距离，容纳义齿和义齿基托。研究者建议在上颌结节与下颌黏膜之间至少要有5mm的间隙。

Costello等[26]描述上颌结节软组织缩小的治疗方法如下：

1. 在上颌结节上行椭圆形切口。

2. 切开黏膜。

3. 去除纤维组织。

4. 去除过多的黏膜组织。

5. 获得初期创口关闭。

如果上颌结节主要是骨组织，需做椭圆形切开，剥离黏骨膜，用咬骨钳或骨钻去除骨组织。切除区域必须用骨锉平整和冲洗，严密闭合创口。操作须谨慎，避免上颌窦穿孔[26]。Guernsey[27]警告说，在常规手术中需谨慎，以避免损伤腭大动脉及其分支。

激光上颌结节成形术

以上概述的每个步骤均可使用口腔激光进行。Pick[28]表示激光行上颌结节成形术比传统技术有很多优势。椭圆形切口手术的常见问题是术后组织的纤维挛缩，因为组织瓣需要切薄和修整。组织瓣通常需要多次修剪以获得合适的尺寸从而完成良好的初期封闭。有时，组织瓣修剪过短造成无法完成初期封闭。上颌结节术区不易缝合。

当用激光进行软组织上颌结节成形时，手术过程无须切口，因此也无须缝合。上颌结节处的软组织很容易被激光层层汽化，直到获得充足的咬合间隙。该治疗适用于已经佩戴全口义齿的患者和准备进行全口义齿或可摘局部义齿修复的患者。

Convissar 和Gharemani[29]描述了一例上颌无牙颌患者即刻修复制取终印模前的软组织上颌结节成形术。因为使用了加快愈合速度且创伤较小的激光技术，治疗期缩短了至少3～6周。即刻修复体的终印模在上颌结节成形术后3周即可制取，因为可以确定组织不会进一步收缩，不会造成义齿的不密合。既无切开也未缝合，创口愈合迅速且平稳。因为手术部位出血少可视性好，可清晰区分黏膜和骨膜，降低了操作风险，从而有效避免了上颌窦意外穿孔。因为激光具有烧灼和凝固作用，术中意外切断腭动脉或其分支的风险则更小。

Pogrel[30]描述了4例行激光上颌结节成形术的病例（平均治疗时间6min）。均未出现出血、肿胀和术后复发的报道。一个患者进行了双侧上颌结节成形术：一侧用传统的手术方法（手术刀），另一侧选择激光成形。患者自觉激光治疗侧更舒适，且激光治疗侧用时更短。Pogrel得出结论：CO_2激光的优势决定其更适用于修复前软组织手术。

软组织

软组织上颌结节激光成形术相对简单直接（图9-3）。通过诊断性X线片确定窦底位置和通过研究模型确定必需的切除量后，在结节的颊侧和腭侧进行局部麻醉。选择合适的大光斑/光纤或手柄，激光设置为手术参数，逐层消融结节处的软组织，直到取得充足的上下颌间距。激光工作尖应尽可能与结节保持平行，以确保最高效率。然后将激光束移出焦点范围以确保充分止血。术中需评估组织的不规则性或组织凸起，这类组织均采用激光消融。然后可用组织调节剂或软衬材料来重衬义齿。告知患者术后注意事项（保持手术部位清洁，注重口腔卫生），并预约复查。

硬组织

根据激光波长不同，多种激光均可用于硬组织上颌结节激光成形术。如果只有软组织波长——CO_2、二极管或Nd:YAG可用，则用激光在结节处制备椭圆形切口，暴露骨面。选择器械如咬骨钳、高速手机球钻加大量水冷却或骨锉去除骨组织。激光治疗相对于手术器械有明显的优势，由于止血效果良好且术区干燥从而有良好的手术视野。最后缝合术区。

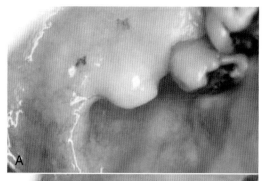
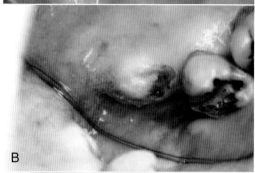
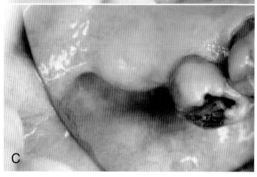

• **图9-3**　上颌结节成形术。A. 巨大软组织上颌结节术前观。B. 无切开和缝合的简单消融技术进行的上颌结节成形术。C. 17天后术区观。可见术区愈合良好及再上皮化。无切开和缝合获得了良好外形（承蒙 Stuart Coleton博士，Chappaqua, New York. 提供图片）。

如果有硬组织激光可选择，如Er:YAG激光或Er,Cr:YSGG激光，或9300nm CO_2激光，可使用激光完成软组织椭圆形切口暴露骨面。然后用硬组织激光缓慢有序地消融骨组织。为确保硬组织激光对软组织实现最佳止血作用，建议做软组织切口时采用无水模式。一旦进入骨修整步骤，必须在骨表面大量持续喷水。该步骤要确保最高效的组织崩解（详见第10章）、切割效率和对骨最小化的热损伤。

激光骨隆突修整术

下颌舌隆突发生率约为8%，男女比例相当[31]。骨隆突会影响全口义齿或局部义齿的制作，因此需要进行骨隆突修整。骨隆突修整术的程序与硬组织上颌结节修整术的程序相似。做切口暴露骨面，激光切除骨组织，然后缝合关闭创口。

手术治疗必然存在风险，尤其当手术涉及口底深部时，并发症可能会更严重，相关报道有出血、感染[26]和下颌前庭沟成形术后危及生命的肿胀[32]。Mantzikos等[33]报道了3例牙周手术结合广泛性骨隆突和骨疣切除术后口底部血肿形成的病例。Terry和Hillenbrand[25]也报道了骨隆突修整术后血肿形成的并发症。一篇文献研究表明激光行下颌舌隆突修整术后未发生血肿。激光辅助手术操作不仅能够减少组织损伤，而且对手术部位有良好的凝结止血和消毒作用，这一优越性相比于传统手术更明显。

Payas[34]描述了CO_2激光结合铒激光切除下颌舌隆突的手术。手术刀切开暴露骨面，采用铒激光将骨隆突整块切削下来，然后以止血钳钳夹并去除骨块。用多股黑丝线缝合手术部位关闭创口。CO_2激光用于止血。术后创口愈合良好。

在这个过程中，软组织切口可采用任何种类的激光或手术刀完成，骨组织的去除可以采用高速手机大量喷水磨除，或用咬骨钳、硬组织激光或骨凿去除。可用激光止血或指压止血和纱布包扎。不存在"最好的"技术。

在"理想"技术中，临床医师最大限度地利用可用的激光波长，同时保持在激光使用的舒适区内。许多临床医师赞成使用硬组织激光进行骨隆突的修整和硬组织结节的修整；另一些医师，尤其口腔颌面外科医师，不接受铒激光，因为相对传统手术其切割效率较低。建议临床医师必须要认识不同波长激光的优势和局限性。

女性患者中腭隆突的发生率为25%，是男性患者的2倍[25]。在进行上颌义齿修复前，极少需要修整腭隆突。然而，必须要修整时，常会发生下列并发症[25-26]：
- 鼻底穿孔
- 口鼻/口腔–上颌窦瘘
- 腭组织坏死
- 血肿
- 腭裂

与上颌结节成形术和下颌舌侧隆突修整术一样，腭隆突修整术的切口，要环绕腭部隆起的骨突周围以暴露骨面。通常情况下，使用球钻将骨突分割成块，然后以骨凿去除，或使用大球钻配合大量喷水去除。虽然铒激光比传统手术方式慢，但是该治疗方法的安全性比速度更重要。铒激光可以安全地逐层消融骨组织，直到去除足够的量。缓慢而稳定的骨消融可避免硬腭意外穿孔或瘘形成。很多临床医师主张使用腭护板来防止血肿形成。事实上，任何波长的激光都可用于止血而降低血肿风险。

牙槽嵴异常

即使患者无骨突或者上颌结节影响义齿的制作，剩余牙槽骨的形态也可能不适于义齿的佩戴。Kesler[12]对义齿制作具有潜在影响的情况做了总结，包括不规则的吸收和不规则的倒凹。拔牙后牙槽窝复位不充分，会导致牙槽嵴形态不规则。突出的前部牙槽骨通常也表现出明显的倒凹。

Ogle[35]指出突出的下颌舌骨肌和内斜嵴，内斜嵴的倒凹及尖锐的剩余牙槽嵴可能影响义齿边缘的伸展。Meyer[36]将尖锐的剩余牙槽嵴分为3类：锯齿状、剃刀状和不连续的凸起。所有这些牙槽嵴类型均会影响义齿的贴合度和舒适度。如果义齿不能在剩余牙槽嵴上平衡就位，一侧的咬合力会明显大于另一侧。这种不平衡将导致不适，甚至导致更严重的牙槽嵴不规则吸收，使问题更为复杂。

如果牙槽嵴增高术未纳入治疗计划，以上所有这些情况均可以用激光来辅助解决。将软组织切开翻瓣（通过激光或手术刀）以暴露牙槽嵴，然后使用铒激光来修整牙槽嵴轮廓，从而获得更好的牙槽嵴形态，为义齿提供更舒适的支持。

软组织畸形

在全口义齿制作过程中或在已经佩戴上颌全口义齿患者的常规检查中，常会发现一种更为普遍的软组织畸形，即乳头状增生。Regezi和Sciubba[37]报告佩戴上颌全口义齿的患者中，其发生率约为10%。其发病因素包括口腔卫生差及义齿适合性差对局部的刺激，偶尔伴有真菌感染。

激光治疗乳头状增生的有效性在很多文献中已被证实[25-26,28,30,38]。正如Terry和Hillenbrand所报道[25]，传统方法治疗乳头状增生的常见并发症是出血。

任何波长软组织激光进行乳头状增生切除术均具有局部凝固和烧灼作用，从而避免出血。Pogrel[30]报告，为11例存在乳头状增生的患者进行了激光治疗，未出现出血、肿胀或颏神经受损的表现（下颌牙弓治疗）。使用CO_2激光治疗乳头状增生具有以下优势[28]：

- 有利于软组织的修整和对位
- 治疗中和治疗后无出血
- 术区干燥
- 迅速
- 最小的术后疼痛
- 最小的术后肿胀
- 组织汽化效果极佳

乳头状增生是浅表黏膜病变，因此激光治疗不涉及切开/切除手术。使用大光纤/光斑，激光手柄处于非聚焦模式使用，目的是使激光能量覆盖整个病变区。这种激光能量不足以切割组织，但足以使受照射的组织表面发生汽化。Infante Cossio等[39]报道了一例激光治疗炎性乳头状增生的病例。CO_2激光成功地使病变组织完全汽化，且术后3年未复发。

图9-4展示了一例严重乳头状增生的病例。在非聚焦模式中使用CO_2激光使病变表面汽化。去除表面炭化层可见病变组织完全汽化了。

临床提示

注意图9-4中腭部平行于水平线的汽化。使用激光进行这一操作时，激光平行于水平线穿过，而不是前后向移动，防止医源性的组织再照射。对已经治疗过的组织再进行激光照射会导致严重炭化，导致术后不适和组织的剥脱。

与佩戴可摘局部义齿相关的口腔黏膜病变如下[40]：

- 义齿性口炎：病变位于腭部黏膜，在佩戴全口义齿或可摘局部义齿的患者中发生率高达50%
- 创伤性溃疡：发病率约占义齿佩戴者的5%
- 口角炎：发病率约为佩戴全口义齿患者的15%

所有这些病变均适合采用非聚焦模式的激光治疗。

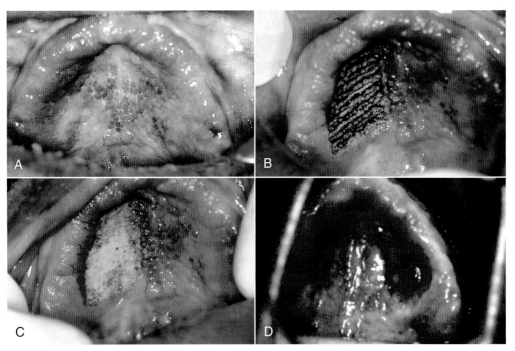

・图9-4　严重的乳头状增生病例。A. 术前观。B. 右侧腭部的水平部位进行非聚焦消融。因为使用的是汽化/消融程序而不是切开/切除程序，激光处于轻微失焦模式。C. 用湿纱布去除碳化层，这是旧款CO_2激光装置需要的一步操作。新型的超脉冲或超速CO_2激光器不再在组织表面形成炭化层，因为它们的高峰值功率以更短的能量爆破或脉冲能量传递。D. 术后2周显示初始愈合良好。

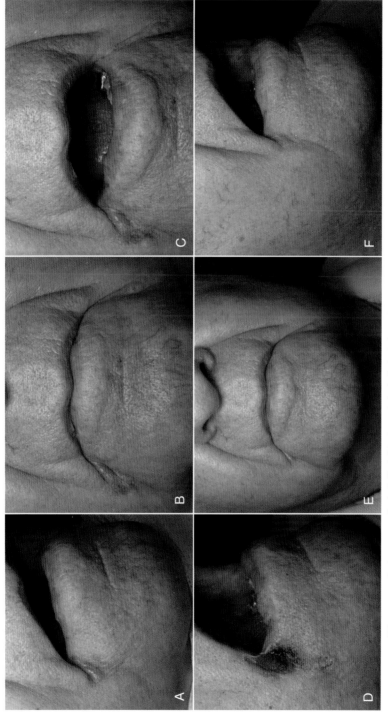

● **图9-5**　口角炎。A. 口角炎术前右侧观。注意病变在右侧口角。B. 患者闭口的术前正面观。注意唇部过小的垂直高度导致口角炎。C. 患者张口的术前正面观。D. 用CO_2激光治疗后即刻观。E. 术后2周患者闭口观。F. 术后2周患者张口观（承蒙Rick Kava博士，Sioux City, Iowa. 提供图片）。

这些病变也可用低能量激光治疗（low-level laser therapy，LLLT）。Marei等[41]将18例患者根据治疗模式分为3组：特定时间取下义齿、用组织相容性材料进行义齿重衬和低能量激光照射治疗。结果LLLT组伤口愈合显著优于其他两组（详见第15章）。

图9-5显示了一例CO_2激光治疗严重口角炎的病例。使用低能量激光的汽化技术去除病变组织。注意观察2周时愈合良好（图9-5E、F）。但此时必须告知患者，需佩戴增加垂直高度的新义齿，否则病变仍会复发。

临床提示

为了加速这类病变的愈合，可以在术区涂抹维生素E乳，每天4次，持续2周，如图9-5中的患者所使用的那样，应该会有帮助。

结论

口腔激光医学是一门不断发展的学科。当越来越多的口腔医师感受到激光治疗与传统技术相比所具有的优越性时，该学科的规模和范围将会不断增大。尽管由于种植越来越普及，牙列缺损或牙列缺失患者接受可摘义齿修复的比例较以前有所减少，但仍有相当比例的人群需要可摘义齿修复牙齿缺失。

贯穿本书的口腔激光医学的优点也适用于可摘局部义齿修复的治疗中。优异的止血效果和保持术区干燥、无菌的特点，均提高了术野的可视化，这对于牙列缺损和牙列缺失的患者与牙列完整的患者同样重要。术后无明显疼痛和无污染的术区，可有效减少术后镇痛药和抗生素的使用。对于老年无牙颌患者，这是一个非常大的优势，因为他们通常已服用多种药物，药物间相互拮抗作用的可能性大大降低。作为牙列缺损和牙列缺失患者综合治疗计划的一部分，激光治疗使口腔医师和患者均受益。

（孙　旭译，黄　翠审校）

参考文献

[1] Blanchaert RH: Implants in the medically challenged patient, *Dent Clin North Am* 42(1):35–45, 1998.

[2] Holahan CM, Koka S, Kennel KA, et al.: Effect of osteoporotic status on the survival of titanium dental implants, *Int J Oral Maxillofac Implants* 23(5):905–910, 2008.

[3] Mundt T, Mack F, Schwahn C, Biffar R: Private practice results of screw type tapered implants: survival and evaluation of risk factors, *Int J Oral Maxillofac Implants* 21(4):607–614, 2006.

[4] Michaeli E, Weinberg I, Nahliel O: Dental implants in the diabetic patient: systemic and rehabilitative considerations, *Quintessence Int* 40(8):639–645, 2009.

[5] Rasmussen JM, Hopfensperger ML: Placement and restoration of dental implants in a patient with Paget's disease in remission: literature review and clinical report, *J Prosthodont* 17(1):35–40, 2008.

[6] Adami S, Baroni MC, Broggini M, et al.: Treatment of postmenopausal osteoporosis with continuous daily oral alendronate in comparison with either placebo or intranasal salmon calcitonin, *Osteoporos Int* 3(suppl 3):S21–S27, 1993.

[7] Baran DT: Osteoporosis: monitoring techniques and alternate therapies. Calcitonin, fluoride, bisphosphonates, vitamin D, *Obstet Gynecol Clin North Am* 21(2):321–335, 1994.

[8] Iranikhah M, Stricker S, Freeman MK: Future of bisphosphonates and denosumab for men with advanced prostate cancer, *Cancer Manag Res* 6:217–224, 2014.

[9] Saag KG: Bone safety of low-dose glucocorticoids in rheumatic diseases, *Ann N Y Acad Sci* 1318(1):55–64, 2014.

[10] Wang X, Yang KH, Wanyan P, Tian JH: Comparison of the efficacy and safety of denosumab versus bisphosphonates in breast cancer and bone metastases treatment: a meta-analysis of randomized controlled trials, *Oncol Lett* 7(6):1997–2002, 2014.

[11] Roos FC: Kidney cancer: bisphosphonates in the era of antiangiogenic targeted therapy, *Nat Rev Urol* 11(6):315–316, 2014.

[12] Kesler G: Clinical applications of lasers during removable prosthetic reconstruction, *Dent Clin North Am* 48:963–969, 2004.

[13] Kruger G: *Textbook of oral and maxillofacial surgery*, St Louis, 1979, Mosby.

[14] Keng SB, Loh HS: The treatment of epulis fissuratum of the oral cavity by CO_2 laser surgery, *J Clin Laser Med Surg* 10(4):303–306, 1992.

[15] Barak S, Kintz S, Katz J: The role of lasers in ambulatory oral maxillofacial surgery: operative techniques, *Otolaryngol Head Neck Surg* 5(4):244–249, 1994.

[16] Gaspar L, Szabo G: Removal of epulis by CO_2 laser, *J Clin Laser Med Surg* 9(4):289–294, 2001.

[17] Komori T, Yokoyama K, Takako T, Matsumoto K: Case reports of epulis treated by CO_2 laser without anesthesia, *J Clin Laser Med Surg* 14(4):189–191, 1996.

[18] Moritz A, editor: *Oral laser applications*, Berlin, 2006, Quintessence.

[19] Marx R, Stern D: *Oral and maxillofacial pathology: a rationale for diagnosis and treatment*, Chicago, 2003, Quintessence.

[20] Neckel CP: Vestibuloplasty: a retrospective study on conventional and laser operation techniques, *Lasers Dent* 3593:76–80, 1999.

[21] Beer A, Beer F: Laser preparation technique in vestibuloplasty: a case report, *J Oral Laser Appl* 2:51–55, 2002.

[22] Wlodawsky RN, Strauss RA: Intraoral laser surgery, *Oral Maxillofac Surg Clin North Am* 16(2):149–163, 2004.

[23] Fonseca RJ, Frost DE, Hersh EV, Levin LM: *Oral and maxillofacial surgery*, vol 7, Philadelphia, 2000, Saunders.

[24] Miloro M, Ghali GE, Larsen PE, Waite PD: *Peterson's principles of oral and maxillofacial surgery*, ed 2, vol 1, Hamilton, 2004, BC Decker.

[25] Terry B, Hillenbrand D: Minor preprosthetic surgical procedures, *Dent Clin North Am* 38(2):193–216, 1994.

[26] Costello B, Betts N, Barger HD, Fonseca R: Preprosthetic surgery for the edentulous patient, *Dent Clin North Am* 40(1): 19–38, 1996.

[27] Guernsey LH: Preprosthetic surgery. In Kruger GO, editor: *Textbook of oral and maxillofacial surgery*, ed 5, St Louis, 1979, Mosby.

[28] Pick R: The use of laser for treatment of gingival disease, *Oral Maxillofac Surg Clin North Am* 9(1):1–19, 1997.

[29] Convissar R, Gharemani E: Laser treatment as an adjunct to removable prosthetic care, *Gen Dent* 336–341, July–August 1995.

[30] Pogrel MA: The carbon dioxide laser in soft tissue preprosthetic surgery, *J Prosthet Dent* 61:203–208, 1989.

[31] Kolas H, Halperin V, Jeffries KR, et al.: Occurrence of torus palatinus and torus mandibularis in 2478 denture patients, *J Oral Surg* 6:1134, 1953.

[32] Hull M: Life-threatening swelling after mandibular vestibuloplasty, *J Oral Surg* 35:511, 1977.

[33] Mantzikos K, Segelnick S, Schoor R: Hematoma following periodontal surgery with a torus reduction: a case report, *J Contemp Dent Pract* 18(3):72–80, 2007.

[34] Payas G: Clinical applications of CO_2 laser and Er:YAG laser in frenectomy, vestibuloplasty and removal of mandibular bony protuberances, *J Acad Laser Dent* 12(2):15–18, 2004.

[35] Ogle R: Preprosthetic surgery, *Dent Clin North Am* 21(2): 219–236, 1977.

[36] Meyer RA: management of denture patients with sharp residual ridges, *J Prosthet Dent* 16:431, 1966.

[37] Regezi J, Sciubba J: Connective tissue lesions. In *Oral pathology: clinical-pathologic correlation*, ed 2, Philadelphia, 1993, Saunders.

[38] Strauss RA: Lasers in oral and maxillofacial surgery, *Dent Clin North Am* 44(4):851–873, 2000.

[39] Infante Cossio P, Martinez-de-Fuentes R, Torres-Carranza E, Gutierrez-Perez JL: Inflammatory papillary hyperplasia of the palate: treatment with carbon dioxide laser, followed by restoration with an implant supported prosthesis, *Br J Oral Maxillofac Surg* 45:658–660, 2007.

[40] Budtz-Jorgensen E: Oral mucosal lesions associated with the wearing of removable dentures, *J Oral Pathol* 10(2):65–80, 1981.

[41] Marei M, Abdel-Maguid S, Mokhtar S, Rizk S: Effect of low energy laser application in the treatment of denture induced mucosal lesions, *J Prosthet Dent* 77:256–265, 1997.

第10章
激光在牙体修复中的应用

Steven Parker

虽然预防口腔医学的发展日新月异，但口腔全科医师的首要职责仍然是龋齿修复。除了美学修复的牙体预备要求，龋齿修复既要考虑去除龋坏牙体组织，还要考虑保存周围健康的牙体组织和牙髓活力。在修复过程中如何磨除龋坏牙体组织是一项挑战，既要求选择性去除病变的龋坏组织，还要求保持剩余牙体组织的完整性和抗力形。此外还要求预防修复体后期折裂，因此选择合适的器械和临床技术显得尤为重要。基于患者的需求，探索一种替代治疗方法来取代令人恐惧的传统高速手机，促进了包括激光在内多种机械、化学去腐方式以及设备的发展。

龋坏组织的去除：背景与争议

美国国家健康和营养调查（U.S. National Health and Nutrition Examination Survey，NHANES），在一项关于正常聚集居住人口的外推调查（1999—2002）中发现，2～11岁儿童中乳牙患龋率为41%，6～19岁儿童和青少年恒牙患龋率为42%，成人的恒牙患龋率大约为90%[1]。其他研究报告了更高的龋病发病率，如在沙特阿拉伯，6～7岁儿童患龋率高达96%[2]。高患龋率表明需要对龋病进行持续干预性修复治疗。

此外，对于牙体修复学中两大经典支柱的质疑日渐增长，即G.V. Black洞型分类（Ⅰ～Ⅴ类）和继续使用银汞合金作为充填材料[3]。G.V. Black理论基于"预防性扩展"的原则，常常导致大量健康牙釉质和牙本质被磨除。为了满足银汞合金充填的机械固位要求，需要获得一定的洞缘形态和固位形，使得这种洞型制备方法的缺陷更加明显。很多评估医源性损伤的研究报告了洞型边缘微裂隙、邻面洞型对邻牙的损伤[4]，以及旋转器械对牙髓产生的热损伤[5]。

虽然银汞合金充填的数量在逐渐减少（美国从5600万减少到5200万[6]，英国从800万减少到600万[7]），仍存在大量对金属修复体的需求。然而，随着复合树脂材料的改进，以及患者对恢复牙齿自然形态美学意识和期望值的提高，导致牙体修复向更小充填体和新型洞型设计（例如"隧道式"充填[8]）方向发展，并更多地依赖于酸蚀-微机械固位技术[9-10]。

器械与激光

使用挖匙和车针去除龋损牙体硬组织是充填修复中最常用的方法。但这类器械操作的精准性受到质疑[11]，包括去除全部脱矿、已感染牙釉质和牙本质的客观标准不明确，以及可能过量去除健康牙体组织[12]。相比而言，使用适当波长的激光可以保留更多完整和矿化的牙体组织，精准地优先去除高水含量的龋坏组织，同时还可以减少窝洞内细菌感染[13-14]。

造成牙髓损伤的关键因素是器械使用时产热[15]。研究表明，旋转器械产生并传导的热量可使温度从37.4℃上升至少20℃[16-17]。而水辅助冷却的中红外波长激光照射牙体组织时，更多的热量直接从窝洞表面散逸（被消融颗粒带走），使得牙髓温升不超过5℃[18-20]。中红外波长激光易被水吸收的特性使其主要被含有机物和水比例更高的脱矿组织吸收，降低了激光的穿透深度，从而可以保护覆盖牙髓的未脱矿硬组织（图10-1）。通过采纳各种仪器在临床常规使用的工作参数，目前循证医学研究可提供最有利于患者的治疗方案。随着早期诊断和干预治疗的

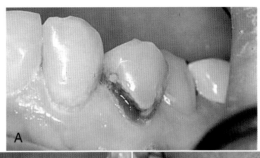

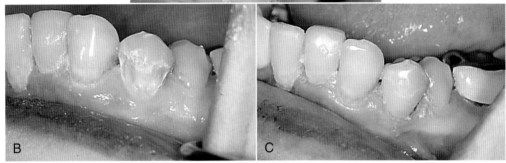

•图10-1　A.龋坏可能会破坏牙体结构及牙髓活力，同时对临床医师也是挑战。在龋病治疗中，应避免对牙齿造成额外损伤。B.使用Er:YAG激光选择性去腐，可以最大限度地保存健康矿化的牙体组织。C.完善的充填获得功能性和美观的外形。

发展，治疗方案更倾向于保护健康组织，因此使用激光治疗将会变得更为普遍，也使得口腔医学更能够以患者为中心。

激光治疗在各手术领域表现出的精准性将会满足牙体修复医师的需求。虽然1960年Maiman在研究中最先试用激光治疗的是牙齿，但直到1989年第一台全科口腔医师专用激光才问世[21]。这款激光选定的是波长1064nm的Nd:YAG激光，对牙体硬组织进行治疗时存在局限性。近期发展的包括波长2780nm的Er,Cr:YSGG激光、2940nm的Er:YAG激光以及9300nm CO_2激光可用于窝洞预备。

激光除了应用于口腔治疗，其他非手术波长的激光也已经应用于疾病诊断，辅助医师探查龋坏和评价去除病变组织的效果。

表10-1汇总了激光应用于牙体修复治疗中的优势。

激光光子能量-硬组织相互作用

健康的牙冠硬组织包括牙釉质、原发和继发牙本质。牙釉质含85%（体积比）矿物质（主要是碳酸化羟基磷灰石）、12%水和3%有机蛋白质；大多数游离态水存在于釉柱周缘的蛋白质基质中。牙本质含水量较高，47%矿物质（碳酸羟基磷灰石）、33%蛋白质（主要是胶原蛋白）和20%水。龋坏牙本质中的含水量则高达54%[22]。

每一种化合物都代表着一种目标色素团块，能够选择吸收激光光子能量的元素或分子。色素团块是引起激光与组织相互作用的关键，目前已知，水（自由水分子和OH⁻自由基）对大约3.0μm波长光子能量吸收率最高，碳酸羟基磷灰石的磷酸盐（PO_4）自由基对近7.0μm波长光子能量有很高的吸收率，以及牙体矿物质碳酸盐（CO_3）自由基对约9.6μm波长光子能量吸收率最高。如果假设入射光子能量高于目标组织的消融阈值，则光子能量转换成的热量可导致目标组织结构改变或相变（光热效应）。随着激光能量在牙体修复治疗中的应用，还必须考虑存在脱矿和龋坏的牙体硬组织中大量的色素团块是水和蛋白质（着色）（1.0μm波长）。

因为牙冠中含有众多的靶元素，已经有几种不同波长的激光用于辅助去龋和备洞。水和矿化牙体组织的吸收系数如图10-2。

早期研究集中于Nd:YAG激光（在美国上市的口腔软组织激光），以确定这种激光对牙体硬组织的作用[23-27]。研究包括该波长激光应用于色素和病变

表 10-1 激光相对于旋转器械（气动马达）在洞型预备中的优势汇总		
修复的程序步骤	旋转器械	激光*
牙釉质/牙本质切割	是	是
选择性去腐	否	是
精确性	精确度> 2000μm	精确度< 300μm
玷污层	产生	不产生
温度升高	>15℃	<5℃
医源性损伤的风险	较大	较小
噪音/振动	>120dB/振动	<120dB/不振动
杀菌作用	无	表面消毒
牙釉质切割速度	快速	<旋转器械速度的30%
牙本质切割速度	快速	相当
与牙体组织接触	需要接触	不接触
疼痛反应	高	较小/无痛

*铒激光家族（Er:YAG，Er,Cr:YSGG）

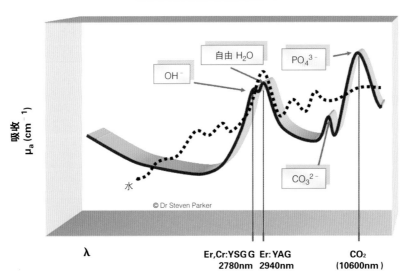

· 图10-2　水和碳酸羟基磷灰石（CHA）对不同中红外和远红外激光光子辐射能量的吸收图谱。在2780～2940n水和CHA的吸收峰重合表示这一波段对水和CHA均具有强亲和力。在CHA吸收曲线中，波长约10600nm激光能量的高吸收主要是与矿物分子磷酸根的相互作用引起的。

组织的消融、抗菌作用，以及对牙髓的可能影响。虽然研究确定了安全有效的参数，但Nd:YAG激光对牙体修复医师的益处甚微，因为牙釉质或牙本质对它的吸收率非常低。此外，一些研究认为，Nd:YAG波长可能会导致额外的热效应，例如矿物结构的破裂和熔化[28-30]（图10-3）。

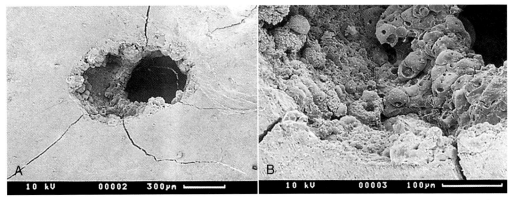

· 图10-3　A. 扫描电镜照片显示Nd:YAG激光光子能量对人牙釉质的影响。 出现裂缝说明矿物基质过度受热。B. 牙体组织的高放大倍率（×300）扫描电镜照片。热损伤使晶体矿物熔化，形成许多无定形的羟基磷灰石球。具有讽刺意味的是，这种重新形成的矿物质显示出更强的抗酸溶解能力，因此，有人声称这种激光治疗可能有助于预防龋齿。

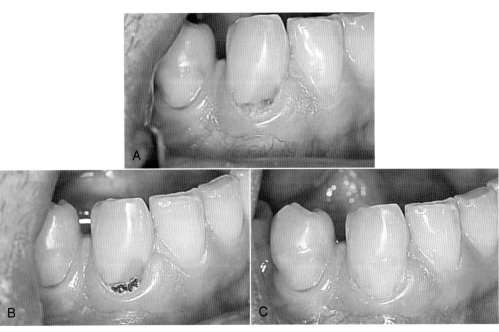

· 图10-4　右侧下颌尖牙唇侧的窝洞预备。A. 患者要求激光辅助治疗，口腔医师错误地认为CO_2激光在羟基磷灰石中高吸收会达到高效消融效果。B. 无喷水和连续波激光发射模式导致龋齿表面的碳化损害。因此，继续使用手动器械完成窝洞预备。C. 完成牙体修复。后期牙髓活力显示正常。该病例使用的CO_2激光上市要早于铒激光。

关于牙釉质消融的早期研究也曾聚焦于另一种可用波长为10600nm的激光，由CO_2激光器发射。但这种激光对牙釉质的作用很差，报告显示该波长激光造成牙体和骨结构出现炭化、裂缝和破坏性的热量聚积[31-32]。 虽然羟基磷灰石对该波长激光具有很好的吸收效果，但目前大多数可用的CO_2激光器在连续波（CW）模式且没有水冷却的条件下工作，会导致硬组织表面非常高的能量堆积（图10-4）。最近面市的9300nmCO_2"超脉冲"激光（对其易吸收色团块是碳酸羟基磷灰石）已被证明对牙髓组织是安全的并且能够消融牙釉质（93%是羟基磷灰石）。

在20世纪90年代中期，Keller和Hibst[33-34]研究寻找更合适波长的激光，并开发出Er:YAG（波长2940nm）激光器，它是一种自由振荡的（本质为微秒脉冲）中红外激光，用于有效消融牙体硬组织。 随后使用另一种中红外自由振荡的Er,Cr:YSGG（2780nm）激光进行了类似研究，这种波长的激光能安全、精准地光热汽化水分子和消融崩解目标牙齿矿物质[35-38]。

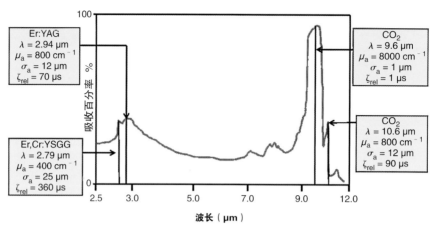

牙釉质（碳酸羟基磷灰石）
$$[Ca_{10}(PO_4)_{6-y}(CO_3)_z(OH)_2] + H_2O$$

Er:YAG
$\lambda = 2.94\ \mu m$
$\mu_a = 800\ cm^{-1}$
$\sigma_a = 12\ \mu m$
$\zeta_{rel} = 70\ \mu s$

Er,Cr:YSGG
$\lambda = 2.79\ \mu m$
$\mu_a = 400\ cm^{-1}$
$\sigma_a = 25\ \mu m$
$\zeta_{rel} = 360\ \mu s$

CO_2
$\lambda = 9.6\ \mu m$
$\mu_a = 8000\ cm^{-1}$
$\sigma_a = 1\ \mu m$
$\zeta_{rel} = 1\ \mu s$

CO_2
$\lambda = 10.6\ \mu m$
$\mu_a = 800\ cm^{-1}$
$\sigma_a = 12\ \mu m$
$\zeta_{rel} = 90\ \mu s$

吸收百分率 %

波长（μm）

• 图10-5　比较4种波长（λ）激光与碳酸羟基磷灰石的相互作用（吸收）：Er:YAG（2940nm）；Er,Cr:YSGG（2780nm）；CO_2（9600nm）和CO_2（10600nm）。μ_a=吸收系数，σ_a=光束的表面穿透（μm单位），ζ rel=热弛豫（μs单位）（来自Fried D，Ragadio J，Akrivou M等：Dental hard tissue modification and removal using sealed transverse excited atmospheric-pressure lasers operating at λ 9.6 and 10.6μm，*J Biomed Opt* 6(2):231-238, 2001）。

按照以下顺序，牙釉质、牙本质、骨、牙骨质和龋坏组织中矿物质含量依次下降，而水含量依次上升[39-40]。Er,Cr:YSGG和Er:YAG激光波长在水中均有较高吸收率，Er:YAG的吸收率略高于Er,Cr:YSGG（图10-2）。这类波长激光的吸收率较Nd：YAG波长高几个数量级（图10-5）。

铒激光被水强吸收主要是因为水分子的强吸收波长（约3000nm）相对较宽，碳酸羟基磷灰石中的羟基对约2800nm波长有小吸收峰[41-44]。

当激光入射能量直接传导到牙体硬组织表面被表层的色素团块（水或碳酸羟基磷灰石）吸收时，会产生其中之一的效应。对于Er:YAG和Er,Cr:YSGG波长，该能量首先被水吸收并迅速转化为热量，这将引起过热并继续向表层下水分子传递，进一步导致组织的崩解。通过这一机制使（脱矿）牙体组织层层崩解而切削出孔洞，而矿化的组织本身很少或没有改变。常用来描述这种效应的术语是崩解（图10-6～图10-8）。

这些波长的激光照射组织使其发生崩解通常都需要高通量（能量密度或每单位面积的激光光子能量）。目前中红外激光器的发射模式定义为自由运行脉冲模式。目前可用激光发生器发射的脉冲序列平均为50～250μs，当以3～50Hz（每秒脉冲数）传输时，其高峰功率值足以消融牙齿矿物组织。虽然脉冲持续时间接近牙釉质和牙本质的热弛豫时间，仍需要进一步研究超短脉冲宽度（以及高峰值功率值），使其产生足够的消融力且不会引起周围（组织）热损伤[45-46]。

牙体硬组织的消融速率取决于入射激光传递至组织中的能量，以及波长、脉冲持续时间、脉冲波形状、重复率、功率密度、组织的热弛豫时间和传输模式[47-48]。此外，必须避免组织中的热量积聚（避免热量传导至牙髓），并且防止消融（炭化）产物的堆积。

中红外激光消融牙齿硬组织引出了相互作用中的两个波峰概念：消融峰和热峰。为了降低深窝洞中消融碎片积聚继而导致热损伤的风险，消融峰总是在热峰之前[49]。因此，已有研究检测了过大入射功率，消融产物积聚或同轴喷水清除产物对热损伤的影响[50]。活髓对热变化非常敏感。激光引起矿化牙体组织的崩解碎裂，加上铒激光喷水冲洗，可以将大部分热量伴随消融颗粒从窝洞中逸出，因此牙

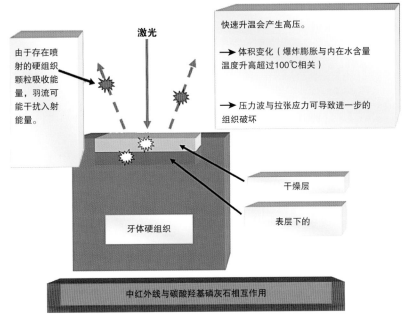

- **图10-6** 中红外波长激光与牙体（矿化）组织相互作用。中红外波长脉冲激光的入射光子能量优先被目标牙体组织中含水量高的部分吸收。温度快速上升超过水分子的汽化温度，导致周围矿化物体积膨胀和结构崩裂。这种操作可能伴随着"爆裂"声，肉眼可见牙体表面形成微小凹坑。

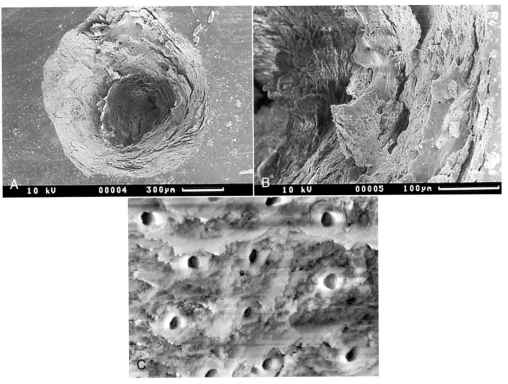

- **图10-7** 扫描电镜照片显示脉冲Er:YAG（2940nm）激光能量在喷水模式下对人牙釉质和牙本质的作用。A. 激光-牙釉质相互作用。注意崩解效果，以及矿物结构或裂缝中没有热变化（损伤）迹象。B. 高倍放大（×300）扫描电镜照片。C. 激光-牙本质相互作用。注意无热损伤，无玷污层以及牙本质小管开放。

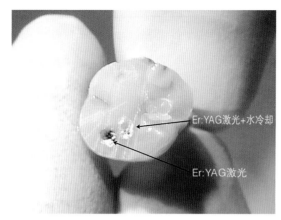

· 图10-8　手持人磨牙（剖面）样本用脉冲Er:YAG（2940nm）激光照射后，显示无水模式下激光照射导致目标组织发生碳化。

髓温升小于5℃[51-53]。

激光与传统器械

对于任何一位选择在牙体修复中使用激光的临床医师来说，高速旋转器械的应用被视为"金标准"。尽管一些研究表明高速旋转器械备洞导致牙体表面温度和牙髓温度升高，组织微裂和不必要地去除健康牙体组织[54-56]（图10-9），但因为其使用方便和高效而被广泛接受。

文献已充分证实Er,Cr:YSGG和Er:YAG波长激光可以精准和选择性消融牙体组织。一般而言，它们唯一的缺点似乎是切割"效率"甚至低于慢速涡轮钻的效率[57-59]，据报道牙釉质切割效率降低80%，牙本质切割效率近似于旋转器械。此外，为了使激光切割效率与旋转器械切割效率相当，导致功率传输大大超过了Keller和Hibst所设定的牙釉质消融所需功率值。许多研究表明，在这样的功率和热转换条件下，通过减少激光能量的脉冲持续时间（脉冲宽度）、提高峰值功率，能更有效地消融牙体组织，并且使热量传导最小化[33,60-62]，达到临床可接受的效果和治疗时间。

不同的手柄工作尖设计充分考虑了能量传输、切割效率和进入方向。圆形横截面的工作尖直径为200～1300μm。评估发射光束功率密度时应注意：假定所有其他变量保持不变，当光斑尺寸（直径）减小时，所照射区域每单位面积的能量显著增加，并且组织过热风险增高。大多数传输工作尖是由石英制成的，能够有效传输激光能量。由于硬组织消

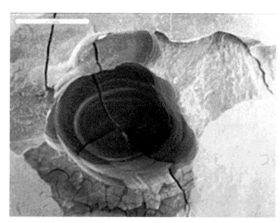

· 图10-9　扫描电镜照片显示用高速旋转器械在人牙釉质制备的窝洞。注意由振动引起的裂隙。

融的崩解效应，所弹出消融产物的冲击损伤可能导致工作尖光束排列和切割动力不规则。因此，应定期检查工作尖是否有损坏，并且可以使用精细碟盘和金刚砂抛光膏重新抛光工作端。由蓝宝石制成的工作尖使能量传输界限得到了提高，空心工作尖也是如此[63-64]。蓝宝石工作尖更昂贵且更难以修复，而且使用期间它们的刚性会带来更大的断裂风险。

激光在窝洞预备中的应用

Er:YAG和Er,Cr:YSGG激光器已在临床应用近20年，逐步形成了牙体修复的使用规范，从简单的窝沟封闭到窝洞修整和直接复合树脂贴面的牙面预备。激光处理的牙釉质表面产生崩解效应可以形成微小空隙；虽然这种表面对于进一步酸蚀和直接粘接是理想的，但是不能在此表面上进行间接瓷贴面修复。然而，虽然缺少同行评议的文献来证实，仍有一些临床医师建议在冠和贴面的牙体预备中使用激光[65-66]（图10-10和图10-11）。

早期铒激光发生器的手柄相对较重。此外，通过非接触式蓝宝石工作尖传输激光能量，还不足以实现精准切割。技术发展促进了设备改进，如使用平衡波导或低OH光纤（例如，氧化锗），类似于涡

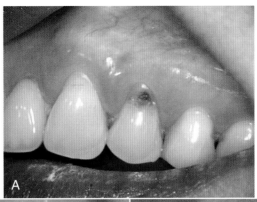

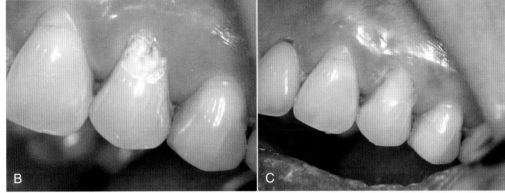

・图10-10　A. 左上前磨牙颊侧龋坏。B. 使用Er:YAG激光（2940nm）和喷水模式（350mJ/脉冲，10Hz）进行窝洞预备，同时使用局部麻醉剂。C. 抛光前完成酸蚀—复合材料修复。

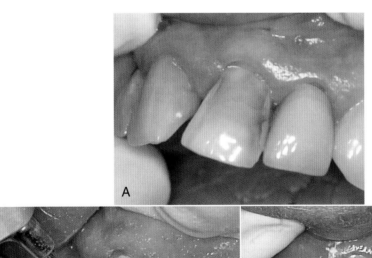

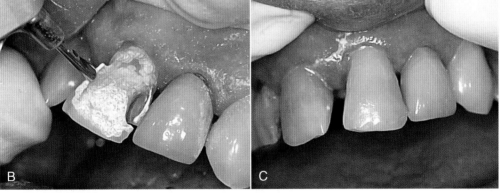

・图10-11　A. 左侧上颌中切牙显示唇侧牙体缺损。患者选择激光治疗和直接粘接复合树脂贴面。B. 使用Er:YAG激光（2940nm）和喷水模式（350mJ/脉冲，10Hz）预备牙体。C. 完成修复。

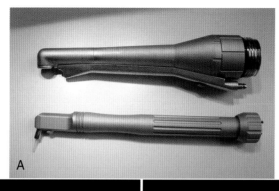

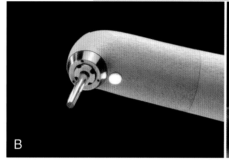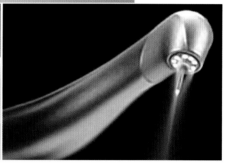

· **图10-12**　A. Er:YAG激光（2940 nm）老款和新款手柄的比较。B. A中所示的现代手柄变体。注意与旋转器械（"气动马达"）相似的手柄、同轴喷水和照明（承蒙 BIOLASE，Inc.，Irvine，CA提供图片）。

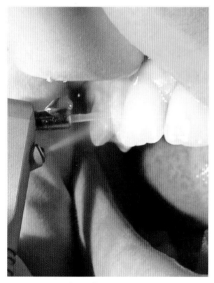

· **图10-13**　激光使用时的喷水和照明。

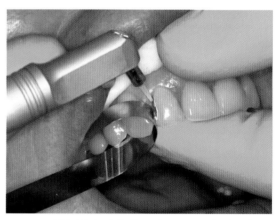

· **图10-14**　对邻牙组织有损伤风险，可以选择非反射材料加以保护。图中使用了表面粗化的金属成形片防止激光束的反射。

轮手机的工作手柄，使用接触式工作尖，并且配置了同轴照明和喷水。这种口腔医师熟悉的方式，使其可以更精确地应用于牙体组织（图10-12）。

组织消融是由工作尖末端发射的激光能量引起的。渐进性地去除组织是通过表面消融实现的；这种作用方式与旋转牙钻的作用方式不同，后者主要采用侧面切割。激光消融牙体组织的理想方式是将手柄工作尖非接触式定位于牙体表面；在激光发射

时，工作尖在目标组织上前后移动以形成微孔隙。一旦开始进入窝洞，要配合足量的喷水进入，既提供冷却效果又防止消融碎屑积聚。建议将激光工作尖在窝洞中上下进出，以确保充足的水量（图10-13和图10-14）。

没有激光能够去除银汞合金或金修复体；从本质上讲，光束在金属表面反射可能导致非目标组织暴露于激光的照射。此外，金属中的快速热量积聚

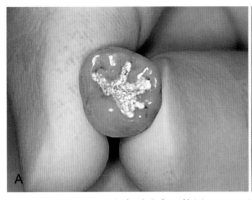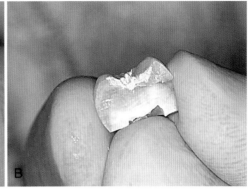

・图10-15 A. 人磨牙咬合面使用Er:YAG（2940nm）激光照射，吹干后的作用效果。B. 剖面观显示激光束的穿透深度。

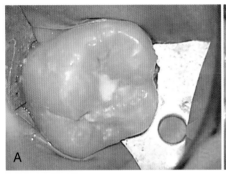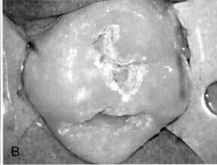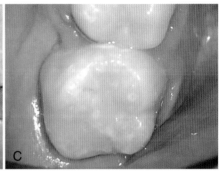

・图10-16 临床使用Er:YAG激光（2940nm）和喷水模式（700mJ/脉冲，10Hz）照射上颌磨牙。A. 照射前。B. 照射后即刻。C. 复合树脂修复后。

可能导致牙髓损伤，并导致银汞合金释放有毒金属烟雾。同样，热熔的间接瓷修复体受到快速的点热积累，也会导致碳化和龟裂。

尽管如此，在天然牙的微创预防治疗和早期龋管理的新理念中，激光是不可或缺的。可以像使用旋转器械一样，使用激光进行去龋备洞。窝洞洞型和修复形态取决于龋损的范围，但对固位形的考虑有所不同。矿物质的微爆破消融形成粗糙的表面，同时采用酸蚀技术可以提供复合树脂修复体的强效粘接，也会减少对洞缘的削弱[67-68]。

备洞过程中，发生激光消融时可听到"啪啪啪"的爆裂声。遇到健康牙体组织时声音较小，而遇到龋坏组织时声音增大，因为龋坏组织中含水量更多。即使经验不足，这种现象也可以帮助操作者使用激光选择性地去除龋损组织，同时保留健康牙釉质和牙本质。通过这种方式，激光作为辅助探针使用，可以帮助临床医师判断是否完成窝洞预备。至少有一种Er:YAG激光器配有一个同轴的低能量激光束，可根据矿物质的含量不同显示出不同的荧光反应。该光束同步链接于铒激光的发射光束，作为检测龋坏组织的附加装置。

用激光预备的新鲜窝洞，其特征性外观可能与口腔医师之前接受训练的G.V Black备洞原则有些不一致[69]；没有清晰锐利的洞缘角，窝洞外形看起来也不规则。Black洞型设计是基于"预防性扩展"以及银汞合金充填体固位和强度需求。激光辅助备洞是一种"极简"方法：其优势是仅去除龋损组织并选择复合树脂修复材料（图10-15和图10-16）。

早期关于激光预备的修复体边缘完整性研究显示其稳定性较差，可能是由于激光消融后牙釉质边缘强度减弱[70-72]。然而，使用传统的酸蚀技术进一步处理切割面可以延长修复体的寿命，同时增加粘接强度[73-74]。使用复合树脂材料进行表面或切端直接粘接修复时，可辅助使用该技术。对于龋坏牙本质，激光束可以快速穿过龋损表层，导致更深层的脱水。因此，存在严重龋损时，建议先使用挖匙去除大部分腐质，以防止热损伤并提高窝洞预备速度

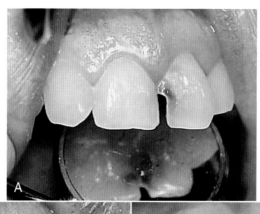

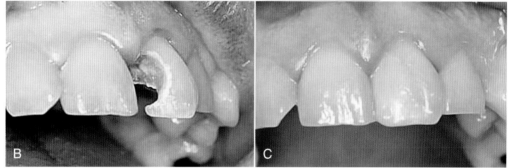

•图10-17　A. 左侧上颌中切牙龋坏。B. 使用Er:YAG激光（2940nm）和喷水模式（450mJ/脉冲，10Hz）预备出窝洞轮廓。使用手用挖匙去除大量腐质，并使用激光形成最终洞型。将激光能量值降低（250～300mJ/脉冲，10Hz，喷水）以去除深部龋坏并修整牙釉质边缘。可在局部麻醉下进行窝洞预备。C. 完成修复。

（图10-17）。

两种铒激光作用后，切割表面均没有玷污层，在消融过程中牙本质小管暴露开放，建议表面涂布专用牙本质粘接保护剂，氢氧化钙或玻璃离子内衬。

由于一些有争议的、不确定的因素，建立激光辅助牙体硬组织消融的"推荐"功率值仍存在问题。研究报告显示，Er:YAG和Er,Cr:YSGG激光波长对人类牙釉质的消融阈值为12～20J/cm²，牙本质的消融阈值为8～14J/cm²。对于激光的平均光斑尺寸，使用自由运行脉冲发射模式的功率值可以是150～250mJ/脉冲。最为重要的关注点应为在最短时间传输足够的激光能量，达到临床可接受的消融速率但不引起相邻组织损伤。除了确定必要的最小功率水平的研究之外，还有其他不确定事件的报道。当然，Er:YAG和Er,Cr:YSGG两种激光备洞，对牙体组织所产生的作用效果相似[75]（图10-18）。

临床医师应遵循制造商的指导性意见，为指定的激光设备建立激光治疗方案，同时考虑到空气、水、光斑大小、传输工作尖选择以及传输系统中可能出现的任何功率损耗等工作参数。大多数激光器都有一个"功率计量测试"端口，用于临床使用前确定通过传输系统发出的能量水平。激光试射也能确定能量传输系统的通畅性。

激光消融牙体硬组织的关键标准是：①使入射波长与目标色素团块相匹配；②在不引起热损伤的时间范围内传递能量和发挥作用；③排空消融产物。牙釉质中含水量较低，可能导致激光去除表层下龋损存在困难。这种情况最常出现在健康的氟化物处理后的咬合面，其消融效率仅达涡轮机的20%。氟化物处理后的牙釉质阻力更大，是因为形成了更硬的氟磷灰石（Ca₁₀[PO₄]₆F₂），其中的氟自由基取代了羟基。这个问题可以通过将激光束平行对准于釉柱边界来解决，或者使用传统的涡轮钻（例如裂钻）来为激光束建立一个釉质内通道（图10-19）。

在Ⅲ类、Ⅳ类和Ⅴ类洞和釉柱密度较低的部位（例如乳牙），激光消融速率可与慢速钻相当[76-78]。

如前所述，针对中红外波长的铒激光家族，现有激光器可用的发射模式限制了临床快速消融龋坏

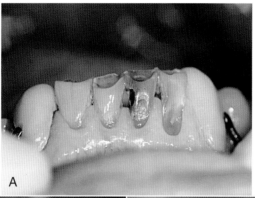

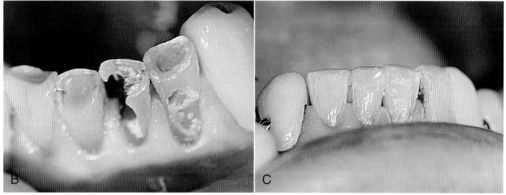

• 图10-18 A. 下颌前牙多发龋坏。应考虑保护健康牙体组织。B. 局部麻醉下进行窝洞预备。使用激光的优势是能够精确去除龋坏组织。牙釉质和牙本质崩解形成的微孔隙固位减少了对固位钉突的需要。组织的微爆破性消融有助于控制温升，从而保护牙髓。C. 复合树脂直接粘接修复。

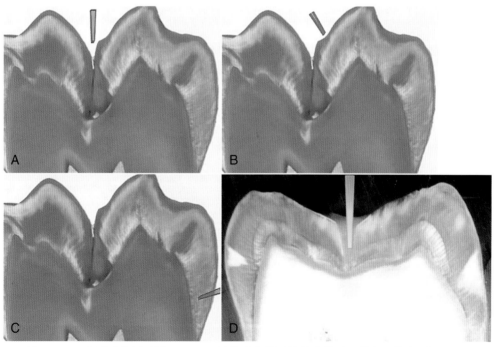

• 图10-19 人牙垂直剖面图。 A~C. 牙釉质釉柱呈放射状排列。激光工作尖平行对准釉柱可以更有效地消融釉柱间质并加速窝洞预备。D. 早期点隙龋激光预备。

和牙体硬组织。其作用是通过水吸收激光能量和短脉冲波发射来获得的。对极短（ns和fs）脉冲激光能量的研究显示其他波长有可能用于临床牙体修复[79]。值得注意的是9600nm波长的CO_2激光在羟基磷灰石中具有高吸收率[80-82]。

激光消融期间进行喷水能够冷却目标组织和去除消融产物。Er:YAG激光对牙釉质作用的早期研究表明，工作参数设置为350mJ和每秒2～4个脉冲（pps）（平均功率为0.7～1.4W）将引发人牙釉质消融。随着更好的同轴冷却和更短脉冲的发展，可以在400～700mJ和10～20pps（平均功率4～8W）水平实现快速和高效的窝洞预备，伴随足够的水冷却且不导致牙髓损伤。临床经验表明，对于"较硬"的咬合面牙釉质，每脉冲更高能量和较低的重复率（脉冲频率）将使消融更容易实现。

在窝洞预备期间必须提供足够的喷水量[34]。连续的激光脉冲可能更多地作用于消融产物而不是窝洞表面，由于入路困难的问题，可能不能保证有充足水冷却。这种情况也存在于使用旋转器械的时候，因而可能增加对牙髓的热损伤[83-85]。

激光能量只能从底端发射这一问题在已有窝洞扩大预备方面具有一定局限性。悬釉可用合适的手凿去除；或者使用钻针磨除。表面消融悬釉也是可行的。窝洞加深预备可以通过激光光束在窝洞内往复运动来进行，确保适量的水冲洗以防止碎屑和热量的累积。始终保持激光束的移动是非常必要的。使用激光时缺乏触觉反馈，临床医师应视诊检查窝洞预备的进展，以保证不去除过多的组织（图10-20）。

激光光子能量在可接受时间范围内消融牙体硬组织，临床上可用于去龋和备洞。使用安全的功率和传输参数能够保证该过程顺利进行，而不引起局部热损伤或牙髓损伤。预备后的窝洞表面酸蚀后完成复合树脂充填，可使修复体牢固。

激光无痛治疗

高速牙科钻带来的噪音、振动和疼痛感觉是该技术的公认负面因素，而且出血、术后肿胀/炎症以及与口腔内软组织外科手术相关的缝合/敷料在愈合期内将干扰患者的多种口腔功能[86]。解除这些患者不良主观体验并提供高质量牙科治疗，必将成为新的"金标准"。

在牙体修复治疗过程中避免疼痛仍然是提高患者接受度的重要因素[87-89]。将Nd:YAG激光用于牙髓无痛治疗，可能是通过"闸门学说"干扰神经刺激传递来实现的；牙髓神经纤维的传入伤害性刺激在脊索亚核内经突触传递，然后再传递至大脑。当再刺激速率快于突触处乙酰胆碱的形成速率或神经纤维的极性翻转速率时，这种信号传递可能受到影响。突触神经递质的不应期约为1ms，而自由振荡激

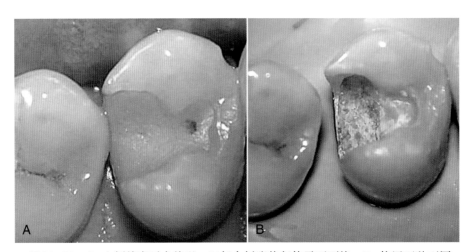

• 图10-20　A.上颌前磨牙术前观。旧复合树脂修复体需要更换。B.使用两种不同波长的铒激光（2780nm，2940nm）消融复合树脂，可以通过基质间水分子汽化、复合树脂中单体汽化或两者结合来实现。其作用可因复合树脂材料种类而异。可以通过往复运动激光工作尖获得理想窝洞深度。最后可用手凿修整洞型。

光的典型脉冲宽度为100～150μs。此外，来自大脑的抑制性作用，特别是中脑导水管和黑质以去甲肾上腺素和内啡肽的形式，可以影响甚至阻断刺激的上行传递过程。关于主观性或安慰剂效应的研究提示Er:YAG激光应用效果存在不一致性[90-91]。

轶事式报道称，具有类似Nd:YAG激光器的自由振荡发射的9300nm CO_2激光、Er:YAG和Er,Cr:YSGG激光均具有相似的闸门效应。使用亚消融能量照射天然牙齿表面60s，似乎是一种可接受的方案。临床医师需要向患者逐渐灌输对您的信任，并且应该逐例使用以获得激光无痛治疗的成功。至少有一项研究表明，当使用Er:YAG激光切割牙齿硬组织时，A和C两种纤维都会产生神经反应，因此伤害感受器的离子平衡似乎不会发生变化[92]。在本人的（S.Parker）临床实践中，在牙齿周围使用20%丁卡因局部麻醉凝胶通常足以克服暂时的不适。

下列以患者为中心的因素可能影响窝洞预备期间的疼痛感知：

- 情绪：恐惧，焦虑，压力综合征，兴奋
- 意识：信任，以前的经验，调节（例如，催眠），活动从属性
- 阈电位：年龄，体弱，药物，酒精，社会因素

与旋转器械相比，激光辅助牙体预备过程中没有触觉和热刺激，对于避免疼痛具有重要的意义。其他与患者相关的因素还包括以前涡轮机治疗的经历，以及其他情绪和调节状态（图10-21）。

使用激光多普勒"振动测量"研究发现，工作参数为145mJ/10Hz进行窝洞预备所产生的振动比旋转牙钻低400倍[93]。也有很多研究表明，旋转器械的振动感对患者造成更多困扰[58]。一些报道显示，在牙体修复治疗中使用铒激光疼痛较轻[14,94-97]。总而言之，关于激光可以"无痛"制备窝洞的个案报道仍然存在争议，可能削弱了Er:YAG和Er,Cr:YSGG激光作为传统旋转器械替代手段的真实能力。

相比于车针，激光治疗杀灭细菌的作用可以减少术后疼痛和龋病复发。研究表明，使用激光不仅可以减少龋病相关菌株（例如，变形链球菌），也同样可以减少其他菌株（例如，大肠埃希菌、粪肠球菌）[98-99]。虽然激光治疗不可能达到"绝对"灭菌，但细菌减少（伴随触觉损伤减少）有助于减轻

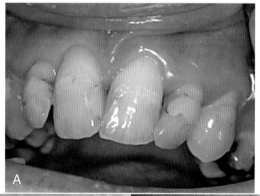

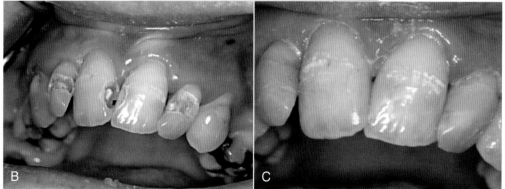

・图10-21　A.更换上前牙区磨损的复合树脂充填体。因为恐惧旋转器械和口内注射，患者一直不愿接受牙科治疗。B.使用局部麻醉、Er:YAG激光（2940nm波长）和喷水模式（350mJ/脉冲，10Hz）进行窝洞预备。一次完成多颗牙的预备。C.完成充填修复。

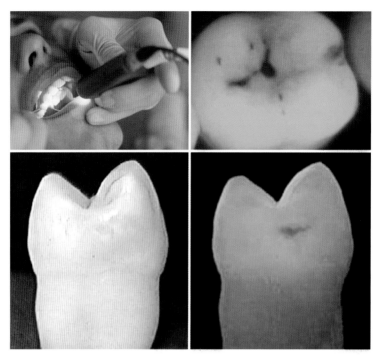

·图10-22　使用非消融激光能量（405nm）来提高牙体组织中的差异荧光。定量光诱导荧光法（QLF）在健康的牙体组织中产生绿色外观（由吸收现象和一些能量损失引起的色移，导致更长的暴露后发射）。相应的，光被细菌吸收产生可辨别的红色偏移。

术后疼痛并减少龋病复发的可能性。

激光在龋病诊断中的应用

一个多世纪以前，荧光被应用于龋齿检测；激光技术的出现，促进了现代光学龋损探查技术的发展。20世纪80年代，开发出了一种牙体组织自然绿色荧光可视化探查的临床方法[100-101]。该技术采用氩离子激光器激发的488nm波长来识别亮绿荧光的健康牙体组织中荧光较弱的龋坏病变组织。该技术在20世纪90年代初得到了进一步完善；氩离子激光器被氙弧灯取代，发射光通过蓝色滤光器照射。这被称为定量光诱导荧光法（quantitative light-induced fluorescence，QLF），使用数字化影像来量化绿色荧光的损失，作为矿物质减少的间接测量法[102-103]。QLF是一种确定口腔中硬组织病损短期变化的高灵敏方法[104]（图10-22）。

QLF系统产生的激发波长（接近405nm）能够量化显示牙体组织固有的绿色荧光和细菌来源的红色荧光，同样也可观察牙结石、菌斑和晚期龋[105-106]。脱矿牙釉质和天然龋病变区的绿色荧光减弱与矿物损失密切相关[107]。细菌的红色荧光有助于识别封闭剂和修复体边缘的微渗漏。

使用波长650~800nm范围的激光在龋坏病变区显示饱满红色荧光的现象，远比健康牙釉质或牙本质的荧光亮得多[108-109]，根据此原理已经生产出一种探查龋病的手持设备[110]。第一台装置是由KaVo(德国Biberach公司)1998年制造的，发射波长为655nm（图10-23）。

QLF系统最好作为其他诊断方法（探诊、视诊、放射检查）的辅助手段，以减少出现假阳性结果的可能性[111-112]。该装置提供了可重复的位点检查模拟计分，对可疑龋区域进行一定程度的客观分析。可能是矿物密度减小的结果[113-114]，在乳牙牙釉质结果的准确性仍令人担心。现有修复体（银汞合金、金合金、瓷修复体、复合树脂）存在时似乎只能探测出边缘龋。仪器精确读数的一致性受到质疑[115-116]，如点隙窝沟封闭剂存在时，尤其是在视觉不透明的情况下[117-118]。

对QLF与二极管荧光装置的比较研究表明，尽管QLF技术在确定矿物损失方面表现更好，但两者的可靠性相似[119]。

偏振光学相干层析成像（Polarization-sensitive

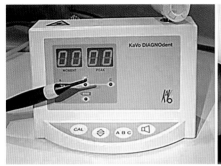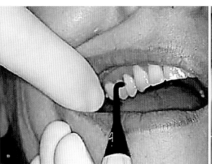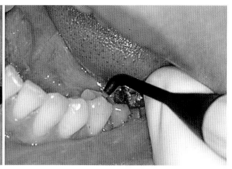

• 图10-23　DiagnoDent系统（KaVo，德国Biberach公司）。牙体组织的脱矿作用会影响牙体的荧光动力学。这些变化通过手柄工作尖记录，校准，并通过模拟计分和声音来显示。

optical coherence tomography，PS-OCT）技术在口腔内软、硬组织成像中已成功应用，对牙齿表面和表面下牙釉质的光学性质提供了数值分析。在实验室阶段，使用近红外光束（波长为1310nm）可以探测出牙齿表面以及复合树脂修复体和封闭剂下的龋坏[120-121]（详见第17章）。其他的光谱设备使用拉曼效应（Raman-effect）现象来量化与龋齿相关的矿物损失[122-124]。

激光防龋

1989年，对于当时新的Nd:YAG牙科激光器进行了早期研究，初步研究了其切割牙齿能力，揭示了热诱导引起牙釉质中碳化羟基磷灰石的变化，从有序的晶体状结构变成无定形矿物。这些变化主要出现在激光预备的窝洞边缘，提示低辐射参数可能带来的益处。而且，与原晶体相比，这种矿物对酸溶解有更高的抵抗力。这些发现支持将这种激光技术应用于萌出后牙的类窝沟封闭技术[125-128]。

CO_2激光器产生激光时，能量状态的缓慢衰变可能导致产生（但不发射）额外的波长（9300、9600、10300、10600nm）。如果选择比常用10600nm更短的波长，那么碳酸化羟基磷灰石（碳酸盐自由基）的吸收系数就会大大增加[129-130]。加州大学旧金山分校的Featherstone和同事们对一种实验性的超脉冲9300nm和9600nm激光的使用进行了广泛研究。2013年9月，第一台发射9300nm波长的CO_2激光进入了美国市场，用于去除龋坏和软组织手术。这些波长在目标组织中具有更强的选择性，并且能够从牙釉质矿物分子中去除碳酸盐基团，因此而形成一种更强的抗酸性化合物[131-134]。此外，被改变的矿物能够更好地摄取局部应用的氟化物，预期具有更强的抗酸性和防龋能力（详见第17章）[135]。

结论

牙体修复学的发展基于治疗牙齿疾病，特别是龋病。要求在功能性恢复和建立修复体与周围硬组织/支持软组织间健康邻接关系的同时，保持牙齿整体强度，以防止进一步折裂且利于持续性维护。所有这些都是基于患者无痛的需求和最终的美学效果。此外，专业口腔治疗需要更精确的疾病诊断、早期的阻断性治疗和牙体疾病的预防性治疗。这些因素非常契合激光光子能量与各种目标色素团块相互作用的潜力，即能够有效地消融或精确地、可预测地改变牙体结构。

对进行常规牙体修复治疗的临床医师来说，在许多情况下激光可以取代传统器械获得类似甚或更好的效果。对患者来说，使用激光意味着有机会减少令人紧张和痛苦的修复性治疗，且术后不良反应更小。

（王芳芳 译，王晓燕 审校）

参考文献

[1] Beltrán-Aguilar ED, Barker LK, Canto MT, et al.: Centers for Disease Control and Prevention (CDC): surveillance for dental caries, dental sealants, tooth retention, edentulism, and enamel fluorosis—United States, 1988-1994 and 1999-2002, *MMWR Surveill Summ* 54(3):1–43, 2005.

[2] Al Malik M, Rehbini Y: Prevalence of dental caries, severity, and pattern in age 6 to 7-year-old children in a selected community in Saudi Arabia, *J Contemp Dent Pract* 7(2):1–8, 2006.

[3] Osborne JW, Summitt JB: Extension for prevention: is it relevant today? *Am J Dent* 11(4):189–196, 1998.

[4] Qvist V, Johannessen L: Progression of approximal caries in relation to iatrogenic preparation damage, *J Dent Res* 71(7): 1370–1373, 1992.

[5] Baldissara P, Catapano S: Clinical and histological evaluation of thermal injury thresholds in human teeth: a preliminary study, *J Oral Rehabil* 24(11):791–801, 1997.

[6] Beazoglou T, Eklund S, Hcfflcy D, et al.: Economic impact of regulating the use of amalgam restorations, *Public Health Rep* 122:657–663, 2007.

[7] United Kingdom Government Department of Health: *Dental Practice Board report*, London, 2006, HMSO.

[8] Hörsted-Bindslev P, Heyde-Petersen B, Simonsen P, Baelum V: Tunnel or saucer-shaped restorations: a survival analysis, *Clin Oral Invest* 9(4):233–238, 2005.

[9] Martin FE: Adhesive bonding: some clinical considerations, *Ann R Australas Coll Dent Surg* 18:30–35, 2006.

[10] Breschi L, Mazzoni A, Ruggeri A, et al.: Dental adhesion review: aging and stability of the bonded interface, *Dent Mater* 24(1):90–101, 2008.

[11] Freitas PM, Navarro RS, Barros JA: de Paula Eduardo C: The use of Er:YAG laser for cavity preparation: an SEM evaluation, *Microsc Res Tech* 70(9):803–808, 2007.

[12] Banerjee A, Watson TF, Kidd EA: Dentine caries excavation: a review of current techniques, *Br Dent J* 188(9):476–482, 2000.

[13] Pellagalli J, Gimbel C, Hansen R, et al.: Investigational study of the use of the Er:YAG laser versus the drill for caries removal and cavity preparation: phase 1, *J Clin Laser Med Surg* 15:109, 1997.

[14] Keller U, Hibst R: Effects of Er:YAG laser in caries treatment: a clinical pilot study, *Lasers Surg Med* 20:32, 1997.

[15] Mjör IA, Odont D: Pulp-dentin biology in restorative dentistry. Part 2. Initial reactions to preparation of teeth for restorative procedures, *Quintessence Int* 32(7):537–551, 2001.

[16] Ozturk B, Usumez A, Ozturk AN, Ozer F: In vitro assessment of temperature change in the pulp chamber during cavity preparation, *J Prosthet Dent* 91(5):436–440, 2004.

[17] Vaughn RC, Peyton FA: The influence of rotational speed on temperature rise during cavity preparation, *J Dent Res* 30(5):737–744, 1951.

[18] Rizoiu I, Kohanghadosh F, Kimmel AI, Eversole LR: Pulpal thermal responses to an erbium, chromium: YSGG pulsed laser hydrokinetic system, *Oral Surg Oral Med Oral Pathol Oral Radiol Endod* 86(2):220–223, 1998.

[19] Paghdiwala AF, Vaidyanathan TK, Paghdiwala MF: Evaluation of erbium:YAG laser radiation of hard dental tissues: analysis of temperature changes, depth of cuts and structural effects, *Scan Microsc* 7(3):989–997, 1993.

[20] Oelgiesser D, Blasbalg J, Ben-Amar A: Cavity preparation by Er-YAG laser on pulpal temperature rise, *Am J Dent* 16(2):96–98, 2003.

[21] Maiman TH: Stimulated optical radiation in ruby, *Nature* 187:493–494, 1960.

[22] Ito S, Saito T, et al.: Water content and apparent stiffness of non-caries versus caries-affected human dentin, *J Biomed Mater Res B Appl Biomater* 72(1):109–116, 2005.

[23] Bassi G, Chawla S, Patel M: The Nd:YAG laser in caries removal, *Br Dent J* 177(7):248–250, 1994.

[24] Cox CJ, Pearson GJ, Palmer G: Preliminary in vitro investigation of the effects of pulsed Nd:YAG laser radiation on enamel and dentine, *Biomaterials* 15(14):1145–1151, 1994.

[25] Harris DM, White JM, Goodis H, et al.: Selective ablation of surface enamel caries with a pulsed Nd:YAG dental laser, *Lasers Surg Med* 30(5):342–350, 2002.

[26] Yamada MK, Watari F: Imaging and non-contact profile analysis of Nd:YAG laser-irradiated teeth by scanning electron microscopy and confocal laser scanning microscopy, *Dent Mater J* 22(4):556–568, 2003.

[27] McDonald A, Claffey N, Pearson G, et al.: The effect of Nd:YAG pulse duration on dentine crater depth, *J Dent* 29(1):43–53, 2001.

[28] Goodis HE, White JM, Marshall Jr GW, et al.: Effects of Nd: and Ho:yttrium-aluminium-garnet lasers on human dentine fluid flow and dental pulp-chamber temperature in vitro, *Arch Oral Biol* 42(12):845–854, 1997.

[29] Seka W, Fried D, Featherstone JD, Borzillary SF: Light deposition in dental hard tissue and simulated thermal response, *J Dent Res* 74(4):1086–1092, 1995.

[30] Srimaneepong V, Palamara JE, Wilson PR: Pulpal space pressure and temperature changes from Nd:YAG laser irradiation of dentin, *J Dent* 30(7-8):291–296, 2002.

[31] Lan WH, Chen KW, Jeng JH, et al.: A comparison of the morphological changes after Nd-YAG and CO_2 laser irradiation of dentin surfaces, *J Endod* 26(8):450–453, 2000.

[32] Yamada MK, Uo M, Ohkawa S, et al.: Three-dimensional topographic scanning electron microscope and Raman spectroscopic analyses of the irradiation effect on teeth by Nd:YAG, Er:YAG, and CO_2 lasers, *J Biomed Mater Res B Appl Biomater* 71(1):7–15, 2004.

[33] Keller U, Raab WH, Hibst R: Pulp reactions during erbium YAG laser irradiation of hard tooth structure, *Dtsch Zahnarztl Z* 46(2):158–160, 1991.

[34] Hibst R, Keller U: Mechanism of Er:YAG laser–induced ablation of dental hard substances, *Proc SPIE* 1880:156–162, 1993.

[35] Fried D: IR laser ablation of dental enamel, *Proc SPIE* 3910: 136–148, 2000.

[36] Walsh Jr JT, Cummings JP: Effect of the dynamic optical properties of water on mid infrared laser ablation, *Lasers Surg Med* 15:295–305, 1994.

[37] Apel C, Meister J, Ioana RS, et al.: The ablation threshold of Er:YAG and Er:YSGG laser radiation in dental enamel, *Lasers Med Sci* 17:246–252, 2002.

[38] Harashima T, Kinoshita J, Kimura Y, et al.: Morphological comparative study on ablation of dental hard tissues at cavity preparation by Er:YAG and Er,Cr:YSGG lasers, *Photomed Laser Surg* 23:52–55, 2005.

[39] Meister J, Franzen R, Forner K, et al.: Influence of the water content in dental enamel and dentin on ablation with erbium YAG and erbium YSGG lasers, *J Biomed Opt* 11(3):340–350, 2006.

[40] Wigdor H, Abt E, Ashrafi S, Walsh Jr JT: The effect of lasers on dental hard tissues, *J Am Dent Assoc* 124(2):65–70, 1993.

[41] Featherstone JDB, Nelson DGA: Laser effects on dental hard tissues, *Adv Dent Res* 1:21–26, 1987.

[42] Zuerlein MJ, Fried D, Featherstone JDB, Seka W: Optical properties of dental enamel in the mid-IR determined by pulsed photothermal radiometry, *J Select Top Quantum Electron* 5:1083–1089, 1999.

[43] Nelson DGA, Featherstone JDB: The preparation, analysis and characterization of carbonated apatites, *Calcif Tiss Int* 34:S69–S81, 1982.

[44] Featherstone JDB, Fried D: Fundamental interactions of lasers with dental hard tissues, *Med Laser Appl* 16:181–194, 2001.

[45] Cozean C, Arcoria CJ, Pelagalli J, Powell GL: Dentistry for the 21st century? Erbium:YAG laser for teeth, *J Am Dent Assoc* 128(8):1080–1087, 1997.

[46] Curti M, Rocca JP, Bertrand MF, Nammour S:

Morpho-structural aspects of Er:YAG prepared class V cavities, *J Clin Laser Med Surg* 22(2):119–123, 2004.

[47] Mercer CE, Anderson P, Davis GR: Sequential 3D X-ray microtomographic measurement of enamel and dentine ablation by an Er:YAG laser, *Br Dent J* 194(2):99–104, 2003.

[48] Mehl A, Kremers L, Salzmann K, Hickel R: 3D volume-ablation rate and thermal side effects with the Er:YAG and Nd:YAG laser, *Dent Mater* 13(4):246–251, 1997.

[49] Dostalova T, Jelinkova H, Krejsa O, Hamal H: Evaluation of the surface changes in enamel and dentin due to possibility of thermal overheating induced by erbium:YAG laser radiation, *Scan Microsc* 10(1):285–290, 1996.

[50] Freiberg RJ, Cozean C: Pulsed erbium laser ablation of hard dental tissue: the effects of atomised water spray vs water surface film, *Proc SPIE* 4610:74–84, 2002.

[51] Rizoiu I, Kohanghadosh F, Kimmel AI, Eversole LR: Pulpal thermal responses to an erbium, chromium:YSGG pulsed laser hydrokinetic system, *Oral Surg Oral Med Oral Pathol Oral Radiol Endod* 86(2):220–223, 1998.

[52] Paghdiwala AF, Vaidyanathan TK, Paghdiwala MF: Evaluation of erbium:YAG laser radiation of hard dental tissues: analysis of temperature changes, depth of cuts and structural effects, *Scan Microsc* 7(3):989–997, 1993.

[53] Oelgiesser D, Blasbalg J, Ben-Amar A: Cavity preparation by Er:YAG laser on pulpal temperature rise, *Am J Dent* 16(2):96–98, 2003.

[54] Baldissara P, Catapano S, Scotti R: Clinical and histological evaluation of thermal injury thresholds in human teeth: a preliminary study, *J Oral Rehabil* 24(11):791–801, 1997.

[55] Spierings TA, Peters MC, Plasschaert AJ: Thermal trauma to teeth, *Endod Dent Traumatol* 1(4):123–129, 1985.

[56] Watson TF, Cook RJ: The influence of bur blade concentricity on high-speed tooth-cutting interactions: a video-rate confocal microscopic study, *J Dent Res* 74(11):1749–1755, 1995.

[57] Aoki A, Ishikawa I, Yamada T, et al.: Comparison between Er:YAG laser and conventional technique for root caries in vitro, *J Dent Res* 77:1401–1414, 1998.

[58] Evans DJ, Matthews S, Pitts N, et al.: A clinical evaluation of an erbium:YAG laser for dental cavity preparation, *Br Dent J* 188:677–679, 2000.

[59] Levy G, Koubi GF, Miserendino LJ: Cutting efficiency of a mid-infrared laser on human enamel, *J Endod* 24(2):97–101, 1998.

[60] Khabbaz MG, Makropoulou MI, Serafetinides AA, et al.: Q-switched versus free-running Er:YAG laser efficacy on the root canal walls of human teeth: a SEM study, *J Endod* 30(8):585–588, 2004.

[61] Hibst R: Mechanical effects of erbium:YAG laser bone ablation, *Lasers Surg Med* 12(2):125–130, 1992.

[62] Pozner JM, Goldberg DJ: Histologic effect of a variable pulsed Er:YAG laser, *Dermatol Surg* 26(8):733–736, 2000.

[63] Polleto TJ, Ngo AK, Tchapyjnikov A, et al.: Comparison of germanium oxide fibers with silica and sapphire fiber tips for transmission of erbium:YAG laser radiation, *Lasers Surg Med* 38(8):787–791, 2006.

[64] Alves PR, Aranha N, Alfredo E, et al.: Evaluation of hollow fiberoptic tips for the conduction of Er:YAG laser, *Photomed Laser Surg* 23(4):410–415, 2005.

[65] Nash R, Colonna M: Crown and veneer preparation using the Er,Cr:YSGG Waterlase hard and soft tissue laser, *Contemp Esthet Restorative Pract*, October 2002.

[66] Usumez A, Aykent F: Bond strengths of porcelain laminate veneers to tooth surfaces prepared with acid and Er,Cr:YSGG laser etching, *J Prosthet Dent* 90(1):24–30, 2003.

[67] Borsatto MC, Corona SA, de Araújo FP, et al.: Effect of Er:YAG laser on tensile bond strength of sealants in primary teeth, *J Dent Child* 74(2):104–108, 2007.

[68] Gurgan S, Kiremitci A, Cakir FY, et al.: Shear bond strength of composite bonded to erbium:yttrium-aluminum-garnet laser–prepared dentin, *Lasers Med Sci*, Dec 12, 2007.

[69] Boyde A: Enamel structure and cavity margins, *Oper Dent* 1:13–28, 1976.

[70] Chinelatti MA, Ramos RP, Chimello DT, et al.: Influence of the use of Er:YAG laser for cavity preparation and surface treatment in microleakage of resin-modified glass ionomer restorations, *Oper Dent* 29:430–436, 2004.

[71] Corona SA, Borsatto MC, Pecora JD, et al.: Assessing microleakage of different class V restorations after Er:YAG laser and bur preparation, *J Oral Rehabil* 30:1008–1014, 2003.

[72] Corona SA, Borsatto M, Dibb RG, et al.: Microleakage of class V resin composite restorations after bur, air-abrasion or Er:YAG laser preparation, *Oper Dent* 26:491–497, 2001.

[73] Niu W, Eto JN, Kimura Y, et al.: A study on microleakage after resin filling of class V cavities prepared by Er:YAG laser, *J Clin Laser Med Surg* 16:227–231, 1998.

[74] Gutknecht N, Apel C, Schafer C, Lampert F: Microleakage of composite fillings in Er,Cr:YSGG laser–prepared class II cavities, *Lasers Surg Med* 28:371–374, 2001.

[75] Harashima T, Kinoshita J, Kimura Y, et al.: Morphological comparative study on ablation of dental hard tissues at cavity preparation by Er:YAG and Er,Cr:YSGG lasers, *Photomed Laser Surg* 23(1):52–55, 2005.

[76] Stock K, Hibst R, Keller U: Comparison of Er:YAG and Er:YSGG laser ablation of dental hard tissues, *Proc SPIE* 3192:88–95, 2000.

[77] Belikov AV, Erofeev AV, Shumilin VV, Tkachuk AM: Comparative study of the 3 μm laser action on different hard tissue samples using free running pulsed Er-doped YAG, YSGG, YAP and YLF lasers, *Proc SPIE* 2080:60–67, 1993.

[78] Mercer C, Anderson P, Davis G: Sequential 3D x-ray microtomographic measurement of enamel and dentine ablation by an Er:YAG laser, *Br Dent J* 194:99–104, 2003.

[79] Kim BM, Feit MD, Rubenchik AM, et al.: Influence of pulse duration on ultrashort laser pulse ablation of biological tissues, *J Biomed Opt* 6(3):332–338, 2001.

[80] Fried D, Ragadio J, Champion A: Residual heat deposition in dental enamel during IR laser ablation at 2.79, 2.94, 9.6, and 10.6 μm, *Lasers Surg Med* 29(3):221–229, 2001.

[81] Dela Rosa A, Sarma AV, Jones RS, et al.: Peripheral thermal and mechanical damage to dentin with microsecond and sub-microsecond 9.6 μm, 2.79 μm, and 0.355μm laser pulses, *Lasers Surg Med* 35(3):214–228, 2004.

[82] Fried D, Ragadio J, Akrivou M, et al.: Dental hard tissue modification and removal using sealed transverse excited atmospheric-pressure lasers operating at λ 9.6 and 10.6 μμm, *J Biomed Opt* 6(2):231–238, 2001.

[83] Kim ME, Jeoung DJ, Kim KS: Effects of water flow on dental hard tissue ablation using Er:YAG laser, *J Clin Laser Med Surg* 21(3):139–144, 2003.

[84] Fried D, Ashouri N, Breunig T, Shori R: Mechanism of water augmentation during IR laser ablation of dental enamel, *Lasers Surg Med* 31(3):186–193, 2002.

[85] Hossain M, Nakamura Y, Yamada Y, et al.: Ablation depths and morphological changes in human enamel and dentin after Er:YAG laser irradiation with or without water mist, *J Clin Laser Med Surg* 17(3):105–109, 1999.

[86] Malamed SF: Pain and anxiety control in dentistry, *J Calif Dent Assoc* 21:35–41, 1993.

[87] Penfold CN: Pain-free oral surgery, *Dent Update* 20:421–426, 1993.

[88] Maskell R: Pain-free dental treatment is changing dentistry's image, *Probe (Lond)* 33(9):36–37, 1991.

[89] Delfi J: Public attitudes toward oral surgery: results of a Gallup poll, *J Oral Maxillofac Surg* 55:564–567, 1997.

[90] Whitters CJ, Hall A, Creanor SL, et al.: A clinical study of pulsed Nd:YAG laser–induced pulpal analgesia, *J Dent* 23:145–150, 1995.

[91] Orchardson R, Whitters CJ: Effect of HeNe and pulsed Nd:YAG laser irradiation on intradental nerve responses to mechanical stimulation of dentine, *Lasers Surg Med* 26:241–249, 2000.

[92] Chaiyavej S, Yamamoto H, Takeda A, Suda H: Response of feline intradental nerve fibers to tooth cutting by Er:YAG laser, *Lasers Surg Med* 27:341–349, 2000.

[93] Takamori K, Furukawa H, Morikawa Y, et al.: Basic study on vibrations during tooth preparations caused by high speed drilling and Er:YAG laser irradiation, *Lasers Surg Med* 32(1):25–31, 2003.

[94] Smith TA, Thompson JA, Lee WE: Assessing patient pain during dental laser treatment, *J Am Dent Assoc* 124:90–95, 1993.

[95] Kato J, Moriya K, Jayawardena JA, Wijeyeweera RL: Clinical application of Er:YAG laser for cavity preparation in children, *J Clin Laser Med Surg* 21:151–155, 2003.

[96] Dostalova T, Jelinkova H, Kucerova H, et al.: Noncontact Er:YAG laser ablation: clinical evaluation, *J Clin Laser Med Surg* 16:273–282, 1998.

[97] Matsumoto K, Nakamura Y, Mazeki K, Kimura Y: Clinical dental application of Er:YAG laser for class V cavity preparation, *J Clin Laser Med Surg* 14:123–127, 1996.

[98] Turkun M, Turkun L, et al.: Bactericidal effect of Er,Cr:YSGG laser on *Streptococcus mutans, Dent Mater J* 25(1):81–86, 2006.

[99] Schoop U, Kluger W, et al.: Bactericidal effect of different lasers systems in the deep layers of dentin, *Lasers Surg Med* 35(2):111–116, 2004.

[100] Bjelkhagen H, Sundström F: A clinically applicable laser luminescence method for the early detection of dental caries, *IEEE J Quantum Electron* 17:266–270, 1981.

[101] Bjelkhagen H, Sundström F, Angmar-Månsson B, Ryden H: Early detection of enamel caries by the luminescence excited by visible laser light, *Swed Dent J* 6:1–7, 1982.

[102] Hafström-Björkman U, Sundström F, de Josselin de Jong E, et al.: Comparison of laser fluorescence and longitudinal microradiography for quantitative assessment of in vitro enamel caries, *Caries Res* 26:241–247, 1992.

[103] de Josselin de Jong E, Sundström F, Westerling H, et al.: A new method for in vivo quantification of changes in initial enamel caries with laser fluorescence, *Caries Res* 29:2–7, 1995.

[104] Stookey GK: Optical methods: quantitative light fluorescence, *J Dent Res* 83(suppl):C84–C88, 2004.

[105] Heinrich-Weltzien R, Kühnisch J, van der Veen M, et al.: Quantitative light-induced fluorescence (QLF): a potential method for the dental practitioner, *Quintessence Int* 34:181–188, 2003.

[106] van der Veen MH, Buchalla W: de Josselin de Jong E: QLF technologies: recent advances. In Stookey GK, editor: *Early detection of dental caries. III.* Proceedings of the 6th annual Indiana Conference, Indianapolis, 2003, Indiana University School of Dentistry, pp 291–304.

[107] Emami Z, Al-Khateeb S, de Josselin de Jong E, et al.: Mineral loss in incipient caries lesions quantified with laser fluorescence and longitudinal microradiography: a methodologic study, *Acta Odontol Scand* 54:8–13, 1996.

[108] Hibst R, Gall R: Development of a diode laser–based fluorescence detector, *Caries Res* 32:294, 1998.

[109] Hibst R, Paulus R: Caries detection by red excited fluorescence: investigations on fluorophores, *Caries Res* 33:295, 1999.

[110] Lussi A, Megert B, Longbottom C, et al.: Clinical performance of a laser fluorescence device for detection of occlusal caries lesions, *Eur J Oral Sci* 109:14–19, 2001.

[111] Bader JD, Shugars DA: A systematic review of the performance of a laser fluorescence device for detecting caries, *J Am Dent Assoc* 135:1413–1426, 2004.

[112] Huth KC, Neuhaus KW, Gygax M, et al.: Clinical performance of a new laser fluorescence device for detection of occlusal caries lesions in permanent molars, *Dentistry*, Oct 17, 2008.

[113] Braga M, Nicolau J, Rodrigues CR, et al.: Laser fluorescence device does not perform well in detection of early caries lesions in primary teeth: an in vitro study, *Oral Health Prev Dent* 6(2):165–169, 2008.

[114] Bengtson AL, Gomes AC, Mendes FM, et al.: Influence of examiner's clinical experience in detecting occlusal caries lesions in primary teeth, *Pediatr Dent* 27(3):238–243, 2005.

[115] Bamzahim M, Aljehani A, Shi XQ: Clinical performance of DiagnoDent in the detection of secondary carious lesions, *Acta Odontol Scand* 63(1):26–30, 2005.

[116] Boston DW: Initial in vitro evaluation of DiagnoDent for detecting secondary carious lesions associated with resin composite restorations, *Quintessence Int* 34(2):109–116, 2003.

[117] Krause F, Braun A, Frentzen M, Jepsen S: Effects of composite fissure sealants on IR laser fluorescence measurements, *Lasers Med Sci* 23(2):133–139, 2008.

[118] Gostanian HV, Shey Z, Kasinathan C, et al.: An in vitro evaluation of the effect of sealant characteristics on laser fluorescence for caries detection, *Pediatr Dent* 28(5):445–450, 2006.

[119] Shi XQ, Tranaeus S, Angmar-Månsson B: Comparison of QLF and DiagnoDent for quantification of smooth surface caries, *Caries Res* 35(1):21–26, 2001.

[120] Fried D, Xie J, Shafi S, et al.: Imaging caries lesions and lesion progression with polarization sensitive optical coherence tomography, *J Biomed Opt* 7:618–627, 2002.

[121] Jones RS, Staninec M, Fried D: Imaging artificial caries under composite sealants and restorations, *J Biomed Opt* 9:1297–1304, 2004.

[122] Ribeiro A, Rousseau C, Girkin J, et al.: A preliminary investigation of a spectroscopic technique for the diagnosis of natural caries lesions, *J Dent* 33:73–78, 2005.

[123] Rousseau C, Poland S, Girkin JM, et al.: Development of fibre-optic confocal microscopy for detection and diagnosis of dental caries, *Caries Res* 41(4):245–251, 2007.

[124] Ko AC, Hewko M, Sowa MG, et al.: Early dental caries detection using a fibre-optic coupled polarization-resolved Raman spectroscopic system, *Opt Express* 16(9):6274–6284, 2008.

[125] Harazaki M, Hayakawa K, Fukui T, et al.: The Nd-YAG laser is useful in prevention of dental caries during orthodontic treatment, *Bull Tokyo Dent Coll* 42(2):79–86, 2001.

[126] Hossain M, Nakamura Y, Kimura Y, et al.: Effect of pulsed Nd:YAG laser irradiation on acid demineralization of enamel and dentin, *J Clin Laser Med Surg* 19(2):105–108, 2001.

[127] Tsai CL, Lin YT, Huang ST, Chang HW: In vitro acid resistance of CO_2 and Nd:YAG laser–treated human tooth enamel, *Caries Res* 36:423–429, 2002.

[128] Kwon YH, Kwon OW, Kim HI, Kim KH: Nd:YAG

laser ablation and acid resistance of enamel, *Dent Mater J* 22(3):404–411, 2003.

[129] Konishi N, Fried D, Staninec M, Featherstone JD: Artificial caries removal and inhibition of artificial secondary caries by pulsed CO_2 laser irradiation, *Am J Dent* 12:213–216, 1999.

[130] Mullejans R, Eyrich G, Raab WH, Frentzen M: Cavity preparation using a super-pulsed 9.6-µm CO_2 laser: a histological investigation, *Lasers Surg Med* 30:331–336, 2002.

[131] Featherstone JD, Barrett-Vespone NA, Fried D, et al.: CO_2 laser inhibitor of artificial caries-like lesion progression in dental enamel, *J Dent Res* 77:1397–1403, 1998.

[132] Kantorowitz Z, Featherstone JD, Fried D: Caries prevention by CO_2 laser treatment: dependency on the number of pulses used, *J Am Dent Assoc* 129:585–591, 1998.

[133] Goodis HE, Fried D, Gansky S, et al.: Pulpal safety of 9.6 µm TEA CO_2 laser used for caries prevention, *Lasers Surg Med* 35:104–110, 2004.

[134] McCormack SM, Fried D, Featherstone JD, et al.: Scanning electron microscope observations of CO_2 laser effects on dental enamel, *J Dent Res* 74:1702–1708, 1995.

[135] Tepper SA, Zehnder M, Pajarola GF, Schmidlin PR: Increased fluoride uptake and acid resistance by CO_2 laser-irradiation through topically applied fluoride on human enamel in vitro, *J Dent* 32:635–641, 2004.

第11章
激光在儿童口腔中的应用

Lawrence Kotlow

1960年，希尔多·梅曼（Theodore Maiman）通过研究阿尔伯特·爱因斯坦（Albert Einstein）提出的光增强原理，成功研发出第一束激光[1]。在爱因斯坦1917年那篇文章发表80年后，FDA首次批准铒激光用于口腔硬组织的手术治疗。此后，口腔医学在软组织和硬组织疾病及异常的治疗方式上发生了巨大的变化。儿童口腔医学的基本目标是让患者不拒绝定期就诊，从而预防和控制口腔疾病及异常。如果无法有效地预防和控制口腔软、硬组织病变，那么就需要进行修复和治疗。

患者对到口腔科就诊的恐惧主要源自软、硬组织麻醉时使用的注射针头。其他刺激诸如高速涡轮机的声音，高速手机预备牙体时产生的气味以及牙体预备时的振动都是产生牙科畏惧症的因素。激光在口腔领域的应用为患者，尤其是儿童患者的治疗带来了飞跃式的进步。

激光的类型

铒激光家族

铒激光家族的发展，特别是Er:YAG和Er,Cr:YSGG激光使儿童的治疗变得更安全、更简便。激光辅助口腔技术的应用改变了口腔医师预备患牙、消融骨及治疗软组织异常和病变的方式。一个全新的治疗标准正变为现实。铒激光创建了一种让儿童患者不再恐惧龋齿治疗的积极氛围[2-3]。

在过去10年间，关于激光在口腔辅助治疗的益处已有翔实的记载。铒激光为传统的备洞充填提供了替代方案，而且通常可以在不使用局部麻醉的情况下，应用高速或低速手机完成治疗（比如大面积合金充填的牙体预备）。铒激光的独特功能是不仅可以进行软组织手术，也可以消融骨、牙本质和牙釉质等硬组织[4-7]。铒激光家族包括2940nm的Er:YAG和2780nm的Er, Cr:YSGG均具有类似的功能。

不同厂家的铒激光的主要区别在于手机和激光工作尖的多样性，更重要的是不同设备的参数设置。这些参数设置包括不同的毫焦（mJ）、赫兹（Hz）和脉冲持续时间。其他的重要差别包括激光传输系统（光纤、波导或关节臂）、操作者接受培训的数量和方式（实操培训或用CD和说明书培训），以及对设备的常规维护（一台价值90000美金的设备保修期后的年维护费用有可能高达5000美元）。口腔医师可以通过掌握激光物理学知识调整相关参数，减少局部麻醉的使用，减少软组织手术中的出血，实现仅去除病变组织的微创口腔治疗。

9300nm CO$_2$激光

在2013年末9300nm CO$_2$激光被引入之前，所有的CO$_2$激光均采用10600nm波长激光，该波长仅适用于软组织手术。9300nm波长的CO$_2$激光极易被碳酸化羟基磷灰石和水吸收，因此可以在不引起牙髓组织温度升高的情况下安全地消融牙体硬组织[8]。使用短脉冲激光消融牙体硬组织，会使牙釉质、牙本质表面温度升高，组织中矿物质成分（羟基磷灰石）内形成非常高的压力，从而导致熔融表面组织的崩解[9]。此波长也可用于实现不流血的软组织手术。

虽然9300nm的CO$_2$激光用于临床的时间比较有限（不足1年），但根据早期使用者的初步观察，这项技术主要有两个优点：

- CO$_2$激光在硬组织切除方面的速度优于铒激光
- 在大多数情况下，使用CO$_2$激光进行软、硬组织手术可无须局部麻醉关于9300nm CO_2激光的作用机制将在第17章中介绍。如同所有新的口腔激光技术一样，需要时间来证明CO_2激光能否为口腔激光治疗带来全新改变。

软组织激光

多种不同波长的激光均可应用于软组织手术。目前主要的软组织激光包括10600nm的CO_2激光[10-11]、Nd:YAG激光[12]和二极管激光组[13-14]。这些软组织激光不具备消融硬组织的能力。虽然Nd:YAG激光已获得FDA批准用于消融牙釉质浅龋，但因为操作极其缓慢冗长，现已基本被铒激光家族所取代。

低能量激光

在儿科治疗中使用的第三类激光是具有光生物刺激作用（photobiostimulating，PBS）的激光，或者称低能量激光（the low-level lasers）[15-17]。CO_2激光、二极管激光、铒激光和Nd:YAG激光均具有消融组织的能力，FDA将其归类为Ⅳ级激光（用于医学治疗的激光大都属Ⅳ级）。而低能量激光所产生的能量低于500mW，不具有显著风险（no significant risk，NSR），则被FDA归类为Ⅲ级激光。这些激光的光生物刺激作用通常被用于低能量激光治疗（low-level laser therapy，LLLT）。

低能量激光不会引起目标组织内温度升高，而是在目标组织内产生光生物刺激（或调节）作用。这些激光不能够消融组织。它们通常是半导体二极管激光（indium-gallium-aluminum-phosphide，InGaAlP），包括630~700nm波长的磷化铟镓铝二极管激光（gallium-aluminum-arsenide，GaAlAs）或者800~830nm波长的砷化镓铝半导体二极管激光。根据所使用的精准波长和目标组织的不同，这类激光在组织中穿透深度为2~3cm。

除口腔医学以外，FDA已经批准将低能量激光用于诸如腕管综合征治疗和疼痛控制等医疗领域。低能量激光在口腔领域的应用目前还属于药品核准标示外使用（未经FDA批准）。虽然这些低能量激光相对安全，但仍需谨慎使用，禁忌证包括怀孕、存在恶性肿瘤，以及不能在眼周使用，某些情况下也不能在甲状腺附近使用[18]（详见第15章）。

附录与福利

为了优化激光在儿童口腔治疗中的作用，应考虑结合其他技术同时应用。激光辅助治疗是包括氟化物治疗，数字化放射技术和视觉（显微）增强等在内的微创无痛口腔治疗新技术的一部分。综合使用数字化放射技术有助于龋病的早期诊断，并在病变扩大之前进行微创治疗。利用硬组织激光和改良复合树脂材料，临床医师可以精确地去除病损牙体组织，从而较传统技术保留更多健康牙体组织。

强烈推荐口腔医师在使用激光的同时使用一定程度的视觉增强设备。有了视觉增强设备的帮助，可用激光去除肉眼看不见的微小硬组织病变，实现显微口腔治疗。进行软组织手术的时候，放大手术视野也很有帮助[19-20]。放大镜虽是一个可提供较好的视觉增强的选择，但由于放大镜只有一个放大倍数的设置，投资一台口腔手术显微镜应该是最佳选择。根据笔者自己从2001年开始使用口腔手术显微镜的临床经验来看，儿童对此的接受度和配合度都非常好。

临床提示

在儿童口腔治疗时使用橡皮障隔湿技术有诸多益处。由于进行激光辅助牙体手术时，不一定需要使用局部麻醉，若需安置橡皮障，建议在表面麻醉后使用3号带翼橡皮障夹。这一技术可以避免在安放橡皮障的时候引起患儿不适。另外，在治疗过程中使用开口器可以防止患儿突然闭嘴咬住橡皮障夹或者意外咬坏激光工作尖。

Isolite牙体隔离系统是一种较好的橡皮障替代方法。Isolite系统不仅具有橡皮障的所有优点，还增加了自给光源、开口器和高速输送设备。与常规大容量吸唾装置不同，Isolite系统在去龋过程中不会吸走牙齿中水分。这一特点可以防止牙齿脱水，从而避免激光治疗中因牙体脱水而引起的不适。

激光在儿童口腔科的应用

铒激光家族最初的设计和使用针对像牙釉质、牙本质、牙骨质及骨组织这样的硬组织手术。经过后来不断的研发和努力，铒激光在很多软组织手术中的应用逐渐被FDA批准。铒激光器主要作用于软组织中的水和羟基磷灰石中的羟基（OH^-），因而可以消除用牙科手机钻磨牙时产生的气味和振动。同时，用激光去除牙釉质、牙本质及龋坏组织可显著减少局部麻醉的使用。另外，激光还可以杀菌，因此可预防软组织感染、避免继发龋发生。

激光给牙体预备和修复带来了根本性的改变。口腔专业现在需要以微创的理念重新评估G.V.Black提出的龋病牙体预备的"预防性扩展"原则。使用硬组织激光治疗早期硬组织病损具有微创且通常无须局部麻醉的优点[21-22]。与传统方式相比，激光治疗还能够减少患者复诊次数，缩短软组织愈合时间，降低对缝合的需求，以及减少术后止痛药及抗生素的使用。

关于硬组织激光的安全性和有效性已有较多报道。Nd:YAG激光在龋病治疗中的作用有限，但它可用于去除浅表着色性的龋损[23]。而铒激光家族和9300nm CO_2 激光则适用于牙釉质、牙本质及牙骨质龋坏组织的去除。这些激光可用于治疗乳牙及恒牙，无须或仅须少量麻醉。如果使用粘接性修复材料修复Ⅰ、Ⅱ、Ⅲ、Ⅳ和Ⅴ类洞，大多数情况下，无须做局部麻醉。

根据微创修复的理念，使用铒激光和9300nm CO_2 激光可以仅去除病变组织，从而保存更多健康、未受损的牙体结构。激光还能避免使用传统牙科手机造成的牙釉质微裂。如果选用合金作为修复材料，激光具备一定程度的镇痛效果，可以辅助传统手机完成牙体预备而无须麻醉。铒激光通过其能量被牙体组织中羟基磷灰石晶体内的水吸收而发挥消融作用。这种能量加热矿物质中的水，使牙体组织中的羟基磷灰石发生微爆破。由于龋坏的牙体组织较健康牙体组织有更高的含水量，因此与传统器械相比，铒激光对龋坏组织具有更好的针对性。9300nm波长的 CO_2 激光可被硬组织中的水和矿物质（磷酸盐和碳酸盐）高度吸收，因此这种激光汽化牙釉质效率极高。传统的器械（手机、气动打磨机和挖勺）可去除作用区域内的任何组织。铒激光和9300nm CO_2 激光则能选择性地去除含水量较高（龋坏）的组织，而不影响含水量较低（健康）的组织[24]（详见第10章）。

表11-1中列出了不同种类激光在儿童口腔中的应用。

硬组织治疗

窝沟封闭及去龋时的镇痛

手术激光和低能量激光均可对牙体产生镇痛作用。用低能量激光照射殆面及牙根可以产生镇痛作用。使用手术激光的非聚焦模式照射2~3min也可以达到类似的镇痛作用。使用极短脉冲激光产生的镇痛作用更为显著。用硬组织激光完成窝沟封闭、预防性树脂充填以及Ⅰ类、Ⅲ类和Ⅴ类洞的去腐备洞可以无须或仅须少量局部麻醉。当龋坏较深，使用高速或慢速牙科手机非麻醉下去腐或是患者感觉不适时也可以用激光辅助镇痛。使用低能量激光镇痛需要有较好的临床操作技巧（详见第15章）。

CO_2 激光和铒激光去龋

使用激光预备Ⅱ类窝洞比较耗时。但是如果激光的参数设置得当，也可以取得很好的治疗效果而不会引起患者的不适。尽管不锈钢冠或者是其他类型冠修复也可使用激光备牙，但因为耗时较长，临床并不常用。不同的硬组织激光有不同的脉冲持续时间、Hz/mJ设置、不同直径和材料的激光工作尖（产生不同大小的光斑），以及不同的空气和水穿过手机的传输速率。因此，不可能为每项治疗设定工作参数。然而，根据目标组织对特定波长的吸收、光斑大小（详见第2章），以及激光能量对水和矿物质的选择性吸收，以下是口腔激光治疗的通则：

1. 组织含水量越高，硬组织激光越容易穿透该组织。因此，龋坏严重的组织（含水量较高）较龋坏轻微的组织更容易被去除，需要的激光能量也较低。

2. 健康的牙釉质因其含水量较低，使用激光去除的时候也比其他的硬组织更难，治疗中需要的能量比其他组织更多。

3. 铒激光可以被羟基磷灰石中的水吸收。9300nm波长的 CO_2 激光可以被水和矿化物吸收。在氟化处理过的区域，牙齿的殆面通常是氟磷灰石而不是羟基磷灰石。由于铒激光不能很好地被氟磷灰石吸收，在氟磷灰石较多的下颌恒磨牙窝沟点隙处预备Ⅰ类和Ⅱ类窝洞时，可以先使用裂钻去除外层

表 11-1 不同种类激光在儿童口腔中的应用

手术类型	激光类型					
	铒激光	二极管激光	10600nm CO$_2$激光	9300nm CO$_2$激光	Nd:YAG激光	低能量激光*
设备费用	35000+美元	2500+美元	20000+美元	80000+美元	20000+美元	800+美元
龋坏去腐	是	否	否	是	极其有限	否
骨修整术	是	否	否	是	否	否
止血	良好	极好	极好	极好	很好	有限
牙齿镇痛作用	是	有限	非常有限	极好	有限	是
杀菌效应	是	是	是	是	是	否
控制术后疼痛	是	是	是	是	是	是
治疗阿弗他溃疡	是	是	是			是
活髓切除术	是	是	是	是	是	否
上唇系带修整术	是	是	是	是	是	否
下唇系带修整术	是	是	是	是	是	否
舌系带修整术	是	是	是	是	是	否
牙龈成形术	是	是	是	是	是	否
牙龈切除术	是	是	是	是	是	否
活组织检查	是	是	是	是	是	否
组织熔接	是	是	是	是	是	否
原发性疱疹	是	是	是	是	是	是
唇疱疹	是	是	是	是	是	是
牙周治疗	是	是	是	是	是	否
静脉瘤切除术	是	是	是	是	是	否

*低能量激光（PBS 技术）

的氟磷灰石，暴露出羟基磷灰石。裂钻通常作用于没有神经支配的牙釉质表面，所以无须局部麻醉就可进行窝沟点隙预备。

4. 当窝洞预备由牙釉质进入到牙本质时，临床医师应及时将工作参数从高能量调整到低能量。原因有以下两点：

（1）牙釉质内没有神经分布，而牙本质中的牙本质小管有神经分布。所以消融至釉牙本质界的时候，应该将激光的能量设置降低。多数的硬组织激光预设的牙本质功率低于牙釉质功率。当使用激光消融去除龋坏牙釉质引起牙本质暴露时，分布于牙本质小管中的神经纤维受到激光带来的空气或水的影响，引起患者感觉疼痛。若在靠近釉牙本质界时降

低工作参数，患者就可能没有感觉。

（2）当从钙化程度较高的（健康的）组织移动至钙化程度较低（含水量较高）的组织，应该降低激光的能量参数。牙本质的含水量高于牙釉质，所以使用激光消融牙本质的速度比消融牙釉质快，有可能导致过多去除健康的牙体组织。

5. 对光斑尺寸和功率密度的了解有助于选择合适的蓝宝石或石英石激光工作尖（详见第2章）。正如我们在临床上根据龋坏程度选择1号或6号球钻去龋一样，选择合适的激光工作尖也有利于提高治疗效率。V类洞通常是宽而浅的，预备此类洞型的时候需要大的光斑，因此建议选择直径较大的工作尖。𬌗面窝沟龋通常是近远中向或颊舌向窄而深

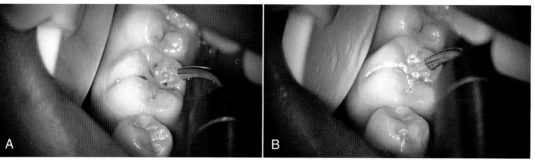

·图11-1　A.Ⅰ类龋洞。B.铒激光去腐。

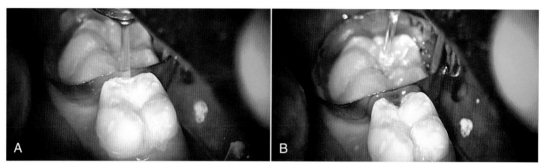

·图11-2　A.Ⅱ类龋洞。在邻牙之间安置成形片以防损伤邻牙。B.铒激光去腐预备Ⅱ类洞。

的龋损，小光斑的工作效率更高，因此选择较小直径的工作尖更合适。其他的窝洞预备也要根据龋损的宽度和深度选择不同型号的激光工作尖。由于激光的功率和光斑尺寸之间成反比关系，治疗中调整工作尖直径时，也应该相应调整激光参数。

6. V洞的预备常延伸至龈下，需要配合牙龈切除术方可完成。从硬组织模式调成软组织模式时，应关闭喷水。使用铒激光进行软组织切除术时，如有喷水则不利于软组织止血。完成软组织修整后，再将喷水打开进行硬组织手术，同时能量参数也必须做相应调整。

图11-1～图11-5显示铒激光制备Ⅰ类洞到V洞的效果。图11-6显示患儿在局部麻醉下使用传统器械去龋的结果。

临床提示

使用激光预备Ⅱ类洞时，需在邻牙之间安放金属成形片。以防意外蚀刻损伤无龋的邻牙（图11-2A）。

软组织治疗

很多软组织治疗可以在儿童口腔门诊使用激光

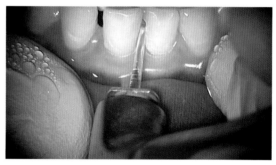

·图11-3　铒激光去腐预备恒中切牙Ⅲ类洞。

完成[25-31]。低能量铒激光在无水模式下可以完成很多软组织手术，且术中出血少甚或不出血。某些情况下用二极管激光、CO_2激光或Nd:YAG激光可能更合适。这些激光具有卓越的止血功能，对有血液系统疾病（例如，血管性血友病和血友病）或使用抗凝药（例如，阿司匹林、华法林）的患者更有益。儿童口腔软组织激光治疗的内容包括：

- 上唇系带修整术
- 下唇系带修整术
- 舌系带修整术
- 冠周疼痛或感染的治疗
- 药物导致的牙龈增生或正畸患者口腔卫生不

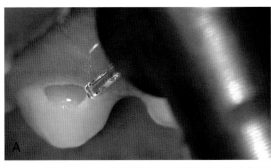
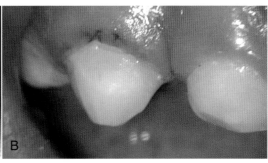

· 图11-4 A.使用铒激光预备Ⅴ类洞，同时进行牙龈切除术。B.充填术后即刻观。

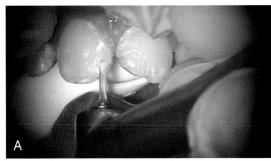
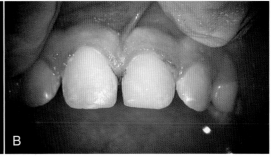

· 图11-5 A.因外伤导致的上颌中切牙冠折，使用铒激光预备Ⅳ类洞。B.冠折修复和牙体外形恢复。

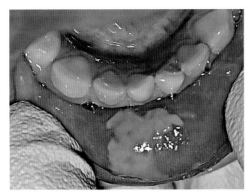

· 图11-6 使用局部麻醉导致患儿唇部咬伤。不使用局部麻醉进行口腔手术，可使这种情况成为历史。

佳引起的牙龈增生的修整

- 活组织检查
- 治疗口腔溃疡和唇疱疹
- 活髓切断术
- 盖髓术
- 开窗助萌术

临床提示

激光羽（治疗过程中产生的蒸汽烟尘）中可能含有苯、甲醛、病毒DNA和其他潜在致癌物。医护人员在使用激光时采取有效防护措施非常重要。强烈建议医护人员在所有激光治疗中均佩戴0.1μm过滤面罩。

系带修整术

婴儿、儿童或青少年患者系带修整术的适应证包括新生儿哺乳困难，儿童发音异常或者青春期前和青春期患者的正畸问题。无论是使用手术刀、电刀或者激光进行系带修整术，其基本原理都是一样的：切除引起问题的纤维组织。系带修整术包括舌系带、上唇系带和下唇系带修整3种类型。

哺乳困难的矫正

当婴幼儿被推荐接受小型外科手术治疗时家长常会有许多疑问。因为手术往往涉及入院前体检和血液学检查；清晨手术，术前6h禁食；手术室内进行全身麻醉；术后数天不适，临床医师常听到以下问题和顾虑：

- 这是一个选择性治疗方案吗
- 患儿是否必须全身麻醉？这个孩子是不是太小不能在全身麻醉下做系带修整术
- 是否应该等孩子大一些再做这个手术（手术室是否安全）
- 是否应该由口腔外科医师、普通外科医师或耳鼻喉科医师来做这个手术
- "为什么我们不能等等看，也许问题会随着

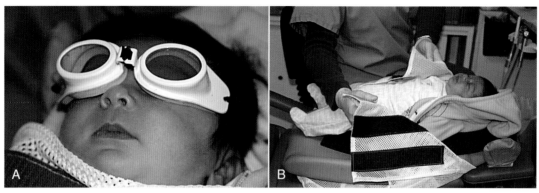

· 图11-7　刚出生1天的新生儿激光术前准备。该患儿因喂养困难需进行系带修整术。A. 用特定波长护目镜。B. 患儿安置在束缚板上。

孩子长大而自行消失？"

· "因为我幼年时做这个手术时特别痛，所以我不想让我的孩子经历同样的痛苦。"

虽然这些问题在激光引入口腔医学治疗之前就已存在，但这些问题在临床实践中持续出现，反映出当孩子出生即伴有必须要矫正的口腔异常（例如舌系带或上唇系带附丽异常）时，一些父母、朋友、亲戚和内科医师的反映。新妈妈们期待通过哺乳来安抚和养育她们的新生儿，认为这是确保孩子最安全、最营养的喂养方式。妈妈们会在出现问题时去咨询哺乳专家，而舌系带过短/过紧伴有或不伴有唇系带异常将常是引起哺乳困难的主要原因[32-37]。

在笔者自己的临床实践中，最满意的手术之一就是矫正哺乳困难的新生儿。舌系带过短在新生儿中的发生率占3%~4%，可引起患儿无法正常吸吮母亲的乳头。由此不仅可导致患儿即使每2h哺乳一次也无法获得正常的体重，而且哺乳对母亲而言也是一个痛苦的过程，会伴发乳头酸痛和扁平化、令人痛苦的乳腺炎等问题，甚至最终需要采用人工喂养代替母乳喂养[27,38-42]。

激光系带修整术不仅安全、简单、快速，而且比传统手术费用低很多。目前任何口腔激光（Nd:YAG激光、二极管激光、CO_2激光、铒激光等）均可在门诊快速完成，而不需要进手术室及全身麻醉。激光系带修整术引起的疼痛通常低于局部麻醉注射，术后即可以开始无痛、高效的母乳喂养。

手术时可以将患儿安放在束缚板中或者裹紧在婴儿毯中。用槽状舌牵引器拉开舌体并使用少量表面麻醉剂。如果使用铒激光则不需要喷水。之后

正常喂养，并在术后5~6天复诊（图11-7和图11-8）。

上、下唇系带修整术

虽然所有波长的激光均可成功用于上、下唇系带修整，但对于患有血液系统疾病的患者来说，因为术中对止血的要求，使用二极管激光、CO_2激光和Nd:YAG激光是最安全的选择。这3种激光在系带修整后极佳的快速止血效能优于铒激光。有出血或凝血障碍的患者用这些激光治疗可无须药物干预，避免了需住院预防或治疗术后出血等并发症以及相关的医疗费用。图11-9描述了一例血管性血友病患儿上唇系带激光修整术。对于这类有系统疾病的患者，强烈建议术前要和患儿的内科主治医师进行电话会诊沟通。

临床提示

对于大多数患者来说，做唇系带修整术时用少量表面麻醉后再注射少量局部麻醉就足够了。做上唇系带修整术时将上唇向上轻轻牵拉，做下唇系带修整术时向下牵拉下唇。上、下唇系带修整术后很重要的一点是嘱咐家长每天两次牵拉分离创口，即将上唇向上或下唇向下牵拉。该措施可有效预防术后组织粘连。谨遵术后医嘱可避免移植手术的需要（图11-10）。

舌系带修整术

为了辅助诊疗舌系带畸形，笔者根据舌尖系带起始处到下颌骨系带附丽处的距离，建立了下述分类系统：系带长度：Ⅰ型12~16mm；Ⅱ型8~12mm；Ⅲ型4~8mm；Ⅳ型0~4mm。正常舌系带长度一般大于16mm[25]。

作者建议当系带长度<8mm时需要进行系带修整术。无论患者是新生儿还是青少年，选用任何波

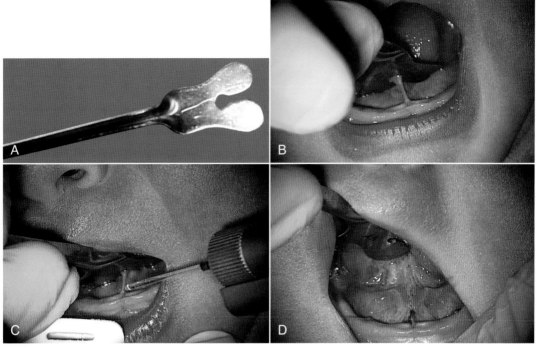

· 图11-8　显示图11-7中新生儿舌系带修整术。A. 使用槽状舌牵引器固定舌体。B. 舌系带修整术前观。C. 舌系带修整术中观，术中未使用局部麻醉。D. 术后即刻观。

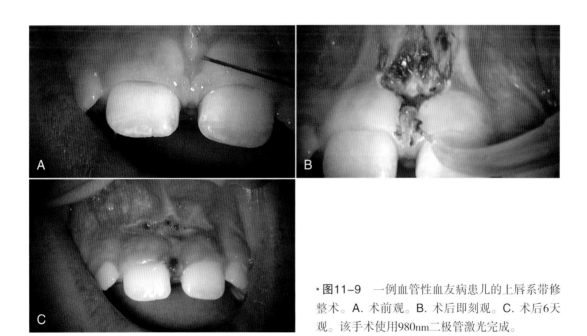

· 图11-9　一例血管性血友病患儿的上唇系带修整术。A. 术前观。B. 术后即刻观。C. 术后6天观。该手术使用980nm二极管激光完成。

长的激光在15～30s内即可轻松完成舌系带修整术。术后护理包括使用非处方镇痛药物缓解不适。为了防止术后再附着，要指导家长术后每天帮助孩子进行舌体训练和手术区域的拉伸。术后6～7天复诊（图11-11和图11-12）。

　　二极管激光和Nd:YAG激光波长均可被色素团块（例如血红蛋白）吸收，血红蛋白在口底血管丰富的区域含量较多。CO_2和铒激光能量均可被水吸收，

临床提示

根据笔者的经验，在系带修整术中使用槽状舌定位器(Miltex公司)有助于较好地完成手术。当系带组织为细小的纤维性附着时，通常不需要局部麻醉。但当系带组织为粗大的纤维韧带状时，就需要局部麻醉，并在最终修整完成时在末端做一针肠线缝合以防止系带的再附着。如果是致密肌性的系带，在完成系带局部麻醉后，使用止血钳靠近舌根底部夹住系带，在止血钳暴露侧而非止血钳接触舌体侧做激光切除。

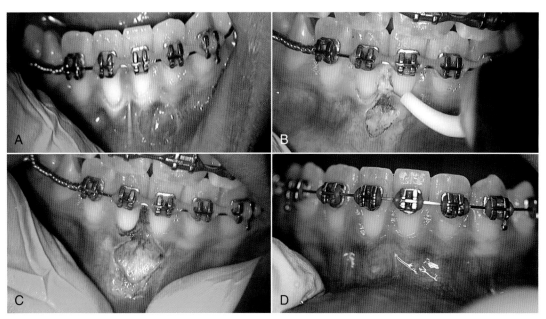

・图11-10　患儿下唇系带异常导致下前牙区骨开裂。A. 术前观。B. 下唇系带修整术中观。C. 术后即刻观。D. 术后6个月观。该手术使用810nm二极管激光完成。

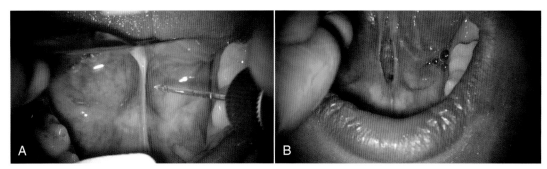

・图11-11　A. 仅使用表面麻醉进行3岁患儿的舌系带修整术。B. 术后即刻观。该手术使用铒激光完成。

水在口底黏膜中含量也比较多。因此建议初次使用激光的临床医师应该在口底区域放置湿棉卷或纱布，以保护脆弱的组织免受激光散射能量的损伤。另外，由于毗邻舌下腺，激光照射时应避免低于下颌切牙舌侧面过多。

牙龈组织增生

由于正畸排牙引起前牙牙龈增生，或是正畸治疗过程中较差的口腔卫生引起牙龈增生，均可使用激光来增加临床冠长，让患者拥有更美观的笑容。根据所使用波长和需要的组织修整量，这种激光手术可能不需局部麻醉就可完成。服用苯妥英钠或使用环孢霉素的器官移植患者，其药物性牙龈增生也可使用激光进行牙龈组织切除和修整[43-44]（图11-

13~图11-15）。

病变切除及活组织检查

纤维化病变、牙龈增生、黏液囊肿及一些其他的病变均可使用激光快速安全地切除（图11-16和图11-17）。切除病变时通常需要使用局部麻醉，关于这个主题的讨论详见第8章。

唇疱疹和阿弗他溃疡

最常见的使患儿虚弱的两种口腔黏膜病是复发性唇疱疹和阿弗他溃疡。口腔激光可快速消除阿弗他溃疡引起的疼痛[45-46]，也可减轻或消除唇疱疹引起的疼痛。这种治疗常在低功率设置的非聚焦模式下完成。其目的不在于消融病变组织而是通过改变

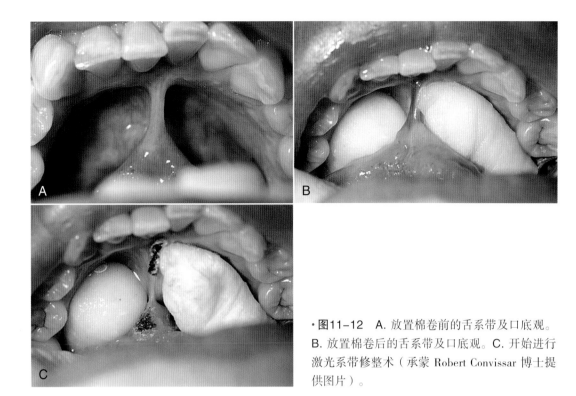

· **图11-12**　A. 放置棉卷前的舌系带及口底观。B. 放置棉卷后的舌系带及口底观。C. 开始进行激光系带修整术（承蒙 Robert Convissar 博士提供图片）。

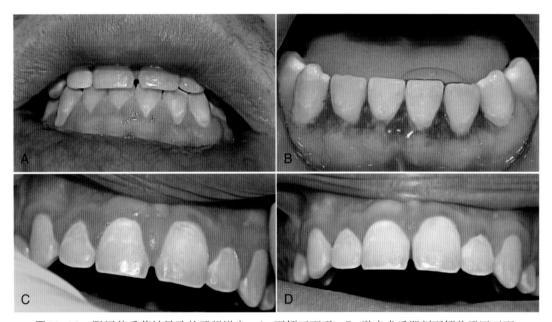

· **图11-13**　服用苯妥英钠导致的牙龈增生。A. 下颌正面观。B. 激光术后即刻下颌前牙区正面观。C. 上颌前牙区正面观。D. 术后即刻上颌前牙区正面观。

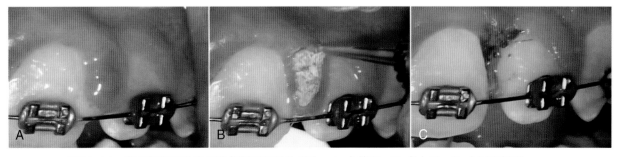

· **图11-14**　表面麻醉下激光切除邻间牙龈乳头增生。A. 术前观。B. 术中观。C. 术后即刻观。

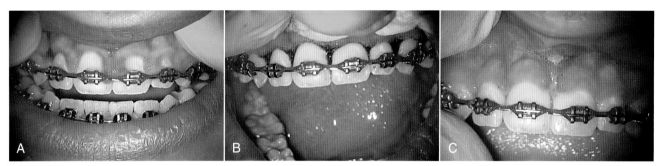

· 图11-15　激光切除正畸治疗导致的牙龈增生。A. 术前观。B. 术后即刻观。C. 术后五天半观。

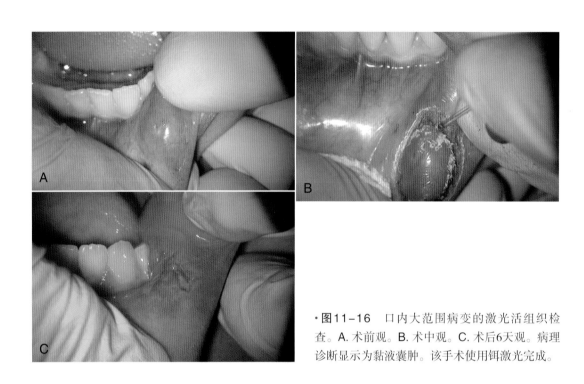

· 图11-16　口内大范围病变的激光活组织检查。A. 术前观。B. 术中观。C. 术后6天观。病理诊断显示为黏液囊肿。该手术使用铒激光完成。

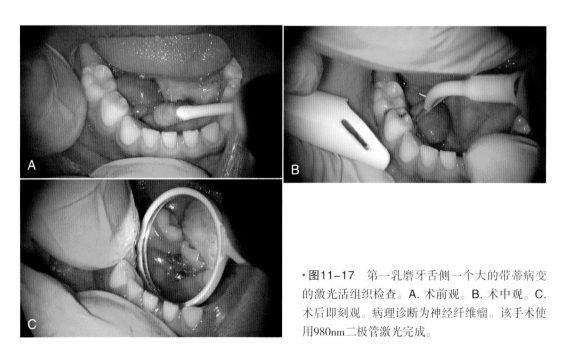

· 图11-17　第一乳磨牙舌侧一个大的带蒂病变的激光活组织检查。A. 术前观。B. 术中观。C. 术后即刻观。病理诊断为神经纤维瘤。该手术使用980nm二极管激光完成。

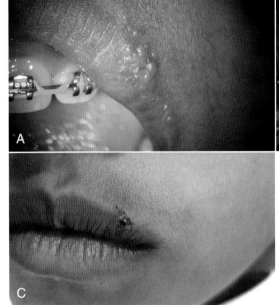

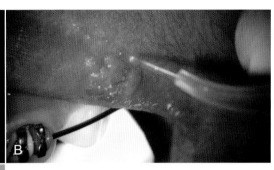

•图11-18 使用810nm二极管激光治疗唇部疱疹。A.上唇部初始病变。B.无局部麻醉下，二极管激光非接触模式治疗。C.术后24h观。

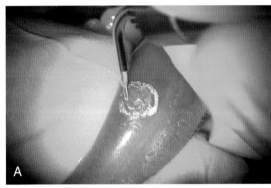

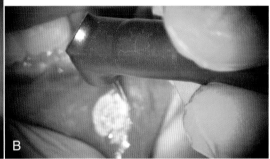

•图11-19 使用铒激光治疗阿弗他溃疡。A.术中观。B.术后病变部位白色麻点样改变。

病变组织表层的上皮细胞达到止痛目的（图11-18和图11-19）。

有报道称阿弗他溃疡不会在激光治疗过的位点复发。目前对于产生这种效应的原因尚不清楚。

唇疱疹的治疗过程是将激光工作尖在唇部整个受累病损处缓慢移动，观察到组织颜色变白后马上停止。这种治疗往往涉及半个唇部，治疗过程需要1～2min，通常不需要麻醉。如果疱疹样病变在感染迹象一出现时就得到治疗，这种病变通常不再复发。

临床提示

治疗阿弗他溃疡时，应确保治疗区域包括整个病变以及病变周围至少3～5mm充血红晕区，以此标定为病变边界。如果病变周围的小部分健康组织没有和病变一起治疗，溃疡将会复发。

冠周炎

冠周炎或磨牙的萌出性龈炎会引起患者不适。可使用任意一种波长的激光切除部分软组织。若选用铒激光，一定要避免接触牙釉质，否则可能造成小片牙釉质被消融。使用铒激光的优势在于治疗中仅需表面麻醉即可。而使用其他波长激光治疗冠周炎时，通常需要注射麻醉。使用铒激光的潜在劣势是术后止血效果不如其他波长激光，而且切除软组织时存在伤及硬组织的风险（图11-20）。

激光组织熔接

对于上下唇部有开裂和破裂的患儿，可使用激光将组织熔接在一起[47-48]。因为其目的不是为了去除组织，所以应使用低能量非聚焦模式。激光处理

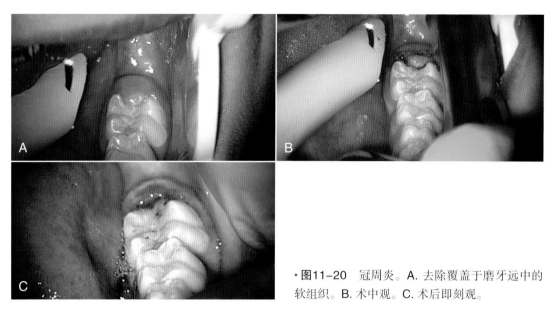

• 图11-20　冠周炎。A. 去除覆盖于磨牙远中的软组织。B. 术中观。C. 术后即刻观。

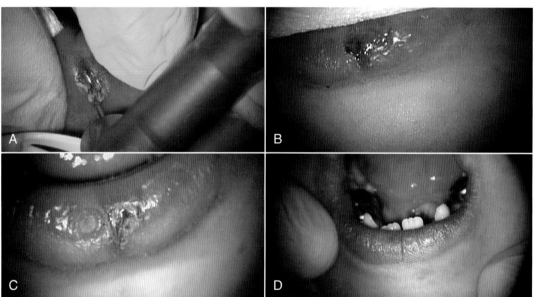

• 图11-21　A. 下唇正中开裂的激光组织吻合。B. 术后即刻观。C. 术后48h观。D. 3周后组织完全愈合没有再裂开。

后的组织可以相互熔接，促进愈合。另外，激光的杀菌效能也能促进组织愈合（图11-21）。

上颌正中阻生多生牙

激光可替代传统手术刀切开腭部组织暴露埋伏牙，用于上颌正中多生牙的去除。手术时必须使用局部麻醉。如果有骨组织覆盖牙齿，或者出现牙骨粘连需要去除骨组织或分离牙体时，可先用铒激光或者9300nm的CO_2激光去除硬组织，再用骨膜分离器将软组织从骨面剥离开。激光在这类手术的优势包括缩短愈合时间，手术位点杀菌，以及极大地减少术后不适（图11-22）。

下唇静脉湖

静脉湖，或称静脉池，病变的特征是位于下唇黏膜表皮下的柔软、蓝色、疏松、无痛的小结节。虽然这种病变常见于40岁以上患者，但图11-23中显示的是一位年仅8岁的静脉湖患儿。静脉湖或池常继发于唇部外伤。治疗分两个步骤进行：第一步使用低能量激光（<1W）非接触式作用于富含血红蛋白的下唇深部病变几分钟，首选Nd:YAG激光或二极管激光配合未激发的光纤工作尖。第二步在病变组织吸收足够激光能量后，使用任意一种波长的激光接触式切开唇部组织取出残余的已干燥血液[49-53]。

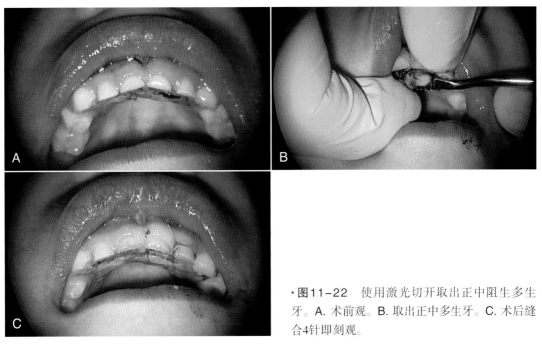

· 图11-22　使用激光切开取出正中阻生多生牙。A. 术前观。B. 取出正中多生牙。C. 术后缝合4针即刻观。

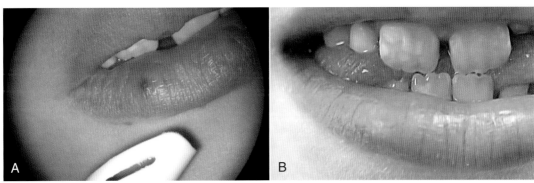

· 图11-23　A. 8岁女孩的唇部静脉湖病变。B. 激光治疗后6个月。

开窗暴露需要粘托槽的埋伏牙

使用激光去除覆盖于阻生恒牙的软组织通常可不使用局部麻醉。所有的激光均可完成这一治疗，然而使用时需注意激光工作尖与组织面的角度。铒激光与牙体组织直接接触可消融牙体组织。其他波长的激光直接接触牙体可导致牙釉质表面炭化，可使用抛光杯或橡皮轮去除（图11-24）（详见第12章）。

活髓切断术和牙髓摘除术

活髓切断术或牙髓摘除术常用于治疗乳牙因龋坏、机械性去腐导致露髓，或者是重度磨耗患牙的预防性治疗[54-55]。美国儿童口腔医学会将活髓切断术定义为切除冠髓，使用盖髓剂（例如，甲醛甲酚、硫酸铁）[56]或是电烙术处理保存有活力的根髓。常用的盖髓剂还包括无机三氧矿物聚合物（Mineral trioxide aggregate，MTA）[57]。

牙髓摘除术是指因龋坏或外伤导致牙髓不可逆性感染或坏死而进行的根管治疗术。活髓切断术及牙髓摘除术的目的均为保留患牙功能且无痛，直至治疗的乳牙正常脱落恒牙萌出，或者治疗的恒牙发育完全可以进行根管治疗。

激光是治疗牙髓疾病的一种有效替代疗法，具有在牙髓治疗过程中不引入化学物质的优势。因在活髓切断术位点使用的小剂量甲醛甲酚有可能被吸收并在数分钟内分布全身[58]，家长们常常会担心这类药物的副作用。

活髓切断术是使用激光的临床指征之一[31,59-60]。成功的治疗可以推迟拔除乳牙直至可以安放间隙保持器。激光为活髓切断术提供了一种安全、有效、非化学的替代方法[61-62]。在笔者6年多的临床实践

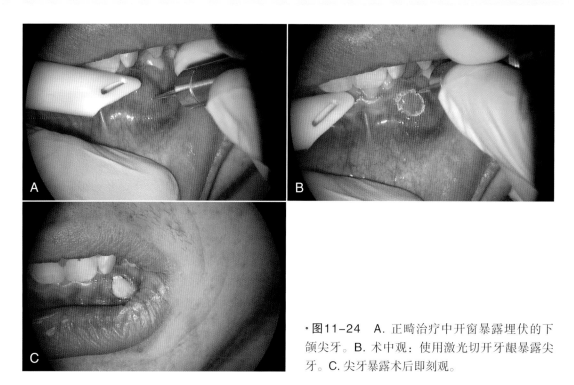

· 图11-24 A. 正畸治疗中开窗暴露埋伏的下颌尖牙。B. 术中观：使用激光切开牙龈暴露尖牙。C. 尖牙暴露术后即刻观。

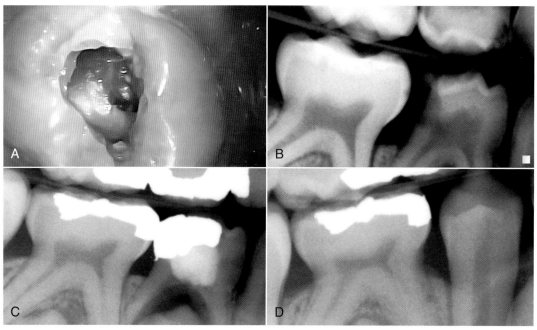

· 图11-25 A. 揭开髓室顶为活髓切断术创造入路。B. 需要进行活髓切断术的下颌第一乳磨牙的X线片。C. 活髓切断术完成后的X线片。成功的激光辅助治疗保证了5年后恒前磨牙的顺利萌出。D. 术后5年X线片显示恒前磨牙萌出到位。

中，用激光做了超过5000例的活髓切断术，均取得了良好的治疗效果，证实了此项无须使用化学药物或电外科治疗的技术应用于儿童患者的安全性和有效性（图11-25）。

联合治疗

　　铒激光波长的优势在于它既可用于硬组织治

疗，也可用于软组织治疗，如图11-26所示。

低能量（光生物调节）激光治疗

　　正如之前所讨论的，有2500项研究报道了具有生物学刺激作用的激光（PBS，也称为"冷激光"）的效能，尽管其中很多研究实验设计欠完善，不符合西方医学标准（详见第15章）。

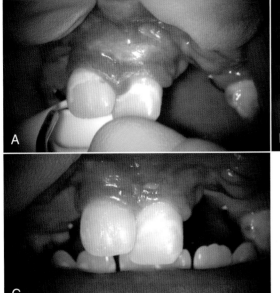
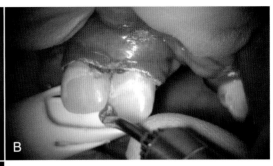

• 图11-26　A. 使用激光进行软组织牙龈切除术联合硬组织去龋。B. 软组织切除术后即刻观。C. 术后6天可见完全愈合。

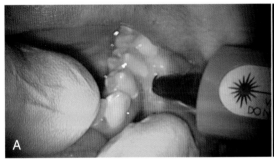
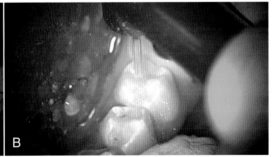

• 图11-27　激光镇痛。A. 低能量激光照射牙根部1min。B. 铒激光照射牙冠殆面2min。

下面这部分介绍的PBS激光在儿童口腔中应用目前还没有很全面的文献报道，但是作者以及很多口腔医师的临床实践均证实了PBS激光是一种有效的治疗手段。低能量激光为以下儿童口腔治疗提供了另一种治疗方式的选择：

• 口腔镇痛
• 牙体硬组织外伤治疗
• 口腔软组织外伤治疗
• 原发性疱疹和唇疱疹治疗
• 控制咽反射

镇痛作用

PBS激光的镇痛效能可以由任意一种能量设置较低的激光[63-65]或者将手术激光置于非聚焦模式以避免光热效应聚集于牙体组织上来实现[63-65]。该技术是将手术激光工作尖置于非聚焦模式（非接触式，离开牙齿表面1~3mm），在牙冠上方停留

1~2min，然后使用硬组织激光完成牙体预备。或者使用高速手机完成乳牙及恒牙合金修复的牙体预备而不会引起患者的不适（如果之前患者没有使用过该方法）。无论是用复合树脂修复还是用合金修复，患者均可以不进行局部麻醉而完成牙体预备。对儿童患者，这一优势可以消除局部麻醉后因咬唇造成创伤的可能性（图11-27）。

乳前牙和恒前牙外伤

儿童的上颌或下颌乳前牙常会受到外伤。这类外伤常引起牙髓坏死和牙体组织变色[66-67]。这两种并发症可在患牙外伤后2~6周出现。使用660nm或者830nm波长的低能量激光照射牙根部1min，可使7个月到5岁的婴幼儿前牙外伤患者受益。对于前牙外伤出现轻微松动、部分脱位或错位的患者，如果能在受伤后24h内接受LLLT治疗，受伤牙可保持正常的颜色和牙髓活力，正常的放射学影像，并能在创伤后

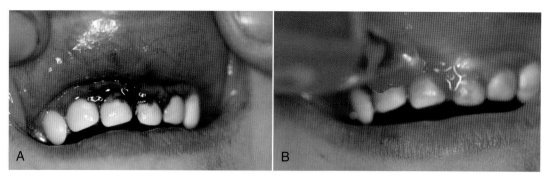

· 图11-28　A. 前牙区外伤。B. 使用低能量激光治疗每颗患牙1min。

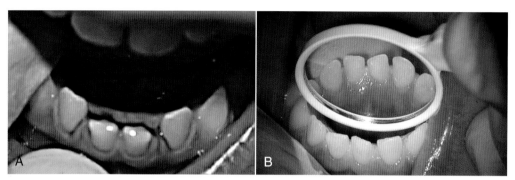

· 图11-29　A. 外伤致下颌前牙部分脱位。B. 使用低能量激光治疗2年后。

病例研究11-1

　　一名8岁女孩因左侧上颌中切牙部分脱位于急诊就诊。患牙部分脱位伸长近5mm。将患牙轻轻复位，夹板固定，使用660nm LLLT激光治疗1min。在3天、7天后分别重复同样的治疗。23个月后，该患牙仍保持活力且无症状（图11-30）。

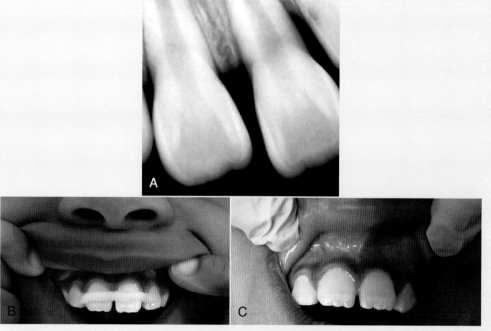

· 图11-30　恒中切牙部分脱位。A. 术前X线片。B. 牙弓夹板固定，使用低能量激光在唇侧及舌侧分别照射1min。C. 术后23个月患牙仍保持活力。

病例研究11-2

　　一名8岁男孩因口内多发疱疹样病变引起明显不适为主诉就诊。使用低能量激光于口外照射3min。4天后复诊时，患者不适感已消失，大部分病变已愈合[68]（图11-31）。

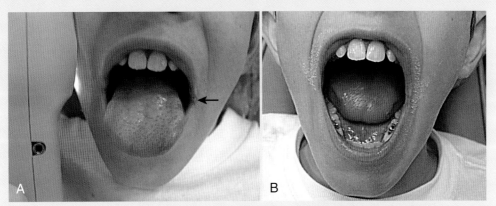

・图11-31　A. 使用低能量（生物调节）激光照射原发性疱疹3min术后即刻观。
B. 治疗4天后局部病变已消退。

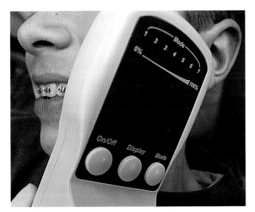

・图11-32　正畸加力后即刻治疗。

36个月仍保持无临床症状（图11-28和图11-29）。

　　治疗乳牙及恒牙外伤前，通常要拍X线片明确有没有发生根折。然后使用低能量激光在外伤牙根的唇、舌面（4J/区域）分别照射大约1min，之后嘱进软食。根据损伤程度，术后第3天和第5天可以用相同参数的低能量激光重复治疗（病例研究11-1）。

口内原发性疱疹

　　见病例研究11-2和图11-31。

正畸治疗或颞下颌关节不适

　　下述操作可缓解因正畸或颞下颌关节疾病引起的不适：将激光/LED设备在面部外侧作用3min，然后使用660nm或者830nm光纤头置于口腔内后部，此处为颞下颌关节综合征疼痛的触发点[68-69]。1周内重

病例研究11-3

　　一名13岁男孩因下颌磨牙脓肿引起下颌肿胀，同时伴有疼痛和张口受限。张口受限妨碍了口腔临床检查，且阻碍对病灶牙进行引流和缓解疼痛的治疗。将低能量的二极管和LED光纤头放置于患侧3min显著缓解了肌肉痉挛，获得了足够的张口度并且进行了患牙引流（图11-33）。

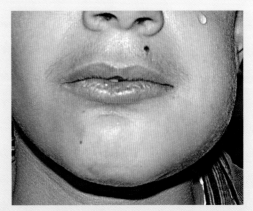

・图11-33　使用低能量激光治疗面部蜂窝织炎伴张口受限患者3min。

复治疗3～5次，可显著减轻甚至消除颞下颌关节的不适（病例研究11-3和图11-32）。其作用机制已在第15章中说明。

颌面部外伤

　　低能量激光可促进牙龈成纤维细胞增殖[70-74]，减少患儿外科术后疼痛和感染，促进创口收缩和愈合。刺激软组织愈合可以缓解炎症，减轻疼痛，提

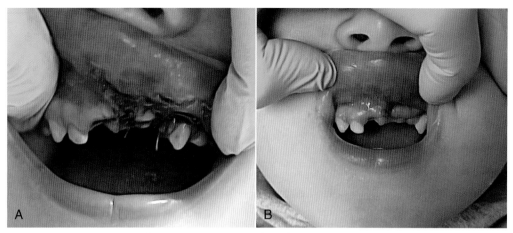

· 图11-34 A. 使用低能量激光治疗面部外伤。B. 术后6天观。

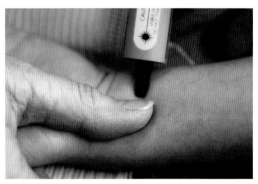

· 图11-35 通过使用二极管激光照射P6穴位1min控制咽反射。

高创口的抗拉强度，有助于免疫系统控制感染（图11-34）。洛奇肯德等[75]也发现使用激光照射一个部位可促进同期其他部位创口的愈合，表明低能量激光具有系统作用。这或许可以解释比较同一患者左右侧激光和非激光治疗的研究不会有任何差异。

减少咽反射

用660nm的二极管激光于4J左右的能量照射P6穴位可缓解许多患儿的咽反射。P6穴位位于腕关节下距离腕部皱褶处约2.5cm（1英寸），接近拇指远端指骨的宽度。对于因咽反射明显而妨碍口内放射线检查或磨牙检查的患者，使用660nm的二极管激光照射P6穴位1min，即可很好地控制咽反射，从而进行必要的口腔检查[76-79]（图11-35）。

结论

激光通常能够代替传统的治疗手段，为儿童口腔医学提供多样化的治疗选择。将激光引入儿童口腔治疗应该被看作是一种投资而不是消耗。一旦熟练掌握激光的物理学和安全性能，激光可为儿童患者提供新的口腔治疗标准。

（张献丽　董　岩译，张　平审校）

参考文献

[1] Maiman T: Stimulated optical radiation in ruby, *Nature* 187: 493–494, 1960.

[2] Kotlow L: The use of the erbium hard and soft tissue laser in the pediatric dental practice, *J Southeast Soc Pediatr Dent* 17:12–14, 2001.

[3] Hinson P: Three, two, one, blast off! President's message, *Pediatr Dent Today Newslett* 4–5, September 2005.

[4] Aoki A, Ishikawa I, Yamada T, et al.: A comparison of conventional handpiece versus erbium:YAG laser for root caries in vitro, *J Restorative Dent* 77:1404–1414, 1998.

[5] Sasaki K, Aoki A, Ichinose S, et al.: Scanning electron microscopy and Fourier transformation spectroscopy analysis for bone removal using Er:YAG and CO_2 lasers, *J Periodontol* 73:643–652, 2002.

[6] Hossain M, Nakamura Y, Yamada Y: Effects of Er,Cr:YSGG laser irradiation in human enamel and dentin, *J Clin Laser Med Surg* 17:105–109, 1999.

[7] Hibst R, Keller U, Steiner R: The effects of pulsed Er:YAG laser irradiation on dental tissue, *Laser Med Surg* 4:163–165, 1988.

[8] Goodis HE, et al.: Pulpal safety of 9.6 micron TEA CO_2 laser used for caries prevention, *Laser Surg Med* 35:104–110, 2004.

[9] Seka W, Featherstoe J, Fried D, et al.: Laser ablation of dental hard tissue: from explosive ablation to plasma –mediated ablation, *Proc SPIE* 2672:144–158, 1996.

[10] Frame JW: Carbon dioxide laser surgery for benign oral lesions, *Br Dent J* 158:125–128, 1985.

[11] Pecaro BC, Garehime WJ: The CO_2 laser in oral and maxillofacial surgery, *J Oral Maxillofac Surg* 41:725–728, 1983.

[12] White JM, Goodis HE, Rose CM: Use of the pulsed Nd:YAG for intraoral soft tissue surgery, *Lasers Surg Med* 11:455–461, 1991.

[13] Moritz A, Gutknecht N, Doertbudak O: Bacterial reduction in periodontal pockets through irradiation with a diode laser, *J Clin Laser Med Surg* 15:33–37, 1997.

[14] Coluzzi DJ: Lasers and soft tissue curettage: an update, *Compendium* 23:1004–1011, 2002.

[15] Walsh LJ: The current status of low level laser therapy in dentistry. Part 1. Soft tissue applications, *Aust Dent J* 42(4):247–254, 1997.

[16] Walsh LJ: The current status of low level laser therapy in dentistry. Part 2. Hard tissue applications, *Aust Dent J* 42(5):302–306, 1997.

[17] Sun G, Tuner J: Low-level laser therapy in dentistry, *Dent Clin North Am* 48(4):1061–1076 viii, 2004.

[18] Dyson M: Cellular effects of LLLT, *Laser Ther J* 2(1):14–18, 1990.

[19] Van As G: Magnification and alternatives for microdentistry, *Compendium* 22(11A):108–114, 2001.

[20] Nase JB: Dental operating microscopes: the next era in general dentistry, *Diamond (Maurice H. Kornberg School of Dentistry Magazine)* [Temple University] 11:12–14, 2002.

[21] Coluzzi DJ: An overview of laser wavelengths used in dentistry, *Dent Clin North Am* 44:776, 2000.

[22] Miserendino LJ, Pick RM: *Lasers in dentistry*, Chicago, 1995, Quintessence, pp 145–160.

[23] White JM, Goodis HE, Setcos JC, et al.: Effects of pulsed Nd:YAG laser energy on human teeth: a 3-year follow-up study, *J Am Dent Assoc* 124:45–50, 1993.

[24] Diaci Laser Profilometry for the characterization of craters produced in hard dental tissues by the Er:YAG and Er,Cr:YSGG lasers, *J Laser Health Acad* 2/1, 2008.

[25] Rechmann P, Goldin D, Henning T: Er:YAG lasers in dentistry: an overview, *Proc SPIE* 3248:1–13, 1998.

[26] Kotlow LA: Pediatric dentistry begins at birth: laser and pediatric dental care in treating soft tissue lesions in the dental office, *J Pediatr Dent Care* 13(1):12–16, 2007.

[27] Kotlow LA: Oral diagnosis of abnormal frenum attachments in neonates and infants: evaluation and treatment of the maxillary and lingual frenum using the erbium:YAG laser, *J Pediatr Dent Care* 10(3):11-14, 26–28, 2004.

[28] Kotlow LA: Ankyloglossia (tongue-tie): a diagnostic and treatment quandary, *Quintessence Int* 30(4):259–262, 1999.

[29] Parks F, O'Toole T, Yancy J: Laser treatments of aphthous and herpetic lesions, *J Dent Res* 73:190, 1994.

[30] Liu H, Yan MN, Zhao EY, et al.: Preliminary report on the effect of Nd:YAG laser irradiation on canine tooth pulps, *Chin J Dent Res* 3(4):63–65, 2000.

[31] Odabas ME, Bodur H, Baris E, Demir C: Clinical, radiological, and histopathologic evaluation of Nd:YAG laser pulpotomy on human primary teeth, *J Endod* 33(4):415–421, 2007.

[32] Marmet C, Shell E, Marment R: Neonatal frenotomy may be necessary to correct breastfeeding problems, *J Hum Lact* 6:117–120, 1990.

[33] Ballard J, Auer RN, et al.: Ankyloglossia: assessment, incidence and effect of frenuloplasty on the breastfeeding dyad, *Pediatrics* 110(5):e63, 2002.

[34] Defabianus P: Ankyloglossia and its influence on maxillary and mandibular development: a 7-year follow-up case study, *Funct Orthod* 17(4):25–33, 2000.

[35] Nostestine GE: The importance of the identification of ankyloglossia (short lingual frenum) as a cause of breastfeeding problems, *J Hum Lact* 6:113–115, 1990.

[36] US Department of Health and Human Services, Office on Women's Health and the Ad Council; www.hhs.gov/news/press/2004pres/20040604, www.4women.gov/Breastfeeding/print-bf. cfm?page227. Accessed June 2004.

[37] Ballard JL, Chantry C, Howard CR: Protocol Committee, Academy of Breastfeeding Medicine (ABM): guidelines for the evaluation and management of neonatal ankyloglossia and its complications in the breastfeeding dyad. ABM Clinical Protocol No 9, *ABM News Views* 2004.

[38] Huang W: The midline diastema: a review of its etiology and treatment, *Pediatr Dent* 17(3):171–179, 1995.

[39] Weissinger D: Breastfeeding difficulties as the result of tight lingual and labial frena, *J Hum Lact* 11(4):313–316, 1995.

[40] American Academy of Pediatrics: *Breastfeeding: best for baby and mother* [online serial], Summer 2004.

[41] Corn H: Technique for repositioning the frenum in periodontal problems, *Dent Clin North Am* 90, March 1964.

[42] Oesrerle LJ: Maxillary midline diastemas: a look at the causes, the midline diastema, *J Am Dent Assoc* 130(1):85–94, 1999.

[43] Barak S, Kaplan I: The CO_2 laser in the excision of gingival hyperplasia caused by nifedipine, *J Clin Periodontol* 15:633–635, 1988.

[44] Pick PM, Pecaro BC, Silberman CJ: The laser gingivectomy: the use of the CO_2 laser for the removal of phenytoin hyperplasia, *J Periodontol* 56:492–494, 1985.

[45] Colvard M, Kuo P: Managing aphthous ulcers: laser treatment applied, *J Am Dent Assoc* 122:51–52, 1991.

[46] Convissar RA: Aphthous ulcers and lasers, *Oral Surg Oral Med Oral Pathol Oral Radiol Endod* 82(2):118, 1996.

[47] Phillips AB, Ginsberg BY, Shin SJ: Laser welding for vascular anastomosis using albumin solder, *Laser Surg Med* 24:264–268, 1999.

[48] Bass LS, Treat MR: Laser tissue welding: a comprehensive review of current and future clinical applications, *Laser Surg Med* 17:315–349, 1995.

[49] Rice JH: Removal of venous lake using a diode laser (810 mn), *Wavelengths* 12(1):20–21, 2004.

[50] Neumann RA, Knobler RM: Venous lakes (Bean-Walsh) of the lips: treatment experience with the argon laser and 18 month follow-up, *Clin Exp Dermatol* 15:115, 1990.

[51] Bekhor PS: Long-pulsed Nd:YAG laser treatment of venous lakes: report of a series of 34 cases, *Dermatol Surg* 32:1151, 2006.

[52] Del Pozo J, Pena C, Garcia Silva J, et al.: Venous lakes: a report of 32 cases treated by carbon dioxide laser vaporization, *Dermatol Surg* 29:308, 2003.

[53] Kotlow LA: Elimination of a venous lake on the vermilion of the lower lip via 810-nm diode laser, *J Laser Dent* 15(1):20–22, 2007.

[54] American Academy of Pediatric Dentistry: Guideline on pulp therapy for primary and young permanent teeth, *Pediatr Dent Ref Manual* 28(7):145, 2006-2007.

[55] Farooq NS, Coll JA, Kuwabara A, Shelton P: Success rates of formocresol pulpotomy and indirect pulp therapy in the treatment of deep dentinal caries in primary teeth, *Pediatr Dent* 22(4):278–286, 2000.

[56] Smith NL, Seale NS, Nunn ME: Ferric sulfate pulpotomy in primary molars: a retrospective study, *Pediatr Dent* 22:192–199, 2000.

[57] Eidelman E, Holan G, Fuks AB: Mineral trioxide aggregate vs. formocresol in pulpotomized primary molars: a preliminary report, *Pediatr Dent* 23(1):15–18, 2001.

[58] Pashley EL, Myers DR, Pashley DH, Whitford GM: Systemic distribution of 14c-formaldehyde from formocresol-treated pulpotomy sites, *J Dent Res* 59(3):603–608, 1980.

[59] Camp JH, Barrett EJ, Pulver F: Pediatric endodontics: endodontic treatment for the primary and young, permanent dentition. In Cohen S, Burns RC, editors: *Pathways of the pulp*, ed 8, St Louis, 2002, Mosby, pp 797–844.

[60] Liu H, Yan MN, Zhao EY, et al.: Preliminary report on the

effect of Nd:YAG laser irradiation on canine tooth pulps, *Chin J Dent Res* 3(4):63–65, 2000.

[61] Shabholz A, Sahar-Helft S, Moshonov J: Lasers in endodontics, *Dent Clin North Am* 48(4):816, 2004.

[62] Kotlow LA: Use of an Er:YAG laser for pulpotomies in vital and nonvital primary teeth, *J Laser Dent* 16(2):75–79, 2008.

[63] Tsuchiya K, Kawatani M, et al.: Laser irradiation abates neuronal responses to nociceptive stimulation of rat-paw skin, *Brain Res Bull* 34:369–374, 1994.

[64] Mezawa S, Iwata K, Naito K, Kamogawa H: The possible analgesic effects of soft tissue laser irradiation on heat nociceptors in the cat tongue, *Arch Oral Biol* 33:693–694, 1988.

[65] Navratil L, Dylevsky I: Mechanism of the analgesic effect of therapeutic lasers, *In Vivo Laser Ther* 6:33–39, 1997.

[66] Erickson F: Anterior tooth trauma in the primary dentition: incidence, classification, treatment methods, and sequelae: a review of the literature, *ASCD J Dent Child* 62(4):256–261, 1995.

[67] Andreasen JO: Sequelae of trauma to primary incisors. I. Complications in the primary dentition, *Endod Dent Traum* 14(1):31–44, 1998.

[68] Toida M, Watanabe F, Goto K, Shibata T: Usefulness of low-level laser for control of painful stomatitis in patients with hand-foot-and-mouth disease, *J Clin Laser Med Surg* 21(6):363–367, 2003.

[69] Lim HM, Lew KK, Tay DK: A clinical investigation of the efficacy of low level laser therapy in reduction of orthodontic post adjustment pain, *Am J Orthod Dentofacial Orthop* 108(6):614–622, 1995.

[70] Pourzarandian A, Watanabe H, Ruwanpura SM, et al.: Effect of low-level Er:YAG laser irradiation on cultured human gingival fibroblasts, *J Periodontol* 76(2):187–193, 2005.

[71] Mendez V, Pinheiro AL, Pacheco MT, et al.: Assessment of the influence of the dose and wavelength of LLLT on the repair of cutaneous wounds, *Proc SPIE* 4950:137–143, 2003.

[72] Hopkins JT: Low-level laser therapy facilitates superficial wound healing in humans: a triple-blind, sham-controlled study, *J Athlet Train* 39(3):223–229, 2004.

[73] Simon A: *Low level laser therapy for wound healing: an update*, IP-22 Information Paper. Edmonton, 2004, Alberta Heritage Foundation for Medical Research.

[74] Woodruff LD, Bounkeo JM, Brannon WM, et al.: The efficacy of laser therapy in wound repair: a meta-analysis of the literature, *Photomed Laser Surg* 22(3):241–247, 2004.

[75] Rochkind MD, Rousso M, Nissan M, et al.: Systemic effects of low-power laser irradiation on the peripheral and central nervous system, cutaneous wounds and burns, *Lasers Surg Med* 9:174, 1989.

[76] Schlager A, Offer T, Baldissera I: Laser stimulation of acupuncture point p6 reduces postoperative vomiting in children undergoing strabismus surgery, *Br J Anaesth* 81:529–532, 1998.

[77] Agarwal MD, Bose N, Gaur A, et al.: Acupuncture and ondansetron for postoperative nausea and vomiting after laparoscopic cholecystectomy, *Can J Anaesth* 49(6):554–560, 2002.

[78] Dundee JW, Yang J: Prolongation of the antiemetic action of P6 acupuncture by acupressure in patients having cancer chemotherapy, *J R Soc Med* 83(6):360–362, 1990.

[79] Fan CF, Tanhui E, Joshi S: Acupressure treatment for prevention of vomiting and postoperative nausea and vomiting, *Anesth Analg* 84:821–825, 1997.

第12章
激光在口腔正畸中的应用

Louis G. Chmura, Robert A. Convissar

如今，口腔正畸患者已不仅限于追求直立的前牙和良好的咬合，他们更期望在尽可能短的时间内以最轻松的方式得到最佳疗效。为此，正畸医师也不能仅限于提供最好的牙颌面治疗效果，而需高效地给予患者软组织美学效果。在正畸诊室中适当应用激光可以加速治疗进程，减少复诊的次数及时间，并提供最佳疗效。两种不同类型的激光可以应用于正畸治疗中：软组织外科激光可用于切割或切除组织；光敏生物调节（photobiomodulating，PBM）激光可减少治疗后的不适感，有利地影响骨生长速率并加速牙齿移动。

为口腔正畸治疗挑选软组织激光

有许多软组织激光可供口腔正畸医师选择，而每种激光都有特殊的性能和特点。挑选一款"最佳的"激光可能很困难，因为许多正畸医师的初衷是"规避祸患"，因此鉴别软组织激光是否拥有我们需要和不需要的特性会有所帮助。对正畸医师来说，首要考虑因素应该是有效治疗软组织的同时避免硬组织的改变，次要考虑因素为便携性与费用。

制造商宣称所有波长的激光都可用于软组织手术操作，不过有些波长的激光也同样适用于硬组织，例如铒激光家族（Er:YAG, Er,Cr:YSGG）。这类激光通常需要水冷却，因此相比于其他波长激光，设备趋于笨重且相对昂贵。CO_2激光波长易于被水吸收，而口腔黏膜含水量超过90%，因此CO_2激光是非常有效的软组织激光。另外，CO_2激光通常具有"超短脉冲"的特性，可以在短时迸发中产生相对较高的能量，提供一种相当有效的消融软组织的方法。但另一方面，CO_2激光通常较二极管激光体积更大且更昂贵。

目前可购得4种特定波长（810~830nm、940nm、980nm和1064nm）的二极管激光和Nd:YAG激光（1064nm），它们所发射出的能量可以很好地被血红蛋白及黑色素吸收，因此这些激光非常适用于消融色素和富含血管的组织，如口腔黏膜[1]。二极管激光较Nd:YAG激光的穿透深度更浅，不容易引起牙髓损伤，使其成为正畸治疗中的极佳选择[2-3]。另外，二极管激光在所有波长的激光中是最便宜且最便携的，这也是应用于正畸治疗所要考虑的另外一个重要优势。

目前市面上二极管激光的价格不一，为3000~15000美元不等，即使不对机器操作编程收费，这些费用也可以证明是合理的（避免冒犯他们的口腔全科医师同事和其他咨询专家）。在5年的时间里以7%的利息购置一台价值10000美元的二极管激光器，其月付款接近218美元。依据《临床口腔正畸学杂志（Journal of Clinical Orthodontics）》报告，正畸复诊的次均费用在200~400美元间（根据总体费用除以复诊次数进行计算）[4]。因此，用于购置一台二极管激光的费用就相当于每月取消一次正畸复诊。而事实上，使用激光的正畸医师每天可以"节省"几次复诊预约。

当然，这项投资的回报在对其中一些或全部治疗操作都进行收费时会更快。根据正畸医师的个人经营理念，这些费用可以由患者自行缴纳，或者由患者的保险或医疗保险所承担。在提交医保给付激光治疗的申请时，无须特殊说明应用了激光。例如：对激光牙龈切除术收费时可以根据常规的美国牙科协会（American Dental Association, ADA）代码中牙龈切除术（D4210或D4211，根据涉及牙齿数目而定）一项提交申请。舌系带延长术（矫正"短舌头"）可被认为是医疗处置，在提交到患者医疗保险公司进行赔偿时往往更有效。在这些例子中，应使用"医疗保险索赔表单"第1500号（空表格可在因特网上下载，或通过软件和办公用品公司购买）。在提交医疗保险申请时，必须同时标明诊断代码和手术项目代码。一般来说，对于每项治疗操作最好提供2~3个诊断代码和一个手术项目代码（表12-1）。

表 12-1 医疗保险账单常用代码

手术项目	ICD诊断代码	手术项目代码	描述
牙龈切除术			
慢性牙龈炎	523.1	41820	
系带修整术			
短舌头	750	41115	舌系带
附丽肌肉异常	756.82	40819	其他系带
龈瓣切除术			
牙齿萌出障碍	520.60	41821	
菌斑性慢性牙龈炎	523.10	41820	
非菌斑性慢性牙龈炎	523.11	41820	

ICD（International Classification of Diseases）：国际疾病分类

虽然没有一种"完美的"激光可以适用于每种治疗，且已有多篇研究报道CO_2激光[5-6]、二极管激光[7]和氩激光[8]应用于正畸治疗，但本章节主要以二极管激光为重点。选择合适的激光基于个人喜好。实操者还是非常有必要选修对多种波长激光经验丰富的指导者的课程（详见第16章"如何在口腔诊所开展激光诊疗"）。

正畸手术操作的类型

很多手术都可以由软组织激光完成，但是其中大多数能由正畸医师执行的分为两类：增生牙龈切除术[1]和美学手术。增生牙龈切除术是为了更早或更理想地将托槽或带环粘接在合适的位置，而暴露更多牙体组织。美学手术包括去除多余的牙龈组织以增进牙龈的美观性并改善正畸完成后的外观。为了最安全、最高效地完成手术并让患者的不适感最小化，最重要的是必须清楚什么不能做。实行软组织激光手术时必须牢记的3个首要考虑因素为：生物学宽度或区域、龈沟深度及角化组织。对于牙龈美学

手术操作来说，一些附加的诊断考虑也很重要。

大多数软组织手术的诊断考虑

生物学宽度/生物学区域

生物学宽度或生物学区域的概念对于口腔修复非常重要。Garguilo等[9]对一系列的牙龈切除术进行了分析，发现不管切除多少牙龈组织，再生后的平均结缔组织附着（connective tissue attachment, CTA）都为1.07mm，结合上皮（junctional epithelium, JE）的厚度为0.97mm，龈沟深度为0.69mm。这些研究者建议牙槽嵴顶到龈缘的距离应为2.5mm左右。Cohen[10]首创"生物学宽度"一词，包括JE和CTA：0.97+1.07=2.04（mm）[11]。Kois[12]对这个定义进行了扩展，把以上3项都相加0.97+1.07+0.69=（2.73）mm，结果为3mm左右并把将其命名为"生物学区域"。修复科医师发现若将人工冠的龈缘置于生物学区域内会导致慢性炎症，Kois建议3mm或者更多的生物学区域对于健康的牙-龈复合体是必要的[12]。当修复体要被放置在患牙的生物学区域内时，较好的方法应是"探测牙槽骨水平"，即通过龈沟探诊到达牙槽骨，然后暴露并去除足够的牙槽骨以重建2.5~3.0mm的生物学区域。

龈沟深度

总体上来说，正畸医师对例如去骨这种硬组织手术既不擅长也无兴趣。在几乎所有病例中，去除多余的牙龈组织并保留1mm龈沟深度就是典型正畸手术治疗中的全部了。尽管对生物学区域重要性的理解与认知在和同行交流时是必要的辅助，更为实际的做法是测量龈沟深度并计划留置1.0mm，并需要认识到在大多数病例中破坏生物学区域会导致龈沟复发至1.0mm。如果牙龈手术设计余留的龈沟深度少于1.0mm，则不推荐使用激光进行牙龈切除术，冠延长手术为更好的解决方法（图12-1）。

角化组织

角化组织是环绕每颗牙齿颈部的不能移动、纤维化、珊瑚粉色的组织，自游离龈延展至膜龈联合。角化组织可以抵抗刷牙及进食导致的牙龈退缩。非附着龈是可以移动的、深粉色的组织，也被称为牙槽嵴黏膜，其不能够抵抗正常损伤所带来的牙龈退缩。在进行牙龈手术设计时，必须注意保留

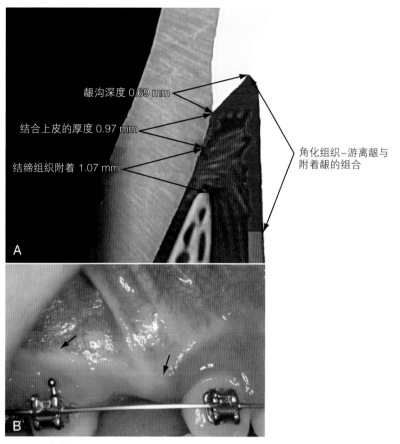

龈沟深度 0.69 mm

结合上皮的厚度 0.97 mm

结缔组织附着 1.07 mm

角化组织-游离龈与
附着龈的组合

•图12-1　A.角化组织的生物学宽度及生物学区域。B.膜龈联合处（箭头所指）。注意角化组织在上颌右侧第一前磨牙区充足，而在右上尖牙区量很少。

至少2mm的附着龈。如果牙龈切除术的设计不能遵循这个最小值，那么激光可能不适用，而应选择根向复位瓣手术更合适。尽管可以使用特殊染色界定膜龈联合的位置，但是在患者嘴唇移动时注意观察口腔黏膜相应的移动也很容易观察到膜龈联合的位置。总而言之，在正畸诊室中对大多数软组织手术做计划时，主要限制因素为保留至少1.0mm的龈沟深度及保护至少2.0mm的角化组织。

牙龈切除术

部分萌出牙的处置

当牙齿萌出过慢或者托槽难以准确定位时，去除多余的组织不仅可以改善美观，也可以加速治疗过程并减少复诊需要。图12-2A为部分萌出的上颌尖牙。对于这种病例可以考虑以下几种方案：

1. 在粘接托槽前等待牙齿完全萌出（6~12个月）。
2. 在牙冠暴露处粘接托槽，使之缓慢萌出，再粘接并重复这个过程，直至有足够的牙冠可以将托槽定位至理想位置。

3. 暴露牙冠并即刻精准粘接托槽（图12-2B~D）。可以应用二极管激光来获得几近理想的托槽粘接位置，允许术者将尖牙排至牙列内并矫正扭转，如此可以节省几个月的治疗时间。

未萌出牙的处置

当牙齿在牙龈表面可见，但可能需要几个月时间才能萌出至口内时（图12-3A），患者通常不愿意去牙周科或者儿童口腔科就诊进行牙冠暴露手术，正畸治疗因此而被"搁置"。如果有足够的角化组织，那么用激光暴露牙冠并即刻粘接托槽是可行的，这样可以节省患者几个月的等待时间。另外，激光能够提供清晰、无渗出的术野，可以在暴露牙冠后即刻粘接托槽（图12-3B、C）。图12-3中的病例在6周后进行了托槽再粘接以改善其粘接位置，使牙齿随之萌出至理想的位置。初始开窗手术仅仅使用了激光。之后牙冠所有增加的可见部分均为萌出的结果（图12-3D）。因此这位患者节约了几个月的治疗时间，他很快就带着非常迷人的笑容和自信继续去学校了。

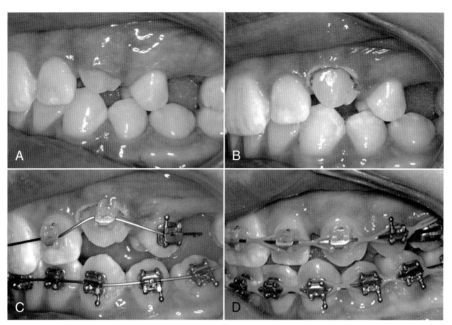

• 图12-2 为获得更理想的托槽粘接位置并加速治疗过程而进行牙龈切除术。A. 手术前。B. 暴露牙冠后即刻。C. 在几近理想的位置粘接托槽，可以放置镍钛弓丝。D. 6周后。

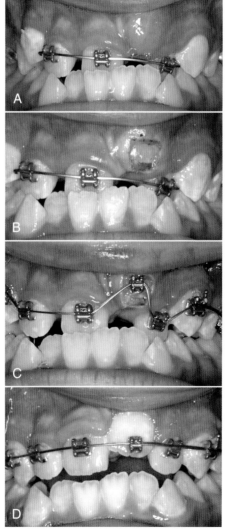

• 图12-3 A. 上颌中切牙和侧切牙未完全萌出。B. 简单的牙龈切除术暴露临床冠，以辅助托槽定位于理想的位置。C. 托槽在术野清晰的情况下直接粘接于理想位置。D. 3周后完全愈合，牙齿也萌出排齐了。

理想的托槽粘接

常用定位托槽于合适位置的方法是将托槽放置在临床冠中心。为使之精确，操作者必须能够直视临床冠，这在牙齿解剖形态被牙龈遮盖时可能很困难。简单的牙龈切除术可以充分暴露临床冠，使托槽粘接定位更加精准，并可加速治疗过程。图12-4中的患者手术后不仅节约了几个月的治疗时间，而且暴露的牙冠可以得到更好的清洁，因而减少了后续正畸治疗过程中牙龈增生的风险。

口腔卫生不良结果的处置

有时患者难以维持口腔卫生，导致牙龈炎性增生的发展。当口腔卫生改善后，炎症会消退，但是牙龈增生可能不会完全恢复。图12-5患者已准备好粘接全口矫正器，但术前照片显示牙龈增生、左上尖牙部分萌出、右上尖牙未萌出，使之不能理想地粘接托槽。对患者实行全口牙龈切除术去除多余的组织并暴露尖牙，使托槽能够恰当地放置，并且便于患者在治疗过程中更好地维护口腔卫生。

龈瓣的处置

有很多患者的正畸治疗因为第二磨牙不能粘接带环或颊管而无法进展，但是龈瓣的覆盖阻碍了粘接（图12-6）。去除多余的组织，同时进行粘接可使治疗得以进展。龈瓣切除术是为数不多的表面麻醉尚不足够的治疗之一，必须要局部注射麻醉。

美学手术的附加诊断考量

牙龈外形和轮廓

关于牙龈结构的两个重要概念为牙龈外形及牙龈轮廓[2]。牙龈外形的描述为"直视"一颗牙齿时的牙龈边缘形状（图12-7）。理想的牙龈外形有几个

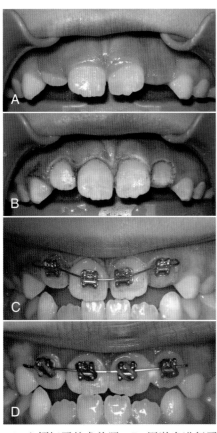

•图12-4　A. 上颌切牙的术前照。B. 用激光进行牙龈切除术以充分暴露上颌切牙临床冠、便于粘接托槽。C. 在干燥的术野下进行托槽粘接。D. 4周后牙齿已经开始排齐。

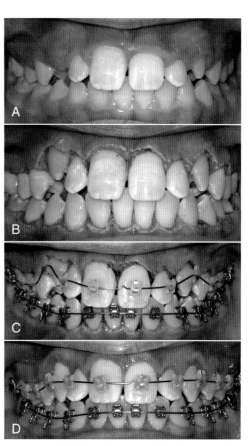

•图12-5　A. 患者的牙龈增生和尖牙未萌出，准备接受治疗。B. 牙龈切除术并暴露尖牙后即刻。C. 当天粘接托槽。D. 6周后。

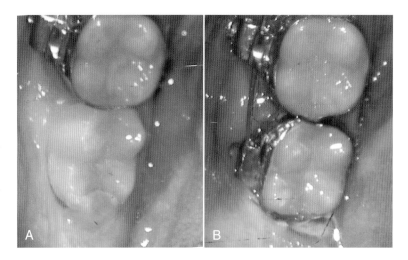

· **图12-6** A. 龈瓣部分覆盖下颌第二磨牙远中。B. 去除下颌第二磨牙龈瓣后，同时粘接带环，使之可以即刻移动。

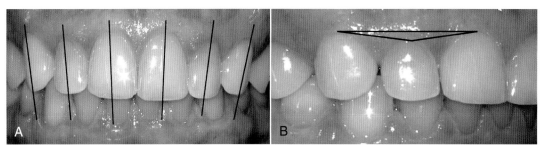

· **图12-7** A. 牙龈边缘应为平滑的曲线，龈缘轮廓的高点稍偏向远中。B. 中切牙和尖牙的龈缘轮廓顶点位于同一水平，侧切牙的牙龈边缘靠近切端1.0 ~ 1.5mm（从中切牙到尖牙为高–低–高）。

影响因素[13-15]。首先，两颗中切牙的牙龈外形应该处于同一水平，形成光滑、连续的曲线；曲线的顶端应与釉牙骨质界（cementoenamel junction，CEJ）的轮廓相吻合，且轮廓顶点略偏向远中。其次，尖牙的龈缘顶点应与中切牙位于同水平。再次，侧切牙的龈缘顶点应该低于尖牙和中切牙1.0mm。因此，在查看中切牙到尖牙的牙龈边缘时，其高度应该描述为"高–低–高"。

牙龈轮廓和与牙齿表面相平行的牙龈结构相关。健康的牙龈相对平整，在与牙齿相交的位置有一个小的、平坦的曲线（图12-8A）。增生的牙龈肥厚，在牙龈边缘延展为一个台阶（图12-8B）。如果牙龈外形正确但不强调轮廓，那么牙龈边缘的增生部分可能导致复发[13]。

牙齿比例

中切牙的宽度平均为8.4 ~ 9.3mm，长度为10.4 ~ 13.0mm。理想的宽度和长度比例范围为76% ~ 80%[12,16-21]。比例大于80%则牙齿外形太"方"，而小于75%则太长[21]。利用这些比例，结合牙齿大小，可以辅助为存在问题的牙齿制订更为理想的治疗计划。这些理念将会在之后部分的临床病例中详细阐释。

前牙美学的治疗设计

简单情况

正畸治疗之后，牙齿排列整齐，但有时牙龈外形达不到可被接受的标准。对有这种美学问题的患者进行牙龈轮廓成形可以极大地改善笑容。图12-9中的右侧上颌中切牙相对其他所有前牙是美观、和谐的，但左侧上颌中切牙除外（龈沟深度为2.0mm）。去除左侧上颌中切牙1.0mm牙龈后龈沟深度变为1.0mm，并有足够的角化组织，获得了协调的牙龈外形和更好的美观效果。图12-10中患者准备开始正畸治疗，其存在类似的双侧上颌中切牙牙龈不协调的问题，但是龈沟深度没有差异，釉牙骨质界水平不同。在检查后发现左侧上颌中切牙磨耗明显（图12-10B），提示这颗牙齿有过度萌出及磨损。在这个病例中，不能单纯进行软组织手术，而应该压低左侧上颌中切牙使两颗牙的牙龈外形相匹配，

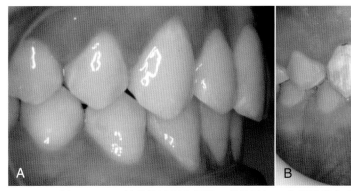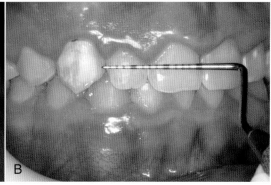

• 图12-8　A. 健康的牙龈和龈缘，整体平坦，在龈缘根方有小的游离龈凹陷。B. 增生的牙龈在龈缘处肥厚。

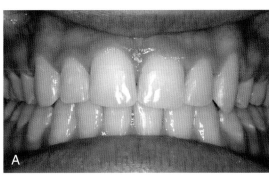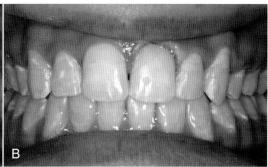

• 图12-9　A. 左侧上颌中切牙的多余牙龈组织。B. 去除多余牙龈组织，与对侧相匹配。

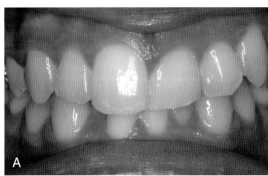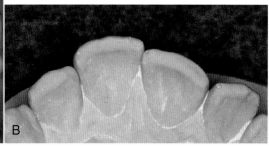

• 图12-10　A. 双侧上颌中切牙牙龈高度不对称。B. 左侧上颌中切牙切缘过度磨耗提示萌出过度。

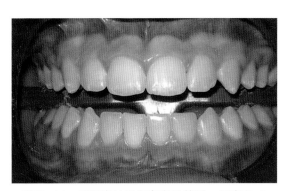

• 图12-11　不适当的牙龈高度及外形。见表12-2。

表 12-2	图12-11患者的初始临床数据和治疗目标*					
	前牙测量值（mm）					
治疗参数	UR3	UR2	UR1	UL1	UL2	UL3
临床冠长度	9.0	8.0	9.5	9.5	9.0	8.5
龈沟深度	2.0	2.5	2.5	2.5	1.5	2.5
角化组织量	3.0	5.5	5.0	5.0	5.0	4.5
目标临床冠长度	10.0	9.5	11.0	11.0	9.5	10.0

UR：上颌右侧；UL：上颌左侧
*目标计算值基于诊断

然后恢复其正常牙冠长度。在治疗开始对这种情况进行诊断可以使托槽的粘接位置更恰当。

前牙综合美学

有些情况下，所有前牙都不具备理想外形。那么治疗计划应包括评估每颗牙的比例以确定理想的治疗目标，并制订计划以确保不仅能达到可实现的目标，而且应有足够时间完成必要的治疗。首先，测量中切牙的宽度。图12-11患者近期刚刚拆除了固定矫正器，中切牙的宽度稍大于9mm（较平均值稍宽）。理想的中切牙宽度通常为长度的80%，因此9除以0.8是中切牙预估的理想长度，为11.25mm。这是中切牙长度理想的预期目标值。

接下来，测量每一颗前牙的临床冠长度、角化组织量、建议测量至牙槽嵴顶的龈沟深度（表12-2）。这些数据可以用于计算每个具体病例激光治疗的界值。例如，大多数患者结束治疗后的龈沟深度大约为1mm，因此将初始龈沟深度减少到1mm可以计算出每颗牙齿的长度，之后结合其现有长度来决定牙冠可达到的实际长度。

图12-11中，中切牙的目标长度值为11.0mm；尖牙为10.0mm，侧切牙为9.5mm。这些是针对这位患者的牙齿不进行冠延长术可以达到的最大长度，而冠延长术可能超出了正畸治疗领域。11.0mm的中切牙长度较计算的理想值（12.375mm）短1mm多。此外，中切牙和尖牙的目标长度不相等，且邻牙的差别值不理想，因此必须做出决策。在治疗完成时，中切牙长度是否可以较尖牙长1mm，或者说是否可以改变中切牙目标值来与尖牙匹配？而且侧切牙的目标值只有9.5mm，侧切牙与中切牙间1.5mm的不调是否太大了？是否应该在治疗计划中压低尖牙和中切牙以使这些牙齿获得额外长度？这些限制因素，连同转诊做冠延长的选择应该与患者及家长进行讨论。最后的决定是使每颗牙齿的长度最大化，并重新评价可能的转诊情况。

表12-3中显示，临床冠长度在术后即刻较2周后更长（图12-12）。这个结果符合预期，牙龈通常会再生至维持1mm龈沟深度的位置。激光照射后，组织表面可能呈现粗糙状，并有非常弱的隐痛。2周内伤口完全愈合。患者的笑容得到了极大改善，虽然采用了折中的治疗方案，但是患者和家长都对治疗

表 12-3	**图12-12患者牙龈美学成形的情况及结果**					
	前牙临床冠长度（mm）					
评价时间	UR3	UR2	UR1	UL1	UL2	UL3
治疗前	9.0	8.0	9.5	9.5	9.0	8.5
治疗后即刻	11.0	10.0	11.5	11.5	10.0	11.0
2周后	10.0	9.5	11.0	11.0	9.5	10.0

UR：上颌右侧；UL：上颌左侧

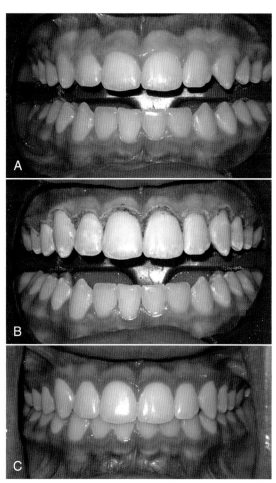

• 图12-12　牙龈美学成形术。A. 术前即刻。B. 术后即刻。C. 术后2周。见表12-3。

结果很满意。

操作技巧

总体来说，最好先处理一侧牙弓，在处理另一侧前获得理想的牙龈外形（例如，轮廓高度、平滑连续的曲线、轻微向远中倾斜）。在开始使用激光时，使激光工作尖垂直于牙齿表面来修整牙龈外形（图12-13）。在获得理想的外形后，修整组织使之倾斜成角约45°，以减轻组织的肥厚并处理好轮廓。当一侧达到理想形态了，就可以作为另一侧

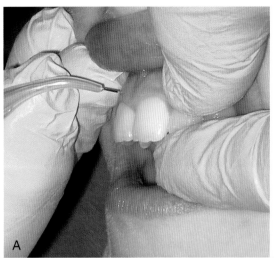

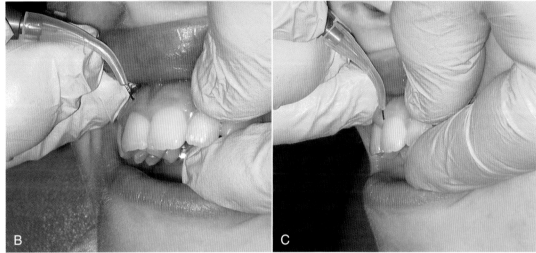

· **图12-13**　A. 激光工作尖与牙齿唇面相垂直。B. 激光工作尖与牙齿唇面成倾斜角度（45°）。C. 激光工作尖通过牙齿邻接区域时要有角度，既要获得成角还不能切除龈乳头。

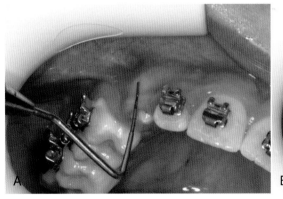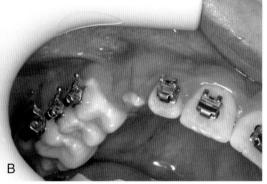

· **图12-14**　A. 牙周探针在预期龈缘的水平加压嵌入。B. 凹陷的牙龈对治疗目标提供可视化的引导。

修整的模板。一旦操作者对于选用的激光和诊断过程感到轻松自在了，就可以同时进行成角及外形修整。这种更为高效的方法有两个明显的优点：①整个手术过程一次完成；②可以避免激光重复照射已被照射过而脱水的组织。脱水的组织更容易受到热损伤并碳化，使预期结果难以达到。为提高效率，学习在初次手术中修整牙齿邻接区成角尤为重要

（图12-13C）。技术的关键点在于保持激光工作尖与牙齿邻面外轴角相垂直，以避免切除龈乳头而遗留"黑三角"。

长度15mm、刻度1mm的牙周探针在治疗设计时会有帮助，用于测量牙齿的宽度及长度、角化组织水平和龈沟深度。另外，一旦确定了每颗牙齿的目标长度并完成牙龈麻醉，可使用牙周探针标记目标

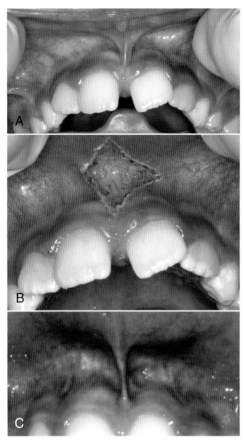

· 图12-15 A. 唇系带延伸至中切牙间隙区域。B. 激光辅助系带修整术后即刻（手术时间为35s）。C. 6个月后已经在较高水平位形成再附着。

长度，即在预期操作水平高度的组织表面形成暂时压痕（图12-14）。

其他正畸手术操作

除了牙龈修整术和美学手术，软组织激光还可以用于为患者提供其他有价值的矫正治疗。

唇系带修整术

当唇系带附丽延伸至游离龈缘附近时，需解除其张力，这对患者是有益的。与其他牙龈成形手术一样，先将系带隔离，干燥并局部麻醉。手术位点准备就绪后，牵拉上唇，同时使用光纤头轻拂系带。患者自述该手术术后无疼痛，而且近1周组织即可愈合（图12-15）。

舌系带延长术

通常舌系带过短在婴儿期就应处理。如果能够进行早期矫正，那么解除过短的附着不仅能够帮助

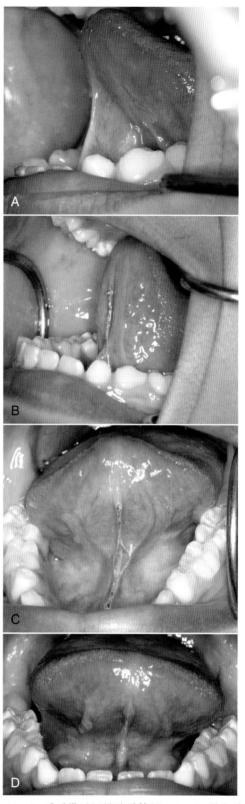

· 图12-16 A. 舌系带过短导致舌体短。B、C. 激光手术后即刻。D. 6天后。

改善发音，也能够纠正吞咽模式，并且改善面部生长。同唇系带手术一样，隔离、干燥并进行麻醉。同样的，向上牵拉舌体的同时用光纤头轻拂系带。无术后疼痛的报道，且大约1周愈合（图12-16）。

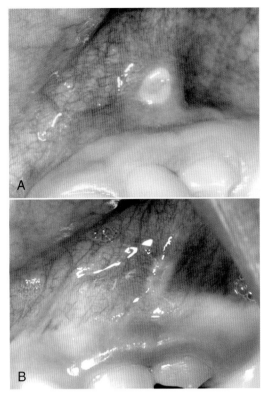

• 图12-17 A. 阿弗他溃疡。这种损伤的特点是临床过程疼痛，典型病程为7~10天。B. 激光治疗后4天。

缓解阿弗他溃疡的疼痛

阿弗他溃疡可能极为疼痛，通过激光治疗可以缓解疼痛并加速愈合（图12-17）。治疗无须任何麻醉，使用能量0.6W的二极管激光及未经激活的工作尖以非接触模式在损伤区域旋转照射（工作尖保持在组织上方1~2mm[22-23]）。照射病损部位60s疼痛立即缓解，同时加速愈合（详见第11章"激光在儿童口腔中的应用"）。

纤维环切术

牙槽嵴上纤维环切术是辅助严重扭转牙正畸治疗后稳定的一种方法[24]。用手术刀插入龈沟内来分离上皮附着及越隔纤维，但不去除骨组织。软组织激光看起来很适合这项操作。使用二极管激光进行纤维环切术的潜在问题是邻近牙槽骨的存在。二极管激光光纤头发射出的热量可以被深度0.8~4.0mm的组织所吸收[25]。纤维切断术应自龈沟一直向下到达越隔纤维，因此二极管激光产生的热必定会传导至周围牙槽骨。应该注意这种热传导会引起骨坏死的问题。

因为这个原因，需要纤维环切的患者应该被转诊到口腔全科医师或者牙周科医师那里治疗。其他穿透深度小得多的激光，包括铒激光家族和CO_2激光，较二极管激光更适合于这些手术。

操作步骤

一位训练有素的正畸工作人员可以完成大部分软组织激光手术相关的操作。一旦准确的诊断和治疗计划确定后，有效的交代流程包括患者和激光设备的准备，以及提供术后指导，这些都由熟悉这些辅助治疗的工作人员完成。

患者的准备

向患者解释大多数手术操作可以仅使用表面麻醉，并且大多数患者治疗中和治疗后不会有疼痛。确保患者对麻药不过敏，并且没有凝血异常（例如血友病）或者其他关于治疗的医学禁忌证。讨论替代治疗的优劣两方面。

应告知患者并不能确保治疗结果，并且可能出现复发。虽然可能不会出现感染，还是推荐术后几天使用盐水冲洗。维生素E油也可以帮助愈合，并保持治疗区域湿润。在正畸诊室中，绝大多数激光手术可以使用表面麻醉。确保操作区域是隔离的且干燥的，以增强麻醉效果并提高可视度。在治疗术区应用充足的表面麻醉药物3min，然后移除。软组织手术的一种有效表面麻醉药物为TAC20，是一种含有20%利多卡因、4%丁卡因和2%苯基肾上腺素的薄凝胶，保质期为3个月。

表面麻醉在有大量组织需要去除或者隔离困难的术区可能不够有效，例如龈瓣的去除或者舌系带修整术。在这类情况下，术区用表面麻醉后加浸润麻醉以使麻醉效果更为深入。使用牙周探针轻探软组织确认患者感觉不到锐器的刺痛。获得深度麻醉需要的时间因组织厚度和麻醉类型而异。

激光的准备

在等待获得合适的麻醉程度时，激光设备保持"待机"状态直至操作者准备好开始手术。谨慎的激光外科医师会用所需的最小能量完成指定手术。对于大多数组织去除手术，1~1.4W、连续波

（continuous wave, CW）模式为合适的能量设置，几乎无须应用高能量。而且高能量设置可能导致组织

过度吸收能量，引起热损伤、组织坏死、脱落及术后不适。

大多数二极管激光有两种时间发射模式：连续波和脉冲波（或截尾波）。应用脉冲波可以减少热量传导至邻近组织[26]，但是如果连续波发射能在手术不引起碳化的情况下进行，则效能更高。更新的二极管激光拥有"超短脉冲"模式，激光在非常短的时间内发射出高能量的脉冲。这种模式较传统的连续波或门控脉冲模式（详见第2章"激光的物理学基础"）相比，具有更高的效率和更少的组织炭化。

标准的方法是在每次手术操作后，切除已使用过的石英/玻璃光纤头（图12-18）。因为重复使用时，光纤工作尖可能已有划痕，不能够有效发射激光能量。切除已有划痕的光纤末端部分，暴露出新的、高度抛光的表面，可以保证激光能量有效地传输。

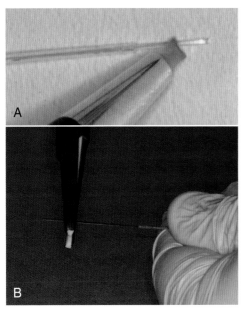

• 图12-18　A. 用刻痕工具刻断光纤头（刻痕后，遗留的光纤断裂）。B. 用特殊剪刀切断光纤。注意保持剪刀与光纤垂直是关键，另外也应考虑需要去除的光纤长度。

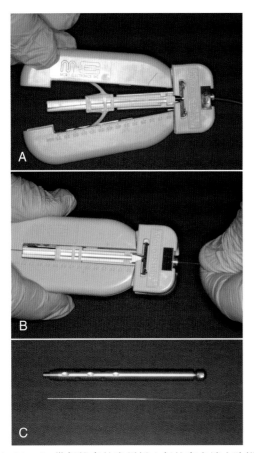

• 图12-19　A. 带保护套的光纤插入保护套末端去除钳。B. 一只手牢牢抓紧光纤，不要弯曲或皱褶，另一只手夹闭末端去除钳。C. 以稳固的牵拉动作去除保护套，留下无保护套的光纤插入手柄。

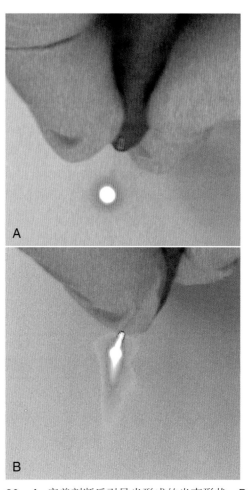

• 图12-20　A. 完美刻断后引导光形成的光束形状。B. 刻断不平整的光纤形成的"彗星拖尾状"光束。

在切断前，确保有效长度的光纤［1～2英寸（2.5～5cm）］伸展出塑料保护套。如果没有足够的光纤，按照制造商的建议来去除一定长度的保护套（图12-19）。接下来切断几毫米的光导纤维。确保光纤刻断钳与光纤垂直，并确认刻断后没有残留尖锐的边缘。验证方法是使光纤垂直照射在一个平面上，确认引导光束形成一个圆形而没有"彗星拖尾状"或者呈现卵圆形（图12-20）。如果形成的光束不规则，则需再次切断光纤以获得整齐光滑的断面。如果使用未整齐切端的激光光纤头可能导致出血，因为不规则的光导纤维会切割组织。如果使用配备的一次性激光光纤工作尖，在术中时常需要更换新的工作尖，以确保使用"锋利"的工作尖来有效地传输能量。

大多数激光器使用金属或者塑料套管作为导引帽，通过导引帽使光导纤维滑动进入手柄，在导引帽外留出3～4mm。在光纤通过套管时要保持套管笔直，直到它延伸出金属套管末端3～4mm。完成后，使引导光束垂直照射在一个平面上来确保光纤的完整性。如果看不到光，提示光纤可能断裂了。在这种情况下，小心地重新将完整的光导纤维穿过导引帽，保证其不要断裂。测试光导纤维的完整性是非常关键的步骤，在金属套管内折断可能导致激光的能量转变为热量，继而发热的金属套管会灼伤患者的组织或唇部。检验完成后，小心弯曲套管至理想角度，注意不要扭曲或者"过弯曲"，这可能会导致光纤折断（图12-21）。

有些激光操作者在准备光纤工作尖时会在深色咬合纸或者一块软木上"引发"工作尖。此步骤可使光导纤维末端碳化，减少激光光束的穿透深度，从而防止对深部组织造成热损伤。一个更有效的工作尖"引发"方法为应用黑色墨水。光导纤维是用石英玻璃制造的，任何类型用于玻璃的黑色墨水均有效。墨水和薄刷子可以在任何艺术品商店或业余爱好用品商店购买。口腔医师或医师助手用薄刷蘸取少量黑色墨水，并将墨水刷到光纤尖端。墨水几秒内风干，医师可以开始进行治疗。墨水较其他"引发"方法可以更均匀地包裹光纤尖端。工作尖更均匀地引发可以确保其散发出的热量在整个工作尖表面保持一致，没有热点或冷点。这样可以引导

出一致的、可重复的结果（详见第3章"激光辅助非手术牙周治疗"）。

软组织激光对眼睛是有危害的。联邦法规要求治疗区域内所有人都要佩戴特定波长的安全防护镜来防护激光，防护波长范围必须在镜架或镜片上标明[26]。所有激光装置都要求提供3套防护镜：分别配备给患者、助手和操作者。夹戴式镜片适用于使用放大镜的操作者（图12-22）。

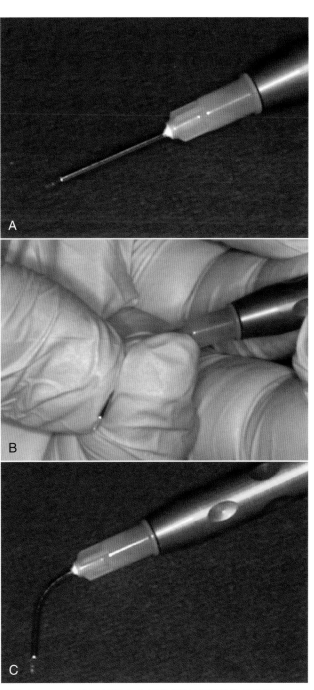

•图12-21　A. 光导纤维在金属套管保持笔直的时候穿过。B. 金属套管形成平缓的弯曲，而不破坏光纤套管。C. 在导引帽末端留出3～4mm长的光导纤维。

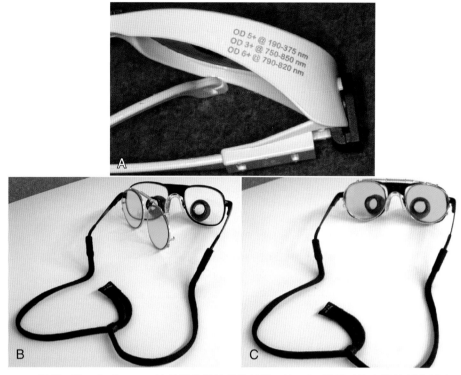

· 图12-22　A. 为810nm波长激光设计的防护镜。B、C. 适用于放大镜的部分固定式防护镜（B）和完全固定式防护镜（C）。

在患者和激光装置都准备好、深度麻醉奏效后，操作者将激光从"待机"模式调整至"启动"模式，光纤调整至合适长度，然后轻轻将其放置于治疗区域上方并同时启动脚踏，使用慢速、来回拂扫的动作消融需要去除的组织。合适的移动速度对手术成功至关重要（详见第2章"激光的物理学基础"）。助手持高速吸引器尽可能接近组织来收纳激光羽，以减少任何可能产生的气味并冷却组织。助手同时也阻止了激光羽中一种可能致癌的湿性化学物质。所有在治疗区域内的人必须佩戴能过滤掉激光羽的0.1μm过滤口罩，系带式或者耳带式均可。肺结核口罩可以过滤掉更小的颗粒，佩戴舒适性稍差，也是可以接受的。这些口罩在大多数口腔材料供应商处都可买到。

提供术后指导

尽管对于每台手术和每个患者来说略有不同，术后对患者的指导应包括保持术区清洁，用软毛牙刷（或棉签）轻刷，每天用温盐水漱口3～4次并持续几天，在愈合区域涂抹维生素E凝胶，需要时服用非处方止痛药。应告知患者轻微出血是正常现象，并将在几天内好转，但是过度疼痛或出血是异常的。

光生物调节激光应用于口腔正畸学

光生物调节（Photobiomodulating，PBM）激光是非外科激光，不能用于切割组织。正如其命名所示，这类激光利用光能来调节细胞的生物学功能。诊断信息的收集，包括研究模型的制取，是正畸治疗的最初步骤之一。正畸医师在日常工作中会遇到取印模时恶心甚至呕吐窒息的儿童。他们应用了很多方法试图防止这个问题的出现，包括在上腭和舌体上喷涂表面麻醉药物，转移患者的注意力及其他方法等。大量文献报道应用这类激光来阻止咽反射。在国家医学图书馆（National Library of Medicine，PubMed）数据库中进行文献检索可以找到很多应用PBM激光对恶心或呕吐进行控制的文章，几乎涵盖从颅骨切开术到全身麻醉的所有手术。一篇关于刺激P6穴位以防止术后恶心和呕吐（postoperative nausea and vomiting，PONV）的Cochrane文献综述获得非常明确的结论"P6穴位刺激可以预防PONV"[27]。这种方法已成功应用于正畸治疗中印模制取步骤，使用激光照射位于手腕内侧的P6穴位（内关穴）1min。Tuner和Hoed[28]阐述应用激光照射P6穴位可以减少呕吐反射，而照射颏唇沟也可以起到相同作用。

正畸治疗过程中，当初次佩戴矫治器和每次复诊加力时，由于牙齿移动而给患者带来不适感，PBM激光已经被成功应用于缓解这类疼痛[29-30]。

Turhani等在一项研究中入组了76位佩戴方丝弓固定矫治器的患者，以评估光生物调节对正畸治疗引发的不适感所起到的作用[31]。一半患者接受仅一次30s的光生物调节治疗（组1），另外一半（组2）接受安慰剂治疗（激光放置在合适的治疗区域，但并没有被激发）。治疗是在放置磨牙带环并结扎弓丝后立即进行的。在光生物调节治疗后多个时间段进行疼痛评估。对数据的多重统计分析显示治疗后6h和30h的疼痛报告均存在显著性差异。研究者的结论是光生物调节可以减轻粘接多个带环后发生的疼痛，并建议将其应用于预防正畸治疗中的疼痛[31]。Tortamano等对60位年龄12～18岁的正畸患者也进行了一项类似的双盲安慰剂研究[32]。在放置第一根弓丝后立即开始PBM治疗。数据分析显示光生物调节治疗组的疼痛时间和程度显著小于安慰剂组与对照组。研究者们得出的结论是光生物调节可以有效控制初次放置弓丝所引起的疼痛[32]。

光生物调节在口腔正畸学中的另外一项应用是促进骨改建和再生。Habib等对啮齿类动物在正畸牙移动过程中牙槽骨形态的变化进行了研究[33]。30只大鼠被分为两组，一组在正畸牙移动过程中接受PBM治疗，第二组为对照组。大鼠每隔一天接受3、6、9轮相同焦耳能量的治疗，然后被处死。评价颌骨中压力区和张力区的成骨细胞、破骨细胞及胶原沉积的存在。数据分析显示经光生物调节治疗的动物成骨细胞显著增加，特别是在张力侧。笔者发现新形成的骨比未经照射的骨质量更好。经光生物调节治疗的动物胶原基质在压力侧和张力侧也均有增多。研究者推测大量存在的基质可以引起牙齿更快的移动及牙槽骨的改建。Kawasaki和Shimizu[34]、Nicolau等[35]及Silva等[36]关于加速牙齿移动和骨改建的动物实验研究也有相似的结果与结论。

Cruz等[37]完成了第一项评价光生物调节加速牙齿移动的临床试验。对11位年龄范围为12～18岁的患者制定拔除上颌双侧第一前磨牙并回收上颌前牙的治疗计划。上颌一侧用PBM激光照射，另一侧作为对照。使用电子卡尺测量尖牙托槽远中槽沟至第一前磨牙托槽近中槽沟间的距离来评价尖牙的移动。统计分析显示治疗侧与对照侧相比回收量更多。研究结束时拍摄的X线片未显示牙根、牙槽骨或牙周组织受到损伤。Cruz的结论是光生物调节可以显著加速正畸牙齿移动，而对牙周组织没有副作用。

Sousa等[38]研究了正畸治疗中光调节作用对人尖牙回收移动速率的影响。10位平均年龄为13岁，拔除了第一前磨牙并有尖牙回收的患者入组这项研究。共有26颗尖牙需要回收，其中一半用PBM照射，另外一半作为对照牙。在第4个月时进行追踪评估，采用三维分析牙列模型来评价尖牙移动量，并分析了尖牙的X线根尖片。研究结果显示，与没有经过光调节照射的尖牙相比，照射过的尖牙移动速度显著增加。两组间在骨及牙根吸收方面没有显著统计学差异。Sousa的结论是光调节作用可以增加牙齿的移动速度、缩短正畸治疗时间，并指出这种类型的治疗简单易行、没有疼痛并且没有副作用。

Doshi-Metha和Bhad-Patil[39]针对光生物调节对正畸疗程和疼痛的影响进行了研究。20位年龄12～23岁的患者入组这项试验，治疗计划包括拔除第一前磨牙。与之前引用的两个研究一样，一侧牙列经过PBM激光照射，另一侧不经照射作为对照组。在放置螺旋拉簧的当日和当月第3天、第7天、第14天分别进行光生物调节治疗，之后每15天进行一次治疗，直至PBM激光治疗侧牙齿完全回收。在研究期间每位患者分别留存3副模型：光生物调节治疗侧的尖牙回收第1天、尖牙回收3个月以及尖牙回收完成时。在每副模型上使用电子卡尺测量每一侧第一磨牙和尖牙之间的距离。并在螺旋拉簧放置即刻、第3天、第30天让患者填写关于疼痛的问卷。结果显示光生物调节治疗侧和对照侧之间牙齿回收速率有显著性差异：在第3个月时上牙列牙齿移动速率平均增加54%，下牙列速率增加58%。疼痛问卷视觉模拟量表的结果显示试验侧的疼痛评分显著降低。这一研究的结论是可以安全地、常规性地使用光生物调节治疗来缩短疗程，且无副作用；同时光生物调节也是一种有效缓解正畸治疗中疼痛的方法。

Youssef等[40]对15位年龄14～23岁的患者进行了相似的研究，结果也显示牙齿移动速率和疼痛缓解都有显著性差异。

上颌腭部快速扩弓（rapid maxillary palatal expansion，RMPE）是一项常用的正畸治疗技术[41-42]。Saito和Shimizu[43]以大鼠为对象进行的一项初步研究显示，光生物调节可以影响RMPE后的骨再生。这个发现引领了临床研究：Angeletti等[44]评价了光生物调节在13位年龄18～33岁上颌横向发育不足超过7mm的患者RMPE治疗中的作用。所有患者均在手术室接受了分离翼上颌裂的LeFort I型截骨术，然后对Hyrax扩弓器加力1.6mm。之后患者每天加力2次，每次旋转0.2mm。当扩弓完成后，固定扩弓装置并保持4个月。一半的患者腭中缝区域接受了光生物调节治疗，另一半患者作为对照组。在术前、术后第1、2个月、3个月、4个月、7个月获取数字化X线图像，进行光学骨密度分析，结果显示PBM治疗组骨矿化速率显著高于对照组[44]。

这些非外科激光在正畸治疗中的大部分应用都已经阐述。更多关于PBM激光的信息可以参见第15章"光生物调节作用在口腔医学中的应用"。必须强调，在决定购买设备时，无论是外科激光还是非外科性激光，最重要的衡量标准是购买设备时所提供的培训。本章中讨论的所有研究结果都不可能在没有高水平专业技术的情况下完成，只有通过适当的教育和培训才能实现。

激光教育和培训

相关培训通常包含在购买激光的价格里，但是可能有多种形式。部分激光制造商提供CD或者DVD来展示如何设置激光，以及某些手术的视频；但是很少或者没有关于诊断和治疗计划的讨论，也没有临床培训或实操培训；最明显的是缺乏激光物理学基础及激光-组织界面知识的讨论。部分制造商提供基本课程，涵盖激光的基本常识和临床应用（通常包括将激光应用于口腔门诊的细致讨论）。也有其他制造商提供专门针对正畸医师的课程，对牙龈切除术、系带修整术、开窗术和其他门诊手术的临床应用进行综述。

将激光有效且高效地应用于繁忙的正畸治疗中

的关键是治疗团队的所有人员都要"在位"。经过相关培训的临床工作人员在正畸医师的指导下为患者及其父母做准备、设置激光、隔离治疗组织区域并实施/确认麻醉。临床团队成员也要能在手术中作为助手，并提供术后清洁、图表记录及说明指导。诊室工作人员需要用高质量的照片记录治疗细节并存档，向患者及其父母推荐激光治疗。

将激光结合于临床实践的正畸医师还必须熟悉相关的牙周病学文献和会议，例如美国正畸医师协会和美国牙周病学会的联合会议，作为解决正畸治疗相关问题的资源。

许多国际口腔激光组织提供口腔激光的培训和继续教育。如口腔医学激光学会（The Academy of Laser Dentistry，ALD，www.laserdentistry.org)提供3个层级的认证培训：标准认证，高级认证和大师级认证。ALD也为课程提供者提供培训场所，为口腔医师、卫生士和诊室职员（包括口腔医师助手和前台工作人员）提供可选择的课程列表。这是一个不涉及商业运作的非营利性组织，尽管许多由ALD授权培训者提供的认证课程都是由特定的激光公司赞助的。Biolase赞助世界临床激光协会（World Clinical Laser Institute，www.learnlasers.com）针对Biolase设备以研讨会和座谈会的形式提供认证通道。其他国际性的组织还包括世界口腔激光联盟（World Federation of Laser Dentistry）和口腔激光应用协会（Society for Oral Laser Applications）。

总而言之，专业的培训对于将激光技术有效且高效地应用于正畸治疗是至关重要的。正畸医师和工作人员都应该接受培训，操作者应当获得ALD或者同等水平的认证。ALD标准认证课程的列表可以在ALD网站上找到（www.laserdentistry.org;点击Professionals > Education > ALD CE Calendar）。

结论

在正畸治疗中应用激光可以提升治疗效果，缩短疗程和减少术后疼痛，并减少需要复诊的次数。在合理诊断的情况下，这些手术可以快速、无痛、无感染地完成，而且使副作用最小化[45]。

（秦　璐译，赵　颖审校）

参考文献

[1] Hilgers JJ, Tracey SG: Clinical uses of diode lasers in orthodontics, *J Clin Orthod* 38(5):266–273, 2004.

[2] Sarver DM, Yanosky M: Principles of cosmetic dentistry in orthodontics: Part 2. Soft tissue laser technology and cosmetic gingival contouring, *Am J Orthod Dentofacial Orthop* 127:85–90, 2005.

[3] Dean DB: *Concepts in laser periodontal therapy using the Er,Cr:YSGG laser* [self-study course], 2005, Academy of Dental Therapeutics and Stomatology. (http://www.ineedce.com/).

[4] Schulman M, McGill J: How does your orthodontic practice stand up? *J Clin Orthod* 36(5):281–283, 2002.

[5] Gama S, de Araujo T, Pinheiro A: Benefits of the use of the CO_2 laser in orthodontics, *Lasers Med Sci* 23(4):459–465, 2008.

[6] Gama S, de Araujo T, Pozza D, Pinhiero A: Use of the CO_2 laser on orthodontic patients suffering from gingival hyperplasia, *Photomed Laser Surg* 25(3):214–219, 2007.

[7] Fornaini C, Rocca J, Bertrand M, et al.: Nd:YAG and diode laser in the surgical management of soft tissues related to orthodontic treatment, *Photomed Laser Surg* 25(5):381–392, 2007.

[8] Harnick D: Use of an argon laser in the orthodontic practice, *J Gen Orthod* 5(4):11–12, 1994.

[9] Garguilo AW, Wentz FM, Orban B: Dimensions and relationships of the dentogingival junction in humans, *J Periodontol* 32:261–267, 1961.

[10] Cohen DW: Periodontal preparation of the mouth for restorative dentistry. In *paper presented at Walter Reed Army Medical Center,* Washington, DC, 1962.

[11] Ingber JS, Rose LF, Coslet JG: The "biologic width": a concept in periodontics and restorative dentistry, *Alpha Omegan* 70(3): 62–65, 1977.

[12] Kois JC: New paradigms for anterior tooth preparation: rationale and technique, *Contemp Esthet Dent* 2:1–8, 1996.

[13] Sarver DM: Principles of cosmetic dentistry in orthodontics. Part 1. Shape and proportionality of anterior teeth, *Am J Orthod Dentofacial Orthop* 126:749–753, 2004.

[14] Rufenacht CR: *Fundamentals of esthetics*, Chicago, 1990, Quintessence.

[15] Kokich VG: Excellence in finishing: modifications for the perio-restorative patient, *Semin Orthod* 9:184–203, 2003.

[16] Woelful JB: *Dental anatomy: its relevance to dentistry*, ed 4, Philadelphia, 1990, Lea & Febiger.

[17] Mavroskoufis F, Richie GM: Variation in size and form between left and right maxillary central teeth, *J Prosthet Dent* 43:254, 1980.

[18] Gurel G: *The science and art of porcelain laminate veneers*, New Malden, UK, 2003, Quintessence.

[19] Gillen RJ, Schwartz RS, Hilton TJ, Evans DB: An analysis of selective tooth proportions, *Int J Prosthodont* 7:410–417, 1994.

[20] American Academy of Cosmetic Dentistry: *Diagnosis and treatment evaluation in cosmetic dentistry: a guide to accreditation criteria*, Madison, Wisc, 2001, American Academy of Cosmetic Dentistry.

[21] Shillingburg Jr HT, Kaplan MJ, Grace CS: Tooth dimensions: a comparative study, *J South Calif Dent Assoc* 40:830, 1972.

[22] Sarver DM, Yanosky M: Principles of cosmetic dentistry in orthodontics. Part 3. Laser treatments for tooth eruption and soft tissue problems, *Am J Orthod Dentofacial Orthop* 127:262–264, 2005.

[23] Convissar RA, Massoumi-Sourey M: Recurrent aphthous ulcers: etiology and laser ablation, *Gen Dent* 40:512–515, 1992.

[24] Edwards JG: A surgical procedure to eliminate rotational relapse, *Am J Orthod* 57(1):35–46, 1970.

[25] *Dental applications of advanced lasers,* Burlington, Mass, 2005, JGM Associates.

[26] *Safe use of lasers in health care facilities,* ANSI Z136.3, Orlando, Fla, 1996, Laser Institute of America.

[27] Lee A, Fan LT: Stimulation of the wrist acupuncture point P6 for preventing postoperative nausea and vomiting, *Cochrane Database Syst Rev* (2), CD003281, 2009.

[28] Tuner J, Hode L: *The new laser therapy handbook*, Grangesberg, Sweden, 2010, Prima Books.

[29] Youssef M, Ashkar S, Hamade E, et al.: The effect of low-level laser therapy during orthodontic movement: a preliminary study, *Lasers Med Sci* 23(1):27–33, 2008.

[30] Lim HM, Lew KK, Tay DL: A clinical investigation of the efficacy of low level laser therapy in reducing orthodontic postadjustment pain, *Am J Orthod Dentofacial Orthop* 108:614–622, 1995.

[31] Turhani D, Scheriau M, Kapral D, et al.: Pain relief by single low level laser irradiation in orthodontic patients undergoing fixed appliance therapy, *Am J Orthod Dentofacial Orthop* 130:371–377, 2006.

[32] Tortamano A, Calovine-Lenzi D, Soares Santos Haddad A, et al.: Low level laser therapy for pain caused by placement of the first orthodontic archwire: a randomized clinical trial, *Am J Orthod Dentofacial Orthop* 136:662–667, 2009.

[33] Habib F, Gama S, Ramalho L, et al.: Laser induced alveolar bone changes during orthodontic movement: a histologic study on rodents, *Photomed Laser Surg* 28(6):823–830, 2010.

[34] Kawasaki K, Shimizu N: Effects of low-energy laser irradiation on bone remodeling during experimental tooth movement in rats, *Lasers Surg Med* 26:282–291, 2000.

[35] Nicolau R, Jorgetti V, Rigau J, et al.: Effect of low-power GalAlAs laser (660 nm) on bone structure and cell activity: an experimental animal study, *Lasers Med Sci* 18:89–94, 2003.

[36] Silva Júnior A, Pinheiro A, Oliveira M, et al.: Computerized morphometric assessment of the effect of low-level laser therapy on bone repair: an experimental animal study, *J Clin Laser Med Surg* 20:83–87, 2002.

[37] Cruz D, Kohara E, Ribiero M, et al.: Effects of low-intensity laser therapy on the orthodontic movement velocity of human teeth: a preliminary study, *Lasers Surg Med* 35:117–120, 2004.

[38] Sousa M, Scanavini A, Sannomiya E, et al.: Influence of low level laser on the speed of orthodontic movement, *Photomed Laser Surg* 29(3):191–197, 2011.

[39] Doshi-Mehta G, Bhad-Patil W: Efficacy of low-intensity laser therapy in reducing treatment time and orthodontic pain: a clinical investigation, *Am J Orthod Dentofacial Orthop* 141:289–297, 2012.

[40] Youssef M, Ashkar S, Hamade E, et al.: The effect of low-level laser therapy during orthodontic movement: a preliminary study, *Lasers Med Sci* 23:27–33, 2008.

[41] Haas AJ: Rapid expansion of the maxillary dental arch and nasal cavity by opening the midpalatal suture, *Angle Orthod* 31:73–90, 1961.

[42] Haas AJ: Palatal expansion: just the beginning of dentofacial orthopedics, *Am J Orthod* 57:219–255, 1970.

[43] Saito S, Shimizu N: Stimulatory effects of low power laser irradiation on bone regeneration in midpalatal suture during expansion in the rat, *Am J Orthod Dentofacial Orthop* 111:525–532, 1997.

[44] Angeletti P, Pereira M, Gomes H, et al.: Effect of low-level laser therapy (GaAlAs) on bone regeneration in midpalatal anterior suture after surgically assisted rapid maxillary expansion, *Oral Surg Oral Med Oral Path Oral Radiol Endod* 109(2):e38–e46, 2012.

[45] Moritz A, Gutknecht N, Doertbudak O, et al.: Bacterial reduction in periodontal pockets through irradiation with a diode laser, *J Clin Laser Med Surg* 15:33–37, 1997.

第13章
激光在牙髓病学中的应用

Adam Stabholz, Sharonit Sahar-Helft, Joshua Moshonov

快速发展的激光诊疗技术以及对激光-组织相互作用更加深入地认识扩展了激光在牙髓病学中的应用范围。随着更细和弹性更好的光纤以及新型的根管治疗工作尖等激光专用传输系统的发展，激光可以应用于下述牙髓病诊疗中：

- 牙髓诊断
- 盖髓术和活髓切断术
- 根管系统的荡洗与消毒
- 根管系统的充填
- 根管再治疗
- 根尖手术

临床医师们对牙髓病诊疗中应用激光系统的兴趣越来越大，但对其担忧仍然存在，尤其目前对于激光应用尚缺少设计完善且能全面展示其优于传统治疗方法和技术的临床研究。同时，在目前可用的激光系统中选择合适波长的激光还需要进一步的训练和对不同激光系统特点的全面学习与理解。本章就激光在牙髓病学中的应用进行讨论。

牙髓诊断：激光多普勒血流测定仪

因现有检测方法的局限性，牙髓活力有时难以评估。对牙髓活力减低的错误诊断可能导致不必要的牙髓治疗。组织学评估牙髓组织的真实状况是不现实的，因为开髓评估会导致牙髓的去除和随后的根管治疗。

激光多普勒血流测定仪（Laser Doppler flowmetry，LDF）被开发应用于评估微血管系统中的血流量。该仪器还可以作为诊断工具测定牙髓中的血流量[1-2]。LDF仅使用低功率设置（1~2mW），如氦氖（HeNe）或810nm二极管光源[3-4]。该检测技术是一种灵敏且精确的牙髓活力测试方法，因为

与其他方法相比，它反映的是血管情况而不是神经反应[5]。检测时激光束被引导直接穿过临床牙冠到达牙髓，血管中红细胞（RBCs）流动引起激光束频率的多普勒波动。一些光反向散射出牙齿而被牙齿表面的感光器检测到。检测结果与红细胞数量以及运动速度成正比（图13-1）[6-7]。

对于LDF的研究兴趣主要集中在牙创伤领域。研究发现，LDF可以有效评估未发育完成犬齿再植后的血运重建情况[8-9]以及患者脱位的上颌恒切牙经再植和夹板固定后的牙髓活力[4,10]。

LDF的局限性主要源于口内环境污染，可能导致难以从特定牙齿获得激光反射[11]。对于牙釉质与牙本质较薄的前牙，使用LDF通常没有问题。但是对于牙釉质及牙本质较厚的磨牙来说，牙髓血流量变化会因为牙髓位置而不同[1,3]。此外，传感器输出的差异和制造商校准的不完全可导致需要使用多个探头才能达到准确的测量评估[12]。同时探头设计和带宽可能影响活髓牙和死髓牙的激光多普勒读数[13]。有研究指出，在口内未放置橡皮障情况下，从完整的人类牙齿中获取的激光多普勒血流信号中有多达80%是非牙髓来源的，牙周膜在一些牙髓血流记录中的作用可能被低估了[14]。建议放置橡皮障结合使用障夹，以提高记录的准确性[15]。

Frentzen等学者[16]在使用LDF时提出以下问题：

- 来源于周围组织的信号散射
- 在后牙区难以获得激光反射信号
- 修复义齿透射较低难以获得激光反射信号

牙创伤后牙髓的活性降低，LDF可作为常规活力测试（使用热和电刺激）的替代方式。LDF的使用还需要更深入的研究以及技术改进。当设备的使用成本降低且临床应用方法改进后，这一技术可有效应用于

测试反应不可靠的沟通障碍患者或儿童患者[2]。

盖髓术和活髓切断术

美国牙体牙髓病学协会对于盖髓术的定义是"将牙科材料放置在暴露或接近暴露的牙髓上，以促进在损伤部位形成修复性牙本质"的治疗方法。活髓切断术则需要手术切除一小部分活髓，作为保存剩余冠髓和根髓组织的方法。盖髓术适用于年轻患者且髓腔暴露范围小（≤1mm）[17-18]。活髓切断术适用于年轻牙髓已经暴露在龋损位置且牙根未完全形成的情况（根尖孔开放）。

传统盖髓剂为氢氧化钙［$Ca(OH)_2$］[19-20]。使用氢氧化钙覆盖牙髓组织后，接触表面会产生坏死层并形成牙本质桥。活髓切断术时也是同样的反应。新型牙科材料无机三氧矿物聚合物（mineral trioxide aggregate，MTA）应用于暴露牙髓时显示出更好

的效果：在短时间内产生更多的牙本质桥且炎症反应明显降低。然而，完整的MTA操作流程需要3～4h[21-23]。直接盖髓和间接盖髓的成功率范围为44%～97%。MTA也可用于活髓切断术，直到根尖发育完成。而随后是否应该进行完善的根管治疗目前还在争论中[24-25]。

自激光引入口腔医学领域以来，一些研究已经检验了不同激光装置对牙本质和牙髓组织的作用。Melcer等[26]针对小猎犬和灵长类动物的牙髓组织进行了研究，相比于红宝石激光造成牙髓损伤，CO_2激光却可产生新的矿化牙本质，且牙髓组织中未发生细胞改建。Shojiet等[27]在实验中使用各种能量水平（3、10、30、60W）的CO_2激光以聚焦和非聚焦模式对犬牙髓组织进行照射。尽管没有检测到根尖部牙髓的损伤，但成牙本质细胞层出现了炭化、凝固性坏死和变性。

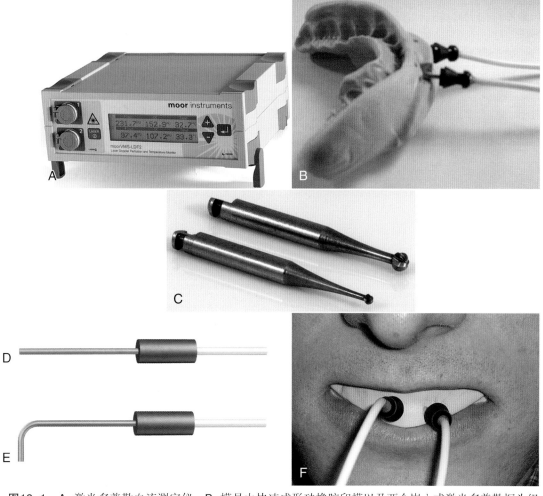

• 图13-1 A. 激光多普勒血流测定仪。B. 模具由快速成形硅橡胶印模以及两个嵌入式激光多普勒探头组成。C. 低速球钻可用于硅橡胶印模打孔并放置激光探头；D、E. 用于检测血流的激光多普勒前牙（D）和后牙（E）探头。F. 带激光探头的快速成形硅橡胶印模在口内就位情况。

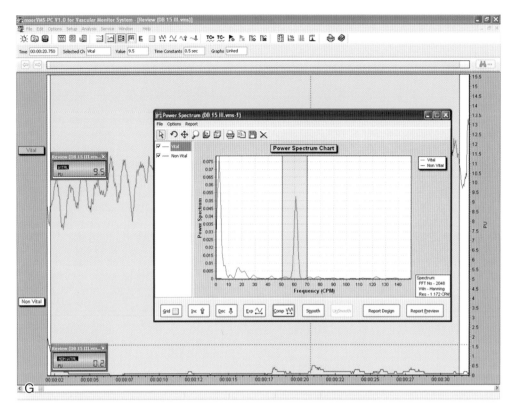

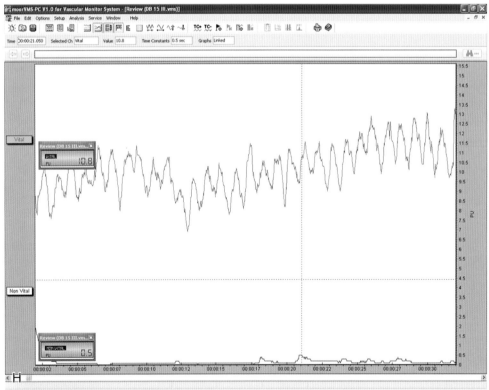

·图13-1（续）　G.血流分析显示器。H.傅立叶分析血流数据（A，D，E，G，H承蒙摩尔仪器公司提供图片）。

Jukic等[28]分别使用CO_2激光和Nd:YAG激光以$4J/cm^2$和$6.3J/cm^2$的能量密度对牙髓组织进行照射，在两个实验组的牙髓组织中都观察到碳化、坏死、炎症反应、水肿和出血，在某些样本中可见牙本质桥的形成。

Moritz等[29]使用CO_2激光对需要直接盖髓的患者进行治疗，工作参数设置为1W、0.1s脉宽和1s脉冲间隔进行重复照射，直到暴露的牙髓腔被完全封闭，然后以氢氧化钙覆盖牙髓。对照组仅使用氢氧化钙覆盖牙髓。1周以及随后1年内每月对临床症状和牙齿活力进行评估；实验组中89%患者没有症状，并且活力测试反应正常，高于对照组68%的患者比例。

对于高度敏感的深龋，应考虑使用间接盖髓术。因为通过封闭牙本质小管实现牙本质渗透性的降低是至关重要的。而使用Nd:YAG激光和9600nm CO_2激光可以达到此目的。9600nm CO_2激光波长可以完全被牙釉质和牙本质的羟基磷灰石吸收，引起晶体组织消融、融解和再固化[30]。而且9600nm CO_2激光的使用未对犬牙牙髓产生任何明显损伤[31]。

White等[32]研究发现，使用脉冲Nd:YAG激光，能量水平<1W和重复频率10Hz，总曝光时间控制在10s时，牙髓内温度无显著提高。根据以上实验结果，这些参数设置可以考虑为安全参数，因为窝洞预备中剩余的牙本质厚度无法在体内测量，因此建议医师在临床使用过程中选择低于这些安全限值的激光参数。

根管系统的荡洗与消毒

牙髓和根尖周病变发展的主要病因是根管系统的细菌感染[33-35]。建立清洁的根管系统是根管治疗的主要目标，临床上一般使用化学预备和机械预备方法实现该目标。然而，由于根管系统的复杂性，完全清除感染碎屑形成无菌的根管非常困难[36-37]。而且，在治疗过程中与器械接触的根管壁会形成玷污层[38-40]。

玷污层由浅层和深层两部分组成：浅层位于根管壁表面1~2μm厚，深层则进入牙质小管可深达40μm[40]。其中包含微生物和坏死碎屑等无机物与有机物[41]。除了玷污层本身可能形成感染之外，它还可以通过阻止根管内消毒剂渗透来保护牙本质小管中已经存在的细菌[42]。Pashley[43]认为，含有细菌或细菌产物的玷污层可能成为刺激物的藏身之处。因此，消除根管系统内的刺激物必须完全清除玷污层[44]。

此外，Peters等[45]研究证明，使用4种不同镍钛（NiTi）器械预备技术对根管进行机械预备后，仍有超过35%的根管内壁无变化。因为现有的大多数根管内用药的抗菌谱有限且难以扩散到牙本质小管内，所以彻底消除根管系统中微生物的新治疗方法的研究迫在眉睫。新的治疗方法必须包括使用能够渗透进入牙本质小管并消灭超出宿主防御机制所能到达区域之外微生物的药物，而全身的系统抗菌药物无法到达这些区域[46]。

大量研究证明，在生物力学器械预备后，使用CO_2[47]、Nd:YAG[47-49]、氩[47,50]、Er,Cr:YSGG[51]和Er:YAG[52-53]激光照射能够清除根管中的碎屑和玷污层。

然而，激光在根管内的应用受到几个方面的限制[54]。从光纤尖端或激光工作尖发出的激光能量沿根管方向发射，而不是沿根管侧壁方向发射[55]。因此，使用激光几乎不可能获得根管系统内部表面360°的均匀覆盖[54-55]。鉴于对根尖周组织热损伤的风险，另一个重要考虑是安全[55]。如果光纤尖端位于根尖孔附近，直接发射出的激光能量可能透射过根尖孔，对牙齿的周围支持组织产生副作用。如果被治疗牙靠近颏孔或下牙槽神经则危害更大[55-56]。

Matsumoto[3]强调了在根管系统中使用激光可能存在的局限性，建议"用激光清除玷污层和碎屑是可能的，但是很难清洁所有的根管壁，因为激光是直接向前发射的，几乎不可能照射根管侧壁"。这些研究强烈建议改进激光根管工作尖，以使根管壁的所有区域均能被照射。

FDA批准铒激光用于牙体硬组织后，其受到越来越多临床医师的欢迎[57]。Stabholz等[55-56]设计了一种可与铒激光系统一起使用的较新型根管内激光工作尖。该设计使用中空管传输铒激光束，允许激光从工作尖侧方发射（侧射）而不只通过远端的单个开口发射激光能量。这种新的根管侧向发射螺旋激光工作尖的设计与NiTi根管预备器械形成的根管形

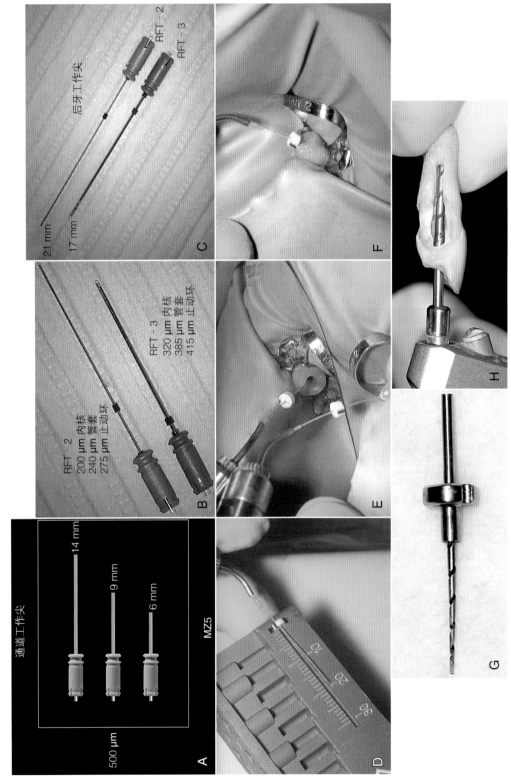

• **图13-2**　A. 用于建立根管通路的Er,Cr:YSGG激光工作尖。B. 前牙所用激光工作尖。C. 后牙所用激光工作尖。D. Er:YAG激光工作尖适配止动标记使其止点标记工作长度短1mm。E. Er:YAG激光工作尖进入根管。F. Er:YAG激光工作尖到达工作长度。G. RCLase侧向发射螺旋激光工作尖（Opus Dent, Tel Aviv, Israel）。H. RCLase侧向发射螺旋激光工作尖设计原型，插入离体上颌尖牙根管内，去除转该牙的一侧根管壁以显示激光工作尖在根管内的情况（承蒙提供者Dr. David, Browdy, Lynbrook, New York；和Dr. Donald Coluzzi, Redwood City, California. 提供图片）。

上颌磨牙腭根

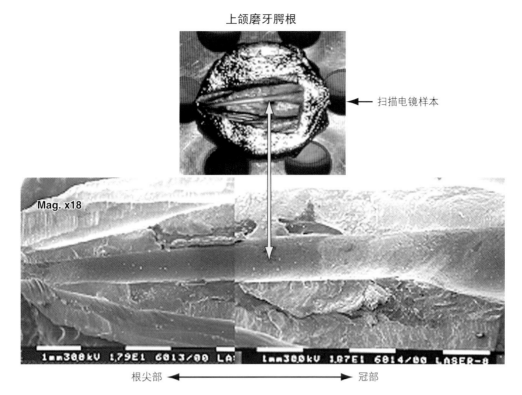

←——扫描电镜样本

根尖部 ←——————→ 冠部

· 图13-3　纵向劈开上颌磨牙的腭根，使用金粉喷涂为扫描电子显微镜（SEM）评估做准备。SEM照片中垂直箭头指示为根管。

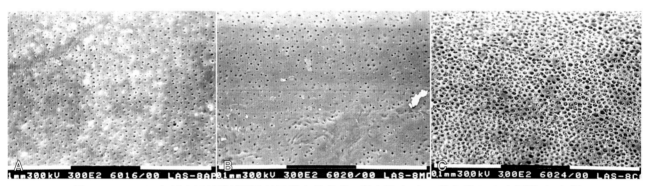

· 图13-4　A~C. 扫描电子显微镜照片显示激光处理后，根尖部（A）、根中部（B）和冠部（C）根管壁洁净，无玷污层和碎屑，而且牙本质小管也显示为洁净、开放状态（×300）。

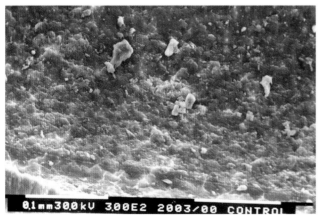

· 图13-5　扫描电子显微镜照片显示未经激光处理的根中部根管壁含有玷污层和碎屑的污染表面，且未见牙本质小管（×300）。

态和容量相匹配。铒激光可通过激光工作尖全长的螺旋狭缝侧向发射到根管侧壁上，而激光工作尖远端封闭以防止能量传递达根尖孔或穿出根尖孔。使用扫描电子显微镜（SEM）观察评估新鲜拔出的人类磨牙远中根和腭根根管内侧向发射螺旋激光工作尖清除碎屑和玷污层的效果，结果显示根管壁表面洁净，无玷污层和根管碎屑（图13-2~图13-5）[56]。

与牙冠部牙本质小管典型的S形轮廓不同，牙根部牙本质小管在牙髓周围呈直线形[41]。研究表明，感染根管内的细菌及其副产物可能会侵入牙本质小管。不仅如此，感染牙齿的牙本质小管内细菌可以侵入到根管壁至牙本质——牙骨质界一半的深度[58-59]。这些实验结果说明在生物力学器械预备之后仍需要高效清除根管壁玷污层的治疗手段。该清洁步骤需要使消毒剂和激光能量到达并破坏牙本质小管内的微生物。

在口腔科使用的各种激光系统中，发射的能量可以通过极细的光纤传输到根管系统中，如Nd:YAG激光，KTP激光、氩激光和二极管激光；或者通过空心管传输，如CO_2激光和Er,Cr:YSGG激光、Er:YAG激光。因此，在生物力学器械预备后，激光照射潜在的杀菌作用可以有效地应用于根管系统的深层清洁和消毒。这一效果又被延伸性地应用于CO_2激光[60-61]、Nd:YAG激光[62-65]、KTP激光[66]、准分子激光[67-68]、二极管激光[69]以及Er:YAG[70-72]激

病例研究13-1

一名18岁的大学生和她的母亲一起来到牙髓病专科诊所，主诉是口臭以及前牙牙龈病损。临床检查发现右上颌侧切牙根方牙龈有瘘管开口。初诊X线片显示右上颌侧切牙根内吸收和根尖1/3段较大的透射区。诊断/根管长度测量X线片显示根尖1/3处有根管穿孔。

告知患者及其母亲该牙齿预后不佳，可以选择种植来代替侧切牙。患者母亲询问是否可以尝试保留这颗牙齿，因为患者近期正准备出门旅行不能延误。

患牙开髓并使用常规方法进行根管清理和预备。将氢氧化钙放入根管，3个月后换新制备的氢氧化钙再次封入根管。6个月后瘘管仍然存在，并且没有愈合迹象。最终我们告知患者母亲和患者，可以尝试使用新开发的激光根管侧向发射螺旋工作尖（RCLase）进行治疗，对感染的根管系统进行更彻底的消毒，随后使用铒激光照射根管，再用牙胶严密封闭。2年随访的X线片显示根尖周病变完全愈合，瘘管消失，患者无临床症状（图13-6）。

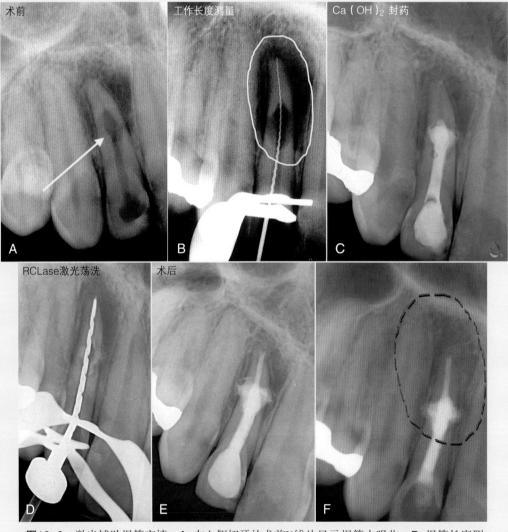

• 图13-6　激光辅助根管充填。A. 右上侧切牙的术前X线片显示根管内吸收。B. 根管长度测量X线片显示根尖1/3处有根管穿孔。C. 患牙根管内充填氢氧化钙。D. 激光工作尖进入根管内情况。E. 上颌侧切牙在进行完全根管预备与消毒后使用热牙胶技术充填。F. 2年随访的X线片显示根尖周病变完全愈合，瘘管消失，患者无临床症状。

光杀菌效果的研究。

该系列研究结果都显示使用口腔激光系统进行激光照射后确实可以杀死微生物。在大多数情况下，杀菌效果与照射量及其能量水平直接相关。病例研究13-1，参见图13-6，说明了铒激光清洁和消毒根管系统的应用。

DeVito等描述了一种使用Er：YAG激光清除玷污层和消毒根管的新方法并获得了一项名为光子引导光声波（Photon Induced Photoacoustic Streaming，PIPS）的操作专利。该团队研究结果显示，在低于激光产生消融作用的参数下，Er:YAG激光在根管内激发，该波长在水中的强吸收产生了冲击波，从而清除玷污层并消毒根管。对80颗单根离体牙进行的体外研究表明，应用激光荡洗明显清除了玷污层，且对根管壁没有热损伤，热电偶研究结果也表明牙根表面温度的升高被很好地控制在可接受水平内[73]。

Lloyd 等选用14颗人下颌离体磨牙为样本，比较了根管内注射器冲洗与PIPS荡洗的作用，结论为PIPS技术对根管内碎屑的清洁效果好于注射器冲洗[74]。Peters等分别比较了次氯酸钠冲洗、次氯酸钠超声荡洗以及Er:YAG激光荡洗的效果，结果显示尽管这3种技术都可以对根管系统进行消毒，但激光的消毒效果最好[75]。一些体外研究[76-77]复制了这些研究结果，证实了这一技术的原理。但是，该技术仍需要长期的体内研究，比较激光荡洗技术与更常规根管技术治疗的长期成功率，以验证激光荡洗的治疗确实有效。

根管系统的充填

根管预备后进行根管充填的目的是：①消除来自口腔或根尖周围组织感染进入根管的微渗漏途径；②封闭在根管清理与预备过程中无法完全清除的感染物[78]。将激光技术引入辅助封闭根管系统是基于以下两个关于激光能力的假设：

- 使用激光照射作为热源，软化用于根管充填的牙胶
- 导入根管封闭粘接材料前使用激光对牙本质壁进行处理

热塑加压的概念并不新颖，它所包含的一些技术完全基于加热软化牙胶并配合垂直加压。该技术有诸多不同名称，包括热分层加压技术、热牙胶垂直加压技术，以及Schilder技术。40多年前Schilder[79]首次描述了这项根管三维充填技术。目前，部分口腔医师仍在使用该技术进行根管充填，而另一些口腔医师则选用新的热牙胶充填技术，例如热机械加压、热塑牙胶或软化牙胶注射，以上技术已被引入以简化根管充填过程。

第一次激光辅助根管充填时使用的是波长488nm氩激光。这一可以穿透牙本质的波长被用于主根管内树脂的聚合。关于其渗入侧支根管能力的测试显示，侧支根管中的树脂也很容易在低能量水平（30mW）作用下发生聚合。然而这种波长并没有被广泛推广应用，因为它的特性对大多数其他口腔操作没有帮助[80]。

Anic和Matsumoto[81]首次比较了不同根管充填技术充填单根牙。实验分别比较了侧方加压、垂直加压、低温牙胶（Ultrafil）以及不同波长激光（氩气、二氧化碳、Nd:YAG）固化树脂，将样本置于1%亚甲蓝溶液中，然后测量根尖部染料渗透情况来比较不同根充技术获得的根尖封闭性。结果显示氩激光软化牙胶与冷侧压和低温牙胶充填技术具有相同的根管封闭效果。

Maden等[82]使用染料渗透法比较冷侧压技术、System B技术（热塑加压，SybronEndo，Orange California）和Nd:YAG激光软化牙胶技术的根尖渗漏，结果表明各治疗组间无统计学差异。Anic和Matsumoto[83]监测了使用不同激光时牙根外表面温度的升高，Nd:YAG激光和氩激光分别升高14.4℃和12.9℃。这样的温度升高可能对牙周韧带和牙周附着组织是不利的，因此该治疗手段的意义仍饱受争议。

为了检查激光照射是否能改善根充材料与根管牙本质壁的黏附力并减少根尖渗漏，Park等[84]使用了不同的封闭剂和两种根管充填技术进行测试。研究结果显示，不管使用何种根管封闭剂和根充技术，在根管预备的最后阶段使用Nd:YAG激光照射（参数为5W，20Hz）均可以减少根尖渗漏。Kimura等[85]使用Er:YAG激光（参数设置为170～250mJ和2Hz）照射根管与常规方法相比较，结果显示激光照射并没

有改变根管充填后根尖渗漏的比例。而且，使用黑墨水引发的Nd:YAG激光照射根尖狭窄区有助于减少根尖渗漏[86]。

Gekelman等[87]实验结果显示使用Nd:YAG激光（参数设置为100mJ/脉冲，1W，10Hz）可以显著改善根尖封闭质量。Sousa-Neto等[88]也证明，相比于氧化锌-丁香酚（ZOE）为主要材料的根管封闭剂，应用Er:YAG激光（200mJ，4Hz）照射60s后环氧树脂封闭剂的黏附力更强。

使用激光辅助根管封闭的临床证据尚不充足。例如，尚未确定使用光纤作为热源软化牙胶对牙齿周围组织是否安全。我们也不清楚使用垂直加压技术充填软化牙胶时能否做到牙胶内部均匀分布[89]。但是，研究表明热牙胶加压充填技术在根充封闭剂中具有重要作用[90]。学者一致认可根充封闭剂对垂直加压牙胶尖封闭技术的效果有影响，在没有封闭剂的情况下根尖孔会发生更多的渗漏。因此本书推荐根管充填时使用封闭剂（例如氧化锌作为主要成分的根充封闭剂）。

目前，简化根充操作步骤似乎是唯一得到证明的使用激光的优势。对于激光辅助根管充填有效性的一些问题仍然存疑。临床医师应针对不同的特定操作确定最适波长并确保适当的参数设置。

根管再治疗

根管治疗失败可能由以下原因造成：根管清理、根管预备、根管充填不完全；医源性感染；根管治疗后冠部敞开造成根管再次感染。无论最初的原因是什么，共有的病因学因素都是渗漏导致的感染。非手术再治疗的目的是消除根管内藏匿感染性刺激源的空间[91]。

一些失败病例可以通过根管再治疗成功地控制，包括有效控制临床症状和X线片表现。目前已有各种技术清除导致根管治疗效果不佳的根管充填物或金属阻塞物[92]。

在非手术再治疗中使用激光照射的依据源于清除根管系统外源性材料的需求，这用常规方法难以完成。

Farge等[93]研究了根管再治疗过程中应用Nd:YAP激光（波长1340nm，200mJ，10Hz）清除根管内牙胶和氧化锌根管封闭剂以及银桩与折断根管器械的效果。研究结果显示，单独使用激光照射不能完全清除根管中的碎屑和封闭材料。Yu等[94]使用Nd:YAG激光在3种输出功率（1W、2W和3W）下均可清除根管内的牙胶充填物（70%样本）和分离器械（55%样本）。Anjo等[95]报道，使用激光消融清除根管充填材料所需的时间明显短于传统方法所需时间。激光照射后，部分牙本质小管明显被熔融的牙本质封闭。这些学者得出结论如下，Nd:YAG激光照射对于清除根管充填材料是有效的，并且可能具有超越传统方法的优势。

也有研究对使用Er:YAG激光清除根管中氧化锌封闭剂和酚醛树脂的效果进行论证[96]。在直根管中，使用250mJ/脉冲10Hz频率激光照射结合手动器械无特定溶剂的情况下，可以有效清除氧化锌根管封闭材料。然而，由于存在根管壁侧穿风险，该操作在弯曲根管中无法实现。在相同参数条件下，使用激光照射来清除酚醛树脂时，根管壁出现台阶，并且无法恢复到先前建立的工作长度。

值得进一步探索的潜在临床优势是，在清除根管系统内半固体材料（如牙胶）时不需要使用有毒的溶剂。

尽管研究已经显示可以使用激光，如Nd:YAG和Er:YAG激光[94-97]清除根管内充填材料，但是激光应用于此目的的决定性优势仍有待证实（图13-7）。

根尖手术

当患牙对常规治疗反应不佳或者无法通过非手术方式进行适当治疗时，需要进行根管外科治疗。根管外科手术的目的是消除疾病并防止其再次发生[98]。只有在非手术治疗无法达到更佳的效果时才应考虑手术方案[99-100]。

一般认为根管内刺激物从根管系统渗出到根尖周组织是根尖切除术和根尖倒充填后失败的主要原因[101]。刺激物可能主要通过根尖倒充填物和牙本质之间的间隙渗透出去。第二种可能的途径是通过根尖切除术和根尖倒充填术切断的牙根表面的牙本质。相比于正常牙根的牙本质，根尖截断术后牙根的牙本质更容易渗透液体[102]。

首次在根管外科手术中尝试使用激光是为了封

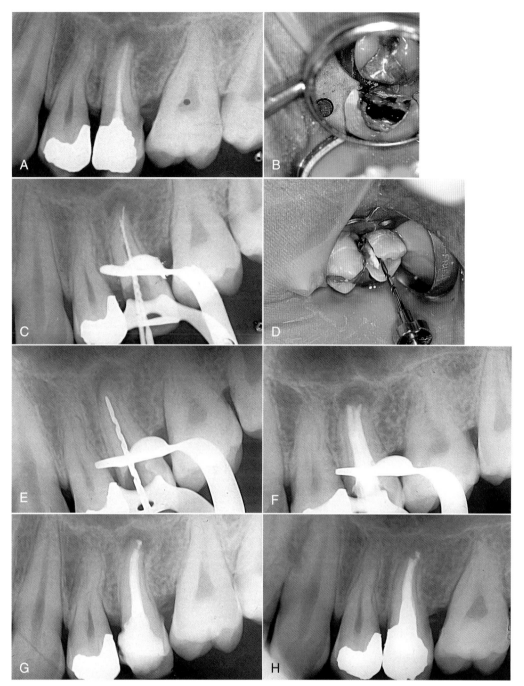

· 图13-7 A. 左上颌第二磨牙慢性根尖周炎术前X线片。根尖区透射影清晰，需要进行根管再治疗。B. 打开髓腔并取出以往充填的材料；𬌗面观可见根管内有污染。C. 根管长度测量X线片显示两个独立的根管。D. 使用Er:YAG激光照射清洁根管系统。在使用镍钛根管锉（ProTaper）完成生物力学预备后，将RCLase侧向发射螺旋激光工作尖放入根管。E. RCLase工作尖在根管内放置情况。F. 主尖片显示两根管均充满牙胶。G. 完成根管治疗后X线片。H. 术后6个月随访X线片显示患牙恢复良好。

闭牙髓摘除离体牙的根尖孔[103]。研究者使用了高能量的CO_2激光照射离体牙的根尖孔，观察到牙骨质和牙本质熔化，在根尖形成一个"帽"状物，尽管它很容易去除。Miserendino[104]在根尖切除术中使用CO_2激光照射根尖区，并描述了其改善止血和手术视野同时可视化的优点。他还强调了激光对污染根尖具有潜在消毒作用，同时可以降低根面牙本质渗透性。根尖部牙本质的重结晶使牙根表面光滑且适于放置倒充填材料。

Duclos等[105]使用CO_2激光进行根尖切除术并推荐使用"迷你"转角头以90°更有效地传输激光能量，使激光更容易进入后牙区的根尖部分。

但是在狗的实验结果显示，使用CO_2激光进行根尖切除术后并没有提高成功率，无法支持Miserendino先前提出的研究设想[106]。在一项320例样本的前瞻性研究中，笔者比较了使用或不使用CO_2激光进行根尖倒充填预备的效果，结果并未显示CO_2激光照射能促进愈合进程[107]。

体外研究显示，使用Nd:YAG激光可减少染料或细菌在根部断面的渗透[108-111]。Stabholz等[109]提出应用激光引起牙本质的结构变化可能是根尖部渗透性减少的原因。尽管扫描电镜检查结果显示牙体硬组织熔融、凝固和再结晶，但组织结构变化并不均匀，且熔融区域似乎与样本上未经激光照射的相似区域相连接。这些学者提出假设，正是这种不均匀的效果解释了牙本质渗透性有所降低但无法完全消除。均质化玻璃样的牙本质表面应该比部分玻璃样的表面更难以渗透。

Ebihara研究团队[112]使用Er:YAG激光对离体牙进行根尖倒充填窝洞预备，发现激光预备组和超声预备组染料渗透性无显著差异。这一结果并不意外，因为Er:YAG激光无法熔融或封闭牙本质小管；因此，Er:YAG激光预备根尖并不会导致牙本质渗透性降低。

Gouw-Soares等[113]比较在根尖截断术后使用Er:YAG激光或在大气压条件下横向激发9600nm CO_2激光处理根尖区牙本质并评估其对边缘渗透性的影响，结果显示两组亚甲蓝染料的渗透性均降低。

在根尖手术中使用低功率的Er:YAG激光，可以切除离体牙的根尖部，形成光滑洁净的截断面，避免牙根表面的炭化[114-115]。此外，虽然Er:YAG激光的切割速度比传统的高速钻头略慢，但应用激光没有不适和振动，同时降低了术区污染和邻近组织创伤的风险，这些优势可以抵消治疗时间的延长[116]。

在一项为期3年的临床研究中，Gouw-Soares等[117]报道了一个应用于根尖外科手术的新方案。应用Er:YAG激光进行去骨和根尖截断术，而使用Nd:YAG激光照射封闭牙本质小管并减少术区可能的细菌污染。将低能量水平的砷化镓铝二极管激光结合到治疗方案中可以促进患牙愈合进程。临床上X线片随访评估显示根尖周透射影明显减小，且临床症状与体征消失（详见第15章）。

Karlovic研究团队[118]通过分别使用Er:YAG激光和超声波进行根尖区窝洞预备发现，无论使用的根尖封闭剂材料如何，使用激光预备后根尖部产生的微渗漏减少了。

当适合牙体硬组织熔融的激光波长建立后，激光技术对根管外科领域的主要贡献是将根尖区牙本质和牙骨质结构转化为均质玻璃样变的区域，阻止微生物通过牙本质小管和根尖部其他开口渗透到根尖周组织。术区止血以及感染根尖孔的消毒则是锦上添花的优势[119]。

结论

激光技术正在为牙髓病治疗的每一个步骤做出显著的贡献，从多普勒血流量测定技术应用于诊断到包括盖髓术和活髓切断术的预防性措施。激光可用于清理、消毒和封闭根管系统。目前，当传统根管治疗失败时，激光辅助根管再治疗是一种可行的替代方案。作为保存患牙的最后手段，我们可以在根尖手术中使用激光来封闭患牙根尖部以阻止细菌进入根管系统。随着这项技术的成熟，更多的用途和可能更多的波长将会使激光在牙髓病治疗中大展身手。

（唐　路译，彭　彬审校）

参考文献

[1] Kimura Y, Wilder-Smith P, Matsumoto K: Lasers in endodontics: a review, *Int Endod J* 33:173–185, 2000.
[2] Cohen S, Liewehr F: Diagnostic procedures. In Cohen S, Burns RC, editors: *Pathways of the pulp*, ed 8, St Louis, 2002, Mosby, pp 3–30.
[3] Matsumoto K: Lasers in endodontics, *Dent Clin North Am* 44:889–906, 2000.
[4] Mesaros SV, Trope M: Revascularization of traumatized teeth assessed by laser Doppler flowmetry: case report, *Endod Dent Traumatol* 13:24–30, 1997.
[5] Evans D, Reid J, Strang R, Stirrups D: A comparison of laser Doppler flowmetry with other methods of assessing the vitality of traumatized anterior teeth, *Endod Dent Traumatol* 15:284–290, 1999.
[6] Ebihara A, Tokita Y, Izawa T, et al.: Pulpal blood flow assessed by laser Doppler flowmetry in a tooth with a horizontal root fracture, *Oral Surg Oral Med Oral Pathol* 81:229–233, 1996.
[7] Gazelius B, Olgart L, Edwall B, et al.: Non-invasive recording of blood flow in human dental pulp, *Endod Dent Traumatol* 2:219–221, 1986.
[8] Yanpiset K, Vongsavan N, Sigurdsson A, Trope M: Efficacy of laser Doppler flowmetry for the diagnosis of revascularization

of reimplanted immature dog teeth, *Endod Dent Traumatol* 17:63–70, 2001.

[9] Ritter AL, Ritter AV, Murrah V, et al.: Pulp revascularization of replanted immature dog teeth after treatment with minocycline and doxycyline assessed by laser Doppler flowmetry, radiography, and histology, *Endod Dent Traumatol* 20:75–84, 2004.

[10] Strobl H, Gojer G, Norer B, Emshoff R: Assessing revascularization of avulsed permanent maxillary incisors by laser Doppler flowmetry, *J Am Dent Assoc* 134:1597–1603, 2003.

[11] Polat S, Er K, Akpinar KE, Polat NT: The sources of laser Doppler blood-flow signals recorded from vital and root canal treated teeth, *Arch Oral Biol* 49:53–57, 2004.

[12] Roeykens H, Van Maele G, De Moor R, et al.: Reliability of laser Doppler flowmetry in a 2-probe assessment of pulpal blood flow, *Oral Surg Oral Med Oral Pathol* 87:742–745, 1999.

[13] Odor TM, Ford TR, McDonald F: Effect of probe design and bandwidth on laser Doppler readings from vital and root-filled teeth, *Med Eng Phys* 18:359–364, 1996.

[14] Soo-ampon S, Vongsavan N, Soo-ampon M, et al.: The sources of laser Doppler blood flow signals recorded from human teeth, *Arch Oral Biol* 48:353–360, 2003.

[15] Hartman A, Azerad J, Boucher Y: Environmental effects of laser Doppler pulpal blood-flow measurements in man, *Arch Oral Biol* 41:333–339, 1996.

[16] Frentzen M, Braun A, Koort HJ: Lasers in endodontics: an overview. In Rechmann P, Fried D, Hennig T, editors: *Lasers in dentistry VIII, SPIE Proc* 4610:1–8, 2002.

[17] Isermann GT, Kaminski EJ: Pulpal response to minimal exposure in presence of bacteria and dycal, *J Endod* 5:322–327, 1979.

[18] Cvek M, Cleaton-Jones PE, Austin JC, et al.: Pulp reaction to exposure after experimental crown fractures or grinding in adult monkeys, *J Endod* 8:391–397, 1982.

[19] Cvek M: Endodontic treatment of traumatized teeth. In Andreasen JO, editor: *Traumatic injuries of the teeth*, ed 2, Philadelphia, 1981, WB Saunders.

[20] Seltzer S, Bender IB: Pulp capping and pulpotomy. In Seltzer S, Bender IB, editors: *The dental pulp: biologic considerations in dental procedures*, ed 2, Philadelphia, 1975, JB Lippincott.

[21] Torabinejad M, Chivian N: Clinical applications of mineral trioxide aggregate, *J Endod* 25:197–200, 1999.

[22] Pitt-Ford TR, Torabinejad M, Abedi HR: Mineral trioxide aggregate as a pulp capping material, *J Am Dent Assoc* 127:1491, 1996.

[23] Myers K, Kaminski E, Lautenschlager EP: The effect of mineral trioxide aggregate on the dog pulp, *J Endod* 22:198–202, 1996.

[24] Klein H, Fuks A, Eidelman E, et al.: Partial pulpotomy following complicated crown fracture in permanent incisors: a clinical and radiographical study, *J Pedod* 9:142–147, 1985.

[25] Fuks AB, Chosack A, Klein H, et al.: Partial pulpotomy as a treatment alternative for exposed pulps in crown-fractured permanent incisors, *Endod Dent Traumatol* 3:100–102, 1987.

[26] Melcer J, Chaumate MT, Melcer F, et al.: Preliminary report of the effect of CO_2 laser beam on the dental pulp of the *Macaca mulatta* primate and the beagle dog, *J Endod* 11:1–5, 1985.

[27] Shoji S, Nakamura M, Horiuchi H: Histopathological changes in dental pulps irradiated by CO_2 laser: a preliminary report on laser pulpotomy, *J Endod* 11:379–384, 1985.

[28] Jukic S, Anic I, Koba K: The effect of pulpotomy using CO_2

and Nd:YAG lasers on dental pulp tissue, *Int Endod J* 30:175–188, 1977.

[29] Moritz A, Schoop U, Goharkhay K: The CO_2 laser as an aid in direct pulp capping, *J Endod* 24:248–251, 1998.

[30] Fried D, Glena RE, Featherstone JD, et al.: Permanent and transient changes in the reflectance of CO_2 laser–irradiated dental hard tissues at lambda = 9.3, 9.6, 10.3, and 10.6 microns and at fluences of 1-20 J/cm^2, *Lasers Surg Med* 20:22–31, 1997.

[31] Wigdor HA, Walsh JT Jr: Histologic analysis of the effect on dental pulp of a 9.6-micron CO_2 laser, *Laser Surg Med* 30:261–266, 2002.

[32] White JM, Fagan MC, Goodis HE: Intrapulpal temperatures during pulsed Nd:YAG laser treatment, in vitro, *J Periodontol* 65:255–259, 1994.

[33] Kakehashi S, Stanley HR, Fitzgerald RJ: The effect of surgical exposures of dental pulps in germ-free and conventional laboratory rats, *Oral Surg Oral Med Oral Pathol* 20:340–349, 1965.

[34] Bergenholz G: Microorganisms from necrotic pulps of traumatized teeth, *Odontologisk Revy* 25:347–358, 1974.

[35] Moller AJ, Fabricius L, Dahlen G, et al.: Influence on periapical tissues of indigenous oral bacteria and necrotic pulp tissue in monkeys, *Scand J Dent Res* 89:475–484, 1981.

[36] Bystrom A, Sundquist G: Bacteriologic evaluation of the efficacy of mechanical root canal instrumentation in endodontic therapy, *Scand J Dent Res* 89:321–328, 1981.

[37] Sjogren U, Hagglund B, Sundquist G, et al.: Factors affecting the long-term results of endodontic treatment, *J Endod* 16:498–504, 1990.

[38] McComb D, Smith DC: A preliminary scanning electron microscope study of root canals after endodontic procedures, *J Endod* 1:238–242, 1975.

[39] Moodnik RM, Dorn SO, Feldman MJ, et al.: Efficacy of biomechanical instrumentation: a scanning electron microscopy study, *J Endod* 2:261–266, 1976.

[40] Mader CL, Baumgartner JC, Peters DD: Scanning electron microscopic investigation of the smeared layer on root canal walls, *J Endod* 10:477–483, 1984.

[41] Torabinejad M, Handysides R, Khademi AA, et al.: Clinical implications of the smear layer in endodontics: a review, *Oral Surg Oral Med Oral Pathol* 94:658–666, 2002.

[42] Haapasalo M, Orstavik D: In vitro infection and disinfection of dentinal tubules, *J Dent Res* 66:1375–1379, 1986.

[43] Pashley DH: Smear layer: physiological considerations, *Oper Dent Suppl* 3:13–29, 1984.

[44] Drake DR, Wiemann AH, Rivera EM, et al.: Bacterial retention in canal walls in vitro: effect of smear layer, *J Endod* 20:78–82, 1994.

[45] Peters OA, Schonenberger K, Laib A: Effects of four Ni-Ti preparation techniques on root canal geometry assessed by micro computed tomography, *Int Endod J* 34:221–230, 2001.

[46] Oguntebi BR: Dentin tubule infection and endodontic therapy implications, *Int Endod J* 27:218–222, 1994.

[47] Anic I, Tachibana H, Matsumoto K, et al.: Permeability, morphologic and temperature changes of canal dentin walls induced by Nd:YAG, CO_2 and argon lasers, *Int Endod J* 29:13–22, 1996.

[48] Harashima T, Takeda FH, Kimura, et al.: Effect of Nd:YAG laser irradiation for removal of intracanal debris and smear layer in extracted human teeth, *J Clin Laser Med Surg* 15:131–135, 1997.

[49] Saunders WP, Whitters CJ, Strang R, et al.: The effect of an Nd:YAG pulsed laser on the cleaning of the root canal and

the formation of a fused apical plug, *Int Endod J* 28:213–220, 1995.

[50] Moshonov J, Sion A, Kasirer J, et al.: Efficacy of argon laser irradiation in removing intracanal debris, *Oral Surg Oral Med Oral Pathol* 79:221–225, 1995.

[51] Yamazaki R, Goya C, Yu DG, et al.: Effect of erbium, chromium:YSGG laser irradiation on root canal walls: a scanning electron microscopic and thermographic study, *J Endod* 27:9–12, 2001.

[52] Takeda FH, Harashima T, Kimura Y, et al.: Efficacy of Er:YAG laser irradiation in removing debris and smear layer on root canal walls, *J Endod* 24:548–551, 1998.

[53] Kimura Y, Yonaga K, Yokoyama K, et al.: Root surface temperature increase during Er:YAG laser irradiation of root canals, *J Endod* 28:76–78, 2002.

[54] Goodis HE, Pashley D, Stabholz A: Pulpal effects of thermal and mechanical irritants. In Hargreaves KM, Goodis H E, editors: *Seltzer and Bender's dental pulp*, Chicago, 2002, Quintessence, pp 371–410.

[55] Stabholz A, Zeltzser R, Sela M, et al.: The use of lasers in dentistry: principles of operation and clinical applications, *Compendium* 24:811–824, 2003.

[56] Stabholz A: The role of laser technology in modern endodontics. In Ishikawa I, Frame JW, Aoki A, editors: *Lasers in dentistry: revolution of dental treatment in the new millennium, Elsevier Sci BV Int Congr Series* 1248:21–27, 2003.

[57] Cozean C, Arcoria CJ, Pelagalli J, et al.: Dentistry for the 21st century? Erbium:YAG laser for teeth, *J Am Dent Assoc* 128:1080–1087, 1997.

[58] Ando N, Hoshino E: Predominant obligate anaerobes invading the deep layers of root canal dentine, *Int Endod J* 23:20–27, 1990.

[59] Armitage GC, Ryder MI, Wilcox SE: Cemental changes in teeth with heavily infected root canals, *J Endod* 9:127–130, 1983.

[60] Zakariasen KL, Dederich DN, Tulip J, et al.: Bactericidal action of carbon dioxide laser radiation in experimental root canals, *Can J Microbiol* 32:942–946, 1986.

[61] Le Goff A, Morazin-Dautel A, Guigand M, et al.: An evaluation of the CO_2 laser for endodontic disinfection, *J Endod* 25:105–108, 1999.

[62] Moshonov J, Orstavik D, Yamauchi S, et al.: Nd:YAG laser irradiation in root canal disinfection, *Endod Dent Traumatol* 11:220–224, 1995.

[63] Fegan SE, Steiman HR: Comparative evaluation of the antibacterial effects of intracanal Nd:YAG laser irradiation: an in vitro study, *J Endod* 21:415–417, 1995.

[64] Rooney J, Midda M, Leeming J: A laboratory investigation of the bactericidal effect of Nd:YAG laser, *Br Dent J* 176:61–64, 1994.

[65] Gutknecht N, Moritz A, Conrads G: Bactericidal effect of the Nd:YAG laser in *in vitro* root canals, *J Clin Laser Med Surg* 14:77–80, 1996.

[66] Nammour S, Kowaly K, Powell L, et al.: External temperature during KTP-Nd:YAG laser irradiation in root canals: an in vitro study, *Lasers Med Sci* 19:27–32, 2004.

[67] Stabholz A, Kettering J, Neev J, et al.: Effects of XeCl excimer laser on *Streptococcus mutans*, *J Endod* 19:232–235, 1993.

[68] Folwaczny M, Liesenhoff T, Lehn N, et al.: Bactericidal action of 308-nm excimer-laser radiation: an in vitro investigation, *J Endod* 24:781–785, 1998.

[69] Moritz A, Gutknecht N, Goharkhay K, et al.: In vitro irradiation of infected root canals with diode laser: results of microbiologic, infrared spectrometric and stain penetration examination, *Quintessence Int* 28:205–209, 1997.

[70] Mehl A, Folwaczny M, Haffner C, et al.: Bactericidal effects of 2.94-μ Er:YAG laser irradiation in dental root canals, *J Endod* 25:490–493, 1999.

[71] Dostalova T, Jelinkova H, Housova D, et al.: Endodontic treatment with application of Er:YAG laser waveguide radiation disinfection, *J Clin Laser Med Surg* 20:135–139, 2002.

[72] Schoop U, Moritz A, Kluger W, et al.: The Er:YAG laser in endodontics: results of an in vitro study, *Lasers Surg Med* 30:360–364, 2002.

[73] DeVito E, Peters O, Olivi G: Effectiveness of the erbium YAG laser and new design radial and stripped tips in removing the smear layer after root canal instrumentation, *Lasers Med Sci* 27:273–280, 2012.

[74] Lloyd A, Uhles J, Clement D, Garcia-Godoy F: Elimination of intracanal tissue and debris through a novel laser-activated system assessed using high-resolution micro-computed tomography: a pilot study, *J Endod* 40(4):584–587, 2014.

[75] Peters O, Bardsley S, Fong J, et al.: Disinfection of root canals with photon-initiated photoacoustic streaming, *J Endod* 37(7):1008–1012, 2011.

[76] Devito E, Colonna M, Olivi G: The photoacoustic efficacy of an Er:YAG laser with radial and stripped tips on root canal dentin walls: an SEM Evaluation, *J Laser Dent* 19(1):156–161, 2011.

[77] Jaramillo D, Aprecio R, Angelov N, et al: Efficacy of photon-induced photoacoustic streaming (PIPS) on root canals infected with *Enterococcus faecalis*: a pilot study, *Endod Pract* 5(3):28–32, 2012.

[78] Gutmann JL, Whitherspoon DE: Obturation of the cleaned and shaped root canal system. In Cohen S, Burns RC, editors: *Pathways of the pulp*, ed 8, St Louis, 2002, Mosby, pp 293–364.

[79] Schilder H: Filling root canals in three dimensions, *Dent Clin North Am* 11:723–729, 1967.

[80] Potts TV, Petrou A: Laser photopolymerization of dental materials with potential endodontic applications, *J Endod* 16:265–268, 1990.

[81] Anic I, Matsumoto K: Comparison of the sealing ability of laser-softened, laterally condensed and low-temperature thermoplasticized gutta-percha, *J Endod* 21:464–469, 1995.

[82] Maden M, Gorgul G, Tinaz AC: Evaluation of apical leakage of root canals obturated with Nd:YAG laser–softened gutta-percha, System-B, and lateral condensation techniques, *Contemp Dent Pract* 15:16–26, 2002.

[83] Anic I, Matsumoto K: Dentinal heat transmission induced by a laser-softened gutta-percha obturation technique, *J Endod* 21:470–474, 1995.

[84] Park DS, Yoo HM, Oh TS: Effect of Nd:YAG laser irradiation on the apical leakage of obturated root canals: an electrochemical study, *Int Endod J* 4:318–321, 2001.

[85] Kimura Y, Yonaga K, Yokoyama K, et al.: Apical leakage of obturated canals prepared by Er:YAG laser, *J Endod* 27:567–570, 2001.

[86] Kimura Y, Yamazaki R, Goya C, et al.: A comparative study on the effects of three types of laser irradiation at the apical stop and apical leakage after obturation, *J Clin Laser Med Surg* 17:261–266, 1999.

[87] Gekelman D, Prokopowitsch I, Eduardo CP: In vitro study of the effects of Nd:YAG laser irradiation on the apical sealing of endodontic fillings performed with and without dentin plugs, *J Clin Laser Med Surg* 20:117–121, 2002.

[88] Sousa-Neto MD, Marchesan MA, Pecora JD, et al.: Effect of

Er:YAG laser on adhesion of root canal sealers, *J Endod* 28: 185–187, 2002.

[89] Blum JY, Parahy E, Machtou P: Warm vertical compaction sequences in relation to gutta-percha temperature, *J Endod* 23:307–311, 1997.

[90] Yared GM, Bou Dagher F: Sealing ability of the vertical condensation with different root canal sealers, *J Endod* 21:6–8, 1996.

[91] Ruddle CJ: Nonsurgical endodontic retreatment. In Cohen S, Burns RC, editors: *Pathways of the pulp*, ed 8, St Louis, 2002, Mosby, pp 875–929.

[92] Hulssman R: Methods for removing metal obstructions from the root canal, *Endod Dent Traumatol* 9:223–237, 1983.

[93] Farge P, Nahas P, Bonin P: In vitro study of a Nd-YAG laser in endodontic retreatment, *J Endod* 42:359–363, 1998.

[94] Yu DG, Kimura Y, Tomita Y, et al.: Study on removal effects of filling materials and broken files from root canals using pulsed Nd:YAG laser, *J Clin Laser Med Surg* 18:23–28, 2000.

[95] Anjo T, Ebihara A, Takeda A, et al.: Removal of two types of root canal filling material using pulsed Nd:YAG laser irradiation, *Photomed Laser Surg* 22:470–476, 2004.

[96] Warembourg P, Rocca JP, Bertrand MF: Efficacy of an Er:YAG laser to remove endodontic pastes: an in vitro study, *J Oral Laser Appl* 1:43–47, 2001.

[97] Viducic D, Jukic S, Karlovic Z, et al.: Removal of gutta-percha using an Nd:YAG laser, *Int Endod J* 36:670–673, 2003.

[98] Carr GB: Surgical endodontics. In Cohen S, Burns RC, editors: *Pathways of the pulp*, ed 6, St Louis, 1994, Mosby, pp 531–567.

[99] Gutmann JL: Principles of endodontic surgery for the general practitioner, *Dent Clin North Am* 28:895–908, 1984.

[100] Leubke RG: Surgical endodontics, *Dent Clin North Am* 18:379, 1974.

[101] Stabholz A, Shani J, Friedman S, et al.: Marginal adaptation of retrograde fillings and its correlation with sealability, *J Endod* 11:218–223, 1985.

[102] Ichesco E, Ellison R, Corcoran J: A spectrophotometric analysis of dentinal leakage in the resected root (abstract), *J Endod* 12:129, 1986.

[103] Weichman JA, Johnson FM: Laser use in endodontics: a preliminary investigation, *Oral Surg Oral Med Oral Pathol* 31:416–420, 1971.

[104] Miserendino LL: The laser apicoectomy: endodontic application of CO_2 laser for periapical surgery, *Oral Surg Oral Med Oral Pathol* 66:615–619, 1988.

[105] Duclos P, Behlert V, Lenz P: New technique of surgical treatment of periapical lesions using carbon dioxide laser, *Rev Odontostomatol* 19:143–150, 1990.

[106] Friedman S, Rotstein I, Mahamid A: In vivo efficacy of various retrofills and of CO_2 laser in apical surgery, *Endod Dent Traumatol* 7:19–25, 1991.

[107] Bader G, Lejeune S: Prospective study of two retrograde endodontic apical preparations with and without the use of CO_2 laser, *Endod Dent Traumatol* 14:75–78, 1998.

[108] Stabholz A, Khayat A, Ravanshad SH, et al.: Effects of Nd:YAG laser on apical seal of teeth after apicoectomy and retrofill, *J Endod* 18:371–375, 1992.

[109] Stabholz A, Khayat A, Weeks DA, et al.: Scanning electron microscopic study of the apical dentine surfaces lased with Nd:YAG laser following apicectomy and retrofill, *Int Endod J* 25:288–291, 1992.

[110] Arens DL, Levy GC, Rizoiu IM: A comparison of dentin permeability after bur and laser apicoectomies, *Compendium* 14:1290–1297, 1993.

[111] Wong WS, Rosenberg PA, Boylan RJ, et al.: A comparison of the apical seals achieved using retrograde amalgam fillings and the Nd:YAG laser, *J Endod* 20:595–597, 1994.

[112] Ebihara A, Wadachi R, Sekine Y, et al.: Application of Er:YAG laser to retrograde cavity preparation, *J Jpn Soc Laser Dent* 9: 23–31, 1998.

[113] Gouw-Soares S, Stabholz A, Lage-Marques JL, et al.: Comparative study of dentine permeability after apicectomy and surface treatment with 9.6-micrometer TEA CO_2 and Er-YAG laser irradiation, *J Clin Laser Med Surg* 22:129–139, 2004.

[114] Paghdiwala AF: Root resection of endodotically treated teeth by Er:YAG laser radiation, *J Endod* 19:91–94, 1993.

[115] Komori T, Yokoyama K, Matsumoto Y, Matsumoto K: Er-YAG and Ho-YAG laser root resection of extracted human teeth, *J Clin Laser Med Surg* 15:9–13, 1997.

[116] Komori T, Yokoyama K, Takato T, Matsumoto K: Clinical application of the Er-YAG laser for apicoectomy, *J Endod* 23:748–750, 1997.

[117] Gouw-Soares S, Tanji E, Haypek P, et al.: The use of Er-YAG, Nd-YAG and Ga-AlAs lasers in periapical surgery: a three year clinical study, *J Clin Surg Med* 19:193–198, 2001.

[118] Karlovic Z, Pezelj-Ribaric S, Miletic I, et al.: Er-YAG laser versus ultrasonic in preparation of root-end cavities, *J Endod* 31:821–823, 2005.

[119] Stabholz A, Sahar-Helft S, Moshonov J: Lasers in endodontics, *Dent Clin North Am* 48:809–832, 2004.

第14章
激光应用于口腔颌面外科学

Robert A. Strauss, Michael Coleman

在20世纪80年代中期，激光首次被介绍给主流口腔颌面外科学（oral and maxillofacial surgery，OMS），当时唯一适用于执业医师的激光是CO_2激光，主要是由于其卓越的切割能力。随着激光技术的进步，其他不同波长的激光引入医学及外科专业，也已开始应用于口腔或面部。

区别于其他口腔专业，口腔颌面外科对于软组织治疗需求更高而硬组织治疗需求相对较少。此外，激光应用于皮肤的治疗方法较为复杂，体现在选择合适的波长、技术及术后护理。对于任何治疗方法，选择合适的激光必须基于目标组织及其吸收特性。在美容治疗方法中，特定波长的侧向热效应对实现手术目标是非常重要的，但同时需要限制其横向组织损伤及术后瘢痕[1]。不同于口腔内部，这类发生于皮肤的并发症是较为致命的。

选择手术激光

令人惊讶的是，在40多年后主要应用于口腔颌面外科和面部整容手术的激光仍然是波长为10600nm的CO_2激光[2]。其卓越的水吸收特性、有利的消光长度和穿透深度以及在软组织中的稳定性使其成为大多数口腔内软组织手术的首选。此外，在正确且仔细的操作下，CO_2激光可以用于面部美容手术包括面部再造术，对上皮及真皮层进行可预测的和完整的消融。

计算机化扫描装置的加入使得CO_2激光器可以在预定的几何和重复模式下进行操作，提供了非常稳定的效果。它也可用于所有主要的根除性手术，大范围消融，切开式的整容手术（例如，眼睑成形术）和气道治疗方法（例如，激光辅助悬雍垂腭咽成形术[laser-assisted uvulopalatopharyngoplasty, LA-UPPP]）。虽然目前的新技术允许CO_2波长通过新型的光纤传输，但是大多数电流激光器的设计仍为中空波导或关节臂传输系统。这种设置使得口腔颌面外科手术中的内窥镜难以同时应用。最近，FDA批准了一种可应用于牙釉质和牙本质治疗的9300nm波长的CO_2激光。这种波长可以使用关节臂传输系统在硬组织和软组织上应用。目前，在口腔颌面外科手术中使用这种波长激光积累的经验还很少（尽管9300nm CO_2激光没有特别批准用于骨的应用，但合理的推测是它将在骨组织上有效），一旦证明了它是有用且高效的，这种波长将在许多口内手术中有应用价值，包括正颌外科截骨术、牙切除术和种植手术以及美容外科手术。

Er:YAG和Er,Cr:YSGG激光器在主流口腔颌面外科中也有应用，虽然它们还没有达到CO_2激光器的受欢迎程度。目前，大多数主要硬组织手术（例如，截骨）使用这些激光器耗时太长。但是，应用这些波长激光容易且能快速完成较小的骨组织手术（例如，上颌窦提升术）。Er:YAG激光也可用于面部美容修复[3-4]，其与CO_2激光相比，在皮肤中的作用深度较浅，术后红斑和坏死率大大降低。然而，表面重修效果随之降低，美观效果的改善也相应减少，这导致外科医师较少使用铒激光器。

借鉴于骨科和泌尿外科的经验，Ho:YAG（掺钬钇铝石榴石）激光几乎被所有主流口腔颌面外科中应用于执行完成内窥镜下颞下颌关节（TMJ）手术。该激光波长能穿过充满水的环境，例如关节中，同时软组织效应类似CO_2激光（例如，切割、凝固、消融）。这是通过将两个空心套管穿入关节来实现的，一个套管用于内窥镜可视化，一个用于Ho:YAG激光光纤。然后在视频监控下完成该手术。手术切口减小明显缩短了术后恢复时间，降低了并发症发生率[5]。

Nd:YAG激光器目前已被美国FDA批准用于某些

牙周治疗方法，但在口腔颌面外科中仅应用于部分血管病变。它在软组织中深的吸光长度和穿透性造成明显的横向组织损伤，治疗血管病变是理想的，但对于其他病理条件不理想。

固体激光器如二极管激光（波长为810~1064nm）因体积小、成本低、光纤传输、易用于口腔软组织微创手术而在全科口腔医学中得到广泛应用[6]。相比之下，对于主要的口腔颌面外科治疗方法，这些激光器与CO_2激光器相比效率很低。虽然硬组织损伤是CO_2激光器使用时需要考虑的安全问题，但是弱效应的二极管激光对这些微创口腔外科手术有用。

低能量二极管激光器用于非侵入性、非热激光治疗在欧洲国家很受欢迎，美国也在进行研究，但这种技术还未被证明对主要外科适应证有效。虽然研究证明低能量激光具有有益的生理作用，但其对于口腔颌面外科手术的优势仍不明确[7-8]（图14-1）（详见第15章）。

强脉冲光（IPL）源使用高度集中的光波来执行与激光可实现的类似的几个过程。然而，与真正的激光器不同，IPL源是多色的，既不是准直的也不是相干的（图14-2）。由于它们在组织中具有更深的渗透深度，且以色素和血管为目标组织，因此主要应用于治疗皮肤病变和脱毛[9]。

几种激光也在口腔颌面外科中应用于治疗皮肤病。这些波长对特定色素或血管组织有高度特异性，包括铜蒸气、金蒸气、闪光灯泵浦脉冲染料、脉冲Nd:YAG和KTP－YAG激光[10]。波长的选择必须根据个别患者的需要、患者年龄、病变颜色和深度以及激光有效性[11]。

安全与麻醉考虑

虽然激光在口腔颌面外科中的使用有许多优点，但它确实存在传统外科技术不常见的某些麻醉风险。必须遵守标准的安全措施，以保持患者、外科医师、麻醉师和其他手术人员的安全。每个计划的治疗开始之前都应该回顾激光系统的用户手册。此外，与麻醉师讨论激光的类型和治疗方法势在必行。在门诊进行激光手术时，保持警惕是非常重要的。

激光束是一种高强度的光，如果指向反光的表面，其预期路径可能改变但仍保持其聚焦特性。当以这种方式反射时，光束可以以全能量攻击非预期目标。最容易受到误定向光束伤害的是眼睛、皮肤和任何附近易燃物体[12]。适当的警告标志应贴在操作室外，标示所使用的激光类型、激光危险等级和所需的个人安全防护设备[13]（图14-3）。眼睛必须佩戴带侧向防护罩的护目镜，以避免眼外伤。对于每种波长的激光，都有一种特定类型的护目镜可以吸收其特定波长。

易燃的手术巾，包括在手术室（OR）中使用的标准纸制和塑料手术巾，都是着火源，不应该使用[13]。代替之，在手术区域周围应使用抗激光的手术巾和浸透水的布巾。手术区域应避免酒精制备，因为使用激光之前，如果酒精不能完全汽化，也可能成为潜在的点火源。

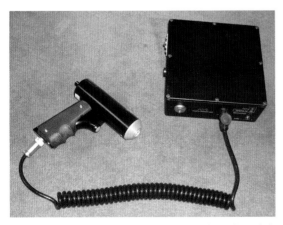

•图14-1　利用非热二极管激光器进行低能量激光治疗。

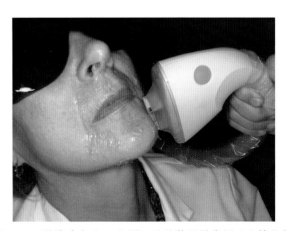

•图14-2　强脉冲光（IPL）源。这些装置最常用于血管和色素病变去除或脱毛。这些治疗方法通常不需要进行麻醉。

减少激光手术期间使用常规气管内（endotracheal，ET）插管火灾风险的3种主要的公认方法包括[14]：①无气道通路；②对常规插管表面进行防护；③使用不易燃插管。无论是门诊还是手术室中进行的口腔颌面外科手术，在对患者进行"抬颏"（即，使用心肺复苏（cardiopulmonary resuscitation，CPR）时的颏推进手法）或插入鼻气道后，可以使用全静脉麻醉技术。红色橡胶经鼻气道已被证明对激光治疗方法是安全的[15]。

然而，无气道通路的方法并不适用于长时间的治疗过程。在这种情况下，需要一种能够屏蔽激光束的特定插管，如传统的ET管外表面包裹防护材料。可用于此目的的材料包括可缠绕于插管的金属箔和黏附于插管上的银阳极片[13]。铝箔使用起来较烦琐而且移动时易受损脱落，术中操作会导致插管暴露，而可黏附的银阳极板不易导致插管暴露。

目前有两种类型的不可燃ET管：一种是不含易燃材料的金属管，一种是陶瓷涂层管（Xomed，Inc.，Jack-sonville，Florida）[13]（图14-4）。然而，金属管不能用于鼻插管，也不能带有袖带，这会妨碍使用正常的麻醉回路。

还要考虑与激光相关的其他火灾危险：在激光手术过程中必须避免使用易燃气体。如今手术室中使用的大多数吸入麻醉剂都不易燃，包括七氟醚、异氟烷、安氟醚和氟烷。多数麻醉师都不再使用易燃的乙醚和环丙烷，这些也不适用于激光手术[13]。

应该解决吸入剂中氧气浓度的问题。理想情况下，在保持可接受的氧饱和度水平的同时使用可能的最低浓度。为实现这一目标，通常使用常规压缩空气或氦气稀释，这两者都可降低易燃性（图14-5）。然而，与氧气混合使用的笑气具有与单纯氧气相同的易燃性应被避免使用[12]。

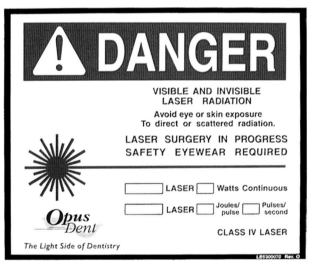

•图14-3　在手术室外张贴的警告标志，标示使用的激光类型、激光危险等级和所需的个人安全防护用品。

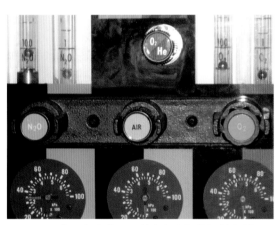

•图14-4　带有陶瓷涂层的激光安全气管插管的样品。

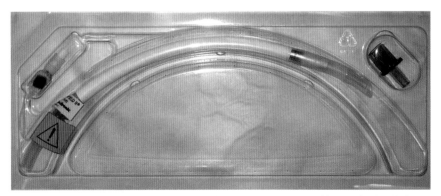

•图14-5　标准全身麻醉机显示可用于传输吸入剂的压缩气体。注意除了氧气之外，不支持燃烧的常规压缩空气也是可用的。

肿瘤切除手术：切除与消融

激光是一种多功能手术器械，可以用于3种基本方式：切除/切开、消融/汽化和止血/凝固[16]。所使用的技术基于临床情况和外科医师控制的3个参数：功率、光斑大小和照射时间。

切除

当用于切除目的时，激光基本上是一种"光刀"，可以实现精准切割而避免传统手术刀刀割时大量出血的情况。为获得最佳效果，使用特定激光时，光斑尺寸应保持尽可能小（通常为0.1~0.5mm），将手柄与组织之间的距离保持在焦距范围内来实现[17]。这是被称为聚焦模式。焦距也可根据手柄而变化，从手柄末端到组织的距离为1mm至1cm。

无论使用何种激光系统，切除病变的技术都是相同的。建议首先使用低能量激光束以间歇、门控或脉冲模式标记所需的切口线，即绘制表面引导标记，避免深入穿透组织，允许外科医师在必要时调整手术边缘的位置。值得注意的是，为了进行切除活检，应在周围增加0.5mm边缘，预留出激光相关的热坏死区域[13]。

在形成令人满意的轮廓标记后，将激光设置切换到连续波模式，连接标记点以切开。可能需要往返照射多遍才能达到所需的深度。

在第一遍照射期间仔细观察激光对组织的影响，将有助于外科医师在后续照射过程中必要时适当调整激光参数，以实现更好的切开。例如，如果切开的深度太浅，则可以增加功率或者减慢手柄移动速度以增加照射时间。增加功率通常是更好的选择，因为增加时间将导致更长的时间的侧方传导而引起继发性的横向热损伤。反过来，如果初始切开过深，则可降低功率或加快手柄移动速度，两者均为不错的选择。

实现足够深的切开之后，可以开始切除病变。使用镊子轻轻夹住组织，施加轻微的牵拉力，保持激光工作尖在焦距范围内水平潜入式分离病变。手术部位的止血效果非常好，很少需要缝合。创口肉芽形成会导致不可接受的美容效果时属于例外情况。

消融

另一种常见的激光技术是组织消融（也称为汽化）。消融用于表面组织去除，当标准切除可能导致不必要的过度切除时。目标病变通常仅局限于上皮和黏膜下层。该技术的优点是瘢痕更少，功能障碍更少，并且对重要的相邻结构潜在性损伤更小。

消融技术开始时采取与切除技术同样的标记步骤。然后，移动手柄远离组织，通过扩大激光束和增加光斑尺寸使激光脱离聚焦。通常使用1.5~3.0mm的光斑尺寸。使用离焦的光束以多个并排U形图案照射病灶（图14-6）。

在第一遍照射完成后，评估穿透深度。如果深度太浅，可以通过增加功率、减慢手柄移动以增加照射时间或减小光斑尺寸来加深快组织穿透。增加功率是最好的选择，而鉴于前面提到的原因，应该避免增加时间。减小光斑尺寸也是一种可行的选择，但会增加覆盖该区域所需的往返照射遍数。

相反，为了减小穿透深度，外科医师可以通过降低功率、更快地移动手柄以减少照射时间或者扩大光斑尺寸。其中，后两者是更好的方案。

临床提示

在激光每一遍照射之间，使用湿纱布轻轻擦拭组织表面去除炭化层。该炭化层不含有易吸收激光波长的水，因此其存在将导致不希望的过度加热和横向热传导。

单独消融不能用于病变组织的活检；因此，如果临床发现提示恶性肿瘤或癌前病变，应在消融前进行切取活检。如果病变组织学检查为良性，则外科医师可以安全地进行消融。然而，如果是恶性的，则是激

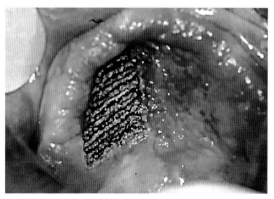

• 图14-6　消融乳头状增生显示并排的U形图案。

光扩大切除的指征。

癌前病变

癌前病变可以是黏膜白斑、黏膜红斑或两种混合形式称为红白斑。存在上皮异常增生时，这些病变恶性转化的可能性为36.3%～43.0%，而没有上皮异常增生时，病变恶性转化的可能性为23.4%～38.0%[18]。此外，患有这些病变的患者发生口腔癌的风险比没有病变的患者增加50～60倍。传统治疗使用手术刀进行切除，与激光切除或消融手术相比有许多缺点。使用激光的优点包括更好地控制出血，缩短手术时间，精确切除组织，减少并发症的发病率，以及几乎无瘢痕形成的良好愈合[19]。许多外科医师还认为，激光对血管和淋巴管的烧灼作用会减少血源性和淋巴源性的播种量，从而降低复发率[20-21]。

激光通过切除或消融治疗癌前病变。如前所述，这两种技术均以标记病变切口边缘开始，切口的深度应较病变本身更深，通常为4～9mm[22]。如果要实现

切除，应抬高目标组织一端，使用激光作为切割工具进行潜行性分离。如果选择消融治疗（是通常选择的治疗），则激光应脱离聚焦以前述多遍并排U形图案去除组织。

图14-7展示了舌腹外侧表面白斑的消融。通常需要反复多遍照射直到完全去除。激光术野无血化，视觉确认完全切除相比手术刀切除更容易。然后该区域通过二期愈合再形成上皮，避免缝合以及可能的扭曲变形和瘢痕形成。

Roodenburg等[18]在术后平均5.3年对共有103块经激光消融治疗口腔白斑病变的70例患者进行了随访，发现治愈率达90%。同样，Thompson和Wylie[23]回顾了连续57例激光治疗口腔发育异常病变的患者，结果发现术后44个月76%的患者没有复发。这些结果与常规手术刀切除手术的80%成功率相当。很明显，对于恶性病变的消融治疗仍然存在争议，尽管近期的证据表明激光消融是治疗这类疾病的一种有效工具，但医师仍然要意识到复发和恶化的风险[24]。

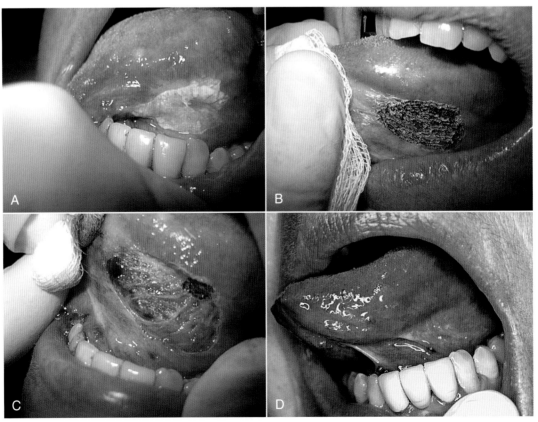

• 图14-7　激光消融治疗白斑。A. 舌腹外侧表面的白斑。B. 使用消融技术首遍照射后的外观。C. 病变完全被消融。注意组织去除的精准度和出色的止血效果。D. 术后1个月观愈合良好。

恶性病变和侵袭性良性病变

激光是一种可接受且有用的手术工具，用于治疗喉、咽、口腔和唇部的恶性病变和侵袭性良性病变。它的使用提供了许多传统手术刀手术所没有的优点。除了无出血术野、更短的手术时间和降低的患者发病率之外，针对这些潜在致命性疾病所特有的优势已经被认识到了。首先，激光在手术切缘处封闭淋巴管，这减少了恶性肿瘤细胞的接种和潜在转移[25]。其次，保留了病变周边更多的非病变组织。典型的癌症边缘超出任何可见或可触及瘤体外1.5 ~ 2cm[13]。无血术野

更佳的可视化，使外科医师能够更精准地去除肿瘤组织而不会牺牲不必要的组织。

图14-8展示了舌体T1N0M0鳞状细胞癌的切除。使用手术显微镜的激光显微外科手术有助于外科医师区分健康组织和肿瘤组织，并通过减小手术边缘来保护更多正常组织[26]。如果局部肿瘤复发，也可获得比传统手术刀手术更多的再治疗选择[27]。

疣状癌是一种缓慢生长的、非转移性的鳞状细胞癌，最常见于（但不限于）口腔中[28]。临床上，这种白色、菜花样病变最常见于老年患者[29]。病因不明，但大量使用烟草（鼻烟、嚼烟或雪茄等）可能是主

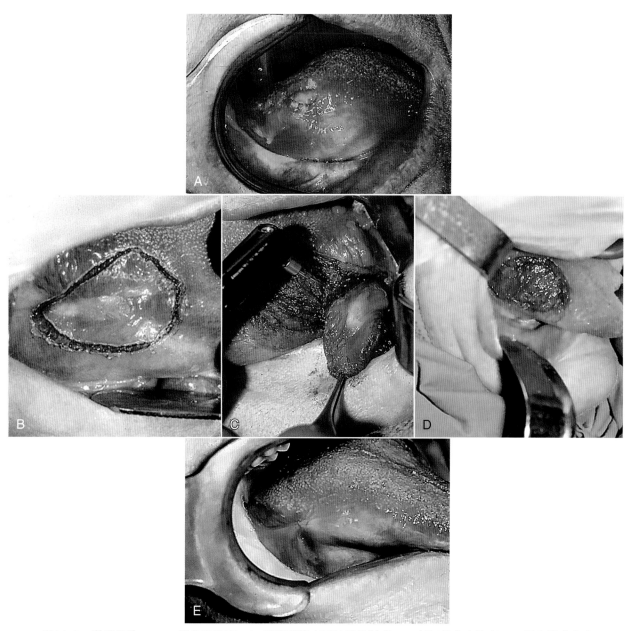

•图14-8　激光切除T1N0M0鳞状细胞癌。A. 舌腹侧缘表面的恶性肿瘤。B. 标记的病变轮廓。C. 潜行性分离病变。D. 切除病变后的手术创口，表现出极好的止血效果。E. 术后1个月观愈合良好。

要的致病因素[30-31]。一些研究人员称推测，人类乳头瘤病毒与疣状癌有关，但大多数研究未能证实这种相关性[32-33]。这些病变的传统治疗方法包括刮除术、冷冻手术、化疗或联合治疗，经常需要多次治疗而导致瘢痕[34-36]。已经证明CO_2激光在切割模式下完整切除疣状癌是有效治疗。对于其癌前病变，增生性疣状白斑，可以进行汽化治疗[13]。

血管病变

头颈部血管病变常见于所有年龄段患者。这些病变传统上被分类为获得性或先天性。常见的获得性病变包括毛细血管扩张，蜘蛛和樱桃血管瘤，化脓性肉芽肿和静脉湖。血管病变的特征在于不同程度的血管扩张[37]。先天性血管病变表现为血管瘤或真正的血管畸形[37-38]。组织学上，血管瘤显示内皮细胞增生，而血管畸形的特征是正常内皮细胞伴有血管扩张[39]。血管瘤是婴儿期最常见的软组织肿瘤（影响5%～10%的1岁儿童）[40]。传统上，血管瘤在5～10岁之间自发消退[41]。最常见的血管畸形是鲜红瘢痣，出生时即存在（占一般人口的0.3%～0.5%[42]），并且不会自发消退[37]。

激光治疗血管病变的终极目标是通过血红蛋白吸收光线加热血管壁来选择性破坏异常血管[37]。所选择的波长应该是能被血红蛋白选择性吸收的，脉冲长度宜短以限制其仅加热血管，防止对邻近组织的不必要损伤[10]。用于去除血管病变的最常用的激光类型是KTP、Nd:YAG和脉冲染料激光（pulsed dye laser, PDL）。此外，也可以使用强脉冲光（IPL）系统。

毛细血管扩张是永久性扩张的浅表血管，导致皮肤呈现蓝色或红色[43]。这些常见的无症状病变通常对患者造成美观性的滋扰。最常用于治疗毛细血管扩张设备是PDL和IPL系统。PDL发射波长为585～600nm，比较适合更多局灶性皮肤病变；IPL光源发光范围在500～1200nm，更适合治疗弥散性毛细血管扩张，如酒渣鼻[37]。PDL与IPL系统的主要缺点是术后持续7～10天的紫癜[10]。患者术前应做好充分准备，并可以在术后立即化妆[37]。

鲜红瘢痣的治疗类似于毛细血管扩张，因为两者都代表着扩张的浅表血管的病变。鲜红瘢痣通常发生在较年幼的儿童身上，如果不及时治疗，可能会

在孩子的发育过程中产生明显的心理影响。PDL最常用于根除这些病变[40]。通常需要多次治疗，病变部分抵抗PDL治疗的情况可能会发生。Pence等[44]采用倍频Nd:YAG激光（波长为532nm）治疗了89例头颈部鲜红瘢痣患者，治疗1～12个疗程，无治疗失败，不良副作用（例如，短暂的色素沉着过度或减退，增生性瘢痕形成）的发生率为1%～2%。因此，先使用PDL治疗浅层病变，然后使用Nd:YAG激光治疗深部更具抵抗性的病变，这种联合治疗可能会产生最佳的效果。

表浅的血管瘤呈扁平和红色，而较深部病变呈蓝色[10]。所有血管瘤最终都会消失，但延迟治疗会留下持久的、美学的和心理的瘢痕。激光治疗皮肤上的血管瘤也类似于治疗鲜红瘢痣。PDL通常用于表浅的血管瘤，Nd:YAG激光对于更深层病变的效果最好[45]。PDL和Nd:YAG激光可以联合应用于血管瘤表浅和深部的成分[40]。

临床提示
增生性血管病变术后有形成萎缩性瘢痕的风险，应在开始任何激光治疗前与家属讨论。

虽然大多数血管瘤都发生在体表，但这些病变也可能发生在口腔内。根据病变的大小及其与重要的神经、血管和唾液腺结构的接近程度，对这些口内形式的血管瘤可进行汽化或切除治疗[46]。使用控制性的汽化相比于切除，对邻近结构造成损伤的可能性是很小的。然而，对生长于舌、唇或其他区域独立于重要结构的血管瘤，也可以用CO_2激光切除。供体外周血管系统是封闭的，切除可如前所述，从标记边缘开始并潜行性分离病变[46]。

回顾口腔颌面外科医师所遇到的所有血管病变及相关激光手术超出了本章的范围。我们鼓励有兴趣的读者研究激光手术治疗这些病变的动态趋势。

打鼾和睡眠呼吸暂停

激光辅助悬雍垂腭咽成形术

打鼾是一个常见的社会问题，影响了20%～30%的成年人，并伴有晨起疲劳、不安睡眠、白天嗜睡和低氧血症[47]。除了社会影响，打鼾可能是导致高血压、心绞痛、脑梗死、肺动脉高压和充血性心力

衰竭的危险因素。相当大比例的打鼾者患有阻塞性睡眠呼吸暂停综合征（obstructive sleep apnea syndrome，OSAS），其特征是睡眠中由于上呼吸道塌陷引起的呼吸暂停和低通气反复发作。OSAS的严重并发症包括心律失常、心肌梗死、全身和肺动脉高压，以及机动车碰撞风险增加。

虽然对于这些睡眠呼吸紊乱患者最常见的治疗方法是悬雍垂腭咽成形术（uvulopalalatopharyngoplasty，UPPP），但这个过程充满了并发症，包括严重的疼痛、出血、短暂的鼻腔反流、永久性腭咽闭合不全和鼻咽狭窄[48]。激光辅助悬雍垂腭咽成形术（LA-UPPP）与标准UPPP手术相比，可以更容易地进行且发病率更低。尽管LA-UPPP具有很多优势和低发病率，但在外科医师仍必须彻底和系统地对睡眠呼吸紊乱患者进行评估。完整的术前检查必须包括病史采集和体格检查（包括鼻咽镜检查）；通常在开始治疗前必须进行多导睡眠监测。软腭后气道阻塞的患者是成功进行LA-UPPP手术的最佳候选者[49]。

LA-UPPP的基本概念类似于标准UPPP的基本概念，去除软腭和悬雍垂并切除腭咽弓和舌咽弓。此外，对咽外侧组织进行潜行性剥离和缝合，最大限度地扩大气道以防止复发。LA-UPPP仅在患者事先接受了扁桃体切除术或仅有小的残余扁桃体时才能进行，如果存在残余扁桃体，则作为手术的一部分可以消融几毫米的深度。在手术前应取出肿大的扁桃体，或者进行标准UPPP手术。

LA-UPPP可以采用任何腭部手术所用的局部麻醉注射。然而，由于这种手术的许多候选患者都患有睡眠呼吸暂停，他们经常会同时接受其他外科手术，如颏迁徙术和舌骨肌切开术（GAHM）或鼻腔手术。因此，手术处理可以要求使用手术室和全身麻醉。由于术后气道阻塞的风险较大，这些患者可能需要留院进行夜间观察。在严重的情况下或在较小的社区医院中，重症监护（ICU）床可能是合适的。患者的准备和体位与标准UPPP手术相同。同样，这个手术更适于采取患者坐位进行，尽管在手术室做时必须采用仰卧位，但只要术前在腭帆提肌上做好标记，就不会造成任何问题。

在局部麻醉后，手术开始先在邻近悬雍垂的软腭部分做两个垂直向贯穿切口并且延长几毫米插入腭帆提肌（通过发声或呕吐来确定）。使用标准切开技术，在软腭后面放置止退器，垂直切口由下向上。通常使用相对高的能量密度（通常为15~20W，光斑尺寸0.1~0.4mm）来缩短手术时间。注意防止从止退器到咽壁的热传导。将激光器侧向转动，并使用相同的切开技术切除由两侧垂直沟槽勾勒出的悬雍垂和软腭。

LA-UPPP中的初始垂直向贯穿切口可以在软腭内舒适地进行，尽可能向侧方伸展包括一部分舌腭咽弓和腭舌弓（图14-9）。再一次，这种操作可以使用手术钳、止血钳或吸引器尖端抓住悬雍垂并在激光切开期间施加反向牵引力来辅助。然后在两侧垂直向贯穿切口的顶部进行水平切开，去除悬雍垂、软腭、腭咽

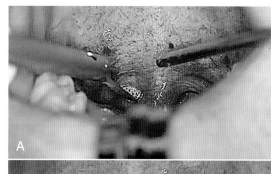
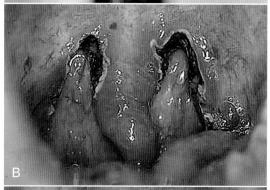
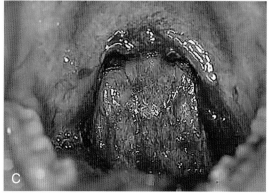

• 图14-9　LA-UPPP。A. 激光工作尖放置在悬雍垂侧方，用于进行垂直贯穿切口。带止退器的手柄用于保护咽壁免受损伤。B. 双侧垂直贯穿切口止于腭帆提肌插入点。C. 术后视图显示气道明显开放。

弓和腭舌弓的中间部分。然后将水平切口与垂直切口连接，在腭帆提肌插入部分以下保留4~5mm。可以进行额外的腭咽弓和腭舌弓消融或切除，直到操作者确定气道已经最大化。此时，用长镊子抓住软腭并向前旋转，使腭的长边面向口腔，使用非止退手柄从软腭前、后壁黏膜之间离开腭帆提肌插入点3~4mm的距离切除一块三角形的楔状组织。该步骤潜行性修整了软腭使其明显变薄。

LA-UPPP切除的结果应获得两个皮瓣，由软腭口腔侧黏膜和腭舌弓组成的前黏膜瓣以及由软腭鼻侧黏膜和腭咽弓组成的后黏膜瓣。前后黏膜瓣边缘的上皮表面不能是彼此粘连的。此时，将后黏膜瓣向前拉伸与前黏膜瓣并置，重叠1~2mm。然后使用4-0聚乳酸或聚乙二醇结肠缝合线将两个黏膜瓣缝合起来。所形成的缝合线与标准的UPPP基本相同。

与标准UPPP相比，激光辅助的优点包括出血少、术后不适感稍微减轻。此外，LA-UPPP手术更快，合适的适应证（如单纯鼾症或轻度睡眠呼吸暂停）可以在门诊或甚至在诊所进行。

颞下颌关节手术

TMJ的关节镜手术是一种成功的治疗方式，已经被患者和外科医师很好地接受[50-51]。激光在TMJ手术中展现了许多传统关节镜切割器械不具有的优势。消除与患病组织的物理接触就减少了对周围滑膜组织和关节软骨的创伤。使用激光还可以快速凝固而且热损伤最小，同时手术区域更好地可视化并减少血肿硬化[52]。由于切割宽度小，激光手术比传统的关节镜手术精确得多，工作尖可以更容易地在狭窄的关节空间中操纵[53]。此外，还消除了仪器破损和后续复发的风险[54]。

关节间隙的高含水量不允许使用CO_2或Er:YAG激光，因为滑膜液会在激光到达目标组织之前吸收光能[55]。然而，Ho:YAG激光的波长最不易被水吸收，其能量能直接传递到所需的组织[53]。Ho:YAG激光具有穿透组织在0.5mm以内的优势，从而降低医源性损伤邻近组织的风险。用于Ho:YAG关节镜手术的典型设置是0.8J的功率输出、脉冲频率为10Hz（8W），可有效消融组织而不会产生超范围的热损伤[17]。

关节镜手术通常在手术室，患者在鼻气管插管全身麻醉下进行。床头部的视频监视器接收与关节镜相连的摄像机的输入信号。这些手术通常有两个入口，套管经此放置以允许关节镜、激光光纤或其他手术器械进入关节上腔（图14-10）。入口的位置是可变的（耳道，上后外侧，下后外侧，上前外侧，下前外侧），但最终一个入口位于关节的后部区域，另一个位于前部区域。持续不断地将冲洗液冲入关节腔对于扩大潜在空间并冲走血液和碎屑至关重要，从而大大提高了术野的可视化。冲洗液灌注流入附着于关节镜，通过第二个入口流出。使用Ho:YAG激光技术，可以在门诊进行关节盘切除术、关节盘成形术、滑膜切除术、止血术、后韧带收缩术、前韧带松解术和纤维性强直清创术等[3,17]。

Koslin[56]描述了激光治疗有症状或限制功能的关节盘前移位。该技术涉及关节盘前韧带松解术，伴或不伴后韧带收缩术和复位术。将激光放置在前套管中，并且能量沿着关节盘-滑膜连接向内侧向下指向翼外肌。钝性探针剥离可以完全松解椎间盘并向后移动。然后将激光能量指向后部滑膜组织，在此使用低能量进行组织收缩。然后完成后关节盘-滑膜连接处的缝合。Kaneyama等[52]描述了类似的关节盘前移位手术，报告成功率为92.8%。

滑膜炎是一种疼痛的炎症性颞下颌关节疾病，其特征是关节镜下可见充血性和增生性滑膜[57]。当非手术治疗失败时，选择的手术是滑膜切除术，传统上使用机动器械。然而，使用Ho:YAG激光进行激光滑膜切除术可以更好地控制并精准切除组织[56]。激光应

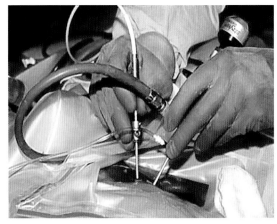

• 图14-10 使用Ho:YAG激光的TMJ关节镜检查。需要单独入口以提供外科医师操作时能看到激光工作尖。

设置为0.5J，每秒5~15个脉冲。激光工作尖放置在距离目标组织约3mm处，然后使用画笔技术在表面上反复照射；将看到经过治疗的组织会收缩并减轻其红肿[58]。然后正常的滑膜将再生。

Mazzonetto和Spagnoli[5]报告了30名患者（38个关节）接受关节镜下进行Ho:YAG激光关节盘切除术治疗与疼痛和功能受限相关的椎间盘穿孔的结果。激光在其边缘（通常是两个片段）上切除关节盘，使用小鳄鱼钳或止血钳来抓取和切除组织。然后用激光器设定较低的功率，除去剩余的纤维软骨和多余的关节盘组织，使髁突周围的组织收缩。总效率为93.3%，平均随访时间为31.7个月。患者显示平均开口14mm，疼痛减轻，恢复正常饮食。

颞下颌关节强直在临床上是毁灭性的，导致进食、言语和其他功能的困难。 原因包括创伤性损伤（最常见）、感染和关节炎[59-60]。颞下颌关节强直的传统手术治疗是关节切开术和纤维粘连或骨桥的清创术[61]。然而，随着颞下颌关节镜下手术的进步，使用Ho:YAG激光可以有效地完成这种矫正。使用如前所述的双入路手术技术，用激光逐层去除骨桥、骨赘和纤维粘连[62]。一旦获得足够的关节动度，使用一种往复式微型骨锉进行尖锐骨边缘的最终轮廓修整。术后指导患者积极理疗恢复，以防止再狭窄并改善功能[63]。

美容面部手术

在20世纪70年代和80年代，正颌外科手术，控制一个或多个面部骨骼以矫正咬合异常和面部相应的异常，在颌面外科手术实践中越来越普遍并得到认可。然而，在20世纪90年代早期，显而易见的是，仅仅改变骨骼并恢复咬合而不修整覆盖的软组织并不一定能够有效纠正畸形。因此，正颌患者的检查和诊断模式开始了转变，更强调软组织的外观而不单纯注重骨的位置。为了实现这一目标，口腔颌面外科医师需要更多面部美学手术的经验。同时将激光应用于软组织手术也逐渐常规化。

由于它们具有许多综合优势——更高的精确度、更好的愈合、更小的切口和减少的缝合需求——以及几种波长特定的优势，激光不可避免地在整容手术中扮演了重要角色。激光不仅改进了现有的手术模式，

而且使用特定波长的激光和强脉冲光设备能够安全有效地完成新的整容手术[64]。

激光特别适用于整容手术，优势包括某些激光（取决于波长）可以通过内窥镜工作，而且使用几个非常小的切口来替代一个大的切口。即使当激光束不能通过内窥镜手术，例如使用CO_2激光（其光束易被典型的石英光纤吸收），通常也可以采用相同的小切口借助长手柄附件传输激光束。多种激光波长均能提供的止血效果是整容手术所迫切需要的，术中术野可视化程度的提高对瘢痕的形成和整体效果有很大的影响。

整容手术专用激光的主要优点是能够提供浅表组织消融，而不产生深切口。使用激光进行表皮和真皮组织消融可以非常精确定量去除组织。这项技术可用于去除面部病变而不留瘢痕或进行全脸重塑、去除皱纹和长期的日照损伤[65]。使用激光或强脉冲光源的美容外科手术通常被分为侵入性和非侵入性——切除和消融手术，使用这些技术中的每一种都有几种常见的手术方法。

侵入性切开手术

眼睑成形术

眼睑成形术是从上眼睑或下眼睑去除过多的皮肤、肌肉和脂肪。在下眼睑，使用激光（通常是CO_2激光）进行经结膜切开，虽然它也可以用于经皮切开[66]。这种情况下使用激光的最小光斑聚焦模式。激光的止血效能在眼睑成形术中尤其重要，因为出血可能导致双重问题，包括影响眼穹隆的可视性，以及血液向眼球后渗漏的潜在灾难，可导致球后血肿并随后丧失视力。一旦切开结膜，就可以看到眶后隔脂肪假性疝入隔膜。激光通过位于上睑筋膜的小切口和眼睑牵开器切除脂肪，同样使用聚焦模式（图14-11）。小的残余脂肪袋也可以使用离焦模式进行汽化处理。这是激光独有的另一种技术，安全、精准地雕刻脂肪。一旦去除脂肪并确保止血，可以缝合结膜或简单结合，也可以不缝合。

上眼睑成形术与下眼睑手术一样，但下眼睑通常采用经皮切口。尽管激光通常不像手术刀做皮肤切口一样精确，但在眼睑术中，两种形式的最终结果相同，并且激光具有前面提到的优点，使其成为首选技

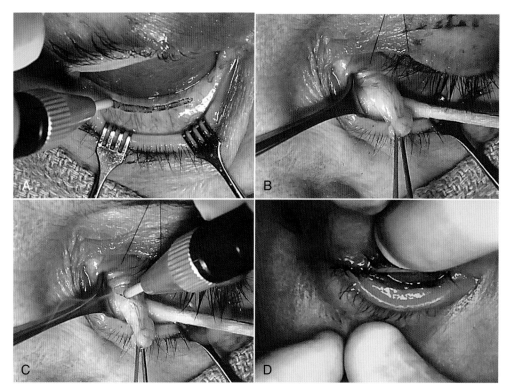

・图14-11　A. 使用CO_2激光进行下眼睑经结膜切开。注意戴用金属护眼罩以保护眼
球。B. 脂肪通过眶隔膨出。C. 用激光切除脂肪。激光还可以封闭血管，防止血液渗
漏到眼球后。D.激光切口无须缝合，眼睑只需倒转复位。

术[64]。完成去除皮肤，也可以部分切除口轮匝肌。同样，能够在术区不出血这是必不可少的。同样的，隔膜切开术野清楚，然后使用离焦模式分离假疝气脂肪。同样，激光也可以在非聚焦模式下对任何残留的脂肪袋进行汽化。然后用缝线封闭皮肤以确保美容瘢痕（图14-12）。

内窥镜下抬眉术

虽然抬起下垂眼眉的抬眉术可以使用内窥镜技术或开放技术，但在发际线中做几个小切口的内窥镜手术能最好地利用激光的许多优势。由于其优异的组织切割能力，CO_2激光被经典地应用于该手术。使用激光聚焦模式在发际线后面直抵颅骨做4~6cm长的切口。在眶缘上方约2cm处制作骨膜下袋。然后将内窥镜放入骨袋中，并在直视下继续分离至眶上缘，以保护眶上神经（图14-13）。使用通过其中一个切口的100mm或更长的激光工作尖（长度因激光而变化），在眼眶边缘（弓状缘）内窥镜直视下用激光进行骨膜下分离（图14-14）。

切口正好穿透骨膜以松解前额部，或者直接切透

额肌、皱眉肌和降眉间肌以破坏它们，防止它们收缩并减少皱纹。然后可以向后牵拉前额组织，使用缝合线、螺钉或大头针将前额组织固定在适当位置。这儿使用激光是因为它能够提供精准切口而无出血[67]。

消融手术

其可预测的作用深度允许激光去除连续的皮肤层，以消除表面病损和日光损伤的组织与皱纹。使用激光作为皮肤消融工具允许美容外科医师以一种前所未有的方式去除表皮和真皮。尽管化学剥离和皮肤磨削可以实现相似的功能，但激光更具有可预测的效果，且比化学剥离更不依赖于操作时间，它比皮肤磨削更具有可预测性且更简单[68]。

美容性皮肤重塑

美容性皮肤重塑（cosmetic skin resurfacing, CSR）的基本技术是基于对皮肤解剖和创口愈合的透彻理解。正常的全层创口愈合如下：邻近创口边缘的基底细胞停止向角质形成细胞的正常垂直迁移，并开始水平迁移以覆盖暴露的结缔组织。同时，胶原蛋白

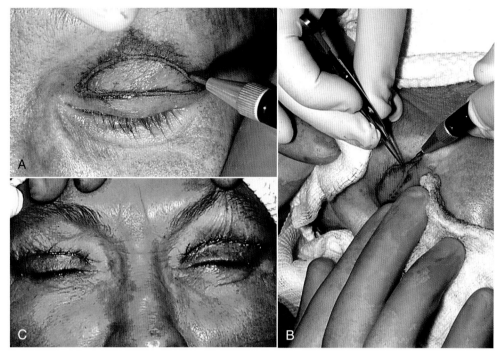

• 图14-12 A. 用CO_2激光进行上眼睑成形术的切开。B. 切除皮肤后。可以看到眼轮匝肌和隔膜很容易识别（无出血）。C. 与下眼睑不同，出于美观原因，必须缝合关闭上眼睑切口。

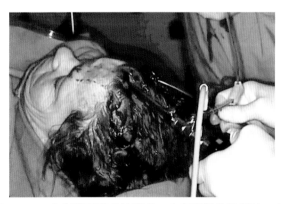

• 图14-13 内窥镜下激光抬眉术。内窥镜摄像机通过一个切口，而100mm激光手柄穿过另一个相邻切口，激光工作尖在内窥镜下可见，然后直视下操作激光工作尖。

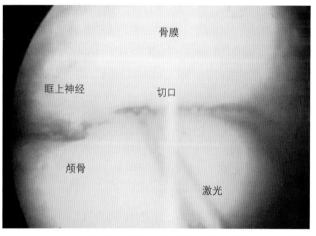

• 图14-14 眶上缘以上切开至骨膜下，将前额组织与眼眶松解开。注意激光工作尖左侧的眶上神经。

在创口中心积聚。如果创口足够大，则需要瘢痕形成的时间。CSR使用激光去除表面表皮和浅表乳头状真皮，同时保留完整的下胚层网状真皮及其附件上皮结构（毛囊、皮脂腺和汗腺）。然后这些上皮结构允许相邻基底细胞的内部和外部再上皮化。面部皮肤中存在比身体其他部分更多的这种结构，因此，完全上皮化是非常迅速的，并发生在胶原显著形成之前。

这种CSR技术可通过高能量、短脉冲激光实现最大限度的组织消融，同时对下层组织的横向热损伤最小。组织的消融阈值为4～5J/cm²，并且脉冲宽度必须小于组织的热弛豫时间，大约695μs。任何低于消融阈值能量的应用都会导致作用时间的延长，这反过来将导致显著的横向热损伤。如果这种损伤影响到上皮附件结构，则会发生瘢痕形成[69]。

CSR最重要的方面之一是患者的术前准备。一旦获得完整的病史，并且确认排除了近1年内包括皮肤病、放射治疗、结缔组织疾病和使用异维甲酸（会破坏上皮附件结构）等禁忌证，患者开始接受规律性地服用几种药物。许多外科医师从使用维甲酸来启动愈合和修复过程。使用黑色素消耗剂，如对苯二酚，将

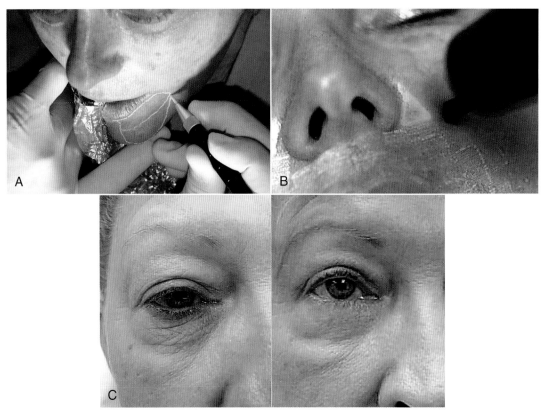

· 图14-15　A. 常规光斑尺寸的CO_2激光手柄。使用标准的0.8mm手柄以交替U形图案照射小区域。B. 较大范围的表面重塑通常使用CPG来进行可预测的和机械化填充各种几何形状。C. 面部皱纹术前和术后观。

有助于防止术后色素过度沉着（除外Fitzpatrick I～IV型皮肤的患者）。根据患者既往疱疹病毒感染史，于术前1～14天开始抗病毒治疗，防止复发性疱疹感染，疱疹感染对裸露的皮肤会产生破坏性的影响。阿昔洛韦、泛昔洛韦和伐昔洛韦都已应用于此目的[70]。最后，在整个手术和愈合阶段应使用防晒霜［防晒因（SPF）为30或更高］。

选择适合的激光和理想的传输方式对于获得CSR的良好结果至关重要。最常用的两种激光是CO_2激光和Er:YAG激光。CO_2激光更有效，但与长期红斑和因暴露过深而产生瘢痕的风险更高相关。因为CO_2是连续波激光器，所以必须在高功率下进行伪脉冲以缩短作用时间，从而防止对相邻组织造成明显的横向热损伤。Er:YAG激光更易于被水吸收，在组织中穿透深度更小，消融组织更表浅。它还具有真正的脉冲激光器的优点，允许高功率和非常短的脉冲时间。虽然这可以减少术后红斑，降低过度消融的风险，但也会降低Er:YAG激光的作用效果[69]。

为了实现激光效果最大化的同时热损伤最小化，目前一些激光设备结合使用各种扫描装置将激光脉冲

以不相邻模式几何化地分布，从而限制每次激光打击区域的热量累积。该技术还提供了统一的面部覆盖。当它与高功率短脉冲激光能量结合时，其效果是皮肤表面消融、组织损伤最小、可以快速愈合，并减少红斑和瘢痕形成的风险。另一种选择是部分激光重塑，它在皮肤上形成一系列由未经处理的区域包围的微观垂直柱。这项技术使皮肤得到显著改善，且潜在的组织损伤较小。

表面麻醉、局部麻醉或注射麻醉技术可用于CSR，取决于需要重塑表面区域的大小、预期重塑的深度和患者的耐受性。完成适当的麻醉，接着清洁面部皮肤，并用不含碘的抗菌剂（通常是氯己定）进行皮肤预备。为患者戴用金属（非塑料）防护眼罩，并用湿纱布保护外围组织[71]。

如果使用普通手柄，激光应以一系列交替的U形图案照射皮肤表面但不要有重叠，因为重叠照射将导致炭化和过度的热量积累。如果使用计算机化的模式生成器（computerized pattern generator, CPG）手柄，则保持手柄固定，计算机将引导激光以预设的几何阵列式照射。可以选择不同的阵列以匹配需要消融的区域

（图14-15）。一旦一个阵列的照射完成，手柄可以移动到下一个区域。然后用湿纱布轻轻擦拭皮肤表面以去除一些脱水的组织，尽管有证据表明擦拭可能是不必要的[72]。在擦拭之前先明确整个面部的解剖亚单位是很重要的。一旦完成清洁擦拭，就难以区分处理过的和未经处理的皮肤区域，可能导致重复的激光照射和组织过热。

完成待消融区域的治疗（例如，口周、眶周或面部）时，使用封闭性或非封闭性敷料覆盖。封闭性敷料一般只留在脸上1天或2天，以防止感染。非封闭性敷料（例如，优色林软膏、阿夸弗尔软膏）应连续使用7～10天，直至发生再上皮化。患者接受头孢菌素治疗以预防细菌感染，并在术后维持抗病毒治疗7～21天（持续时间取决于是否有疱疹发作的既往史），以预防病毒感染。指导患者轻柔地清洁面部，最初使用弱醋溶液，然后使用温和的肥皂和水，每天数次，然后小心地轻轻擦干。患者还应避免日晒，必须持续数月使用防晒霜（SPF值为35或更高）。一旦发生再上皮化，患者可以恢复化妆；建议采用绿色粉底来遮挡术后红斑持续3～60天。

CSR的并发症可能是毁灭性的，因此只有经过培训如何控制并发症的外科医师才能执行这些手术。由于术后面部皮肤的裸露性质，伴随着其天然免疫屏障的缺失，可能发生细菌、病毒或真菌感染（图14-16）。必须迅速有效地治疗，以防止形成灾难性的瘢痕。预计术后可能出现红斑，某些情况下会持续数月。Fitzpatrick Ⅴ型和Ⅵ型皮肤病患者的最常见色素过度沉着和色素减退。可以使用黑色素消耗剂（例如，对苯二酚或曲酸）处理色素过度沉着。色素减退更成问题，因为尚未确定有令人满意的治疗方法[73]。

面部病变切除

激光是一种非常有效切除面部良性病变（例如，表皮和浅表皮肤痣，脂溢性角化症）的工具，大多数情况下瘢痕最小化（图14-17）。通过视觉检查和病史或组织学检查确认建立良性诊断非常重要，因为激光消融后无法进行标本检测。或者，可以通过用手术刀剃下病变顶层（送病理检查），然后使用激光去除其余部分。这种方法提供了组织学诊断，但仍然可以获得预期的激光手术的卓越效果[74]。

首先进行局部麻醉，然后使用激光（在用于CSR

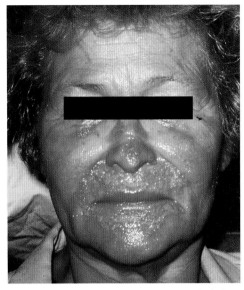

• 图14-16 美容激光皮肤重塑后的细菌感染。

的相同高功率的脉冲模式下）从中心向外围呈螺旋方式照射。此技术中这一点很重要，因为操作者在启动激光时可能会速度较慢，然后激光在典型的圆顶形痣的顶点穿透进去，在那里较深的切割不会产生太大的影响。每次螺旋照射之后，用湿纱布轻轻擦拭该区域以去除脱水的组织。一直持续到激光处理过的皮肤与周围的正常上皮处于同一水平。然后用抗生素软膏覆盖该区域并保持湿润7天直至再上皮化发生。清洁技术与CSR治疗相同。

瘢痕修整

由于其极高的精度，激光是修复瘢痕的绝佳工具。瘢痕造成的美容效果差主要是由于颜色异常和表面几何形状异常引起的。使用不同的激光器，通常可以解决这两个因素以改善美容效果。

过度血管化在愈合性瘢痕组织中很常见，红斑样瘢痕的外观通常可以通过减少组织中的血管分布来改善。在几种用于此目的的激光中，532nm KTP-YAG激光和PDL装置最常使用[75]。

瘢痕表面的不规则（凹陷或升高）导致光反射的变化。主要是这种效应导致观察者专注于瘢痕。通过提升凹陷的瘢痕或矫正升高的瘢痕，可以减少这种现象，从而改善瘢痕的外观。根据所需的表面重塑程度，可以使用CO_2激光或Er:YAG激光[76]。

对于凸出于组织面的瘢痕，使用与先前描述相同的CSR技术进行均匀减少的瘢痕组织。瘢痕应被减少到邻近正常组织的水平。对于凹陷的瘢痕，应用激光

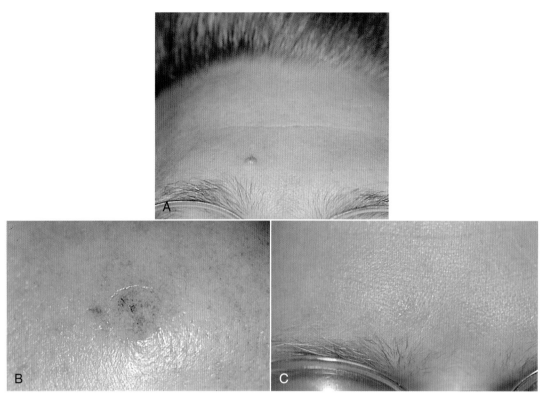

· 图14-17 A. 皮肤痣。B. 用高能假脉冲CO_2激光去除相邻组织水平。C. 愈合后最小至无瘢痕。

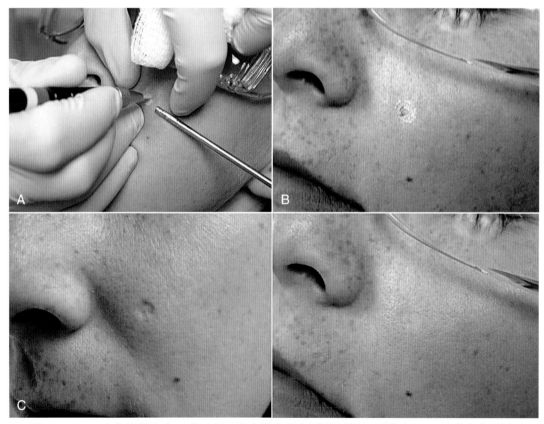

· 图14-18 A. 高能量伪脉冲CO_2激光用于混合凹陷瘢痕周围的邻近正常组织。B. 治疗瘢痕周围区域以缓解凹陷。C. 术前和术后外观。

从中间向外画圆的模式减少周围的正常组织，从而将凹陷混合到相邻的正常组织中（图14-18）。然而，正常组织重塑的深度不得深于中网状真皮；否则，该区域也可能出现瘢痕。如有必要，愈合后可再重复该过程，根据需要提升结果。

结论

激光已经在主要的口腔颌面外科手术中使用了很多年，并将继续为外科医师和患者提供益处。由于激光用于这些手术明显的优势，仅相当大的财务成本这一项限制了其近乎普遍的应用。然而，与所有技术一样，随着时间的推移，设备硬件成本会随着时间的推移而减少，所有外科医师都可以使用这些设备。能量传输方面的新进展，包括较少的横向热效应以及波导和光纤传输系统，以及基于新波长更特异性的组织间相互作用，将继续使激光成为口腔颌面外科医师实践中不可或缺的一部分。

（黎　森 译，刘静明 审校）

参考文献

[1] Sanders DL, Reinisch L: Wound healing and collagen thermal damage in 7.5 microsecond pulsed CO_2 laser skin incisions, *Lasers Surg Med* 1:22–32, 2000.

[2] Wheeland RG: Cosmetic use of lasers, *Dermatol Clin* 13(2):447–459, 1995.

[3] Walsh JT, Deutsch TF: ER: YAG laser ablation of tissue: measurement of ablation rates, *Laser Surg Med* 9:327–337, 1989.

[4] Teikemeier G, Goldberg DJ: Skin resurfacing with erbium:YAG laser, *Dermatol Surg* 23(8):685–687, 1997.

[5] Mazzonetto R, Spagnoli D: Long term evaluation of arthroscopic diskectomy of the TMJ using holmium YAG laser, *J Oral Maxillofac Surg* 59(9):1018–1023, 2001.

[6] Convissar R: Lasers in general dentistry, *Oral Maxillofac Surg Clin North Am* 16(2):165–179, 2004.

[7] Kahraman SA: Low-level laser therapy in oral and maxillofacial surgery, *Oral Maxillofac Surg Clin North Am* 16(2):277–288, 2004.

[8] Kulekcioglu S, Sivrioglu K, Ozcan O, Parlak M: Effectiveness of low-level laser therapy in temporomandibular disorder, *Scand J Rheumatol* 32(2):114–118, 2003.

[9] Dierick CC: Hair removal by lasers and intense pulsed light sources, *Dermatol Clin* 20:135–146, 2003.

[10] Niamtu J: Treatment of vascular and pigmented lesions in oral and maxillofacial surgery, *Oral Maxillofac Surg Clin North Am* 16(2):239–254, 2004.

[11] Goldman MP, Fitzpatrick RE: Laser treatment of cutaneous vascular lesions. In Golman MP, Fitzpatrick RE, editors: *Cutaneous laser surgery*, ed 2, St Louis, 1999, Mosby.

[12] De Vane GG: New technologies in anesthesia. Update for nurse anesthetists: lasers (AANA course), *J Am Assoc Nurse Anesthetists* 58(4):313–319, 1990.

[13] Catone GA, Alling AC: *Laser applications in oral and maxillofacial surgery*, Philadelphia, 1997, Saunders.

[14] Hermens JM, Bennett MJ, Hirshman CA: Anesthesia for laser surgery, *Anesth Analg* 62(2):218–229, 1983.

[15] Ossoff RH: Laser safety in otolaryngology—head and neck surgery: anesthetic and educational considerations for laryngeal surgery, *Laryngoscope* 99(8):1–26, 1989.

[16] Carruth J: Lasers in oral surgery, *J Clin Laser Med Surg* 9(5):379–380, 1991.

[17] Strauss RA, Fallon SD: Lasers in contemporary oral and maxillofacial surgery, *Dent Clin North Am* 48(4):861–888, 2004.

[18] Roodenburg JL, Panders AK, Vermey A: Carbon dioxide laser surgery of oral leukoplakia, *Oral Surg Med Pathol* 71(6):670–674, 1991.

[19] Schoelch M, Sekandari N, Regezi J, Silverman S: Laser management of oral leukoplakias: a follow-up study of 70 patients, *Laryngoscope* 109(6):949–953, 1999.

[20] Lanzafame RJ, Rogers DW, Naim JO, et al.: The effect of CO_2 laser excision on local tumor recurrence, *Lasers Surg Med* 6(2):103–105, 1986.

[21] Lanzafame RJ, Rogers DW, Naim JO, et al.: Reduction of local tumor recurrence by excision with the CO_2 laser, *Lasers Surg Med* 6(5):439–441, 1986.

[22] Meltzer C: Surgical management of oral and mucosal dysplasias: the case for laser excision, *J Oral Maxillofac Surg* 65(2):293–295, 2007.

[23] Thompson P, Wylie J: Interventional laser surgery: an effective surgical and diagnostic tool in oral precancer management, *Int J Oral Maxillofac Surg* 31(2):145–153, 2002.

[24] Ishii J, Fujita K, Komori T: Laser surgery as a treatment for oral leukoplakia, *Oral Oncol* 39(8):759–769, 2003.

[25] Apfelberg DB, Master MR, Lash H, et al.: CO_2 laser resection for giant perineal condyloma and verrucous carcinoma, *Ann Plast Surg* 11(5):417–422, 1983.

[26] Blanch JL, Vilaseca I, Grau JJ, et al.: Prognostic significance of surgical margins in transoral CO_2 laser microsurgery for T1-T4 pharyngo-laryngeal cancers, *Eur Arch Otorhinolaryngol* 264(9):1045–1051, 2007.

[27] Eckel HE: Local recurrences following transoral laser surgery for early glottic carcinoma: frequency, management, and outcome, *Ann Otol Rhinol Laryngol* 110(1):7–15, 2001.

[28] Jordan RC: Verrucous carcinoma of the mouth, *J Can Dent Assoc* 61(9):797–801, 1995.

[29] Median JE, Dichtel MW, Luna MA: Verrucous-squamous carcinomas of the oral cavity: a clinicopathologic study of 104 cases, *Arch Otolaryngol* 110:437–440, 1984.

[30] Kamath VV, Varma RR, Gadewar DR, et al.: Oral verrucous carcinoma: an analysis of 37 cases, *J Craniomaxillofac Surg* 17(7):309–314, 1989.

[31] Rajendran R, Varghese I, Sugathan CK, et al.: Ackerman's tumor (verrucous carcinoma) of the oral cavity: a clinico-epidemiologic study of 426 cases, *Aust Dent J* 33(4):295–298, 1988.

[32] Lopez-Amado M, Garcia-Caballero T, Lozano-Ramirez A, et al.: Human papillomavirus and p53 oncoprotein in verrucous carcinoma of the larynx, *J Laryngol Otol* 110(8):742–747, 1996.

[33] Miller CS, Johnstone BM: Human papillomavirus as a risk factor for oral squamous cell carcinoma: a meta-analysis, 1982-1997, *Oral Surg Med Pathol Radiol Endod* 91(6):622–635, 2001.

[34] Azevedo LH, Galletta VC, de Paula Eduardo C, et al.:

Treatment of oral verrucous carcinoma with carbon dioxide laser, *J Oral Maxillofac Surg* 65(11):2361–2366, 2007.

[35] Yeh CJ: Treatment of verrucous hyperplasia and verrucous carcinoma by shave excision and simple cryosurgery, *Int J Oral Maxillofac Surg* 32(3):280–283, 2003.

[36] Schrader M, Laberke HG: Differential diagnosis of verrucous carcinoma in the oral cavity and larynx, *J Laryngol Otol* 102(8): 700–703, 1988.

[37] Astner S, Anderson RR: Treating vascular lesions, *Derm Ther* 18(3):267–281, 2005.

[38] Mulliken JB, Glowacki J: Hemangiomas and vascular malformations in infants and children: a classification based on endothelial characteristics, *Plast Reconstr Surg* 69(3):412–422, 1982.

[39] Mihm MC, North PE: Histopathological diagnosis of infantile hemangiomas and vascular malformations. In *Vascular birthmarks of the head and neck, Facial Plastic Surgery Clinics of North America*, Philadelphia, 2001, Saunders.

[40] Railan D, Parlette EC, Uebelhoer NS, Rohrer TE: Laser treatment of vascular lesions, *Clin Dermatol* 24(1):8–15, 2006.

[41] Fishman SJ, Mulliken JB: Hemangiomas and vascular malformations of infancy and childhood, *Pediatr Clin North Am* 40(6):1177–1200, 1992.

[42] Vascular Birthmark Foundation. http://www.birthmark.org. Accessed August 2008.

[43] Merlen JF: Red telangiectasias, blue telangiectasias, *Soc Franc Phlebol* 22:167–174, 1970.

[44] Pence B, Aybey B, Ergenekon G: Outcomes of 532-nm frequency-doubled Nd:YAG laser in the treatment of port-wine stains, *Dermatol Surg* 31(5):509–517, 2005.

[45] Ulrich H, Baumler W, Hohenleutner U, Landthaler M: Neodymium-YAG laser for hemangiomas and vascular malformations: long-term results, *J Dtsch Dermatol Ges* 3(6):436–440, 2005.

[46] Wlodawsky RN, Strauss RA: Intraoral laser surgery, *Oral Maxillofac Surg Clin North Am* 16(2):149–163, 2004.

[47] Seeman R, DiToppa J, Holm M, Hanson J: Does laser-assisted uvulopalatoplasty work? An objective analysis using pre- and postoperative polysomnographic studies, *J Otolaryngol* 30: 212–215, 2000.

[48] Maniglia AJ: Sleep apnea and snoring: an overview, *Ear Nose Throat J* 72(1):16–19, 1993.

[49] Sher AE, Schechtman KB, Piccirillo JF: The efficacy of surgical modifications of the upper airway in adults with sleep apnea syndrome, *Sleep* 19(2):156–157, 1996.

[50] Dijkgraaf CL, Spijkervert FK, DeBont LG: Arthroscopic findings in osteoarthritic temporomandibular joints, *J Oral Maxillofac Surg* 57:255–268, 1999.

[51] Sanders B: Arthroscopic management of internal derangements of the temporomandibular joint, *Oral Maxillofac Surg Clin North Am* 6(2):259–269, 1994.

[52] Kaneyama K, Segami N, Sato J, et al.: Outcomes of 152 temporomandibular joints following arthroscopic anterolateral capsular release by holmium:YAG laser or electrocautery, *Oral Surg Med Pathol* 97(5):546–552, 2004.

[53] Yoshida H, Fukumura Y, Tojyo I, et al.: Operation with a single-channel thin-fibre arthroscope in patients with internal derangement of the temporomandibular joint, *Br J Oral Maxillofac Surg* 46(4):313–314, 2008.

[54] Hendler B, Gateno J, Mooar P, Sherk H: Holmium:YAG laser arthroscopy of the tempooromandibular joint, *J Oral Maxillofac Surg* 50(9):931–934, 1992.

[55] Israel HA: The use of arthroscopic surgery for treatment of temporomandibular joint disorders, *J Oral Maxillofac Surg* 57(5):579–582, 1999.

[56] Koslin MG: Advanced arthroscopic surgery, *Oral Maxillofac Surg Clin North Am* 18(3):329–343, 2006.

[57] Miloro M, Ghali GE, Larsen PE, Waite PD: *Peterson's principles of oral and maxillofacial surgery*, vol. 2, ed2. Hamilton, Ontario, 2004, BC Decker.

[58] Koslin MG: Laser applications in temporomandibular joint arthroscopic surgery, *Oral Maxillofac Surg Clin North Am* 16(2):269–275, 2004.

[59] Nitzan DW, Dolwick MF: Temporomandibular joint fibrous ankylosis following orthognathic surgery: report of eight cases, *Int J Adult Orthod Orthog Surg* 4(1):7–11, 1989.

[60] Topazian RG: Etiology of ankylosis of the TMJ: analysis of 44 cases, *J Oral Surg Anesth Hosp Dent Serv* 22:227–233, 1964.

[61] Kaban LB, Perrott DH, Fisher K: A protocol for management of TMJ ankylosis, *J Oral Maxillofac Surg* 48(11):1145–1152, 1990.

[62] Moses JJ, Lee J, Arredondo A: Arthroscopic laser debridement of temporomandibular joint fibrous and bony ankylosis: case report, *J Oral Maxillofac Surg* 56(9):1104–1106, 1998.

[63] Chidzonga MM: Temporomandibular joint ankylosis: review of thirty-two cases, *Br J Oral Maxillofac Surg* 37(2):123–126, 1999.

[64] Niamtu J: Radiowave surgery versus CO_2 laser for upper blepharoplasty incision: which modality produces the best results? *Dermatol Surg* 34:912–921, 2008.

[65] Strauss RA, McMunn W, Gregory B: Cosmetic skin resurfacing, *Sel Read Oral Maxillofac Surg* 9(3):1–27, 2001.

[66] Griffin RY, Sarici A, Ozkan S: Treatment of the lower eyelid with the CO_2 laser: transconjunctival or transcutaneous approach? *Orbit* 26(1):23–28, 2007.

[67] Griffin JE, Frey BS, Max DP, Epker BN: Laser-assisted endoscopic forehead lift, *J Oral Maxillofac Surg* 56(9):1040–1048, 1998.

[68] Holmquist KA, Rogers GS: Treatment of perioral rhytids: a comparison of dermabrasion and superpulsed carbon dioxide laser, *Arch Dermatol* 6:725, 2000.

[69] Riggs K, Keller M, Humphreys TR: Ablative laser resurfacing: high energy pulsed carbon dioxide and erbium-yttrium-aluminum-garnet, *Clin Dermatol* 25(5):462–473, 2007.

[70] Gilbert S, McBurney E: Use of valacyclovir for herpes simplex virus-1 (HSV-1) prophylaxis after facial resurfacing: a randomized clinical trial of closing regimens, *Dermatol Surg* 1:50, 2000.

[71] Widder RA, Severin M, Kirchhof B, et al.: Corneal injury after carbon dioxide laser skin resurfacing, *Am J Ophthalmol* 125(3):392–394, 1998.

[72] Niamtu J: To debride or not to debride? That is the question: rethinking char removal in ablative CO_2 laser skin resurfacing, *Dermatol Surg*, May 2008. Epub.

[73] Brandon MS, Strauss RA: Complications of CO_2 laser procedures in oral and maxillofacial surgery, *Oral Maxillofac Surg Clin North Am* 16:289–299, 2004.

[74] Guttenberg SA, Emery RW: Laser dermatopathology, *Oral Maxillofac Surg Clin North Am* 16(2):189–196, 2004.

[75] Alster T: Zaulyanov Laser scar revision, *Dermatol Surg* 33(2):131–140, 2007.

[76] Chen MA, Davidson TM: Scar management: prevention and treatment strategies, *Curr Opin Otolaryngol Head Neck Surg* 13(4):242–247, 2005.

第15章
光生物调节作用在口腔医学中的应用

Jan Tunér, Per Hugo Beck-Kristensen, Gerald Ross, Alana Ross

用于外科治疗的不同波长激光——Nd:YAG激光，CO$_2$激光，铒激光，二极管激光——对组织消融、凝固、汽化的同时，还可以对细胞内自然愈合过程产生刺激作用。其他激光和发光二极管（light-emitting diodes，LEDs），应用功率远小于外科激光且能实现更多的"生物刺激"作用。本章节将探讨这些低能量激光和LED光应用于牙科治疗中的适应证。

这些疗法历史上称为低能量激光疗法（也称为冷激光疗法、理疗性激光疗法、软激光疗法），但是LED光的加入改变了曾经推荐的专用名称。现在最恰当的描述是光生物调节作用（photobiomodulation，PBM），因为这个术语最准确地描述了所有光治疗设备的工作过程且包含了其工作原理。

理疗用激光和发光二极管

虽然现在市场上有许多高能量的激光器，但经典的理疗用激光和LED光波长位于电磁波谱中可见红光到近红外光区域，波长范围为630～980nm。常规输出功率范围为50～500mW的脉冲波或者连续波。这些理疗用激光的命名与外科激光一样，也来源于激发介质，比如镓铝砷（GaAlAs）和氦氖（HeNe）激光。

理疗用激光分类最简单的方式就是依据波长。不同激光的穿透深度不同；红光的穿透深度不如红外光，红外光激光依据波长和目标组织不同，穿透深度可达3～5cm。LED光束是非相干性的；因此这些光子的穿透范围则更为表浅。接近820nm波长有一个"光学窗口"，具有最大的光学穿透深度。该波长在黏膜中穿透性很好（换言之，黏膜不能很好地吸收该波长的光），对皮肤和骨骼穿透性中等，而在肌肉中可达最大的吸收。照射剂量需要根据不同的目标组织进行计算调整。另一个影响穿透深度的因素是光与目标组织的距离，距离影响了光斑的大小（详见第2章）。非接触式照射、接触式照射、对组织加压的接触式照射，传递给组织不同的能量。对组织加压的接触式照射会导致局部轻微缺血，可以减少该区域血红蛋白的聚集，从而允许更深的穿透度。而非接触式照射，组织表面的反射增加，能够被吸收的光子更少（图15-1和图15-2）。

机制

理疗用激光的优势在于它可以激发自然的生物过程，并且主要影响处于低氧化还原反应状态的细胞。一个处于低氧化还原状态的细胞是酸性的，但经过激光照射后细胞会成为偏碱性，这种状态使细胞更好地工作。健康细胞难以显著增加其氧化还原反应能力，因此对激光能量的反应不强烈，但处于低氧化还原反应状态的细胞能够被激光能量所激活[1-2]。激光刺激最基本的作用就是增加线粒体生成的三磷酸腺苷（ATP），它是细胞的"燃料"[3]。ATP是三羧酸循环

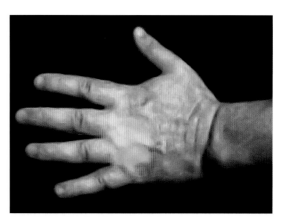

• 图15-1　低能量激光通常不能很好地穿透皮肤。但如图显示，波长650nm、30mW的低能量激光能够通过手掌腹侧照射并穿透到手背。

的最终产物，而后光子受体酶——细胞色素C氧化酶就会被一氧化氮（NO）抑制。激光能够打开NO和细胞色素C氧化酶的结合，使细胞恢复ATP的生成[4]。根据这个基本机制，低能量激光可引发一系列的细胞信号的级联反应，引导机体功能的优化[5]（图15-3）。

剂量

PBM最重要的部分是确定最适剂量。组织接受的剂量使用能量密度来表示，单位是焦耳每平方厘米（J/cm^2）。总能量由激光的输出功率（毫瓦）乘以激

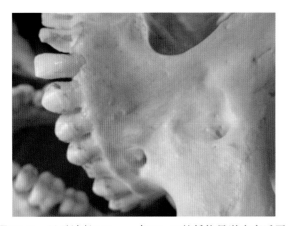

· 图15-2　显示波长650nm，仅30mW的低能量激光穿透了骨骼。

光照射时间（秒）得到。如：$50mW \times 40s = 2000mJ$，或2J。

另一个需要考虑的因素是照射范围的大小。如果照射范围是$2cm^2$，2J的能量除以$2cm^2$的面积得到能量密度（或称为浅表组织剂量）为$1J/cm^2$。照射点范围和能量密度呈负相关，减少照射点范围，能量密度就会增大。如果照射范围只有$0.5cm^2$，那么2J除以$0.5cm^2 = 4J/cm^2$，能量密度就变成了$4J/cm^2$。因为能量照射在一个更小的区域，可以增加局部的密度。剂量更多地取决于照射光斑范围，更细的激光工作尖将产生更高的能量密度（J/cm^2）。但是决定剂量的激光探头/激光工作尖小并不一定意味着照射到组织能量是高的，它仅能决定从细激光工作尖末端发出的能量密度是高的。

激光能量与剂量的不同上文已经阐述了，下面介绍一个更复杂的计算：目标组织接收剂量的确定。如果目标组织在表层的1cm以下，激光在到达目标组织前可能发生反射、散射和组织吸收等。因此必须要考虑目标组织深度，以及激光与目标组织之间的组织类型。色素是这些波长激光的主要吸收物质，例如血液中的血红蛋白。因此血管丰富的组织会更多吸收

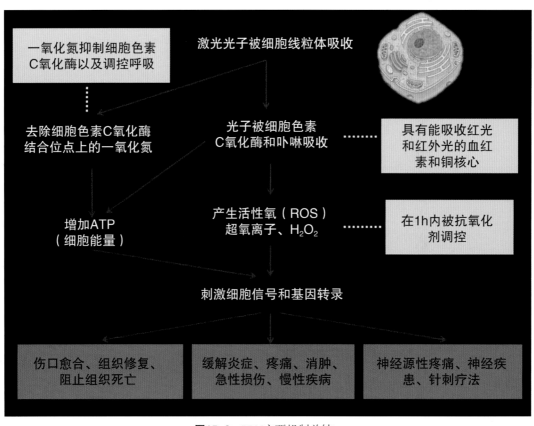

· 图15-3　PBM主要机制总结。

这些波长的激光，含血管少的组织吸收这些波长激光较少。因此，黏膜对于低能量激光来说可以完全被穿透，骨组织相对来说也可以被穿透，但肌肉组织中血流丰富，不易被激光穿透。另一个复杂因素是目标组织中另一种色素团块（黑色素）的含量。因为黑色素对这些波长的激光也有很强的吸收性，大量的激光能量可能只是被表面吸收而无法到达深部组织，这会造成局部温度过高甚至疼痛。

因此用J/cm^2描述用户手册中的剂量会产生混乱。J/cm^2（剂量、能量密度）描述的是组织表面接收到的能量密度，而不是表面下方的目标组织接收到的剂量。一个更简单的方法是用一个新的术语，每（工作）尖能量，每一个（工作）尖的焦耳量。对临床应用来说这是可以接受的，但对于科学研究就不可接受了[6]。"尖"是指激光工作尖的大小。激光工作尖的大小和能量密度的关系对于低能量激光来说仍然有效。通过较小激光工作尖的激光在每平方毫米或平方厘米的组织上能产生更大的能量聚焦，而较大的激光工作尖在一个较大的区域会稀释同样的能量。

刺激/抑制

低能量激光治疗遵循安–舒二氏定律（Arndt-Schulz law，即弱刺激增强生理活动，强刺激抑制生理活动）：过小的剂量不能引发任何刺激效应。逐渐增加剂量可以提高刺激效应到达最佳剂量水平。继续增加剂量到更高的水平，刺激效应逐渐减少，达到非常高水平时，刺激反被抑制。目前我们对"最佳剂量"的探索尚不精确，但我们对这种模式的理疗窗口已了解了很多。对于一些患者，治疗目标是抑制为主，如疼痛管理。高剂量的激光可以抑制疼痛信号，部分原因是神经元轴突产生了瞬时的扩张，阻止了疼痛信号的传导[7]。也有文献报道是产生了阿片类相关机制效应[8]，并且降低复合动作电位[9]（图15-4~图15-6）。整个治疗过程中的剂量可能需要调整，因为期望的治

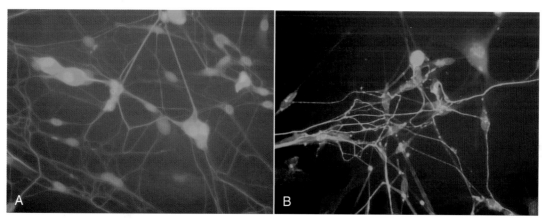

• 图15-4 A. 低能量激光照射前的神经元。B. 830nm波长激光照射120s后的神经元。注意到神经元轴突的扩张。这些扩张是暂时的，但被认为可以阻止神经传导（承蒙Roberta Chow, MB, Ph.D提供）。

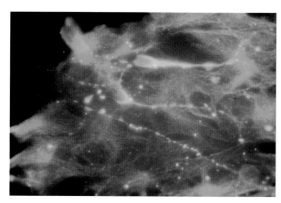

• 图15-5 Nd:YAG激光照射后轴突的扩张（承蒙Ambrose Chan, BDS, MDSc提供）。

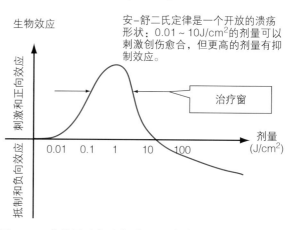

• 图15-6 曲线图示意了安–舒二氏定律。弱到中等刺激可以激发生理过程。强刺激（剂量>10J/cm²）抑制生理反应。因此治疗窗应介于0.01~10J/cm²。

疗结果也在不断调整。例如，在正畸治疗中推荐这样一种灵活的方法。牙齿刚开始加力，减少加力的疼痛是首要目标，这时候应该使用生物抑制作用的剂量。在后续的复诊中，目标成为刺激破骨细胞的活性，这时候应该使用低剂量照射[10]。

急性与慢性症状

通用准则是，伴随炎症和水肿等急性症状应当使用高剂量的激光，慢性症状（例如，伤口、麻木、疼痛等）使用激光应当更加保守一些。急性症状应当使用激光治疗直至急性症状消退、疼痛消退，慢性症状应当每周治疗2~3次。有长期慢性疼痛症状的患者在PBM治疗之后可能有一过性疼痛，这种情况是一种正常治疗反应。这个反应是暂时的，并且表明患者对治疗的反应良好。其机制被解释为：这是一种从慢性症状到急性症状的转化，这个转化激活了愈合过程的启动。疼痛程度在24h内会降低到基线以下。患者应当在治疗前被告知这种情况的可能性，否则患者依从性可能会降低。另一些对慢性疼痛症状进行治疗的患者可能会有深度疲劳感，这种感觉是由于长期缺乏休息并不断累积造成的，当疼痛减弱后，疲劳感就会表现出来。是否服用药物、对于治疗反应的管理以及剂量都应该根据每个患者进行个体化定制（图15-7）。

通常来说，急性疼痛的缓解要比慢性疼痛快得多。对于创伤（例如车祸伤）来说，激光治疗开始得越早，疼痛缓解得越快。

脉冲

当对实验室单细胞层进行激光照射时，激光脉冲的重要性就显现出来[11-13]。由于我们对脉冲的体内研究知之甚少，而且动物实验/临床研究的结论是不确定的，因此脉冲重复率（pulse repetition rate, PRR）对于临床参数设定有很大帮助。如何用不同的PRR控制这些机制尚不清楚。连续波被阻挡形成的"截尾波"以及超短脉冲波，生物效应是不同的。对于有连续波照射模式的激光，我们推荐使用成单元的连续波。904nm的砷化镓激光没有连续波模式，因此选择脉冲参数确定最适PRR只能依靠个别病例的证据。

Moriyama等[14]证实在905nm超脉冲激光照射后，诱导型一氧化氮合酶（inducible nitric oxide synthase,

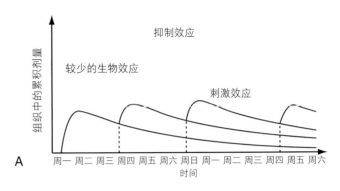

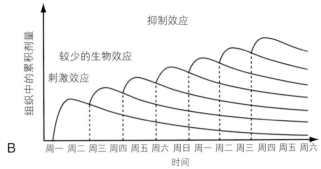

• 图15-7　低能量激光（以PBM为例）的剂量累计效应。A. 间隔几日激光照射的剂量，总累积剂量并没有达到抑制剂量的范围。B. 当激光照射剂量过于集中，总累计剂量就会达到抑制剂量的范围。根据安-舒二氏定律，这样的治疗抑制了愈合的过程，而不是激活。

iNOS）的基因表达水平会增加。这项发现提示了在炎症通路反应的激活中，超脉冲模式与连续波模式有不同的机制。

疗程次数

急性症状可以仅通过一次PBM治疗就可解决，但为了得到最好的结果，更多的情况需要反复照射。口腔治疗产生的损伤一般是急性症状，因此不必反复照射。例如对于拔牙治疗来说，在拔牙后对拔牙位点进行即刻照射，对于减少疼痛和炎症通常来说足够了。其他治疗，比如面部疼痛或正畸不适，在一段较长的时间里需要更多的复诊。许多病例的激光照射复诊可以授权给口腔助理或口腔卫生士。不同地区的法律法规是不同的，因此在授权之前医师应当核实当地法规。在某些情况下，患者可以借用、租借或购买一个简易的低能量激光或LED装置（或者一个传统5mW的激光工作尖），患者根据口腔医师指导每日使用相应的剂量，一段时间后可获得最优的治疗效果（图15-8）。

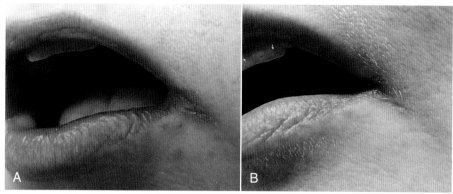

・图15-8　一位慢性口角炎患者在牙科诊所进行了一个疗程的PBM治疗（30mW，3J，650nm波长），然后进行每天一次的家庭自助治疗（每天1J）共5天。A. 治疗前。B. 治疗后。

副作用与禁忌证

在治疗窗附近的激光能量剂量不会引发副作用。PBM的最差结果就是不发生任何效应。但是PBM仍然有极少的绝对禁忌证需要关注。

已患恶性肿瘤是绝对禁忌证，因为PBM会刺激细胞生长（这一条款主要基于法律方面的考虑）。也有文献讨论了孕期也是禁忌证[15]，虽然口腔医师一般只治疗口面部以及头颈部区域。此外，起搏器是电控元件并不受光的影响，但有时也被列为禁忌证。有些传统安全法规和禁忌证已从电外科手术和其他疗法推广到外科激光领域。

由于甲状腺处于口腔科治疗范围以内，和口腔医学关系尤其密切，照射甲状腺是禁忌。患者一般不会告诉口腔医师其甲状腺状况；但口腔医师一定要避免对此区域的直接照射，因为低剂量的激光照射可以刺激并导致甲状腺功能亢进，而高剂量的激光照射可以抑制并导致甲状腺功能减退。PBM对于甲状腺疾病的作用已有研究报道[16]。

文献

由于PBM涉及很复杂的机制，除了一些关于适应证的文献，许多文献还没有达到循证医学的水平。全世界100家以上机构总共超过4000项研究，组成了文献库。每年PubMed上新增大约250篇关于PBM的文献，许多是有关于牙科治疗的，并且大部分报告都是阳性结果。那些PBM无效的文献大多归因于剂量过低，应使用的剂量计算错误以及无效的治疗应用[17]。但是，一些高质量的阴性研究结果则强调PBM不是一种"使用就起效（hit and run）"的治疗方法，而是依赖于熟悉所有相关参数的知识。正确的诊断和足够的剂量是治疗成功的关键。

激光安全性

小于500mW的理疗用激光一般无害，FDA将其归类为"低风险设备"。

使用不同波长的激光时，应当谨慎佩戴相对应波长的保护镜。大多数理疗用激光都是发散光束，因此随着距离的增加，即使只增加几厘米，激光强度和风险都显著减少。PBM也可以成功治疗黄斑退化[18]，这也证实了激光波长和强度的重要性。有些PBM激光具有校准的透镜系统，可以产生平行光束。这些特点在牙科PBM领域没有优势，当激光和组织直接接触时，平行光束的效果也会消失。

激光设备的法律规范在不同国家之间都不尽相同，激光设备的分级也不同。LED设备一般被归类为1级设备，这种设备的标准并不严格（表15-1）。

所有临床医师都应当熟知并且遵守美国国家标准协会（ANSI）的激光使用标准，这个标准阐述了所有的安全预防措施。几乎所有国家都遵守这项标准。医师应当咨询当地相应的机构和权威管理部门来确定激光治疗规范和激光手术的授权。

选择正确的设备

激光和LED光都可以做成不同波长，以及不同波长、不同能量和不同光纤直径的组合设备。因此对于设备的选择就不可能是"一种设备适合所有治疗"。任何理疗用激光设备都有很多适应证，但不同波长和

表15-1	不同的光生物调节作用设备的分类		
分级	IEC 60825-1 (Ed-2)	U.S.:FDA/CDRH(FLPPS)	ANSI-Z136.1
1	任何一种激光或激光系统，它在正常操作时不会发出使眼睛或皮肤损伤的激光辐射水平。这不适用于包含更高级别激光的1级激光附件		
1M	尚未知晓能对眼睛或皮肤造成损伤，除非光学聚焦	无	被认为不能产生危险暴露，除非使用光学聚焦
2A	无	不是专门用来观察的可见激光，在最长暴露时间为1000s以内的情况下不能在手术中产生任何已知的眼睛或皮肤损伤	无
2	可见光激光，被认为不能在人眼厌恶反应时间（0.25s）内引起皮肤或眼睛损伤水平的激光辐射		
2M	在厌恶反应时间内，除非光学聚焦，否认尚未知晓能对眼睛或皮肤造成损伤	无	在光谱的可见光部分辐射，如果使用光学聚焦设备，是潜在危险的
3a	无	可见光激光，小于2级激光极限的5倍	无
3R	代替3a，有不同的限制；对于可见光激光可达2级激光限制的5倍，对于非可见光激光可达1级激光限制的5倍	无	如果眼睛适当聚焦和稳定，在某些直接观察和镜面反射观察条件下，有潜在危险的激光系统
3B	中等功率的激光器（可见光和不可见光区域），用眼（直接）观看或观看镜面（类镜面物）反射有潜在眼睛损伤风险。3B级激光不存在漫反射（散射）危险或显著的皮肤危害，除了在某些波长区域工作的大功率3B级激光外		
4	大功率激光器（可见光和不可见光区域），对眼睛和皮肤造成潜在的急性损伤，包括直接暴露（于光束内）和暴露于漫反射（散射）下。4级激光也有潜在火灾（点火）的风险，并且有从目标组织和过程材料中产生与排放副产物的风险。		

ANSI（American National Standards Institute）：美国国家标准协会；CDRH（FLPPS）（Center for Divices and Radiological Health（Federal Laser Product Performance Standard）：设备与放射卫生中心（联邦激光产品性能标准）；IEC（International Electrotechnical Commission）：国际电子技术委员会

能量组合的激光设备相对特定适应证应该选择最适的参数。医师应当关注他们专业的领域。选择设备的时候，还应当考虑激光工作尖消毒、售后培训、技术服务以及保险期等。

能量和时间

在过去的10年中，功率高的激光被认为更有效，因此500mW或功率更大的理疗用激光已经商业普及。对于肌肉骨骼和疼痛理疗，输出功率高的激光可能更有效，但对于创伤愈合和骨骼退行性变，功率较低但疗程较长的激光是更有效的。理疗用激光的功率如果可以调整，就会更有帮助，就像外科激光的功率可以调整一样。同样输出5J能量，用500mW照射10s，与用50mW照射100s，这两种的效果是完全不同的。500mW激光可能对疼痛更有好处，但对涉及组织再生的治疗就效果不佳[19]。这种效果的差异性也再次强调足量和

合理的培训在治疗决策中的重要性。

消毒

有些激光治疗仪配备了可拆卸并可消毒的激光工作尖，和牙科光固化灯探头类似。如果不影响光学系统，激光工作尖应当高温消毒，手柄应当贴一次性屏障膜。如果工作尖不能消毒，整个工作单元均应当贴一次性屏障膜。消毒要求各国家均不同，因此熟悉并理解当地治疗规范是十分必要的。

生物刺激作用

虽然牙科激光中Nd:YAG，CO_2，铒激光家族都被认为是硬组织激光或外科激光，但是大量研究也指出这些激光在焦点周边的区域可产生一定量的生物刺激作用，因为激光传导到这个区域时能量已经衰减到生物刺激作用的能量等级（图15-9）。

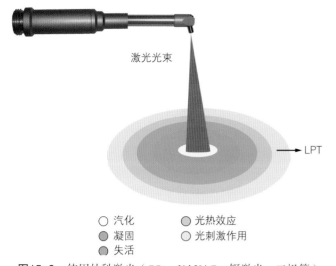

激光光束

LPT

○ 汽化　　　● 光热效应
● 凝固　　　○ 光刺激作用
● 失活

• 图15-9　使用外科激光（CO$_2$，Nd:YAG，铒激光，二极管）时，在激光焦点周围的不同效果区域。在焦点组织发生汽化。与焦点同心圆的外侧是凝固区，在这个区域中组织蛋白吸收能量后凝固，但未发生汽化。凝固同心圆的再外侧是失活区，在这个区域中组织蛋白吸收了足够使蛋白发生变性的能量，但尚未达到蛋白凝固的能量。失活同心圆的再外侧是光热效应区，在这个区域中组织吸收能量被加热，但尚未被严重影响。光热效应同心圆的再外侧是光刺激作用区，在这个区域中组织会发生低能量激光活化效应。

使用硬组织激光观察到的阳性反应可以被解释为生物刺激作用。Pourzarandian等[20-21]报道了人牙龈成纤维细胞经低能量Er:YAG激光照射后，发现牙龈成纤维细胞通过介导环氧合酶-2（COX-2）信使核糖核酸（mRNA）提高前列腺素E$_2$（PGE$_2$）的生成。此外，Er:YAG激光使用最低的输出功率并且在焦点范围之外稍远距离照射使之产生生物刺激作用。按照这样的方式使用这些硬组织激光，问题在于没有激光微处理程序明确提示医师怎样控制照射剂量，并且没有专门为生物刺激作用而适配的光纤。生物刺激作用并不仅限于传统近红外波段窗；使用非聚焦式的CO$_2$激光也被报道有相同的效果[22-24]。CO$_2$激光的组织穿透性非常差，因为组织表面会大量吸收激光能量，并且深部组织的生物学效应也很难发生。但是，具有相干性的激光会被组织周围的微血管吸收，观察到的临床效果显示PBM对目标组织有主要效应，同时对周围血管和淋巴循环还产生系统效应。因此，拥有硬组织激光的医师也相当于免费拥有了软组织激光。外科二极管激光最不复杂，它在传统生物刺激作用的波长范围内计算更少。

光动力灭菌

理疗用激光和不同染料的组合效应越来越受到大家广泛的关注。单独染料或者单独理疗用激光都不能对细菌有效果，但是二者组合后就可使组织产生单态氧，这些单态氧有很强的细菌杀灭效应。

光动力灭菌（photoactivated disinfection，PAD）法已经商业化，并且被推荐用于牙周袋、种植体周围炎、深部龋损，以及感染根管的治疗[24-28]。激光必须配合处于相应吸收区间的染料，其波长通常处于光谱的红光区域，输出功率为50～100mW。选定的染料需要在组织中扩散几分钟，然后再使用激光照射。有时我们能看到牙本质或黏膜区域的短暂脱色。

促进愈合的激光

所有口腔医师的医疗器械中都会有树脂光固化灯，波长峰值处于470nm左右。这个波长的能量是处于低能量激光理疗窗范围内的，但对于周围组织光生物作用的研究却非常缺乏。

Enwemeka等[29]于2009年在一个体外研究中证实，波长峰值为470nm发光二极管（LED）的能量可以成功杀灭耐甲氧西林金黄色葡萄球菌（MRSA）。激光照射可以同时使菌株产生的菌落数量和菌落聚集面积减小，并且这种减小是剂量依赖性的减小，具有显著统计学意义。照射剂量越大，越多的细菌被杀灭，但效果并不是线性的，低剂量比高剂量的效果相对更显著。3J/cm^{2}的能量密度可杀灭约30%的两种菌株。55J/cm^{2}能量密度可杀灭90.4%的两种不同菌株。这个研究需要通过体内研究进行进一步确认，但这项研究提出了一种创新的方法，使用牙科治疗光源有可能可以治疗高感染率和死亡率的MRSA感染。较短的波长，如光固化灯，具有非常表浅的穿透深度，因此它对于表面损伤会更加有效。

激光与发光二极管（LED）

激光具有相干性、平行性，而LED光是没有相干性的，也不是平行光。关于这两种光谁更有效的话题一直都有争议，并且讨论一直都很热门。许多研究都开展了组织对LED和激光效果的评价，但结果各异。Nishioka等在2012年对组织使用相同总能量的激光与LED光进行照射，结果发现二者均可以减少皮瓣的坏死，提示光源的不同对于结果的成功并不重要[30]。

针刺疗法

很少有口腔医师会针刺疗法，但所有口腔医师都可以用低能量激光设备进行穴位治疗。理疗用激光产生的作用类似于针灸的作用，但安全性更高。比如，手腕上的P6（即内关穴）是用于治疗恶心和呕吐的穴位[31]。这个穴位在手腕以上2.5cm，深度

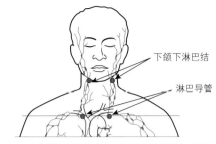

• 图15-12　示意图展示了胸下淋巴导管和下颌下淋巴结。

0.5~1.0cm。这个穴位在两个肌腱之间。对P6照射3~4J的能量可以使患者处于更放松的状态，使取模和磨牙区域的治疗更舒适，尤其是对有强烈咽反射的患者。另一个容易找到的穴位是Li4（即合谷穴），这个穴位可以减少疼痛，位于桡骨侧第二掌骨的中部（图15-10和图15-11）。功能磁共振（functional MRI, fMRI）证实了针刺和激光对于相同穴位的刺激具有同样的作用[32]。但是，理解这个现象很困难，因为传统针刺疗法有"得气"的效应，但激光却没有。门控理论不能解释这个效应，因为使用激光照射穴位不会引起疼痛刺激。

牙科适应证

因为PBM可以影响很多病理状态，理疗用激光的使用不限于以下适应证。牙科文献中介绍了至少30种适应证；我会在这精练地介绍最重要的。由于越来越多的研究逐渐开展起来，经同行评议过的关于适应证数量的文献无疑会不断增加。

麻醉

在注射之前对黏膜（不对硬腭）使用PBM可以产生轻微的麻醉效果[33]。如果注射针头对血管和神经造成了创伤，在注射之前行PBM也可以促进恢复。PBM可以改善局部微循环[34]，因此口腔治疗完成后局部位点再行PBM可以缩短麻木的时间。在这两种病例中能量常规使用4~6J。

阿弗他溃疡

使用激光4~6J照射溃疡病损部位，同时4J照射患侧颌下淋巴结，阿弗他溃疡的愈合时间可以缩短，疼痛即刻减轻[35-36]（图15-12）。容易患阿弗他溃疡的患者应当避免含有月桂基硫酸钠成分的牙膏，这些牙膏可以导致易感人群发生溃疡病损。

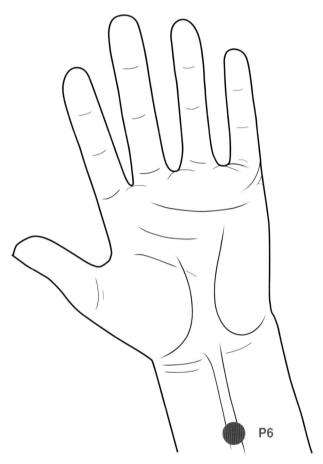

• 图15-10　低能量激光照射P6穴位可以减少恶心和呕吐。

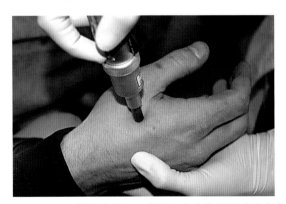

• 图15-11　PBM刺激合谷穴。刺激这个穴位可以减少疼痛。穴位表面照射常用剂量为3~4J。

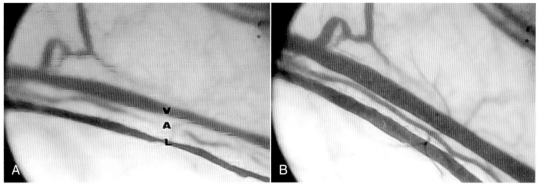

· 图15-13　A.照射前的静脉、动脉和淋巴管。观察管壁的直径。B. 904nm波长的低能量激光照射后的管壁。观察管壁的扩张，该扩张可增加照射区域的微循环（承蒙Pierre Lievens提供图片）。

水肿

淋巴系统在炎症过程中有很重要的作用，PBM应用于病损波及的淋巴结可以减轻水肿。照射应当从淋巴结链的最远端到肿胀的中心区域，每个淋巴结使用4J能量。淋巴管的通透性降低、管腔增大，反复照射可以刺激侧支循环的生长[37-41]（图15-13）。淋巴系统也会产生淋巴细胞和自然杀伤细胞对抗感染。Meneguzzo等[41]报道了使用810nm的激光照射大鼠爪子或腹股沟淋巴结，均可降低大鼠爪子的水肿。

牙髓治疗

PBM没有杀菌效果，而外科激光可以减少感染根管中的细菌数量。只有少数理疗用激光的制造商提供可以进入根管系统的激光光纤。应用红外光可以到达所有根尖，应用可见光中的红光可以通过黏膜到达根尖表面，产生抗感染和减轻疼痛的效应。

Sousa等[42]分析了PBM对干扰素γ（IFN-γ）和脂多糖（LPS）激活巨噬细胞分泌活性的影响，并用环氧树脂基封闭剂（AH-Plus）和氢氧化钙封闭剂（Sealapex）浸出的物质刺激其分泌活性。PBM治疗后所有实验组的肿瘤坏死因子α（TNF-α）均显著降低。基质金属蛋白酶-1（MMP-1）的分泌水平各组之间相似。

根管超预备和超填是PBM在牙髓病学中很好的适应证。因为PBM可以刺激骨形成，根尖区骨质在牙髓治疗后使用PBM会愈合更快。需要的能量与根尖深度有关，每根管能量范围为4~8J。根尖手术术中和术后使用PBM对于组织的恢复也很有潜力[43-44]，但仍缺

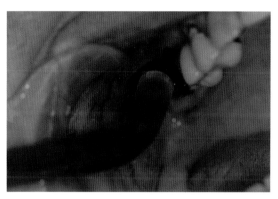

· 图15-14　激光工作尖应用于拔牙窝。

乏明确证据的文献。但激光照射缝合线处可以刺激成纤维细胞增殖，并增加抗张强度[45]。

急性牙髓炎的患者，不能明确指出患牙或者受累牙根，可以在相应区域的根尖部应用激光。患牙的反应性疼痛会增加，可能原因是增加了牙髓腔内的微循环压力以及淋巴液的流动。PBM也可以用于盖髓治疗[46-47]和牙髓切断术[48-49]（详见第13章）。牙髓被化学消毒但未覆盖垫底材料、水门汀或其他药物之前，应用4J的能量设置对暴露的牙髓进行低能量照射。照射可以减轻炎症反应，保护成牙本质细胞完整性，并刺激细胞增殖。

拔牙

微创法和良好的术后操作是拔牙后快速愈合的关键。然而偶然的并发症也是不可避免的。拔牙后使用PBM治疗可以缩短炎症期，减轻疼痛，刺激创口周围的成纤维细胞，并刺激拔牙窝内的成骨细胞[50-55]。高剂量激光能量直接应用于拔牙窝可以减轻术后疼痛和炎症反应（图15-14和图15-15）。

拔牙后使用PBM的主要目的是，首先减轻疼痛和

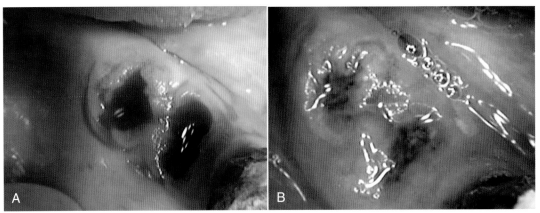

• 图15-15　A. 拔牙后即刻的牙槽窝。B. 650nm波长30mW、8J激光照射后的拔牙窝，拔牙术后1天（承蒙Talat Qadri提供）。

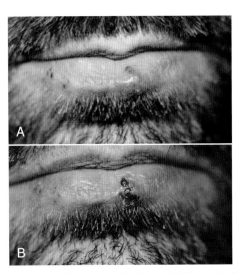

• 图15-16　一名男性患者在下唇发生的疱疹。A. 治疗前照片显示疱疹处于水疱期。患者就诊前一天疱疹发生破裂。使用808nm，500mW，4J激光对该区域进行治疗。B. 治疗后1天照片显示病损已结痂，疼痛已减轻。

炎症，其次刺激成纤维细胞封闭拔牙创。在拔牙后出现并发症（如干槽症）的病例中，传统方法结合高剂量PBM可以减轻患者不适感。调整激光照射能量直到患者能感受到疼痛水平降低，然后放置敷料。在后续复诊更换敷料时，使用低能量激光刺激成纤维细胞的生长以促进上皮组织尽快覆盖暴露的骨面。

单纯疱疹病毒

感染1型单纯疱疹病毒（HSV-1）的患者通常不愿意去看口腔医师。而PBM是治疗这种疾病最有效的方法[36,56-58]。如果处于疾病前期（患者感觉最初的刺痛时）进行治疗，几天之后就可以愈合，症状可以在几小时内就消失。更重要的是，当患者反复感染HSV-1时，PBM治疗后可以延长疾病发作

的间隔期[59-60]。

HSV-1感染的急性期，需要反复治疗；发病前期只需要2～6J照射水疱1次，根据疱疹大小和持续时间使用4J照射患侧下颌下淋巴结。真正的原理尚不清楚，但研究已证实激光可以使细胞在更长的时间内抵抗病毒攻击，可能为免疫系统的反应提供时间[61]（图15-16）。

种植

种植体植入后高剂量照射一次可以减轻术后疼痛、感染以及水肿。多次低剂量照射可以刺激成骨细胞增生来促进骨结合。和所有的愈合过程一样，反复多次的照射是需要的；推荐每颗种植体使用4～6J照射量，并且工作尖轻微接触[62-66]。PBM对于种植体周围炎的控制也是一项有效的附加治疗方式。手术后即刻、术后每周2～3次PBM治疗，共2周，这样的疗效最显著。

Khadra[67]总结了使用830nm波长激光的5项研究结果：

PBM能促进骨的愈合和矿化，因此对于骨缺损病例中骨的形成有很大作用。PBM也可作为加速种植体在骨中愈合的附加治疗。PBM可以调节钛表面细胞的附着和生长。连续的PBM治疗可以改善PBM的疗效，增加初始附着，改变生长于钛表面的人牙龈成纤维细胞的行为。使用剂量范围1.5～3J/cm²的PBM可以调节与种植体相互作用的细胞活性，从而增加组织愈合和植入成功率。

Lopes等[64]提示830nm波长照射可以允许钛种植体早期负重。Kim等[65]发现PBM影响骨保护素

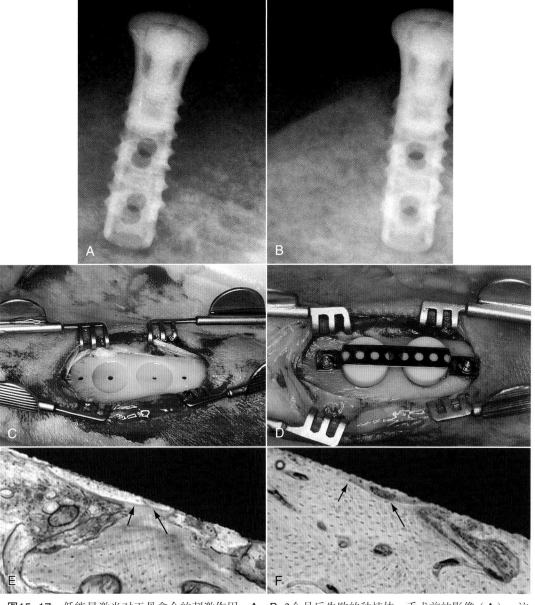

· 图15-17　低能量激光对于骨愈合的刺激作用。A、B. 2个月后失败的种植体。手术前的影像（A），注意种植体周围骨的透光区质量。手术后的影像（B）应用波长830nm激光，30mW，4J，每周照射2次，共照射4周后，骨质量显著改善。C~F. 12名成年（8月龄）新西兰白兔的研究，胫骨作为实验区域。从C和D可以看到，2枚硬币形状的钛种植体被植入到骨皮质中，覆盖了聚四氟乙烯帽，用钛板稳定，并用钛螺钉固定。在E和F中，在种植体原位，组织学观察显示种植体周围骨组织在植入后8周内骨结合，对照组（E）和照射组（F）。组织形态计量学分析显示，照射组比对照组拥有更高的骨-种植体结合率（大约多10%）（承蒙Maawan Khadra提供图片）。

（osteoprotegerin，OPG）、核因子-κ B受体活化因子（receptor activator of nuclear factor-κ B，RANK）和RANK配体（receptor activator of nuclear factor-κ B Ligand, RANKL）的表达，增加骨代谢活性。RANKL是一种激活骨吸收相关破骨细胞的表面结合分子。RANKL的过度生成与多种退行性骨疾病有关，包括类风湿关节炎和银屑病性关节炎。

Guzzardella等[66,68]报道了在具有羟基磷灰石涂层

的骨-种植体表面使用780nm激光时有类似的刺激作用。激光对骨-种植体结合的积极作用是普遍效应还是特异性细胞刺激尚不清楚，因为研究使用了多种不同波长和剂量的激光（图15-17）。

炎症

PBM可以缩短炎症反应期。我们应当注意，减轻急性疼痛需要高剂量，而降低炎症反应期需要较低

的剂量。减轻疼痛可以让患者满意，但可能延长炎症反应过程。用于减轻炎症反应的红外线激光剂量为 $8 \sim 12J/cm^2$。

上文提到过，PBM照射淋巴系统是抗炎干预的重要方面。Lim等[69]认为635nm激光照射和已存在的COX拮抗剂阻止了COX的表达和PGE_2的释放。与吲哚美辛和布洛芬不同，635nm激光的照射可以导致活性氧簇（reactive oxygen species，ROS）水平、细胞质内以及分泌性磷脂酶A_2（cytosolic and secretory phospholipase A_2，cPLA₂sPLA₂）mRNA表达水平的降低。Bjordal等[70]也强调了PGE_2水平的降低。

Aimbire等[71]报道PBM治疗急性炎症后TNF-α水平降低。其他研究也报告了PBM的抗炎效应[72-73]。类固醇可以减弱PBM的效应[74]，这可以解释之前有阴性结果的研究。一项研究对比了地塞米松（dexamethasone，DEX）和PBM，并且发现了相似的效应[75]。由于非甾体类抗炎药（nonsteroidal antiinflammatory drugs，NSAIDs）存在短期和严重的长期副作用[76]，PBM可以作为一种良好的替代治疗方式，因其有相似的治疗效果但没有药物副作用。Abiko[77]的一项队列研究显示，DEX和PBM同样都可以产生抗炎的基因表达。使用DEX比PBM能激活更多的基因表达，但PBM后表达的基因都是有利的，而DEX后表达的基因是我们需要的效应和不需要的效应的组合。

在一项包含16项随机对照研究的meta分析中，Chow等证实颈部急性疼痛在低能量激光治疗后即刻就可疼痛减轻，而治疗颈部慢性疼痛，效果可持续到治疗结束后的22周。而且这种治疗与很多其他常用疗法（如药物治疗）有很好的协同性（图15-18）[78]。

黏膜炎

黏膜炎是放疗和化疗的严重并发症，非常影响患者的生存质量；有些严重的病例，患者甚至无法进食。目前几乎没有合适的药物可以成功治愈黏膜炎。PBM具有细胞保护效应[79-83]，在放化疗治疗前就应使

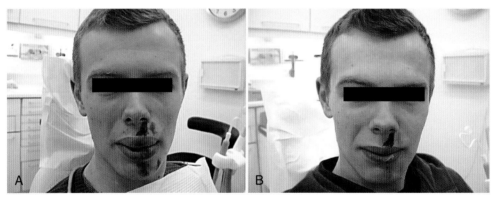

•图15-18　使用低能量激光治疗骑车摔伤后的牙齿和软组织外伤。A. 治疗前观。注意颏部和上唇的肿胀和挫伤。B. 治疗后4天观。口腔医师可以使用低能量激光同时治疗牙外伤和邻近区域软组织创伤。本病例使用了808nm波长激光，每区域（颏部、上唇）500mW，4J的剂量。

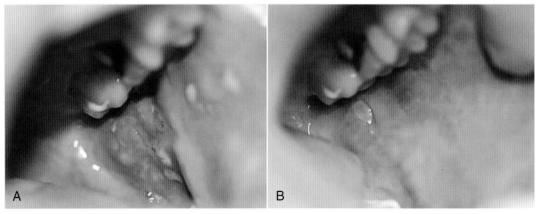

•图15-19　低能量激光治疗癌症化疗后的口腔黏膜炎。A. 治疗前观。使用660nm波长激光40mW，每点0.24J，共照射6个点位。B. PBM治疗后6个疗程。愈合很明显（承蒙Alyne Simões提供图片）。

用，并且治疗过程应当一直使用直到病损变小。PBM可以减少疼痛、口干，改善营养问题，也同时减少住院时间和费用。推荐使用红色激光4～6J/cm²[84-89]。很多炎症性黏膜炎可以用PBM治疗（图15-19和图15-20）。

正畸治疗

不同研究都证实PBM可以加速正畸牙齿移动，同时可以缓解正畸治疗中的疼痛。低剂量激光可以刺激成骨——破骨细胞的活性，但高剂量激光对于疼痛控制有作用。红外激光是最佳选择，因为其具有良好的骨穿透性。

Goulart等[90]的一项关于尖牙的研究证实参数为5.25J/cm²的PBM可以加速牙齿移动，但较高的剂量（35J/cm²）则抑制移动。临床研究也证实5J/cm²的剂量可以产生加速牙齿移动效应[91-92]。Youssef等[92]也报告激光治疗组可以产生明显的疼痛缓解效应。Turhani等[93]也同样支持这个结果，单次PBM照射治疗即可缓解疼痛。Fujita等[94]提示激光照射通过影响RANK和RANKL的表达增加牙齿移动速度。

PBM也可以用来治疗正畸矫治器造成的创伤[95]。

PBM在牙根一侧可以刺激成骨细胞活性，在牙根另一侧可以刺激破骨细胞活性，看起来是矛盾的。然而这些过程都是在正畸牙齿移动过程中发生的，PBM对二者均有普遍刺激效应。上文提到过[90]的不同效应是剂量-依赖性的。

疼痛

现代口腔治疗已经不再像传统口腔治疗那样疼痛（如果有的话）。理疗用激光的使用可以更好地达到无痛口腔治疗[96-100]。作用原理包括激光可以降低神经传导速度，降低复合动作电位，选择性抑制Aδ和C纤维，抑制有害刺激。

急性疼痛时疼痛减轻的第一阶段就是PGE_2和其他炎症标记物水平的降低。外周传入神经末梢被直接阻断抑制了外周感觉，并限制了神经激肽的释放。如前所述，体外研究已证实神经细胞轴突发生短暂的扩张，阻止了疼痛刺激传入大脑。这种剂量对于炎症的减轻和后续炎症因子的降低是足够的，更高剂量会导致抗炎反应的抑制。但是，如果治疗目标是即刻缓解疼痛，就应当使用生物抑制作用的剂量以降低神经传导。

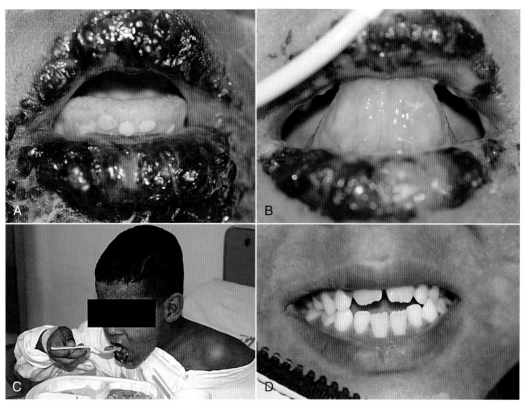

• 图15-20 一名儿童的多形性红斑。A. 治疗前照片。患者不能进食，剧烈疼痛。B. 激光治疗5天后。观察临床症状的缓解。C. 激光治疗后第7天。患者有食欲并进食。D. 第10天，病损完全愈合（承蒙Alyne Simões提供图片）。

我们可以根据患者的反馈来调整剂量。对于慢性疼痛，敏感性比炎症反应更重要。灵敏的外周痛觉感受器在低能量激光反复照射后会逐渐丧失敏感性。

感觉异常/麻木

许多颌面部干预治疗可以导致神经损伤，尤其

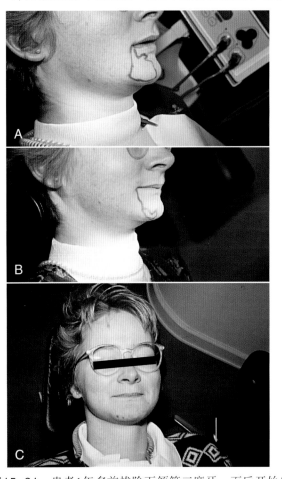

• 图15-21　患者1年多前拔除下颌第三磨牙，而后开始出现感觉麻木。A. 下颌感觉麻木波及区域已标明。B. 使用830nm，33mW激光进行8个疗程的治疗后，感觉麻木区域显著减小。沿着下牙槽神经管走行照射4个点位，每侧2J能量。C. 5周11个疗程之后感觉麻木完全消失。

是下牙槽神经。损伤后的感觉麻木可能短期或者几个月内就会消失，但也有极少可能感觉永久丧失。PBM可以抵抗这种感觉麻木的形成，甚至可以减轻存在已久的不适症状。怀疑神经损伤的部位均可推荐进行照射，既可以在术中，也可以在复诊时。使用红外激光照射神经走行的投影部位，每个位点4~6J是合理的能量剂量（图15-21和图15-22）。

Khullar等[101-104]证实下牙槽神经感觉麻木可以完全消除或减轻。但运动功能和感觉功能的效果可能不同。Miloro和Repasky[105]证实PBM对下颌升支矢状劈开截骨术后的感觉神经恢复有显著效果。Ozen等[106]治疗了4名下颌第三磨牙拔除术后1年仍有感觉麻木的患者，都得到了良好的结果。

牙体修复治疗

PBM可以被用来麻醉镇痛，这种效果是通过降低神经纤维的传导，以及刺激内源性阿片肽的产生和释放实现的。PBM在儿科有特殊适应证，包括牙齿萌出引发的疼痛，或拔牙前需要表面麻醉一颗乳牙[107]。乳牙有较大的牙髓腔，因此可以更容易被激光能量覆盖到。对于开放的龋损，我们对该区域应使用8~16J能量。如果没有开放的龋损，PBM被传导到颊侧釉牙骨质界（cementoenamel junction, CEJ），还需额外使用8~16J对根尖区域进行照射（图15-23和图15-24）。这种技术对乳牙是最有效的，但也可用于一些恒牙的小到中度缺损的修复，也可用于牙冠粘接。治疗成功的主要原因在于PBM引发了C纤维的去极化，由于C纤维是无髓鞘的，因此C纤维会很容易被激光照射到。系统性内啡肽的释放也放大了镇痛的

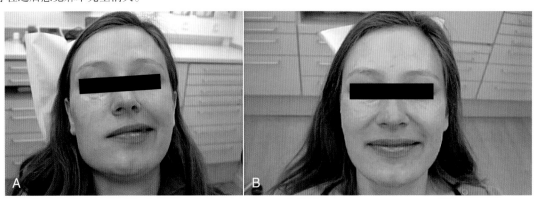

• 图15-22　一名女性患者在分娩时出现三叉神经痛。A. 分娩3周后出现症状。该照片是患者完成第一次治疗后的即刻拍摄照，我们观察到面部区域发红，这种发红是由于低能量激光照射后微循环增加导致的。808nm，4J，500mW的激光继续治疗10天。B. 10天后神经痛症状完全消失。

效应。再次，PBM也可用来直接、间接盖髓，以及牙髓切断术[79-81]。Kurumada[49]研究了PBM对活髓切断的效应，发现激光照射可以介导刺激牙体损伤表面的钙化，Thwee等[148]也证实了同样的效应。Paschaud等[46]使用凝集素组织化学和胶原免疫组化的研究方法，用不同的氢氧化钙制剂和PBM联合使用对尖牙进行盖髓，发现并不是所有氢氧化钙制剂和PBM都可以刺激牙本质桥的形成，而只有部分氢氧化钙制剂可以。Utsunomiya[47]发现纤维基质和牙本质桥中分散有伴刀豆球蛋白A、花生凝集素、小麦胚芽凝集素和胶原（Ⅰ型、Ⅲ型和Ⅴ型）。激光治疗组较对照组会在更早期表达凝集素和胶原（详见第13章"激光在牙髓病学中的应用"）。

牙髓保护

钻磨牙齿，尤其是年轻恒牙，即使使用现代高速涡轮钻和良好的水冷，对牙髓也是有创的。理想情况下涡轮钻使用之后应当再使用PBM。对于小的或甚至看起来无创的窝洞预备来说，PBM对成牙本质细胞损伤更小，使胶原和继发性牙本质生成速度更快[108-110]。牙体预备后，水门汀及粘接剂涂布前，激光对每个基牙照射几焦耳的能量，就可以减轻术后敏感，减少未来牙髓治疗的可能。对于直接和间接盖髓，推荐使用传统方法的同时，使用2~4J能量的激光照射。

Godoy等[109]对正畸需要拔除的前磨牙做研究，结果展示了牙髓的易感性。在这些前磨牙上预备最小的Ⅰ类洞，并行树脂充填。第一组牙齿在充填之前接受2J/cm² 660nm激光照射；第二组牙齿不接受激光治疗；第三组完全不做任何治疗。图15-25展示了组织学结果。这表明激光照射加速了窝洞预备相关的第三期牙本质的形成。

牙周疾病

慢性牙周感染过程导致了牙周膜纤维的破坏以及牙槽骨的丧失，这个过程首先被破骨细胞介导，由PGE₂引发[111]。对于牙周组织临床炎症方面的研究证实了同时接受传统牙周治疗和PBM治疗的患者拥有更满意的预后[112-113]。在龈下刮治和根面平整（scaling and root planing, SRP）后使用PBM可以减轻牙龈炎症，降低MMP-8的表达[112]，在组织学上也表现出炎症细胞的减少[113]。PBM的有效性根据不同治疗方案、激光波长和激光模式的不同而不同。Ozawa等[114]认为PBM可以显著抑制人PDL细胞对机械张力反应介导的纤维蛋白酶原活化（plasminogen activator, PA）的增加。PA可以激活潜在的胶原酶，这种酶可以分解胶原纤维。PBM对抑制PGE₂的合成也有效[115-116]。在人牙

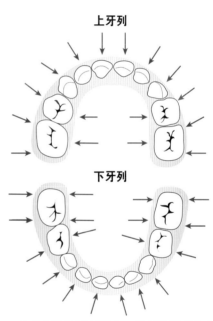

• 图15-24　儿科麻醉的照射图表。观察乳磨牙应当照射其近中颊和远中颊位点。其他所有牙齿应当照射其颊侧的中心。乳磨牙也应当照射其舌侧。

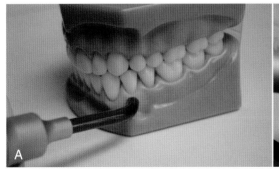
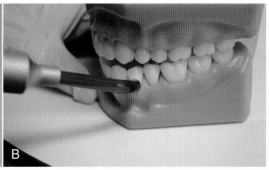

• 图15-23　A、B. 牙齿麻醉时的照射位点。透过黏膜的牙根表面（A）和牙冠颈1/3（B）是照射位点。老龄牙齿由于硬化牙本质较多可能成功率低一些（承蒙Gerry Ross提供图片）。

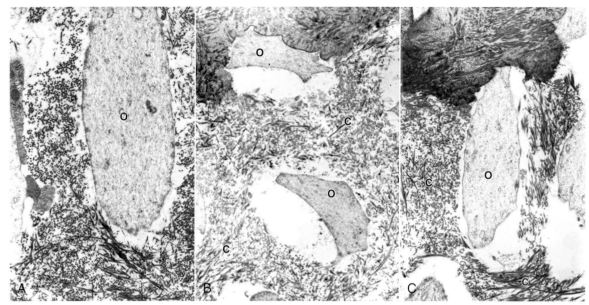

· 图15-25　A. 扫描电镜下无治疗的对照组牙齿。观察到完整的成牙本质细胞。B. 传统预备牙齿并做微小充填。C. 扫描电镜下在充填窝洞前进行PBM治疗，观察到完整的成牙本质细胞（承蒙Martha Simões提供图片）。

龈成纤维细胞的培养中，PBM可以明显抑制LPS激活的PGE_2的生成，而PGE_2的生成是以剂量依赖的方式通过COX-2基因表达的减少来达到的。实验培养的人牙周膜干细胞在受到机械牵拉后PGE_2水平降低也得到了证实[117]。Garcia等[59]通过对小鼠牙周病进行地塞米松治疗的研究发现，PBM作为传统SRP治疗的辅助治疗手段是非常有效的。

Nomura等[118]证实了激光牙周治疗（laser periodontal therapy，LPT）能显著抑制人牙龈成纤维细胞中LPS激活的白介素1-β（IL-1β）的生成，并且这种变化是剂量依赖性的。一项体内研究显示，虽然激光治疗组比安慰剂组探诊深度和菌斑/牙龈指数小，但并未发现牙周袋内IL-1β浓度有明显变化[112,119]。Safavi等[120]评价了LPT对于IL-1β、IFN-γ、血小板源性生长因子（platelet-derived growth factor，PDGF）、转化生长因子-β（TGF-β）、基本成纤维生长因子（basic fibroblast growth factor，bFGF）等基因表达的效应，并发现PBM对IL-1β、IFN-γ的生成有抑制作用，对PDGF和TGF-β的生成有促进作用。这些改变可能是PBM抗炎作用和对伤口愈合产生积极影响的作用原理。

SRP治疗后使用PBM可以减轻术后不适[121]，并且减少菌斑生长[122-123]。每个位点应用2～3J就是合理的能量剂量。为了得到比单纯SRP效果好的最终结果，需要3～4个疗程的PBM治疗。理想来说，外科激光治

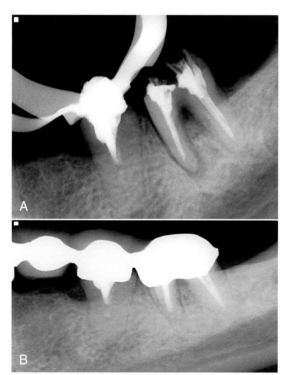

· 图15-26　A. 下颌磨牙根分叉处使用Nd:YAG进行治疗。B. 治疗后3年观。牙槽骨的生长及改建既得益于Nd:YAG激光的外科治疗，也得益于低能量激光的疗效（承蒙 Talat Qadri提供图片）。

疗后可以应用PBM治疗，可以同时利用外科激光杀菌消毒及凝血的效应和理疗用激光的生物刺激效应。理疗用激光没有消毒作用，但的确触发了免疫系统的反应。除了改善创伤愈合[124-126]，PBM还可以促进植骨术后的骨再生过程[127]。PBM可以用于特殊的高危患者，例如糖尿病患者[128]和吸烟者[129]（图15-26）。

骨再生

新骨再生在众多外科手术和牙周治疗中都十分重要。外科治疗位点缝合后应当使用PBM，并且在增殖活动很高的初期愈合期也要使用PBM。反复照射，每周2~3次，共照射2周，才会有明显的效果。许多研究证实了PBM对骨细胞和骨髓细胞的刺激作用[130-131]。PBM也可用于引导性骨再生术[132-134]以及放置不同的骨替代材料[132-136]。

牙本质敏感

铒激光、CO_2激光、Nd:YAG激光以及二极管激光已被广泛用于治疗牙本质敏感。研究主要集中于牙本质小管的封闭，但是忽略了激光额外的生物刺激效应。PBM不会改变牙本质小管，但可以对成牙本质细胞层产生作用，刺激继发牙本质形成，同时减轻炎症。PBM与传统脱敏剂联合使用是一种有效的治疗模式（图15-27）。

Wakabayashi和Matsumoto[137]认为使用低能量二极管激光对66个病例中的61个病例有效。Groth[138]认为低能量激光治疗会产生明显更好的疗效，使用的治疗方案是每间隔72h照射1次，共照射3次。为了研究不同红外波段的低能量激光，Ladalardo等[139]研究了不同波长激光对于减轻疼痛的影响，并发现660nm红光二极管激光比830nm红外二极管激光更有效。Marsilio等[140]观察了使用红色可见光波长的低能量激光有阳性临床效果，分别使用3J/cm²和5J/cm²能量，疼痛减轻率分别为86.53%和88.88%。Corona等[141]比较了相同波长的激光和经常使用的含氟涂料对牙本质过敏的治疗，认为和LPT联合使用会有更好的效果。牙髓腔硬化越严重，需要的能量越高；应使用4~10J能量。

使用外科激光时，患者的反馈决定了什么时候敏感症状减轻或消失。Kimura等对不同激光应用于牙本质过敏做了综述[142]。

鼻窦炎

鼻腔的呼吸空间减少对患者以及口腔医师来说都是一个临床问题。而且，鼻窦问题可以导致牙齿疼痛。使用4J剂量的PBM激光首先照射淋巴系统，然后

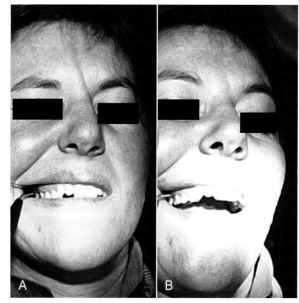

• 图15-27　A. 低能量激光使用前三用枪吹气后患者的反应。B. 低能量激光使用后同样的三用枪对牙齿的颈1/3吹气后患者的反应。激光参数为830nm，30mW，4J。

沿着上颌窦的基底（每个位点4J）照射可以减轻水肿和鼻窦压力。额窦和筛窦也可以进行激光照射治疗。鼻窦感染的病例需要使用抗生素。

体感性耳鸣

虽然体感性耳鸣和美尼埃症的病因尚不明确，许多患这样疾病的患者可以找口腔医师进行激光照射治疗[143]。症状可能源自肌肉张力[144]，这种张力可能由错𬌗畸形导致，而肌肉张力增加反过来会造成肌肉紧张。

对于体感性耳鸣，翼外肌常被累及。典型症状是左侧肌肉触诊有压痛，对侧牙齿有早接触，这样双侧翼外肌均受累及，就会观察到前牙早接触。早接触的压力使髁突向后移位，引发了翼外肌的伤害性反射，翼外肌试图拉髁突向前[145]。全面的咬合分析后再仔细磨去干扰点；然后对受累肌肉的压痛点进行照射来促进恢复。患者应当学习姿势和压力管理的相关知识。

对于TMD的治疗，斜方肌也处于牙科治疗范围内，这些区域的疼痛和压痛也可使用激光来治疗[146-147]。我们需要根据患者的反馈来调整，一般根据肌肉的大小每个位点10~15J。当患者主观上感觉压痛缓解后，才是应用到足够的能量。治疗目标不是疼痛消失，而是启动了肌肉放松的过程（图15-28）。

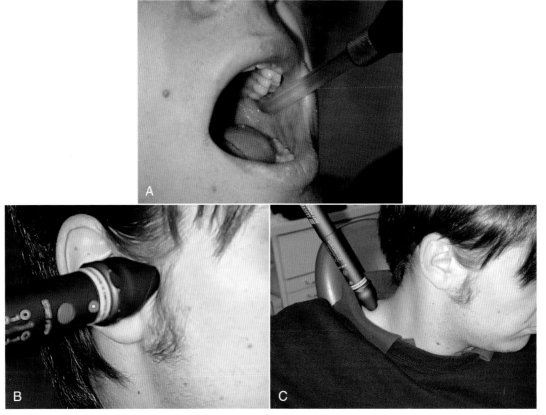

·图15-28 低能量激光治疗体感性耳鸣和TMD。A. 翼外肌的激光照射。B. 髁突的激光照射。C.斜方肌上方纤维的激光照射（承蒙Marie Tullberg提供图片）。

颞下颌关节紊乱病

颞下颌关节紊乱病（temporomandibular joint disorder, TMD）是描述一组不同症状组合的疾病名称，包括肌源性疼痛、关节弹响、关节绞索、关节炎症以及纤维肌痛。PBM为牙科设备库增加了一个有效的工具来治疗简单或急性的TMD疾病，比如牙科治疗后的面部疼痛，以及慢性TMD症状。激光照射可以显著减轻疼痛和炎症，并刺激淋巴循环来缓解肌肉性牙关紧闭症。虽然低能量激光照射治疗这类疾病在临床上是非常有效的，但文献报道的结果却不一致。这些不一致是由于研究设计不够好，而并不是临床效果差。很多研究都把TMD当成了同一种疾病，没有根据不同TMD疾病的需求考虑解剖位置的不同和所需辐照度的不同。当研究只涉及单个特定的TMD疾病，如肌源性疼痛或关节炎时，结果是很好的[148-149]。

治疗TMD状态，联合使用激光和LED光簇一般有更好的疗效（图15-29）。激光对于治疗小一些的区域（如关节和关节囊）时效果理想，而LED光簇推荐用于治疗更大的肌肉，因为LED光簇可以覆盖整个肌

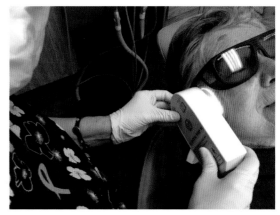

·图15-29 LED光簇应用于上颌肌肉。

肉区域，包括许多扳机点。治疗首先应当用4J对淋巴系统进行照射来减轻水肿，使感觉神经末梢感应的肌肉压力回归正常[150]。使用4J照射淋巴系统可以减轻慢性炎症。另外，使用8J能量照射Li4穴位可以帮助即刻减轻疼痛。

大多数面部疼痛症状都是慢性的，需要每周2~3次治疗，共治疗多次。获悉患者疼痛程度和生活质量改变的反馈是极其重要的。应当根据患者的病情来制订相应的治疗办法。由于大多数TMD疾病的本质是慢

性的，重要的是在患者初次治疗之前应当提醒患者两个潜在的影响：第一，初次治疗后，患者可能会感受到不适感，这种不适感来自激光介导的炎症细胞因子的释放并进入系统内。第二，短期疼痛的增加并不少见；如前所述，这是一个积极的反应，表明慢性症状正在向急性期转变，这说明对PBM治疗的反应很好。理想的状态是用多学科方法来治疗面部疼痛，我们应当组建一个专家团队，这个团队应当包括治疗颈部、背部和其他身体受累区域的专家[151-157]。值得注意的是，PBM治疗与其他传统疗法并不排斥，也可以使用咬合板、下颌再定位和其他方法。

伤口愈合

口腔医师在处理外伤时也应当处理口外的伤口。对于所有伤口来说，PBM对减轻水肿和加速愈合都是一个很好的帮助[158-161]。红光激光照射对于伤口愈合是最适合的，当然红外线激光在其相应的治疗窗的效果也不错。激光治疗经常用于治疗边缘伸展过度的义齿导致的创伤。为了使患者免于疼痛，口腔医师需要磨除过度伸展的丙烯酸边缘，因为该区域是水肿且压痛的。在调整义齿边缘前就进行激光照射可以减轻水肿和压痛。当患者说症状减轻时，义齿凸缘的调整就完成了。但是如果过度磨削，症状很快就会消失，但我们可预期到义齿伸展不足，未来义齿会存在佩戴不合适的情况。

带状疱疹和治疗后神经痛

全科口腔医师很少会诊治带状疱疹病毒患者，但此种状态下第八颅神经可能会受累。红光激光对于有水疱的疾病初期更有效，而红外线激光对于治疗后神经痛（postherpetic neuralgia，PHN）更合适[162-165]。整个区域都应该照射。更有效的治疗方式是在距离几厘米外的几个点进行高能量照射，而不是扫描照射整个区域。在急性期，每天每个位点3~4J能量照射，直到发现明显的改善；后续可以每2~3天接受一次治疗。疼痛可以迅速缓解，当小疱消失且疼痛消失时可以停止治疗。许多患者带状疱疹消失了，但疼痛仍然持续；这种PHN可能会存在数月或数年甚至终身。这些患者推荐使用红外线激光照射，对于受累区域每个点位4~6J能量照射。激光能量剂量应当根据疼痛程度和患者反应而改变。PHN很难治疗，且并没有有效的药物可以治愈。和使用NSAID治疗PHN的不同点是，PBM治疗没有任何副作用。

结论和展望

对于许多牙科应用，虽然激光的作用机制我们尚未完全理解，但低能量激光治疗已经取得了巨大的成功。随着越来越多关于该主题的同行评议的研究发表，我们可以预期PBM在口腔医学中的应用会随着时间的推移而不断增加。

（郝泽良 译，王宇光 审校）

参考文献

[1] Yamamoto Y, Kono T, Kotani H, et al.: Effect of low-power laser irradiation on procollagen synthesis in human fibroblasts, *J Clin Laser Med Surg* 14(3):129–132, 1996.

[2] Almeida-Lopes L, Rigau J, Zángaro R, et al.: Comparison of the low-level laser therapy effects on cultured human gingival fibroblast proliferation using different irradiance and same fluency, *Laser Surg Med* 29:179–184, 2001.

[3] Amat A, Rigau J, Nicolau R, et al.: Effect of red and near-infrared laser light on adenosine triphosphate (ATP) in the luciferine-luciferase reaction, *J Photochem Photobiol A Chem* 168(1–2):59–65, 2004.

[4] Hamblin MR: The role of nitric oxide in PBM, *Proc SPIE* 6846:1, 2008 (BiOS).

[5] Karu T: *Ten lessons on basic science of laser phototherapy*, Grängesberg, Sweden, 2008, Prima Books.

[6] Jenkins PA, Carroll JD: How to report low-level laser therapy (LLLT)/photomedicine dose and beam parameters in clinical and laboratory studies, *Photomed Laser Surg* 29(12):785–787, 2011.

[7] Chow RT, David MA, Armati PJ: 830 nm laser irradiation induces varicosity formation, reduces mitochondrial membrane potential and blocks fast axonal flow in small and medium diameter rat dorsal root ganglion neurons: implications for the analgesic effects of 830 nm laser, *J Peripher Nerv Syst* 12(1):28–39, 2007.

[8] Montesinos M, et al.: Experimental effects of low power laser in encephalin and endorphin synthesis, *J Eur Med Laser Assoc* 1(3):2–6, 1988.

[9] Jimbo K, Noda K, Suzuki K, Yoda K: Suppressive effects of low-power laser irradiation on bradykinin evoked action potentials in cultured murine dorsal root ganglion cells, *Neurosci Lett* 240(2):93–96, 1998.

[10] Huang YY, Chen AC, Carroll JD, Hamblin MR: Biphasic dose response in low level light therapy, *Dose Response* 7(4):358–383, 2009.

[11] Karu TI, Ryabykh TP, Antonov SN: Different sensitivity of cells from tumor-bearing organisms to countinuous-wave and pulsed laser radiation (632.8 nm) evaluated by chemiluminescence test. I. Comparison of responses of murine splenocytes: intact mice and mice with transplanted leukemia EL-4, *Lasers Life Sci* 7:91, 1996.

[12] Karu TI, Ryabykh TP, Antonov SN: Different sensitivity of cells from tumor-bearing organisms to continuous-wave and pulsed laser radiation (632.8 nm) evaluated by chemiluminescence test. II. Comparison of responses of human blood: healthy persons and patients with colon cancer, *Lasers Life Sci* 7:99, 1996.

[13] Karu TI, Ryabykh TP, Letokhov VS: Different sensitivity of cells from tumor-bearing organisms to continuous-wave and pulsed laser radiation (632.8 nm) evaluated by chemiluminescence test. III. Effect of dark period between pulses, *Lasers Life Sci* 7:141, 1996.

[14] Moriyama Y, Nguyen J, Akens M, et al.: In vivo effects of low-level laser therapy on inducible nitric oxide synthase, *Lasers Surg Med* 41(3):227–231, 2009.

[15] Navratil L, Kymplova J: Contraindications in noninvasive laser therapy: truth and fiction, *J Clin Laser Med Surg* 20(6):341–343, 2002.

[16] Azevedo LH, Correa Aranha AC, Stolf SF, et al.: Evaluation of low-level laser therapy on the thyroid gland of male mice, *Photomed Laser Surg* 23(6):567–570, 2005.

[17] Tunér J, Hode L: It's all in the parameters: a critical analysis of some well-known negative studies on low-level laser therapy, *J Clin Laser Med Surg* 16(5):245–248, 1998.

[18] Ivandic BT, Ivandic T: Low-level laser therapy improves vision in patients with age-related macular degeneration, *Photomed Laser Surg* 2(3):241–245, 2008.

[19] Mendez TM, Pinheiro AL, Pacheco MT, et al.: Dose and wavelength of laser light have influence on the repair of cutaneous wounds, *J Clin Laser Med Surg* 22(1):19–25, 2004.

[20] Pourzarandian A, Watanabe H, Ruwanpura SM, et al.: Effect of low-level Er:YAG laser irradiation on cultured human gingival fibroblasts, *J Periodontol* 76(2):187–193, 2005.

[21] Pourzarandian A, Watanabe H, Ruwanpura SM, et al.: Er:YAG laser irradiation increases prostaglandin E_2 production via the induction of cyclooxygenase-2 mRNA in human gingival fibroblasts, *J Periodont Res* 40(2):182–186, 2005.

[22] Lindholm A, de Mitri N, Swensson U: Clinical effect of non-focused CO_2 laser on traumatic arthritis in horses, *Lasers Med Surg Suppl* 12:51, 2000.

[23] Galletti G: Low-energy density CO_2 laser as deep tissue stimulator: a comparative study, *J Clin Laser Med Surg* 9(3):179–184, 1991.

[24] Morselli M, et al.: Effects of very low energy-density treatment of joint pain by CO_2 laser, *Laser Surg Med* 5(5):150–153, 1985.

[25] Braun A, Dehn C, Krause F, Jepsen S: Short-term clinical effects of adjunctive antimicrobial photodynamic therapy in periodontal treatment: a randomized clinical trial, *J Clin Periodontol* 35(10):877–884, 2008.

[26] Meire MA, De Prijck K, Coenye T, et al.: Effectiveness of different laser systems to kill *Enterococcus faecalis* in aqueous suspension and in an infected tooth model, *Int Endod J* 42(4):351–359, 2009.

[27] Bonsor SJ, Pearson GJ: Current clinical applications of photo-activated disinfection in restorative dentistry, *Dent Update* 33(3):143–144, 147–150, 153, 2006.

[28] Williams JA, Pearson GJ, Colles MJ, Wilson M: The photo-activated antibacterial action of toluidine blue O in a collagen matrix and in carious dentine, *Caries Res* 38(6):530–536, 2004.

[29] Enwemeka CS, Williams D, Enwemeka SK, et al.: Blue 470-nm light kills methicillin-resistant *Staphylococcus aureus* (MRSA) in vitro, *Photomed Laser Surg* 27(2):221–226, 2009.

[30] Nishioka MA, Pinfildi CE, Sheliga TR, et al.: LED (660 nm) and laser (670 nm) use on skin flap viability: angiogenesis and mast cells on transition line, *Lasers Med Sci* 27:1045–1050, 2012.

[31] Schlager A, Offer T, Baldissera I: Laser stimulation of acupuncture point P6 reduces postoperative vomiting in children undergoing strabismus surgery, *Br J Anaesth* 81(4):529–532, 1998.

[32] Siedentopf CM, Golaszewski SM, Mottaghy FM, et al.: Functional magnetic resonance imaging detects activation of the visual association cortex during laser acupuncture of the foot in humans, *Neurosci Lett* 327(1):53–56, 2002.

[33] Xu M, Deng T, Mo F, et al.: Low-intensity pulsed laser irradiation affects RANKL and OPG mRNA expression in rat calvarial cells, *Photomed Laser Surg* 27(2):309–315, 2009.

[34] Núñez SC, Nogueira GE, Ribeiro MS, et al.: He-Ne laser effects on blood microcirculation during wound healing: a method of in vivo study through laser Doppler flowmetry, *Lasers Surg Med* 35(5):363–368, 2004.

[35] Von Ahlften U: [Experiences with the treatment of aphthous and herpetiform oral mucosal diseases with an infrared laser], *Quintessenz* 5(38):927–933, 1987.

[36] Guerra A, Munoz P, Esquivel T, et al: *The effect of 670-nm laser therapy on herpes simplex and aphthae* [Abstract 003], paper presented at the 5th Congress of World Association for Laser Therapy, 2004, São Paulo, p 90 [*Photomed Laser Surg* 23(1), 2005].

[37] Lievens PC: The effect of a combined HeNe and IR laser treatment on the regeneration of the lymphatic system during the process of wound healing, *Lasers Med Sci* 6:193–199, 1991.

[38] Giuliani A, Fernandez M, Farinelli M, et al.: Very low level laser therapy attenuates edema and pain in experimental models, *Int J Tissue React* 26(1–2):29–37, 2004.

[39] Albertini R, Aimbire FS, Correa FI, et al.: Effects of different protocol doses of low power gallium-aluminum-arsenate (Ga-Al-As) laser radiation (650 nm) on carrageenan induced rat paw oedema, *J Photochem Photobiol B Biol* 74(2–3):101–107, 2004.

[40] Markovic A, Todorovic LJ: Effectiveness of dexamethasone and low-power laser in minimizing oedema after third molar surgery: a clinical trial, *J Oral Maxillofac Surg* 36:226–229, 2007.

[41] Meneguzzo DT, Pallotta R, Ramos L, et al: Near infrared laser therapy (810 nm) on lymph nodes: effects on acute inflammatory process. *Proceedings of 7th International Congress of World Association for Laser Therapy*, 2008, Sun City, South Africa, p 157 [*Photomed Laser Surg* 27(1), 2009].

[42] Sousa LR, Cavalcanti BN, Marques MM: Effect of laser phototherapy on the release of TNF-alpha and MMP-1 by endodontic sealer–stimulated macrophages, *Photomed Laser Surg* 27(1):37–42, 2009.

[43] Kreisler MB, Haj HA, Noroozi N, Willershausen B: Efficacy of low-level laser therapy in reducing postoperative pain after endodontic surgery: a randomized double-blind clinical study, *Int J Oral Maxillofac Surg* 33(1):38–41, 2004.

[44] Liu Q, et al: The effectiveness of semiconductor laser in the treatment of post-endodontic filling pain [Abstract 28]. *Proceedings of 7th International Congress of Lasers in Dentistry*, 2000, Brussels.

[45] Stadler I, Lanzafame RJ, Evans R, et al.: 830 nm irradiation increases the wound tensile strength in a diabetic murine model, *Lasers Surg Med* 28(3):220–226, 2001.

[46] Paschoud Y, et al.: [The effect of soft-laser on the

neo-formation of a dentinal bridge after direct pulp capping on human teeth using calcium hydroxide], *Rev Mens Suisse Odont-Stomatol* 98(4):345–349, 1988.

[47] Utsunomiya T: A histopathological study of the effects of low-power laser irradiation on wound healing of exposed dental pulp tissues in dogs, with special reference to lectins and collagens, *J Endod* 24(3):187–193, 1998.

[48] Thwee T, Kato J, Hashimoto M, et al.: Pulp reaction after pulpotomy with He-Ne laser irradiation. In *Abstract handbook*, vol. 4. International Society for Lasers in Dentistry, Hong Kong, 1994, Denics Pacific.

[49] Kurumada F: A study on the application of Ga-As semiconductor laser to endodontics: the effects of laser irradiation on the activation of inflammatory cells and the vital pulpotomy, *Ohu Daigaku Shigakushi* 17(3):233–244, 1990.

[50] Grzesiak-Janas G, Kobos J: Influence of laser radiation on acceleration of postextraction wound healing, *Laser Technol V Appl Med Ecol* 3188:142–146, 1997.

[51] Kim KS, et al.: Effects of low-level laser irradiation with 904 nm pulsed diode laser on the extraction wound, *J Korean Acad Oral Med* 23:301–307, 1998.

[52] Takeda Y: Irradiation effect of low-energy laser on alveolar bone after tooth extraction: experimental study in rats, *Int J Oral Maxillofac Surg* 17:388–391, 1988.

[53] Tay EJ, Lee LI, Yee S, Loh HS: Laser-induced reduction of post-operative pain following third molar surgery, *Laser Surg Med Suppl* 13:17, 2001.

[54] Bjordal JM, Tunér J, Iversen VV, et al: *A systematic review of post-operative pain relief by low-level laser therapy (PBM) after third molar extraction* [abstract], paper presented at the Congress of European Division of World Federation for Laser Dentistry, Nice, 2007.

[55] Aras MH, Güngörmüş M: The effect of low-level laser therapy on trismus and facial swelling following surgical extraction of a lower third molar, *Photomed Laser Surg* 27(1):21–24, 2009.

[56] Vélez-González M, Camarasa JM, Trelles MA: Treatment of relapse in herpes simplex on labial and facial areas and of primary herpes simplex on genital areas and "area pudenda" with low power laser (HeNe) or acyclovir administered orally, *Proc SPIE* 2630:43–50, 1995.

[57] Rallis TR: Low-intensity laser therapy for recurrent herpes labialis, *J Invest Dermatol* 115(1):131–132, 2000.

[58] Perrin D, Jolivald JR, Triki H, et al.: Effect of laser irradiation on latency of herpes simplex virus in a mouse model, *Pathol Biol* (Paris). 45(1):24–27, 1997.

[59] Muñoz Sanchez PJ, Capote Femenías JL, Díaz Tejeda A, Tunér J: The effect of 670-nm low laser therapy on herpes simplex type 1, *Photomed Laser Surg* 30(1):37–40, 2012.

[60] Schindl A, Neuman R: Low-intensity laser therapy is an effective treatment for recurrent herpes simplex infection: results from a randomized double-blind placebo-controlled study, *J Invest Dermatol* 113(2):221–223, 1999.

[61] Eduardo FP, Mehnert DU, Monezi AM, et al.: In vitro effect of phototherapy with low intensity laser on HSV-1 and epithelial cells, Mechanisms for low-light therapy II, *Proc SPIE* 6428:642805, 2007.

[62] Khadra M, Ronold HJ, Lyngstadaas SP, et al.: Low-level laser therapy stimulates bone-implant interaction: an experimental study in rabbits, *Clin Oral Implants Res* 15(3):325–332, 2004.

[63] Khadra M, Kasem N, Lyngstadaas SP, et al.: Laser therapy accelerates initial attachment and subsequent behaviour of human oral fibroblasts cultured on titanium implant material: a scanning electron microscopic and histomorphometric analysis, *Clin Oral Implants Res* 16(2):168–175, 2005.

[64] Lopes CB, Pinheiro AL, Sathaiah S, et al.: Infrared laser light reduces loading time of dental implants: a Raman spectroscopic study, *Photomed Laser Surg* 23(1):27–31, 2005.

[65] Kim YD, Kim SS, Hwang DS, et al.: Effect of low-level laser treatment after installation of dental titanium implant: immunohistochemical study of RANKL, RANK, OPG—an experimental study in rats, *Lasers Surg Med* 39(5):441–450, 2007.

[66] Guzzardella GA, Torricelli P, Nicoli-Aldini N, et al.: Laser technology in orthopedics: preliminary study on low-power laser therapy to improve the bone-biomaterial interface, *Int J Artif Organs* 24(12):898–902, 2001.

[67] Khadra M: The effect of low level laser irradiation on implant-tissue interaction: in vivo and in vitro studies, *Swed Dent J Suppl* 172:1–63, 2005.

[68] Guzzardella GA, Torricelli P, Nicolo-Aldini N, et al.: Osseointegration of endosseous ceramic implants after postoperative low-power laser stimulation: an in vivo comparative study, *Clin Oral Implants Res* 14(2):226–232, 2003.

[69] Lim W, Lee S, Kim I, et al.: The anti-inflammatory mechanism of 635 nm light-emitting-diode irradiation compared with existing COX inhibitors, *Lasers Surg Med* 39:614–621, 2007.

[70] Bjordal JM, Lopes-Martins RA, Iversen VV: A randomised, placebo-controlled trial of low-level laser therapy for activated Achilles tendinitis with microdialysis measurement of peritendinous prostaglandin E$_2$ concentrations, *Br J Sports Med* 40(1): 76–80, 2006.

[71] Aimbire F, Albertini R, Leonardo P, et al.: Low-level laser therapy induces dose-dependent reduction of TNF-alpha levels in acute inflammation, *Photomed Laser Surg* 24(1):33–37, 2006.

[72] Aimbire F, Albertini R, de Magalhães RG, et al.: Effect of PBM Ga-Al-As (685 nm) on LPS-induced inflammation of the airway and lung in the rat, *Lasers Med Sci* 20(1):11–20, 2005.

[73] Bortone F, Santos HA, Albertini R, et al.: Low level laser therapy modulates kinin receptors mRNA expression in the subplantar muscle of rat paw subjected to carrageenan-induced inflammation, *Int Immunopharmacol* 8(2):206–210, 2008.

[74] Lopes-Martins RA, Albertini R, Lopes-Martins PS, et al.: Steroids receptor antagonist Mifepristone inhibits the anti-inflammatory effects of photoradiation, *Photomed Laser Surg* 24(2):197–201, 2006.

[75] Reis SR, Medrado AP, Marchionni AM, et al.: Effect of 670-nm laser therapy and dexamethasone on tissue repair: a histological and ultrastructural study, *Photomed Laser Surg* 26(4):307–313, 2008.

[76] Bjordal JM, Ljunggren AE, Klovning A, Slordal L: NSAIDs, including coxibs, probably do more harm than good, and paracetamol is ineffective for hip OA, *Ann Rheum Dis* 64(4): 655–656, 2005.

[77] Abiko Y: *Functional genomic study on anti-inflammatory effects by low-level laser irradiation* [abstract], paper presented at the 8th Congress of World Federation for Laser Dentistry, 2008, Hong Kong.

[78] Chow RT, Johnson MI, Lopes-Martins RA, Bjordal JM: Efficacy of low-level laser therapy in the management of neck pain: a systematic review and meta-analysis of randomised placebo or active-treatment controlled trials, *Lancet* 374:1897–1908, 2009.

[79] Kurnar SP, Prasad K, Shenoy K, et al.: High-level evidence

exists for low-level laser therapy on chemoradiotherapy-induced oral mucositis in cancer survivors, *Indian J Palliat Care* 19(3):195–196, 2013.

[80] Bjordal JM, Bensadoun R, Tuner J, et al.: A systematic review with meta-analysis of the effect of low-level laser therapy (LLLT) in cancer therapy-induced oral mucositis, *Support Care Cancer* 19:1069–1077, 2011.

[81] Iijima K, Shimoyama N, Shimoyama M, Mizuguchi T: Red and green low-powered HeNe lasers protect human erythrocytes from hypotonic hemolysis, *J Clin Laser Med Surg* 9(5):385–389, 1991.

[82] Itoh T, et al.: The protective effect of low power HeNe laser against erythrocytic damage caused by artificial heart-lung machines, *Hiroshima J Med Sci* 45(1):15–22, 1996.

[83] Da Cunha SS, Sarmento V, Ramalho LM, et al.: Effect of laser therapy on bone tissue submitted to radiotherapy: experimental study in rats, *Photomed Laser Surg* 25(3):197–204, 2007.

[84] Bensadoun RJ, Franqiun JC, Ciais C, et al.: Low-energy He/Ne laser in the prevention of radiation-induced mucositis: a multicenter Phase III randomized study in patients with head and neck cancer, *Support Care Cancer* 7(4):244–252, 1999.

[85] Abramoff MM, Lopes NN, Lopes LA, et al.: Low-level laser therapy in the prevention and treatment of chemotherapy-induced oral mucositis in young patients, *Photomed Laser Surg* 26(4):393–400, 2008.

[86] Jaguar GC, Prado JD, Nishimoto IN, et al.: Low-energy laser therapy for prevention of oral mucositis in hematopoietic stem cell transplantation, *Oral Dis* 13(6):538–543, 2007.

[87] Cruz LB, Ribeiro AS, Rech A, et al.: Influence of low-energy laser in the prevention of oral mucositis in children with cancer receiving chemotherapy, *Pediatr Blood Cancer* 48(4):435–440, 2007.

[88] Genot MT, Klastersky J: Low-level laser for prevention and therapy of oral mucositis induced by chemotherapy or radiotherapy, *Curr Opin Oncol* 17(3):236–240, 2005.

[89] França CM, Núñez SC, Prates RA, et al.: Low-intensity red laser on the prevention and treatment of induced-oral mucositis in hamsters, *J Photochem Photobiol B Biol* 94(1):25–31, 2009.

[90] Goulart CS, Nouer PR, Mouramartins L, et al.: Photoradiation and orthodontic movement: experimental study with canines, *Photomed Laser Surg* 24(2):192–196, 2006.

[91] Cruz DR, Kohara EK, Ribeiro MS, Wetter NU: Effects of low-intensity laser therapy on the orthodontic movement velocity of human teeth: a preliminary study, *Lasers Surg Med* 35(2):117–120, 2004.

[92] Youssef M, Ashkar S, Hamade E, et al.: The effect of low-level laser therapy during orthodontic movement: a preliminary study, *Lasers Med Sci* 23(1):27–33, 2008.

[93] Turhani D, Scheriau M, Kapral D, et al.: Pain relief by single low-level laser irradiation in orthodontic patients undergoing fixed appliance therapy, *Am J Orthod Dentofacial Orthop* 130(3):371–377, 2006.

[94] Fujita S, Yamaguchi M, Utsunomiya T, et al.: Low-energy laser stimulates tooth movement velocity via expression of RANK and RANKL, *Orthod Craniofac Res* 11(3):143–155, 2008.

[95] Rodrigues MT, Ribeiro MS, Groth EB, et al.: Evaluation of effects of laser therapy (wavelength = 830 nm) on oral ulceration induced by fixed orthodontic appliances, *Lasers Med Surg* [abstract issue]: 15, 2002.

[96] Toida M, Watanabe F, Kazumi Goto K, Shibata T: Usefulness of low-level laser for control of painful stomatitis in patients with hand-foot-and-mouth disease, *J Clin Laser Med Surg* 21(6):363–367, 2003.

[97] Ferreira DM, Zangaro RA, Villaverde AB, et al.: Analgesic effect of He-Ne (632.8 nm) low-level laser therapy on acute inflammatory pain, *Photomed Laser Surg* 23(2):177–181, 2005.

[98] Nakaji S, Shiroto C, Yodono M, et al.: Retrospective study of adjunctive diode laser therapy for pain attenuation in 662 patients: detailed analysis by questionnaire, *Photomed Laser Surg* 23(1):60–65, 2005.

[99] Bjordal JM, Johnson MI, Iversen V, et al.: Photoradiation in acute pain: a systematic review of possible mechanisms of action and clinical effects in randomized placebo-controlled trials, *Photomed Laser Surg* 24(2):158–168, 2006.

[100] Shirani AM, Gutknecht N, Taghizadeh M, Mir M: Low-level laser therapy and myofascial pain dysfunction syndrome: a randomized controlled clinical trial, *Lasers Med Sci* 24(5):715–720, 2009.

[101] Khullar SM, Brodin P, Messelt EB, Haanaes HR: The effects of low-level laser treatment on recovery of nerve conduction and motor function after compression injury in the rat sciatic nerve, *Eur J Oral Sci* 103:299–305, 1995.

[102] Khullar SM, Brodin P, Barkvoll P, et al.: Preliminary study of low-level laser for treatment of long-standing sensory aberrations in the inferior alveolar nerve, *J Oral Maxillofac Surg* 54(2):2–7, 1996.

[103] Khullar SM, Emami B, Westermark A, et al.: Effect of low-level laser treatment on neurosensory deficits subsequent to sagittal split ramus osteotomy, *Oral Surg Med Pathol Radiol Endod* 82(2):132–138, 1996.

[104] Khullar SM, Brodin P, Fristad I, Kvinnsland IH: Enhanced sensory reinnervation of dental target tissues in rats following low-level laser (LLL) irradiation, *Lasers Med Sci* 14(3):177–184, 1999.

[105] Miloro M, Repasky M: Low-level laser effect on neurosensory recovery after sagittal ramus osteotomy, *Oral Surg Med Pathol Radiol Endod* 89(1):12–18, 2000.

[106] Ozen T, Orhan K, Gorur I, Ozturk A: Efficacy of low level laser therapy on neurosensory recovery after injury to the inferior alveolar nerve, *Head Face Med* 15(2):3, 2006.

[107] Ross G, Ross A: Low-level lasers in dentistry, *Gen Dent* 56(7):629–634, 2008.

[108] Ferreira ANS, Silveira LB, Genovese WJ, et al.: Effect of GaAlAs laser on reactional dentinogenesis induction in human teeth, *Photomed Laser Surg* 24(3):358–365, 2006.

[109] Godoy BM, Arana-Chavez VE, Nunez SC, Ribeiro MS: Effects of low-power red laser on dentine-pulp interface after cavity preparation: an ultrastructural study, *Arch Oral Biol* 52(9):899–903, 2007.

[110] Prezotto Villa GE, Catirse AB, Lizarelli RF: Evaluation of secondary dentin formation applying two fluences of low-level laser [Abstract 024], 5th Congress of World Association for Laser Therapy, São Paulo, 2004, p 95 [*Photomed Laser Surg* 23(1) p95, 2005].

[111] Choi BK, Moon SY, Cha JH, et al.: Prostaglandin E_2 is a main mediator in receptor activator of nuclear factor-kappaB ligand–dependent osteoclastogenesis induced by *Porphyromonas gingivalis*, *Treponema denticola*, and *Treponema socranskii*, *J Periodontol* 76:813–820, 2005.

[112] Qadri T, Bohdanecka P, Tunér J, et al.: The importance of coherence length in laser phototherapy of gingival inflammation: a pilot study, *Lasers Med Sci* 22:245–251, 2007.

[113] Pejcic A, Zivkvic V: Histological examination of gingival treated with low-level laser in periodontal therapy, *J Oral Laser*

Appl 71:37–43, 2007.

[114] Ozawa Y, Shimizu N, Abiko Y: Low-energy diode laser irradiation reduced plasminogen activator activity in human periodontal ligament cells, *Lasers Surg Med* 21:456–463, 1997.

[115] Amorim JC, de Sousa GR, de Barros Silveira L, et al.: Clinical study of the gingiva healing after gingivectomy and low-level laser therapy, *Photomed Laser Surg* 24:588–594, 2006.

[116] Shimizu N, Yamaguchi M, Goseki T, et al.: Inhibition of prostaglandin E$_2$ and interleukin 1-beta production by low-power laser irradiation in stretched human periodontal ligament cells, *J Dent Res* 74:1382–1388, 1995.

[117] Sakurai Y, Yamaguchi M, Abiko Y: Inhibitory effect of low-level laser irradiation on LPS-stimulated prostaglandin E$_2$ production and cyclooxygenase-2 in human gingival fibroblasts, *Eur J Oral Sci* 108:29–34, 2000.

[118] Nomura K, Yamaguchi M, Abiko Y: Inhibition of interleukin-1beta production and gene expression in human gingival fibroblasts by low-energy laser irradiation, *Lasers Med Sci* 16(3):218–223, 2001.

[119] Qadri T, Bohdanecka P, Miranda L, et al.: The importance of coherence length in laser phototherapy of gingival inflammation: a pilot study, *Lasers Med Sci* 22(4):245–251, 2007.

[120] Safavi SM, Kazemi B, Esmaeili M, et al.: Effects of low-level He-Ne laser irradiation on the gene expression of IL-1beta, TNF-alpha, IFN-gamma, TGF-beta, bFGF, and PDGF in rat's gingiva, *Lasers Med Sci* 23:331–335, 2008.

[121] Ribeiro IW, Sbrana MC, Esper LA, Almeida AL: Evaluation of the effect of the GaAlAs laser on subgingival scaling and root planing, *Photomed Laser Surg* 26:387–391, 2008.

[122] Silveira LB, Prates RA, Novelli MD, et al.: Investigation of mast cells in human gingiva following low-intensity laser irradiation, *Photomed Laser Surg* 26(4):315–321, 2008.

[123] Iwase T, Saito T, Nara Y, Morioka T: Inhibitory effect of HeNe laser on dental plaque deposition in hamsters, *J Periodont Res* 24:282–283, 1989.

[124] Kiernicka M, Owczarek B, Galkowska E, Wysokinska-Miszczuk J: Comparison of the effectiveness of the conservative treatment of the periodontal pockets with or without the use of laser biostimulation, *Ann Univ Mariae Curie Sklodowska Med* 59(1):488–494, 2004.

[125] Kreisler M, Christoffers AB, Willershausen B, et al.: Effect of low-level GaAlAs laser irradiation on the proliferation rate of human periodontal ligament fibroblasts: an in vitro study, *J Clin Periodontol* 30(4):353–358, 2003.

[126] Ozcelik O, Cenk Haytac M, Kunin A, Seydaoglu G: Improved wound healing by low-level laser irradiation after gingivectomy operations: a controlled clinical pilot study, *J Clin Periodontol* 35(3):250–254, 2008.

[127] Ozcelik O, Cenk Haytac M, Seydaoglu G: Enamel matrix derivative and low-level laser therapy in the treatment of intra-bony defects: a randomized placebo-controlled clinical trial, *Clin Periodontol* 35(2):147–156, 2008.

[128] Maiya GA, Kumar P, Rao L: Effect of low-intensity helium-neon (He-Ne) laser irradiation on diabetic wound healing dynamics, *Photomed Laser Surg* 23(2):187–190, 2005.

[129] Fujimaki Y, Shimoyama T, Liu Q, et al.: Low-level laser irradiation attenuates production of reactive oxygen species by human neutrophils, *J Clin Laser Med Surg* 21(3):165–170, 2003.

[130] Pires Oliveira DA, de Oliveira RF, et al.: Evaluation of low-level laser therapy of osteoblastic cells, *Photomed Laser Surg* 26(4):401–404, 2008.

[131] Dortbudak O, Haas R, Mallath-Pokorny G: Biostimulation of bone marrow cells with a diode soft laser, *Clin Oral Implants Res* 11(6):540–545, 2000.

[132] Pinheiro ALB, Gerbi MEM, Ponzi EAC, et al.: Infrared laser light further improves bone healing when associated with bone morphogenetic proteins and guided bone regeneration: an in vivo study in a rodent model, *Photomed Laser Surg* 26(2):167–174, 2008.

[133] Torres CS, dos Santos JN, Monteiro JS, et al.: Does the use of laser photobiomodulation, bone morphogenetic proteins, and guided bone regeneration improve the outcome of autologous bone grafts? An in vivo study in a rodent model, *Photomed Laser Surg* 26(4):371–377, 2008.

[134] Gerbi ME, Marques AM, Ramalho LM, et al.: Infrared laser light further improves bone healing when associated with bone morphogenic proteins: an in vivo study in a rodent model, *Photomed Laser Surg* 26(1):55–60, 2008.

[135] Aboelsaad NS, Soory M, Gadalla LM, et al.: Effect of soft laser and bioactive glass on bone regeneration in the treatment of bone defects (an experimental study), *Lasers Med Sci* 24(4):527–533, 2009.

[136] Aboelsaad NS, Soory M, Gadalla LM, et al.: Effect of soft laser and bioactive glass on bone regeneration in the treatment of infra-bony defects (a clinical study), *Lasers Med Sci* 24(3):387–395, 2009.

[137] Wakabayashi H, Matsumoto K: Treatment of dentin hypersensitivity by GaAlAs laser irradiation [abstract], *J Dent Res* 67:182, 1988.

[138] Groth EB: Treatment of dentin hypersensitivity with low-power laser of GaAlAs [abstract], *J Dent Res* 74:794, 1995.

[139] Ladalardo TC, Pinheiro A, Campos RA, et al.: Laser therapy in the treatment of dentine hypersensitivity, *Braz Dent J* 15:144–150, 2004.

[140] Marsilio AL, Rodrigues JR, Borges AB: Effect of the clinical application of the GaAlAs laser in the treatment of dentine hypersensitivity, *J Clin Laser Med Surg* 21:291–296, 2003.

[141] Corona SA, Nascimento TN, Catirse AB, et al.: Clinical evaluation of low-level laser therapy and fluoride varnish for treating cervical dentinal hypersensitivity, *J Oral Rehabil* 30:1183–1189, 2003.

[142] Kimura Y, Wilder-Smith P, Yonaga K, Matsumoto K: Treatment of dentine hypersensitivity by laser: a review, *J Clin Periodontol* 27:715–721, 2000.

[143] Bjorne A, Agerberg G: Symptom relief after treatment of temporomandibular and cervical spine disorders in patients with Ménière's disease: a 3-year follow-up, *J Craniomandib Pract* 21(1):50–60, 2003.

[144] Shore SE, Vass Z, Wyss NL, Altschuler RA: Trigeminal ganglion innervates the auditory brainstem: *J Compar Neurol* 419:271–285, 2000.

[145] Tullberg M, Ernberg M: Long-term effect on tinnitus by treatment of temporomandibular disorders: a two-year follow-up by questionnaire, *Acta Odont Scand* 64(2):89–96, 2006.

[146] Chow RT, Heller GZ, Barnsley L: The effect of 300 mW, 830 nm laser on chronic neck pain: a double-blind, randomized, placebo-controlled study, *Pain* 124(1–2):201–210, 2006.

[147] Gür A, Sarac AJ, Cevik R, et al.: Efficacy of 904-nm gallium arsenide low-level laser therapy in the management of chronic myofascial pain in the neck: a double-blind and randomized controlled trial, *Laser Surg Med* 35(3):229–235, 2004.

[148] Ahrari F, Madani AS, Ghafouri ZS, Tuner J: The efficacy of low-level laser therapy for the treatment of myogenous temporomandibular joint disorder, *Lasers Med Sci* 29(2):551–557, 2014.

[149] Fikackova H, Dostalova T, Vosicka R, et al.: Arthralgia of the temporomandibular joint and low-level laser therapy, *Photomed Laser Surg* 24(4):522–527, 2006.

[150] Öz S, Gökçen-Röhlig B, Saruhanoglu A, Tuncer EB: Management of myofascial pain: low-level laser therapy versus occlusal splints, *J Craniofac Surg* 21(6):1722–1728, 2010.

[151] De Medeiros JS, Vieira GF, Nishimura PY: Laser application effects on the bite strength of the masseter muscle, as an orofacial pain treatment, *Photomed Laser Surg* 23(4):373–376, 2005.

[152] Venancio RA, Camparis CM, Lizarelli RF: Low-intensity laser therapy in the treatment of temporomandibular disorders: a double-blind study, *J Oral Rehabil* 32(11):800–807, 2005.

[153] Cetiner S, Kahraman SA, Yucetas S: Evaluation of low-level laser therapy in the treatment of temporomandibular disorders, *Photomed Laser Surg* 24(5):637–641, 2006.

[154] Nuñez SC, Garcez AS, Suzuki SS, Ribeiro MS: Management of mouth opening in patients with temporomandibular disorders through low-level laser therapy and transcutaneous electrical neural stimulation, *Photomed Laser Surg* 24(1):45–49, 2006.

[155] Fikackova H, Dostalova T, Navratil L, Klaschka J: Effectiveness of low-level laser therapy in temporomandibular joint disorders: a placebo-controlled study, *Photomed Laser Surg* 25(4):297–303, 2007.

[156] Emshoff R, Bösch R, Pümpel E, et al.: Low-level laser therapy for treatment of temporomandibular joint pain: a double-blind and placebo-controlled trial, *Oral Surg Med Pathol Radiol Endod* 105(4):452–456, 2008.

[157] Carrasco TG, Mazzetto MO, Mazzetto RG, Mestriner W Jr: Low-intensity laser therapy in temporomandibular disorder: a Phase II double-blind study, *J Craniomandib Pract* 26(4):274–281, 2008.

[158] Al-Watban FA, Zhang XY, Andres BL: Low-level laser therapy enhances wound healing in diabetic rats: a comparison of different lasers, *Photomed Laser Surg* 25(2):72–77, 2007.

[159] Byrnes KR, Barna L, Chenault VM, et al.: Photobiomodulation improves cutaneous wound healing in an animal model of type II diabetes, *Photomed Laser Surg* 22(4):281–290, 2004.

[160] Hopkins JT, McLoda TA, Seegmiller JG, Baxter GD: Low-level laser therapy facilitates superficial wound healing in humans: a triple-blind, sham-controlled study, *J Athlet Train* 39(3):223–229, 2004.

[161] Silveira PCL, Streck EL, Pinho RA: Evaluation of mitochondrial respiratory chain activity in wound healing by low-level laser therapy, *J Photochem Photobiol B Biol* 86(3):279–282, 2007.

[162] Moore K, Hira N, Kumar O: Double-blind crossover trial of low-level laser therapy in the treatment of postherpetic neuralgia, *Laser Ther* 1(pilot issue):7–10, 1988.

[163] Otsuka H, Numasawa R, Okubo K, et al.: Effects of helium-neon laser therapy on herpes zoster pain, *Laser Ther* 7(1):27–32, 1995.

[164] Iijima K, Shimoyama N, Shimoyama M, Mizuguchi T: Evaluation of analgesic effect of low power HeNe laser on postherpetic neuralgia using VAS and modified McGill Pain Questionnaire, *J Clin Laser Med Surg* 9(2):121–126, 1991.

[165] Foyaca-Sibat H, Ibañez-Valdés L: Laser therapy in zoster neuropathy, HIV related. In *Proceedings of 7th International Congress of World Association for Laser Therapy*, 2008, Sun City, South Africa, p 100 [*Photomed Laser Surg* 27(1) p100, 2009].

第16章
如何在口腔诊所开展激光诊疗

David M. Roshkind, Robert A. Convissar

口腔诊所从业者首先关注的总是那些日常管理中最基础的工作，把激光纳入他们的临床装备，同时把相关的独特技术一同引进，能显著扩展他们常规的治疗范围。在诊所应用激光，需要从业者在激光的科技性、牙科的艺术性和管理的商业性之间做好权衡。把激光操作整合到治疗选项系列里的诊所，常显得更"前沿"，这些有先进临床装备的诊所，比起那些不提供这项服务的，具有独到的心理和推广优势。配备激光的诊所，其更高的可信度，带来了患者信心的提升、临床需求转化率的提高、更深层次的信任，从而获得更多满意患者的推荐。

正如Catone和Alling[1]所建议，对那些临床最常用的激光类型，其基本物理性质和基础操作，术者至少应有"最基础的理解"。许多激光治疗具有很强的技术敏感性；因此，熟悉治疗的基础科学知识将有助于医师提高、完善这些与临床实践和口腔医学艺术密切关联的技术。

团队合作

口腔诊所引入激光应该以一种有序、有计划的方式进行。适当的计划可以确保新激光及流程改变与日常手术成功整合。为了顺利过渡并取得最有成效的结果，整个口腔科团队，包括临床和行政管理人员，都必须参与进来。团队中的每个人都应该接受特定种类激光的用途与功效的培训。强烈建议全体员工一起参加激光入门课程，以便每个人都能提出与他/她的团队角色相关的问题。成员之间的互动可以产生新创意，这些创意可以加快员工和患者对激光的接受程度。

口腔激光医学的入门课程，旨在提供目前可用的各种激光器功能的信息概述。它应该包括一个实操环节，让参与者在猪下颌上应用不同波长的激光。应该鼓励整个团队都体验一下实操，包括口腔医师或卫生士以外的成员，帮助他们建立向患者推广激光技术的主动意识。

这种全员参与的介绍方式让所有员工都能亲眼看到他们临床可能购买的那种激光的作用和功能。从业者在考虑采购决策的相关因素时，就能着手构想激光在诊所的潜在用途。

全科诊所

多种波长的激光可以应用于全科口腔诊所。对于专注于美学治疗的诊所，二极管激光、Nd:YAG激光或CO_2激光就足够了。这些激光也适用于以牙龈重塑或组织退缩为主要治疗需求的情况。

如果诊所主要面向家庭和儿童的口腔治疗，首要需求是对新萌出牙齿的外科处理，那么必须考虑使用铒激光或9300nm的CO_2激光。然而，这些激光尺寸大、重量重、需接气和水、组件多，常仅限于在特定的诊室内使用；因此，为了最大限度利用设备，这些特殊流程的激光必须根据诊室的档期提前安排日程。这可能会减少设备使用的次数，从而影响购买的投资回报（return on investment，ROI）。相反，一个小型的二极管激光，虽然不能用于硬组织处理，但是可以方便地在各个诊室轮流被口腔医师和卫生士不停地使用（在法规允许口腔卫生士使用激光的州）。

诊所一旦引进了激光，临床医师的需求不断增长，最终总会需要购买第二台。根据在临床实践中确认的需求，该设备可能会是另一种型号或波长。

专科诊所

不同专业的口腔专家通常依照他们日常工作中治疗的数量和类型来着手使用激光。例如，口腔颌面外科医师可能需要一种能非常精确、快速切割的软组织激光。其实，每一位在诊所拥有或在医院接触激光的外科医师都在使用CO_2激光，因其具备快速切开、切除、消融软组织的能力。除了一些特殊治疗〔例如，颞下颌关节（temporomandibular joint, TMJ）关节镜检查，通过使用钬激光〕，CO_2激光是口腔颌面外科（oral and maxillofacial surgery, OMS）的首选激光。虽然这一专业的术者也做骨手术，但他们不使用铒激光进行骨的处理，因为它在切割大量骨组织时速度太慢了。不过，在那些允许医师开展面部美容手术如皮肤除皱的州，铒激光在口腔颌面外科诊所越来越普及了。

正畸医师可能需要一种用于处理系带修整、嵴顶纤维环切、牙齿暴露和正畸所致牙龈增生的激光。一台便宜的二极管激光就足够正畸之用了。口腔儿科医师会发现对硬组织和软组织兼顾的激光是最有用的，所以，一台铒激光，或一台铒-软组织联合激光，或一台9300nm的CO_2激光可能最适合他们的需求。为了那些既需要硬组织激光又需要专用的软组织激光的牙医，一些厂家特意推出了铒-软组织联合激光。同样，牙体牙髓、牙周和修复医师在决策哪个设备最能适合他们的需求时，也必须考虑计划开展的各种治疗的种类和数量。

本章的主题并非是如何为特定的临床需求选择合适的激光。强烈建议诊所执业者参加这样的课程：用于实操的激光至少有两种（如CO_2和二极管），并且讲师自己拥有多种波长的激光。参加讲师只拥有单一种类激光的讲座，容易被误导购买这个特定波长种类的设备。

获得激光的成本

成本，往往是购买激光时的首要考虑因素之一。"成本"一词可以用好几种方式来描述："为某物支付或收取的金额或等价物：价格；为达到一个目标的花费或付出（如努力或牺牲）；在获取某物过程中所遭受的损失或处罚"[2]。

机会成本，又称经济成本，是在决策过程中"错过下一个最佳选择"[2]的成本。机会成本是"因使用某项资源（比如产品或投机性投资）和替代选择（使用同样资源或投资且风险相同但获益更多）获得的实际收益存在差异而产生的附加成本"[2]。机会成本分析是财务决策过程的重要组成部分，但在任何财务报表中都不列为实际成本[3]。机会成本是一个重要的概念，它意味着要在都可行却又互斥的结果之间做出选择。正如购置激光有其成本一样，不购买激光的决定也有相应的成本。这些机会成本就是损失了本该可以用新设备创造的收入，因为没有设备而不得不转诊，或干脆放弃治疗。由于使用激光的诊所展现了"高科技前沿"的形象，那些决定不使用激光的诊所为转诊付出了额外的机会成本。

成本的第一个定义是价格[2]。根据激光种类和制造商的不同，目前一台激光的价格为4000～85000美元，或更贵一些。激光的使用有4种支付方式：购买、融资购买、长期租赁或租赁。如果诊所的资金流或股东的资产允许的话，直接购买也许会有明显的优势。有利的税法将使实际价格远低于票面价格。

融资购买的选项有多个来源。尽管费用、利率和条款都会和其他融资来源进行比较，但制造商与某一家金融公司的关系，通常会促成交易。诊所自己的合作银行或融资机构则是另一个很好的信息或融资合约来源。此外，还可以咨询专长于购置资本设备的金融公司。如果考虑用长期租赁的办法获取激光设备，上述要点也是适用的。其他的融资途径，如家庭信托、养老金计划或有限合伙，也是可行的选择，但超出了本文讨论的范围。不同的设备获取方式带来的税务结果会有差异，从业者应该和一位可靠的财务顾问讨论所有的选项。

诊所获取激光的第四种方式是租赁，既可以"即需即借"，也可以按照预先确定的日程。因为口腔诊所"家庭手工业"式的天然特点，并且口腔激光相对便宜，所以租赁的方式在诊所很少见，尽管这在医疗领域很常见。大多数诊所只有一名医师或不超过5人的小团队。和那些有很多医师会使用昂贵的设备开展大量手术的医院相比，一家口腔诊所这么少的术者，使出租公司成本-收益比很低，尤其对于那些按日或按手术台数租用设备给诊所的公司。

引进激光的成本还包括很多其他考虑因素，比如人机工程学。在办公空间昂贵的城区，多数口腔诊室都很小。对一台小型的台式二极管激光来说，空间和管线要求都不是问题。然而，对于占用很大空间的铒或CO_2激光，则必须考虑以下问题：

- 设备是否正好适合诊室
- 诊室是否需为了方便使用激光进行改造
- 是否需要水或气的快插接头
- 是否因在诊室放置激光而产生管路或木工的施工费
- 是否需要并能买到可复用的快装水瓶

一次性用品是与激光使用有关的另一个因素。激光手术需要许多一次性用品，对其价格应进行比较。具体关注点包括：

- 购买设备时包含多少个激光工作尖？（例如，甲制造商能提供20个蓝宝石激光工作尖，而乙制造商能提供10个蓝宝石工作尖和10个石英工作尖）
- 蓝宝石和石英工作尖的更换成本是多少
- 这些工作尖能用多少次
- 那些需要用10～20美元一个的蓝宝石或石英"车针"而非99美分一个的硬质合金车针的口腔激光学治疗，该怎么调整价格
- 光纤的更换成本是多少？是否有完全质保（如果有，多长时间）？还是质保按使用年限折减
- 服务合同的花费是多少
- 如果激光发生故障，代用品或服务的响应速度是多少

在全面确定因激光而增加的真实成本前，上述问题都必须先得到答案。

让激光成为利润中心

激光能否成为诊所的利润中心，有多个评估方法。时间就是金钱，诊所要发展就必须获得一定水平的每小时毛收入，所以让很多手术变得更快、更高效的能力就是额外的收益。用激光操作更快更高

效的手术包括（但不限于）如下：

- 取模前的激光排龈
- 种植体暴露和即刻取模
- 改善牙体治疗入路的龈切术，特别是老年患者的Ⅴ类龋洞和根面龋
- 多象限的牙体治疗
- 软组织和硬（骨）组织冠部延长术
- 微笑提升手术
- 根尖切除术
- 未萌牙暴露术
- 系带切除术
- 种植体植入/上颌窦提升/种植体周围炎治疗
- 全口义齿制作前的口腔前庭成形术

能提升传统术式的疗效的创新术式包括：

- 卵圆桥体位点准备
- 牙周袋消毒
- 植骨供区处理
- 植骨受区预备
- 大面积移植位点的美学重塑
- 美学冠延长术/龈成形术
- 祛黑色素
- 牙齿激光美白
- 牙齿脱敏

某些以前需要转诊而现在可留在诊所的手术，如下：

- 结节/隆突修整术
- 活组织检查
- 正畸和药物所致的龈增生
- 骨性牙周手术/去上皮术
- 舌系带修整术
- 口腔内科治疗方法，如治疗阿弗他溃疡、疱疹性龈口炎和扁平苔藓

投资回报

遵照良好的商业准则，激光一旦被购买，就应该有一个合理的投资回报。为了收支平衡，激光带来的收入必须能覆盖激光设备本身价格、维护和耗材成本，以及这笔资金的机会成本（这笔资金如果不用来购买激光设备时本可以获得的收益）。超过盈亏平衡点的利润就是实际的投资回报。

表 16-1　口腔科购买激光的投资回报表

数据分类	每月手术数量	单次收费（美元）	月合计（美元）
治疗			
牙龈美学重塑 卵圆桥体位点预备 牙龈增生的治疗 （所有手术：每颗牙）	10	75	750
黑色素沉着/汞合金着色	1	250	250
舌系带修整术	1	450	450
活检	1	350	350
龈瓣去除或牙齿暴露	1	225	225
去除静脉湖	1	275	275
阿弗他溃疡	2	75	150
龈沟清创术/象限	8	200	1600
颈部敏感性	2	75	150
结节/隆突修整术	1	300	300
总计			4500
其他数据			
每月租金			(1000)
月收入			3500
年利润			42000

决定投资回报的那些项目应包括下列治疗所产生的利润：

1. 用激光开展的新手术。

2. 用激光能解决而不用再转诊的治疗。

3. 由于引进了激光而得到的转诊。

基于这些考虑，激光可被视为一个利润中心。

表16-1表明激光对诊所的净利润产生了显著的积极财务影响。它还显示了每月几项收费很低的激光手术所带来的合理收入（即使没有发挥激光的潜力）。如果激光的价格是5万美元，第一年产生的收益将近4万美元，那么几乎一年就收回成本了。

表16-1可作为评估激光能给诊所带来多少潜在利润的工作表。首先，记录1周内可以使用激光进行的手术次数。然后为必要的计算填入适当的价格。注意，这个粗略估计并不包括每周因使用比传统技术更省时的激光治疗而额外获得的时间（例如，排龈，种植体暴露，牙龈切除术），这将使医师每周能看更多患者，从而产生更多收入。这一估计也不包括每周因使用激光而大为减少的术后不适的复诊处理时间。Strauss[4]曾强调："使用激光的主要优点之一是没有术后问题和创口护理的需求很小。"

追踪

要评估诊所引进激光财务回报，必须持续地获知激光带来的收入。目前的门诊数字化管理系统使用关键绩效指标（key performance indicators，KPIs）简化了对诊所利润中心实际表现的评判因素的追踪。对预期KPIs的跟踪从列出各项影响因素开始，尤其是评估是否成功收获利润的各项因素，如下所示：

- 用激光开展的手术
- 被其他曾行激光治疗的患者推荐来诊所的患者
- 被其他专业人员（口腔医师、内科医师）转诊来诊所进行激光手术的患者
- 因获悉能开展激光治疗而前来诊所的患者

独特的卖点

将激光引进诊所就引入了一个全新的营销方式，这种方式可以对咨询的患者提供独特的卖点，或独特的销售主张（USP）。多数诊所还没有开展激光，像美白和贴面这样的其他卖点已了无新意。激光技术的相对新潮带来了充分发挥其价值的机会。

独特卖点作为一个理论被提出，最初是为了解释20世纪40年代成功的广告竞争范例。它是一种营销概念，用来向客户提出不可替代的建议，说服他们更换品牌。是"卖方提出的因素或考虑，以证明其产品或服务有别并优于其他竞争对手"[5]。通过强调下述激光口腔治疗的优点，可以突出口腔激光医学的独特优点：

- 非手术牙周治疗
- 减少对抗生素和止痛药的需求
- 容易愈合
- 减少出血
- 减少术后不适
- 减少治疗时间
- 不用手术刀，不用刀片，不用切割

硬组织和软组织激光都用的诊所可以强调以下几点：

- 减少焦虑，消除对牙钻的恐惧
- 减少噪音——不再有高速手机的"呜呜"声
- 无须麻醉的牙体治疗
- 无嘴唇麻木副作用的修复治疗
- 多象限牙体治疗，快速完成治疗计划

优势和影响力

激光技术在眼科、皮肤科、整形外科和许多其他学科被视为治疗的标准程序。大多数患者的朋友或亲戚都曾接受过糖尿病视网膜病、皮肤病、血管外科或整形外科的激光手术。激光一词唤起了医疗服务的顾客们积极的态度和反应，他们把它与最新的医疗进展联系在一起。激光治疗给人的印象是更好、更快、更少疼痛、更高成功率[6]。提供激光治疗的口腔诊所往往展现得更为可信，作为提供更优质治疗和服务的机构，更加以患者为导向。Wigdor[7]调查了100名患者对激光的感受，发现69%的人认为激光会让他们的就诊更轻松。

确定收费

将激光引进诊所的第一个问题是如何收费。有几种方法可以用来确定口腔激光治疗的收费。一种极端，费用由每小时价格加材料费构成。另一极端，不考虑实际成本，由口腔保险公司定价。不过，大多数诊所都使用他们逐渐成形的标准价目表，或者保险业认为常规、合理的收费。

许多引进激光的诊所采用的方法，是保持收费不变，只从生产效率的提高中获益，如下所示：

1. 使用激光提高的效率和节约的时间。
2. 可在诊所开展的新增术式。
3. 现有术式的改进。
4. 吸引新患者。

另一种方法是为所有用到激光的治疗项目添加收费。第三种方法是，选择一部分项目提高收费，用以涵盖增加的支出，或者简单地提高所有的价格，因为新增一台激光给诊所提供了一个好理由来更新那早该更新的价目表。

口腔常规合理收费报告

监测口腔行业收费水平的一种方法是使用"价格订阅服务"。确定正确的价目表是一个重要的年度决定。诊所可以获取的收费报告分两种类型：一种是基于"调查"，各地区的诊所自愿提交收费信息；另一种是基于保险公司实际索赔数据。这些报告让医师根据在同行业收费中的排位来确定价格。提供激光服务的医师的费用至少在前50%，或更高。这些服务让费用可以和第40、50、60、70、80、90、95百分排位的费用进行比较，并提供全美国按三位数邮编分区的"地理系数"[8-9]。收费的差异和不同地区的生活费用明显相关。

确定口腔服务的合理收费并仍保持竞争力，既困难又费时。了解市场和第三方付款人在行业里为口腔治疗认定的价值，能让口腔医师确定最能实现他们经营目标的价格水平。这些报告是审视或更新诊所价目表的极佳信息来源。了解第三方付款人能容许的限度，有助于防止定价脱离市场。

让员工做好准备

在决定为诊所增加激光辅助的口腔服务和选择了合适的激光设备后，下一步是按照行业的"治疗标准"提供这些服务。这项标准始于对涉及提供口腔服务的所有工作人员（口腔医师、助理、卫生士、行政人员）进行适当培训，并成功完成对口腔激光医学的全面概述。牙科激光学会（Academy of Laser Dentistry，ALD）的"标准精通认证课程"（Standard Proficiency Certification Course）达到了牙科激光教育课程指南和标准的要求，该指南和标准由加州大学旧金山分校牙科学院提出[10]，并得到了许多组织、州、政府机构和大学的认可。2005年12月，内华达牙科考官委员会通过了《内华达行政法规》（NAC）第631章所述关于对这些指南的教育标准的条文，正如ALD所解释的。该州口腔医师和卫生士必须遵守NAC 631.033和NAC 631.035所载的如下新规定：

每位在牙医或卫生士诊所使用或准备使用激光的口腔医师或口腔卫生士持证者，其执照续期申请必须附上：

1. 一份声明，证明持证者在口腔医学或口腔保健中所使用的每一台激光都已被FDA批准用于口腔科。

2. 已成功修毕一门激光专业课程的证明：

（1）课程至少6h；

（2）基于激光教育课程指南和标准，参照NAC 631.035。

标准精通认证课程包括激光使用的基础教育课程和特定设备的操作指南，通过讲课和实操达到熟练。实操练习包括演示和临床模拟，使用合适的口腔组织（如牛或猪的下颌），并且必须符合课程指南。学员必须有安全使用激光的能力。这项课程是标准治疗的教育水准。此外，建议口腔辅助人员也掌握安全使用激光的能力。

这些课程可以通过ALD（Academy of Laser Dentistry）"认可的课程提供者"、一些主要的口腔科会议、口腔科学校继续教育（continuing education，CE）项目以及州和地方口腔科协会获得。至少有一家激光制造商，把要求每一位激光客户都参与这类课程作为购买的条件。目前许多"专业责任"保险都要求从事激光治疗的投保人提供参加适当培训的证明（例如，美国国际集团的口腔医师卓越专业责任险）。此外，从医学法律的角度来看，适当的激光培训也是必不可少的。

让患者做好准备

口腔医师可以通过多种方式向患者介绍激光。最巧妙的方法是等到使用激光的合适机会到来时，告知患者要用激光完成一个具体的手术，并指出，针对这种病情，使用激光超过其他传统方法的优点。这种方法是知情同意的基础，也是让患者了解激光应用的最简单的介绍。在此基础上，就可以实施适合口腔专业的营销（内部和外部）和推广方案。

内部营销和患者教育

内部营销是最简单、最有成效的商业推广活动之一，可以用来加强客户关系。内部市场营销教育员工们了解诊所的新服务并通过诊室促销手段提醒现有患者新的选项。

预先录制的教育视频和计算机模拟

一种有效的推广方法是在接待室播放一段教育视频，介绍新的激光和改良的术式，供所有就诊者观看。商用的视频节目，如Guru和Casey在口腔激光医学方面的专辑，可以将其改编的适合于某个诊所，包含新消息或促销片段，或可作为当地或全国的新闻播出。一位提前知情的患者，在治疗中或治疗后就不会感到意外，更容易成为一位满意的患者。这样的患者会把好印象传播给家属、同事和熟人，成为更多患者就诊的来源。

海报

海报的策略性摆放（比如在候诊室）会激发起关于激光治疗的问题或讨论。可以放一些治疗前后的照片，展示激光在"患者友好型"治疗中的应用，例如贴面前露龈笑的修整，牙齿美白，用激光预备而无须局部麻醉的牙色树脂充填。这类海报告诉患者的，不仅仅是诊所能提供激光手术，更重要的是其他患者对结果感到满意。诊室员工可以询问激光制造商或经销商是否提供这些海报。

患者信息手册

关于激光的宣传册有几个来源，包括激光制造商、口腔供应商，还有ALD。宣传册通常可以加上诊所的标志，或者由内部自制或专业定制（图16-1）。

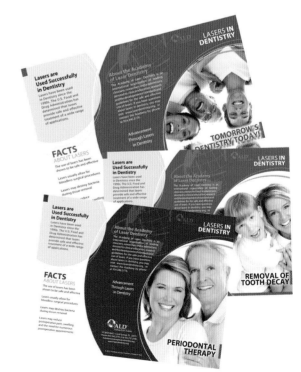

• 图16-1　典型的激光宣传册，来自ALD、小型诊所，或其他来源（由口腔激光医学学院提供）。

照片

照片是最好的交流方式之一。从业者应拍摄诊所内各种激光手术的照片，或者从供应商那里获得可靠的照片，然后制作一本激光手术手册，向患者展示他们推荐的治疗方法。当然，在向患者讲解手术过程时，一本有大多数激光治疗术前和术后照片的临床图册会非常有用[11]。

在给患者拍照之前，医师必须确保得到使用照片的许可。这些照片应仅限于术前和完全愈合的术后的视图。术中的照片，或显示出血和未愈合创口的照片，会让大多数人厌恶或反感。

员工的角色

在针对当前和未来患者的内部营销工作中，所有的行政人员都应该承担角色。口腔团队的这个组成部分包括所有的"前台"人员：接待员、财务协调员、保险协调员和客服协调员。如果他们自己体验过口腔激光治疗，就可以在交流时带着第一手的知识、经验和热情。这种沟通带来了特别的机会，来影响身为消费者的患者。诊所团队的态度和参与，对于成功地将口腔激光融入日常工作是至关重要的。医师应向所有人员提供教育机会，他们同样可能会接受激光治疗，从而完全有资格发表个人的证言。对于一些选定的新增激光服务，从业者应考虑允许员工给合适的患者一定优惠。已成为诊所服务倡导者的员工，是从业者最好的新患者推荐源。没有比口碑更好的广告了。

前台

在接待患者和接听电话时，接待员有推广诊所的特别机会。这个角色应对诊所激光的使用有清晰的认识和工作知识，能对基本的问题做出有效的解答。所有前台员工都应该能和患者交流使用激光的优点与价值。获得患者对未来治疗的信心是一个重要的目标。如果诊所使用"忙音信息"电话应答系统，那么激光的使用应该是信息中的主要内容。

客服协调员

在与患者互动和审核治疗建议时，客服协调员有多个推广诊所的机会。这个角色同样应对诊所激光的使用有清晰的认识和工作知识，能解答基本的问题。他/她应能向患者介绍激光的优点，如更舒适、更快的愈合、更少的术后不适、几乎不出血、更精确、局部麻醉或抗生素的需要更少，强化其对患者的价值。护理协调员也可能是与患者讨论知情同意的人，包括口头和书面的，需要患者的确认签名、审查信息的人，以及口腔医师。在进行治疗前，患者必须有机会与口腔医师讨论任何相关问题（见后及关于知情同意的讨论）。

财务协调员

财务协调员应熟悉整个收费体系，以及激光手术的收费是如何制订的。当有激光使用的特别费用时，他/她必须能够让患者确信这额外的费用对增加的消耗来说是值得的。他/她还应该能够讨论可提供的任何付款和账单选项，并做出最简单易行的选择。

保险协调员

保险协调员必须熟悉如何为所有使用激光的手术确定代码。通常的惯例是，对这些手术按照常规方式进行编码，收取合适的费用。激光的使用在任何保险表格上都没有载明。激光是一种用来完成或协助完成手术的工具——它本身并不是一种手术。这条惯例有一个例外：美国牙科协会（American Dental Association，ADA）所使用的代码"D7465用物理或化学方法去除病灶（例如使用冷冻、激光或电灼手术。）"[12]。在这种局部处理中，整个病灶消融（蒸发）了，无须组织病理学检查，例如阿弗他溃疡或疱疹的治疗。除此以外的情况，不建议使用此代码，因为任何切除的病变都必须进行组织病理学检查以获得准确的病理诊断。

针对很多治疗方法，口腔激光医师会随索赔表提供文字叙述，以帮助保险公司正确处理索赔。普通代码可以和叙述一起使用：例如，代码D3999、D4999、D7999和D9999分别表示未指明的牙髓、牙周、口腔外科和辅助治疗，"依据申请"，通过文字叙述来表明那些已实施的、本不符合ADA代码表述的治疗。这些代码应该和适当的文件一起审慎地使用，可以标记为"激光辅助治疗"。保险公司可能拒绝为这样编码的治疗付费，认识到这一点很重要，但是，在保险表格上使用这些代码本身，可能会向患者表明诊所正在尽最大努力增加保险赔偿（框16-1）。

文书

诊所的文书应表明该从业者是一位口腔激光医师。印有诊所名称的名片、预约卡、回访卡以及任何其他印刷品都应带有激光的国际标识和"口腔激光医学"的字样（图16-2和图16-3）。

外部营销

外部营销可以促进口腔诊所向潜在的前景发展，但外部营销仍然是一个相对较新的现象。一些口腔医师至今还难以接受"广告"。然而，正如Willis[13]所说，"向潜在患者宣教你所开展的治疗实际上也是一种服务。有很多人正在寻找一家口腔诊所或者他们需要的某项服务，而这些正是你所能提供的。"

外部营销对于口腔诊所来说是昂贵的。做再简单的广告，也得有一个精心设计、仔细规划的营销计划。并且，如果计划选择得当，那些口腔营销专家带来的成果和节余完全配得上他们的开支。

招牌

街头招牌，也许是最被忽略的外部营销手段之一。它是从业者面向社区的名片，能影响公众对诊所的看法。对招牌的类型和招牌要传达的信息，要从有意识和无意识两个层面进行仔细的考虑（图16-4）。Du Molin[14]提出了一些特别的问题：

这些问题远比在诊所招牌上写什么要复杂得多。你必须考虑招牌相对于建筑物的位置和交通流量。当然，还要观察街区遵守非常重要的区域代码标识。好的诊所招牌的经济价值太重要了，不能随意即兴发挥。一组精心设计的招牌——你会注意到我使用了复数，意思是不止一个——能轻易地为你的退休养老基金增加100万美元。

直投邮件

根据美国牙科协会智能牙科营销（ADA Intelligent Dental Marketing，ADAIDM）所述[15]：

只要运用得当，直投邮件的每笔投入比口腔医师能用的其他类型广告获客更多。可以通过地域邮编、交通路线，甚至收入或年龄来锁定新患者。全国各地的牙医都用这个方法快捷而轻松地创造了新的客流——直投邮件。

有目标的直邮明信片很容易定制，既夺目又经济。它带来了送达诊所目标客户的创新而有效的方式。可以用明信片来介绍口腔激光医学的新疗法或新服务，并提供特别的优惠以吸引新患者。

另一个内部和外部营销的直邮方式是时事通讯。这些邮件可内部或请专业人员设计。突出强调

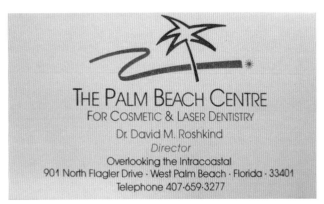

•图16-2　印有格式化版本国际激光符号的预约/名片卡示例。

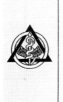

•图16-3　印有国际激光符号的信笺抬头示例。

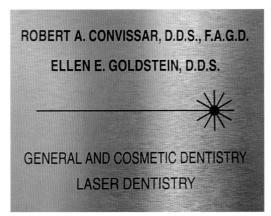

•图16-4　印有国际激光符号的诊所招牌示例。

诊所引进激光的"特刊",可以向现有患者们寄送,其余的则作为普通直投邮件寄给指定的人群。

电话黄页

口腔服务最普通的外部营销方法或许是列入黄页等电话簿。可以只列名称和电话号码,也可以是一个精美的彩印组合,含有广告、粗字体和其他搭配。这样的组合涵盖和其他媒体的协作,比如yellowpages.com,还有相关的在线搜索引擎。激光使用的独特卖点应在广告中特别强调——甚至应该是广告的焦点。这些出版物的制作者会协助设计、修改和生产的全部过程。他们可能对自己的市场非常懂行,但是,寻求有口腔领域经验的营销专家的帮助往往是明智的。

报纸和杂志

报纸上的广告和营销项目当前在口腔领域很普遍。与电话簿广告一样,一个精心策划和协作的项目能节约很多时间与费用,带来最好的回报。有些项目设计成多个小的广告,而另一些则占用一两个大的版面。激光常常是口腔广告的好焦点,能成为社区里的显著独特卖点。

随着互联网的普及,报纸的读者和电话簿的使用正在持续下降。这一变化让曾经过于昂贵的广告项目变得便宜。

网站

随着美国人口结构的变化,互联网正成为人们选择的来源。在互联网普及和手机习以为常的环境下长大的一代人,已变得依赖电子媒体作为他们主要的信息来源。任何想吸引新患者的口腔诊所都必须有一个网站,以及一个移动网站。更重要的是,一家定位于尖端和高科技的诊所,必须有个与之匹配的网站。许多网站设计师都富有口腔诊所方面的经验,这让一个专业的、定制的网站很容易实现。搜索引擎优化(search engine optimization,SEO)已成为设计网站的基本要素;有公司可以提供帮助,优化您的在线搜索排位。网站,现已成为口腔诊所整体营销计划的另一个部分,需要仔细地规划、协作和预算。

社交媒体

在当今无处不在的数字环境中,除了维护网站和移动网站之外,使用Facebook、Twitter、LinkedIn,还有其他社交媒体也是必不可少的。这些公共站点可以成为一个很好的论坛,通过它,从业者可以与患者交流激光在诊所中的各种用途,以及许多其他的话题。社交媒体还给了患者一个渠道,来追随了解特定从业者和诊所同事的继续教育、特殊活动、学术演讲或诊所折扣的通知。此外,围绕从业者希望强调或推广的主题,还可以向患者发布一些教育类和"信息商业"类的花絮。

其他形式的大众营销

广告牌、公共交通营销和广播媒体(广播、

病例研究16-1

一位72岁的患者,他的病史包括多年前植入心脏起搏器和目前正使用华法林(香豆素),需要在所有4个象限进行牙周手术,但他拒绝了。为了修复患者的左侧上颌侧切牙,他的口腔全科医师决定进行软组织牙冠延长术。然而,由于华法林的原因,口腔医师对使用刀片进行手术感到不安,而且由于干扰起搏器的可能,也无法使用电刀。患者被推荐到激光口腔医师那里进行激光牙冠延长(图16-5)。

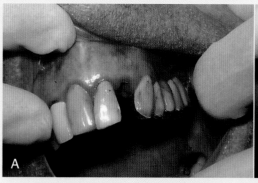
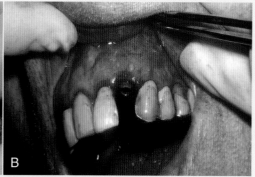

• 图16-5 患者有起搏器并服用华法林(香豆素),需要激光软组织牙冠延长。A. 术前观。B. 术后观。

电视）正越来越多地被口腔诊所使用。在某些市场中，作为整体营销计划的一部分，这些媒体可以负担得起且目标群体明确，而在更大的市场中，成本就太高了。同样，所有这些外部营销的选项都必须仔细规划、协作和预算，以获得最佳的投资回报。

面向其他专业人士的营销

激光被引进口腔诊所后，经常被忽视的转诊来源是其他本地专业人士。潜在的接触对象包括医师、药剂师、物理治疗师、语音病理学家、脊椎推拿师，还有其他全科和专科的口腔专业人士。

该地域的其他口腔全科医师通常都会感谢获知转诊渠道，便于他们应对棘手局面，比如最好能使用激光治疗的情况（病例研究16-1，图16-5），或者诊所距离专科医师距离太远、不易到达。用诊所信笺写一封简单、专业的私人信件，介绍从业者和

盖恩斯维尔牙科协会
大卫·M. 罗斯金德，DMD
家庭，美容和激光牙科

20xx年1月15日

亲爱的史密斯博士：

我很高兴能写这封信给您，介绍我们现在能为整个社区患者们提供的新服务。您可能有时会需要口腔激光治疗，它最适合您患者的需要，但不能在您的诊所开展。您之所以愿意把患者转诊到我们诊所接受最好用激光进行的手术，有多个理由。一个最重要的原因是激光手术出血最少。我们将在一对一转诊规则的基础上为您的患者提供这项服务。基于您的必要性评估建议，对这些患者进行治疗，且只治疗这些问题，然后很快转回给您继续治疗。我们可以协助你的一些手术是：

- 药物引起的牙龈增生伴少量出血
- 敏感牙齿的脱敏治疗
- 暴露种植体（使用抗凝剂的患者）
- 复发性口腔溃疡
- 疱疹
- 静脉湖/血管瘤切除
- 舌系带延长术
- 上唇系带修整术（关闭间隙）
- 正畸引起的牙龈增生
- 迟萌牙齿的暴露
- 为改善婴儿吮吸和语音的系带延长术
- 需部分再成形或缩减的牙周移植术去除病灶
- 使用抗凝剂的患者无须停药去除病灶
- 卵圆桥体位点预备提升美学效果

对我的全科口腔医师同行们来说，当遇到最好能用激光处理的困难处境，或者专科医师远不可及时，总是很希望找到转诊去向。任何上述的专业转诊理由都适合这种情况。

感谢您的信任和转诊。请放心，这些转诊将以非常特殊的方式进行治疗，以便患者能很快回到您的诊所。

真诚地祝福！

David M. Roshkind, DMD, MBA, FAGD, MALD

· **图16-6** 向社区口腔医师介绍口腔激光医学以期获得转诊的信件样例。

诊所，并描述他们提供的能帮助患者的服务，会是受欢迎的信息（图16-6）。这封信可以建议联系激光口腔诊所获取更多信息，或者发出邀请来参观诊所和激光设备，并进一步讨论对患者的潜在优势。有充足的转诊来源总是好的策略。所有之前讨论的专业转诊的理由在这里都适用。对转诊患者的管理要制订一个明确的协议，因为他们要回到转出的全科诊所进行基础的治疗。

口腔专科医师

诊所转诊区域内的口腔专科医师是转诊来源的主要候选人。让患者转诊接受最好用激光进行的治疗，有很多已被公认的理由（表16-2）。

内科医师

内科医师有可能成为出色的转诊来源。在口腔治疗期间，许多患者必须维持抗凝血治疗，并被内科医师要求坚持服药。出血量很小的激光手术，使这样的处置方案可行。此外，环孢菌素、苯妥英（大伦丁）和钙离子通道阻滞剂也可能导致牙龈增生，最容易用激光治疗。这种经过验证的应用是口腔激光医师联系不同的内科医师以获得患者转诊的依据（表16-3，图16-7）。

除了发送信件，提醒本地区内科专家口腔诊所激光服务可及性的最好方法之一，是通过医院"病例研讨会"的讲座。医院常为这些讲座邀请讲师，来讨论患者治疗的创新方法。例如，从业者可以联系当地医院，要求做一个关于"苯妥英（大伦丁）所致牙龈增生的激光治疗"的报告。

椅旁注意事项

在诊所内进行激光辅助口腔治疗时，还有一些额外的注意事项：知情同意、记录保存、激光维护、手术组织以及本节所讨论的其他因素。

本段的重点是，进行激光治疗不应该只是为了要使用它。作为医学专业人员，口腔诊所从业者承担着这样的伦理和道德责任，即任何使用激光的治疗都应该获得至少与不用激光一样好的结果。

表16-2 常见的口腔专科医师激光治疗转诊

专科医师	可能适合激光治疗的转诊手术
正畸医师	正畸所致牙龈增生的治疗 迟萌牙暴露 牙齿旋转前的纤维环切术
牙周医师	牙周移植物的成形或缩减 激光脱敏 服用华法林（香豆素）或其他抗凝剂的患者的外科手术，其国际标准化比率（INR）控制不佳
修复医师	卵圆桥体位点预备提升美学效果 冠延长手术 修复前手术，如结节/隆突修整术
口腔外科医师	治疗复发性口腔溃疡 治疗疱疹性病变
口腔儿科医师	系带延长术

表16-3 常见的临床专家激光治疗转诊

专家	转诊的可能原因
移植外科医师	移植外科医师用环孢菌素预防器官排斥，可能转诊患者治疗环孢菌素所致牙龈增生。需要服药的移植手术涉及：肝、肺、肾、心（图16-7）。
心脏科医师，肝病科医师，肺病科医师	心脏科医师、肝病科医师、肺病科医师和肾脏科医师经常接诊移植后患者，成为他们的初级保健医师。他们可能会转诊患者治疗环孢菌素所致牙龈增生。
风湿科医师	风湿科医师可能会治疗对传统疗法无反应的严重类风湿关节炎患者，需要使用环孢菌素。
皮肤科医师	对其他疗法没有反应的严重银屑病患者，皮肤科医师可能会为其开环孢菌素。
神经病学医师，神经外科医师，儿科医师，初级保健医师	神经病学医师、神经外科医师以及可能儿科医师和初级保健医师常接诊服用苯妥英（大伦丁）治疗癫痫，或者用于预防神经外科术后癫痫的患者。
初级保健医师，心脏科医师	初级保健医师和心脏科医师都开出钙离子通道阻滞剂来治疗高血压。

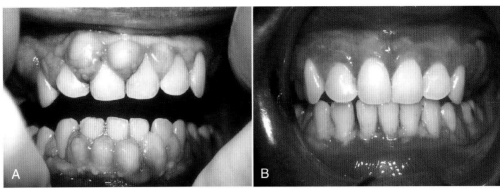

·图16-7　一名27岁的肾移植受者，同时使用华法林（香豆素）和钙离子通道阻滞剂，接受环孢菌素所致牙龈增生的CO_2激光治疗。A. 术前照片。B. 术后2周照片。

知情同意

在进行任何口腔治疗前，都必须取得适当的知情同意（图16-8）。这一步的基本原理已在一个口腔诊所风险管理在线研讨会（由一家精通该问题的保险公司赞助）上做了详细阐述[116]：

知情同意是治疗患者过程中交流的节点和共识的记录。知情同意是一个过程，而不仅仅是一页纸。据我们的经验，知情同意在口腔医学仍广为忽视。在很多使用同意表的例子中，所谓同意只是在满表格临床术语的末尾签了个名。知情同意带来的回报远大于正确完成它所花费的时间，可是它遇到的抵触还是这么多，真是令人遗憾。大多数口腔医师会时常使用知情同意的流程和表格，所以值得花点时间考虑如何从与患者洽谈知情的过程中获得最大的收益。知情同意为口腔医师提供了与患者加强融洽关系的机会，并让患者对治疗步骤或疗程所能带来的理想效果产生合理的期待。如何最好地利用这个机会呢？请注意，在你很清楚眼前问题的时候，患者却并非如此。多数患者不常经历知情同意的过程，所以请把每一次知情同意的讨论当作你患者的第一次。不要滔滔不绝地表达信息，并且，要避免在患者应该阅读（并理解）同意书的同时和他们交谈。知情同意不只关乎拿一份签了字的表格：它包含了建议患者，以及取得自愿并知悉的同意的过程。当这个过程被正确执行时，应该有一份患者自愿同意治疗的明确记录。虽然不用表格也能成功完成这一过程，但是，使用一份标准的表格，能实现多个目标。在知情同意过程中，可以并且应该使用患者记录的好几项内容，因为它们是总结下述事项的基础：患者对接受或拒绝治疗的知悉和自愿的决定，患者所选治疗相关的通常已知风险和益处。

有些医师在准备激光手术时不使用书面的知情同意，认为激光疗法是目前的治疗标准，而且，书面的知情同意表的使用，表达了激光治疗是有些"不同的"并可能更危险的看法。另一些口腔激光医师则坚持使用书面的知情同意表，以特别强调激光手术是"不同的"，暗示它更优越。有些医师使用标准的知情同意表，另一些则使用特殊的口腔激光知情同意表。如何取得知情同意是每位医师自己的选择。

记录

记录，在任何诊所都是必不可少的。无论使用纸质图表还是电子记录，所有治疗细节都要记录。这类文件对于回顾性研究、治疗分析、不良后果处理以及法律目的，都是无价的。所有相关的激光参数应以清晰的方式记录，包括以下内容，以及任何其他相关信息或统计数据：

- 激光的名称
- 波长
- 以瓦特（W）或毫焦（mJ）计量的功率或能量设置
- 时间发射模式：赫兹（Hz）和工作周期或连续波（CW）
- 与组织接触的大致时间
- 使用的防护镜/面罩

知情同意书

患者名字：_____　　　日期：_____

地址：_____　　　捐助名字：_____

1. 我同意（给予许可）和要求执行，对自己（或我的孩子_____）进行如下的口腔科或口腔外科手术：_____
   用（　）局部麻醉（　）无痛

2. 医师用我能理解的语言向我解释了这个手术，并且回答了我提出的任何问题到我满意为止。已经提供和讨论了替代手术方案，我选择进行这个手术。

3. 我已获悉治疗的可能风险和并发症，包括但不限于：

   ❑ 疼痛、肿胀、出血
   ❑ 感染或延期愈合
   ❑ 唇、下颌、舌头、牙龈或牙齿的麻木、刺痛、灼烧或感觉改变（知觉），可能是暂时的、长期的或永久的。
   ❑ 由进入（或牙齿或牙根移位到）鼻窦引起的鼻窦问题，可能有鼻窦感染或残留由口腔进入鼻腔的通道（开口）
   ❑ 损伤邻牙、填充体或牙冠
   ❑ 骨折或根折
   ❑ 颞下颌关节（TMJ）肌肉疼痛
   ❑ 为治疗并发症可能需接受的进一步手术
   ❑ 其他：_____

我知道药物反应或对麻醉剂（局部麻醉和全身麻醉）的反应可能发生，静脉可能发炎（静脉炎）。

我知道口腔医疗和外科不是精确的科学，我的口腔科医师已向我解释说，他不能保证这个手术的精确结果，也不能保证会获得一个完美的结果。

术后护理的指导和任何必要的处方都已经给了我并附有使用说明。

签名：_____　　　签名：_____
　　　　患者或法定监护人　　　　　　　　　　医师

证人：_____

如果您有关于您理解本表格及其内容的任何疑问或意见，请在下面填写。如果没有，请写"没有问题"。

· **图16-8**　知情同意书样例。

病例研究16-2

采用1064nm二极管激光切除右侧口腔黏膜纤维瘤。与患者讨论替代治疗、风险和益处，并获得知情同意。患者戴上激光安全防护镜，1安瓿（1.8mL）2%利多卡因和1∶100000肾上腺素浸润麻醉。安装、切开、试射300μm光纤头。所使用的设置是2.0w和20ms周期的50%工作循环。光束接触瘤体基部，用组织钳轻轻牵拉，反复进行直到整个病灶被切除，全部手术时间大约30s。然后用激光在非聚焦模式下照射创面。患者接受了术后指导，预约1周后再行术后复查。

· 工作尖或光纤尺寸
病例研究16-2给出了一个激光治疗的病例。

手术室的运筹

为了高效地使用激光设备和获取最大的投资回报，口腔诊室必须有合理的规划和人性化的设计。针对在治疗间歇准备好仪器和诊室的许多必要细节，一套精心计划的系统能实现最适当的关注，使周转率最大化。可以指派口腔助手或激光安全官（laser safety officer, LSO）来完成这些任务，他们很快就会精通这项工作。为确保激光手术室高效周转，下列步骤需要在最短的时间内完成：

- 遵循规则地将激光关闭/待机
- 清洁激光防护眼镜
- 光纤/工作尖的拆卸、擦拭、打包、灭菌，或在利器容器中处理
- 手机和套管的擦拭、打包、灭菌，或在利器容器中处理
- 激光器的擦拭
- 保护盖板的更换
- 新的光纤/工作尖的安装和备用

激光的维护

激光的使用者应该熟悉所有的维护要求。多数口腔激光维护的需求都不高。所有激光都需要定期校准，还应根据制造商的建议，或在能量输出下降时，检查镜面准直。有些激光具有自校准模式或配有校准装置；其他的需要由激光技师（最好是来自制造商）进行专业服务。如果没有制造商提供服务，医院的激光技师可能是一个很好的服务来源。

激光安全官

激光安全官是被授权监测和实施激光危害控制的人。针对全美国的医疗机构，美国国家标准协会（American National Standards Institute，ANSI）在ANSI Z136.1和ANSI Z136.3激光安全标准中明确了激光安全官的职位和职责。此人应能熟练评估本机构内激光的危害，并提出减轻危害的控制措施。激光安全官的职责如下：

- 充当"钥匙保管人"
- 建立标准操作程序
- 了解激光的操作特性
- 了解设备的输出极限
- 督导员工教育和培训
- 确保激光维护、光束准直、校准
- 粘贴警告标志
- 监督个人防护装备
- 督导医疗监测和事故报告
- 熟悉激光的生物和其他潜在危害
- 了解相关机构的所有规定
- 确定潜在危险区和非危险区

不良影响报告机制

如果在使用激光期间或之后出现任何不良影响，无论是对患者还是对员工，都应遵循适当的报告规程：医师的首要义务是解决眼前的问题，然后，在时间允许时，向制造商和任何必要的监管机构报告。向哪些部门发出通报，取决于问题的严重程度，地方、州和联邦的法规，以及手术过程中的设置。

如果机构掌握的信息可合理怀疑某设备已经或可能导致或促成了对患者的严重伤害，则必须通报给设备制造商。如果不知道制造商，就报告给FDA。每一份死亡或严重伤害的特别报告，都必须在机构医务人员发现该事件的10个工作日内，用FDA 3500A表上报。

激光的注册

许多诊所的所有者可能并不知道，某些州（如佛罗里达、得克萨斯）和其他政府辖区都要求对激光设备进行注册，往往由注册其他放射设备的政府机构进行。通常，每台设备都要缴纳少量费用。注册责任可纳入激光安全官或诊所经理的职责。

继续教育

所有专业人士也必须是永久的学员，他们通过继续教育来提高知识和技能。这个目标可以通过参加高质量的继续教育课程来实现。要获得口腔激光医学继续教育的优质来源，可经由牙科激光协会、世界牙科激光联盟、口腔激光应用学会以及一些激光制造商。许多优秀的激光杂志包括《医学激光》《光医学和激光外科》《内科与外科激光》，涵盖了医学和口腔医学的领域。

结论

众所周知，将激光纳入治疗计划的诊所展现得更"前沿"，与那些不提供这种服务的诊所相比，具有独到的心理和推广优势。最新的设备让诊所建立了更高、更快的可信度，患者的信心更容易获得，需求的转化率更高，信任更容易建立并转化为推荐。不过，口腔激光医学仍须遵循那些健全的口

腔医学管理的基本原则。对临床医师来说，奖励和认可那些让患者了解新服务的员工是很重要的，无论是经济上的还是一句简单的"谢谢"。激光在口腔领域的应用已经扩展和改善了治疗选项。从业者必须接受适当的培训，保持足够的临床经验水平，并在执业领域内不断进步。

（蔡　梦译，何　非审校）

参考文献

[1] Catone GA, Alling III CC: *Laser applications in oral and maxillofacial surgery*, Philadelphia, 1997, WB Saunders.

[2] *Merriam-Webster online dictionary;* http://www.merriam-webster.com/dictionary/cost/opportunitycost. Accessed May 11, 2014.

[3] McConnell C: *Microeconomics: principles, problems, and policies*, Columbus, Ohio, 2005, McGraw-Hill.

[4] Strauss R: Laser management of discrete lesions. In Catone GA, Alling CC III , editors: *Laser applications in oral and maxillofacial surgery*, Philadelphia, 1997, WB Saunders.

[5] Reeves R: *Reality in advertising*, New York, 1961, Alfred A Knopf.

[6] Cankat K: Evaluation of patient perceptions of frenectomy: a comparison of Nd:YAG laser and conventional techniques, *Photomed Laser Surg* 26(2):147–152, 2008.

[7] Wigdor H: Patients' perception of lasers in dentistry, *Lasers Surg Med* 20:47–50, 1997.

[8] Wasserman Y: *National Dental Advisory Service comprehensive fee report*, Milwaukee, Ill, 2009, Wasserman Medical Publishers.

[9] Renaissance Systems and Services dental software; support@rss-llc.com. Also available from Renaissance Systems & Services, LLC, 1502 W Edgewood, Suite A, Indianapolis, IN 46217 (866-712-9584; 866-712-9585).

[10] White JM, Barr R, Goldstein A, et al.: Curriculum guidelines and standards for dental laser education, *Lasers in Dentistry V, SPIE Int Soc Optical Eng* 3593:110–122, 1999.

[11] Coluzzi DJ, Convissar RA: *Atlas of laser applications in dentistry*, Hanover Park, Ill, 2007, Quintessence.

[12] American Dental Association: *Code on dental procedures and nomenclature*, 2008. Effective for Jan 1, 2009, through Dec 31, 2010; www.ada.org/goto/dentalcode.

[13] Willis R: Promote your practice; www.promoteyourpractice.com. Accessed March 2009. Also available from 10020-C S Mingo Road, Tulsa, OK 74133.

[14] Du Molin J: *The wealthy dentist's $1,000,000 sign!;* http://www.thewealthydentist.com/DentalSigns.htm. Accessed May 15, 2014. Also available from The Wealthy Dentist, PO Box 1220, Tiburon, CA 94920 (712-585-3606).

[15] American Dental Association: *Intelligent dental marketing: harness the power of direct mail;* www.adaidm.com [no longer available]. Accessed March 2009. Now available from ADA Intelligent Dental Marketing, 10542 South Jordan Gateway, Suite 375, South Jordan, UT 84095 (888-290-0763).

[16] Beckett TJ: Fortress dental risk management on-line seminar, 2007-2009; https://www.dds4dds.com/fortress/pages/RiskManagement_eLearningCenter.aspx. Also available from Fortress Insurance Company, 6133 North River Road, Suite 650, Rosemont, IL 60018–5173.

第17章
口腔激光的研究进展

Carlos de Paula Eduardo, Ana Cecilia Corrêa Aranha, Karen Muller Ramalho, Marina Stella Bello-Silva, Patricia Moreira de Freitas, John D.B. Featherstone

近年来，新进展和新技术已经重新定义了口腔医学。生物光子学领域飞速发展，已经成为一个备受关注的领域。与口腔医学应用相关的光发射研究已经得到了世界范围内不同研究小组的支持并处于进行中，其中特别侧重于激光研究。有广泛特点的新激光，例如铒激光家族，和许多不同波长的二极管激光正在应用于口腔医学的各个领域。值得注意的是，大多数研究集中于微创治疗。本章综述了新的激光技术在口腔临床的应用，并更新了不同种类的激光在手术、诊断性测试和微生物学中的应用。讨论包括光学相干断层扫描在诊断中的精准性和可重复性，光动力疗法在消毒和减少微生物中的应用，以及引入新的CO_2激光应用于手术中。

光学相干断层扫描

随着X射线影像技术的发展，口腔影像学的历史始于19世纪末。1973年，计算机断层扫描（CT）通过结合X射线和计算机技术，捕捉薄层组织创造出了影像[1]。之后，磁共振成像技术（magnetic resonance imaging，MRI）建立了软组织分析。根尖周和头影测量的X线片已经成为口腔放射学中最重要的工具，可用于检测原发龋和继发龋、分析特殊的解剖特征和结构、计划种植手术流程、诊断可能的骨改变、监测患者病情进展。然而，缺点包括解剖结构之间的干扰、图像细节欠优，以及电离照射对生物组织潜在的不利影响[2]。光学工程领域的最新发展为生物医学影像应用提供了新的光学技术[2]。除增加了紧凑型模块二极管光源的可用性，还有高度灵敏的探测器能够分辨出很小数目的光子与组织的相互作用。

"断层扫描"一词首先用来描述一种断层射线照相技术，这种技术为X射线管与胶片在相同的平面上移动，但是方向相反。所选择的解剖平面的图像在运动胶片上保持静止，而所有其他平面的阴影是在可视范围之外且模糊的。合成的断层图像是结构的一个切片或交叉的部分。由CT和全景X线摄像产生的断层图像来自生物组织和X射线光子的相互作用，代表从记录的图像获取的结构中选定的"层"或"片"[2]。光学相干断层扫描（optical coherence tomography，OCT）是一种已被证实的诊断成像技术，有许多潜在的口腔应用。OCT安全、通用、便宜、无创，并且很适用于口腔诊所（图17-1）。基于干涉原理，OCT利用电磁谱中非电离部分的光和生物医学光学一起产生深度达3mm的组织横断面图像。OCT能显示目前不能被其他成像模式获得的显微结构细节[1,3]（图17-2）。这种利用光和光学成像生物组织的概念在1971年由Duguay首次提出。1991年Huang等[4]首次将OCT应用于眼部透明组织的断层成像，诊断视网膜黄斑疾病[5-7]。Otis等[2]在2000年提出了最早的口内OCT原型之一用于口腔医学。他们的系统通过量化牙齿结构的红外光反射量产生横断面图像。它由一台计算机、紧凑型二极管光源、带相关电子学的光电探测器和用于扫描口腔组织的光纤头组成。OCT图像呈现出来的结构没有其他解剖结构的叠加。最后的OCT图像由许多的轴向信号阵列组成，产生一个组织反射的二维展示。图像可以实时观看并且数字化存储[2-3]。

虽然OCT在临床上还没有广泛地应用于口腔医学，但这项技术具有快速的技术发展前景[8]。由于光的散射问题，OCT应用于其他临床相关的生物结构是复杂的。在口腔内，相关生物组织通常接近于表

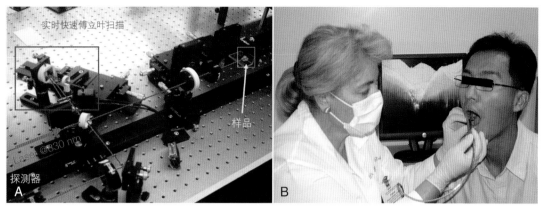

・图17-1　A. 实时光学相干断层扫描成像原型。B. 实时光学相干断层扫描成像的手柄式探头（A承蒙Anderson Zanardi de Freitas教授提供图片；B承蒙Petra Wilder-Smith博士提供图片）。

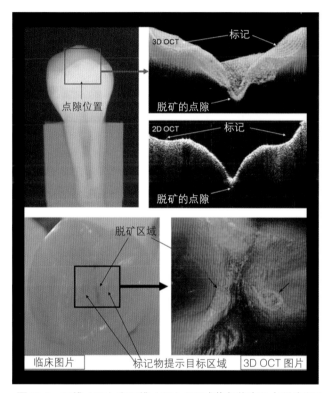

・图17-2　二维（2D）和三维（3D）OCT成像与临床口内照片和X线影像的比较（承蒙Petra Wilder-Smith博士提供图片）。

面，所以OCT是一个很有前景的获取人体牙体组织图像的技术，尤其是龋病图像。

尽管龋病发生率有显著降低，牙齿龋病仍然是全世界牙齿缺失的主要原因。新的治疗方法强调早期发现，其次是最小限度地干预。口腔龋病检查最常见的方法由口腔放射结合视诊和探诊组成[7]。然而，目前这些检查方法都不能足够精确地检查早期病变，尤其是在咬合面，或者是牙齿-修复体界面，这些地方会潜在地形成继发龋[8]。牙齿-修复体界

面修复失败的早期探查应该是预防继发龋形成和进展的第一步，同时也是预防已修复牙齿的过敏、牙髓病理学发展、边缘着色和修复体最终破裂的第一步。

此外，口内放射片对原发龋的检测具有高度敏感性和特异性，但是在识别已存在的修复体周围的继发龋却没有那么可靠[2]。OCT提供了一种潜在的、更敏感的方法去检测复发龋。在2005年，de Araujo等[8]展示了OCT在临床诊断中与X线胶片相比的潜在价值。OCT系统10μm的纵向分辨率能够辨识"诱发"缝隙。传统的X线片不能明确显示失败的缝隙。根据这些作者的研究，OCT的优势在于既显示了修复区域也显示了缝隙，并能够精确地定位它。

Amaechi等[9]根据龋病初期再矿化预防措施的有效性，定量评估了龋损部位的矿物质变化。这些研究者利用OCT系统监测龋坏矿物质随时间的变化，这个系统可以收集A扫描（描绘深度与反射性曲线相对关系）、B扫描（纵向图像）和C扫描（恒定深度的横断面图像）。牛牙在酸性缓冲液中脱矿3天，得到脱矿前和脱矿3天获得的图像。B扫描和C扫描定性描述病变，A扫描显示牙体组织的深度（mm）——分辨反射率（resolved reflectivity）（dB），并且用于定量分析。结果表明随着脱矿时间的增加，反射率R（dB/mm）减小，反射率损失百分比（$R\%$）在脱矿组织中增加，表明OCT可以长期定量检测龋病的矿物质改变。

Fried和同事们花了超过12年的时间研究和精制OCT，基于使用1310nm的光检测牙釉质龋损，包括

非常有问题的咬合面[10-13]。他们的早期工作显示了使用偏振光敏感OCT（polarization-sensitive OCT，PS-OCT）相比非偏振光敏感OCT更有优势[10]。PS-OCT对牙釉质早期龋有更好的分辨率和成像效果，并且对人工龋和自然龋进行定量成像与定性成像[12,14]。很多体外实验证明使用PS-OCT可对牙釉质龋病进行脱矿和再矿化的量化评估[12,15-16]。这项技术也可用于牙本质龋和根面龋评估脱矿及再矿化[17-21]。继发龋也可用PS-OCT成像[22]。重要的是，该组研究者最近报道了龋病在体内的定量评估，证实了这种方法非常接近口腔临床的广泛使用[23]。同时，这项技术得到了进一步的改进，引起正交偏振OCT的发展（cross-polarization，CP-OCT）[24-28]。CP-OCT现在已被证实能够检测人体口腔龋病的进展[13,29]。

修复材料（如金属、复合材料、陶瓷填充物/冠）用OCT也可以成像，相比于传统方法显示出潜在的优势，即在严重渗漏发生前，通过可视化的修复结构和边缘缺陷，从而减少牙齿缺失并且降低替代修复的需要[2,7]。虽然探头到达感兴趣区域的可达性可能是应用中的限制因素，但OCT也容易鉴别金属内冠到窝洞边缘的边缘适应，并使瓷和树脂修复体的内部及边缘适应可视化。

在牙周病学中，由于对牙周软组织微观结构细节的可视化，OCT为识别牙槽骨发生显著吸收之前的活动期牙周病提供了潜在的可能性。可视化记录牙周组织轮廓，龈沟深度和结缔组织附着已成为可能。OCT是生成口内结构高分辨率断层成像的一种非常有效的方法，与之前的测量方法相比，体内成像研究能够显示更多牙周组织的结构细节[2,7]。

在牙髓病学，OCT探头可以获得从根管壁到牙根外部牙骨质层细节的显微图像[30]。探头也可以成像根管壁的解剖结构并评估其清洁程度，同时精确测量牙本质层的厚度，这有助于防止根管过度预备和根管壁的侧穿。OCT对牙根纵裂的诊断也非常有用[31]。OCT作为一种无创成像牙体微观结构的方法，在口腔医学中具有潜在的应用前景。横断面成像展示的微观结构细节是目前其他成像模式尚不能获得的。使用这种新技术，可以获得检测早期脱矿和再矿化过程、牙体缺损和修复失败、牙周疾病、软组织发育异常、癌前病变和根管解剖的可视化记录。OCT是一项可以满足口腔预防和早期干预挑战的辅助诊断技术。OCT在临床上的广泛应用可以在不久的将来实现。这项技术利用红外光和非电离辐照追踪龋病的进展或再矿化，这意味着在进行干预治疗时，多龋患者可以被频繁监测而无须担心过多的辐射暴露。

光活化消毒和减少微生物

减少微生物水平是各种日常口腔治疗方法的主要目标，尤其是根管和牙周治疗。已经提供的激光减少大量微生物的病案已经确立了这种方式作为治疗口腔感染的辅助方式，尤其是对有耐药微生物和解剖并发症的患者。高强度激光照射引起的温度升高可以使蛋白质变性，微生物死亡，具有较高的去污指数[32]。但低能量激光治疗（low-level laser therapy，LLLT）不能提高组织的温度[33]，因此当LLLT作为唯一的临床模式时，不能期待获得与高能量激光相同的抗菌效果[34]。尽管有这种限制，低能量激光在减少微生物方面已经经过临床研究和应用。其抗菌效果是低能量激光结合能产生高活性氧（reactive oxygen species，ROS）的外在光敏剂来实现的[35]。这样可以引起细胞膜、线粒体和DNA的损害[36-38]，因此微生物被破坏是不可避免的。这个过程被称为光活化消毒（photoactivated disinfection，PAD），也称为光动力疗法（photodynamic therapy，PDT），光化学疗法和致命的光敏作用（参见第15章"光生物调节作用在口腔医学中的应用"）。

PAD的抗微生物能力已经用于牙周病学、牙髓病学、牙体修复学和口腔种植学的常规治疗中以减少微生物[39-42]。灭活病毒和成功治疗1型单纯疱疹病毒（herpes simplex virus type 1，HSV-1）感染也已有报道[43]。

PAD相较于传统抗微生物药物呈现出多种优势。PAD可促进加快杀灭微生物，而不需要像防腐剂和抗生素一样在感染区域保持较高的浓度[44]。其主要的优势在于仅作用于光敏剂沉积区域的微生物，而系统药物通过全身来发挥作用[45]。此外，即使使用较高浓度的光敏剂和较高的能量密度，PAD也不损伤或改变相邻结构，例如牙周和根尖周组织[46]。

细菌感染的有效治疗，最重要的是有一种充足的光源和能够结合目标病原体的光敏剂，这样光敏剂才可能在龈下或者表浅的口腔组织发生光敏化。最常用的口腔光敏光源是低能量激光，因为它：①具有较狭窄的光谱带，只和光敏剂发生相互作用；②可以耦合到光纤；③不会引起组织温度的升高（使用多色光源观察）[47-48]。发光二极管（light-emitting diodes，LEDs）在该应用中也有报道[49]。

有几种光敏剂可用于PAD；然而，口腔内病原体的杀灭通常需要使用阳离子电荷光敏剂，例如甲苯胺蓝、亚甲基蓝和多聚-L-赖氨酸-氯-（e6）共轭物[50-51]。光敏剂和微生物间的相互作用发生在几分钟之内，必须在激光照射开始前就重视这一阶段（潜伏或预照射时间）[35,51]。

PAD的缺点包括缺乏标准化，缺乏一个既定的方案。研究者们刚刚开始评估PAD的抗菌作用，因此关于理想光源、每种类型细菌和目标组织的最充足的光敏剂剂量、适当的能量密度和功率设置等许多问题还有待阐明。然而，在体内外研究中通过的方案已经提供了安全有利的科学结果，使PAD的临床应用成为可能。

Feuerstein和同事们最近的研究已经报道了蓝光对生物膜形成的影响。两个主要结论均来自这个实验室的研究，结果还有待体内证实。首先，生物膜上的变形链球菌暴露在蓝光下影响新的生物膜再形成，显示死亡细菌数量增加[52]。这个现象表明蓝光虽然并不能干扰细菌形成初始生物膜，但有延迟的抗菌能力。其次，早期研究表明，蓝光耦合过氧化氢对生物膜产生主要的抗菌作用[53-54]。蓝光和过氧化氢之间的协同抗菌作用被观察到。变形链球菌光毒性作用的基本机制是一个涉及ROS的光化学过程。将光和过氧化氢结合应用于感染牙齿可作为一种替代性或额外的微创抗菌治疗。

脉冲持续时间对高强度激光应用的影响

高强度激光频繁用于日常口腔医学操作。不同波长及其与不同色素团块的相互作用允许他们在口腔软组织或硬组织中有广泛的应用。治疗效果取决于多种参数，包括波长、脉冲能量、能量密度（J/cm^2）、脉冲持续时间和重复率。激光消融硬组织和选择性去龋已经引起了关注，因为这些被认为是安全的方法[55]，能够减轻疼痛[56-57]，且没有常规车针引起的噪音和振动[58]。激光与牙体硬组织的相互作用可以高效且安全地去除受损的牙齿结构。实现这一目标还需要充分了解限制侧向热损伤和机械损伤，优化最终表面特征这些因素和技巧。

最近的研究集中于脉冲持续时间对消融过程的影响。目前的高科技激光设备允许脉冲持续时间在微秒［1微秒（μs）=百万分之一（0.000001）秒］、纳秒［1纳秒（ns）=十亿分之一（10^{-9}）秒］，最近甚至到皮秒［1皮秒（ps）=一万亿分之一（10^{-12}）秒］和飞秒［1飞秒（fs）=一千万亿分之一（10^{-15}）秒］范围内选择。设备包括电磁波谱中紫外光、可见光和红外光的不同波长，例如2940nm（Er:YAG激光在自由运行和Q开关模式），9300nm［横向激发大气压（transverse excited atmospheric，TEA）流动气体CO_2激光］，9600nm（CO_2和TEA CO_2激光），10600nm（CO_2激光），308nm［一氯化氙（XeCl）激光］，2780nm（Er, Cr:YSGG激光），1064nm［带再生放大器（regenerative amplifier，RGA）系统的Nd:YAG激光］和425nm（低能量可见光飞秒激光）[59-63]。考虑到温度升高和外围热损伤可能引起牙体硬组织[64-67]的断裂、开裂、结构崩解、熔化，抑制骨愈合和引起骨坏死，设定高能量脉冲的持续时间短于热弛豫时间，是避免照射表面附近的组织发生热变性的必要条件[61,68]。较长的脉冲持续时间可导致热能积聚和深入渗透，因此被认为是导致组织损伤和热机械应力的原因[69]。在消融过程中的脉冲持续时间研究表明，不仅消融阈值能量降低了[69]，而且当使用超短脉冲时，弹坑的形态学也改变了[70-72]。尽管极短（飞秒）脉冲持续时间仍在发展，微秒级脉冲也已经被认为是极短的[73]。牙釉质的热弛豫时间是100μs，超短脉冲（supershort pulse，SSP）持续时间（50μs）已足以精确消融[59]。100μs脉冲持续时间［非常短的脉冲（very short pulses，VSPs）］被认为是日常工作的标准，如300μs的短脉冲（short pulses，SPs）、700μs（长脉冲）和1000μs（非常长脉冲）的脉冲持续时间适用于软组织，因为剩余热量可用来凝固。随着脉冲持续时间减少到皮秒和纳秒，目前很多研究正在使用先前未曾用于牙体组织消融的波长（如Nd:YAG激光）[74-77]。

使用较短的脉冲持续时间和较高的能量强度可加速消融过程[78]。这种加速是由于被照射组织中水的汽化更快，导致了水分子的快速微爆破和硬组织结构的消除[79-80]。在这种情况下，消融效率提高；由于热扩散的最小化，剩余热损伤减少；牙釉质对龋的抗酸性增强[81-82]；而且操作中振动更少。结果是对牙髓的疼痛刺激减少和患者舒适度与治疗接受度提高[83]。

CO_2激光

概述

在所有的CO_2激光中，激光介质是一种包括CO_2、氦（He）、氮气（N_2），可能有一些氢气（H_2）、水蒸气和氙（Xe）的气体混合物。这样的激光是通过气体放电而泵浦的。氮分子被激发进入亚稳态振动能级，并在碰撞时将其激发能量传递给CO_2分子。氦的作用是降低较低能级的激光并消除热量。氢气和水蒸气可以再氧化CO_2排放中形成的一氧化碳（CO）。这类激光通常发射的波长为10600nm，但也可以在9~11μm范围内发射几个波长，如9300nm、9600nm、10300nm和10600nm。

激光系统（例如，CO_2激光）可以将非常高能量集中照射于一个小点，并已在许多口腔专科领域里应用。在口腔医学领域的应用中，所有的CO_2激光均采用非接触模式，可以用连续波或者脉冲波模式进行照射操作[84]。

多种类激光在口腔医学中的应用

已经被研究和/或应用于口腔治疗的3种主要CO_2激光波长是9.3μm、9.6μm和10.6μm（9300nm、9600nm和10600nm）。即使其波长类似，但生物组织的吸收是不同的，因此临床应用也会有所不同。牙体矿物组织（牙釉质和牙本质）吸收可见光（400~700nm）和近红外光（1064nm）的能力较弱[85-86]。而CO_2激光能够被生物组织很好地吸收，是因为其较强的亲水性（尤其是9300nm和9600nm波

长）并位于羟基磷灰石的强吸收带（主要是磷酸盐和碳酸盐组）。因此9300nm和9600nm波长的CO_2激光可用于硬组织和软组织的治疗。与牙釉质吸收系数大约$1cm^{-1}$的Nd:YAG波长（10600nm）相比，9300nm、9600nm和10600nm的牙釉质吸收系数分别是$5500cm^{-1}$、$8000cm^{-1}$和$825cm^{-1}$[87]。这些数据表明9300nm和9600nm波长在牙体矿物质中能够很好地被吸收，产生非常高效的局部加热作用，而传统10600nm CO_2激光的吸收效率只有1/10[88]。

9300nm和9600nm CO_2激光

将9300nm和9600nm CO_2激光应用于硬组织（牙釉质和牙本质）的结果表明这两个波长在临床上将有很好的应用前景[89-90]。在过去的20多年里，已经有许多研究发表，本章节仅就部分进行讨论。McCormack等[89]研究CO_2激光对牙釉质形态的影响并证明，使用能被硬组织有效吸收的波长，在低能量密度下即可产生表面变化。该研究中使用的工作参数包括多种波长（9300nm、9600nm、10300nm和10600nm），频率分别为5Hz、25Hz或100Hz，吸收能量密度为$2J/cm^2$、$5J/cm^2$、$10J/cm^2$或$20J/cm^2$和脉宽为50μs、100μs、200μs或500μs。较长脉冲在恒定能量密度条件下降低了表面晶体熔融和融合的程度，每秒作用于组织表面的总激光脉冲数（至少5~10个脉冲）对组织表面变化的影响不存在显著差异。在CO_2激光波长范围内，所观察到的牙釉质表面变化有显著差异。9300nm CO_2激光作用于牙本质表面没有弹坑样改变或裂缝，但是有许多熔化、再硬化的小颗粒，表明激光照射仅对牙本质表面（<20μm）产生作用，对牙髓伤害较小[91]。

9300nm和9600nm CO_2激光的防龋作用已进行了深入研究。过去30多年里的一些研究已经证实激光预处理牙釉质或牙根可以对抗体外酸诱导分解或人工致龋的挑战[92-94]。总体目标是确定最佳CO_2激光照射参数，以有效地抑制牙釉质和牙本质龋（包括原发龋和继发龋）。Featherstone等[92]报道，在所有激光参数条件下，CO_2激光对牙釉质中人工龋样病变的抑制率为40%~85%，与每天使用氟化牙膏的抑制率相当，表面温度升高最小（2mm深度<1℃）。

使用CO_2激光预备窝洞可以在预备体表面结构上产生防龋效果，减少修复治疗后的脱矿作用（预防

继发龋）[81,93,95]。Fried等[81]使用9300nm的TEA CO_2激光高速扫描消融牛牙的牙釉质表面进行了改性溶解研究。CO_2激光调谐到能被羟基磷灰石矿物质强烈吸收的$9\mu m$附近，很适合牙齿硬组织的有效消融，如果激光脉冲达到 $>10\mu s$，可以避免等离子体屏蔽现象，并与热弛豫时间相匹配。此外，CO_2激光可以在非常高的重复频率下工作，而且本质上比铒激光更便宜、用途更广。如果使用足够高的扫描速率，不管有没有喷水，CO_2激光消融后牙釉质表面抗酸溶解性均增强。9300nm的CO_2激光甚至可能比局部涂布氟化物具有更大的防龋潜力[95]。

Wilder-Smith等[96]探索了9300nm CO_2激光对软组织手术的"周围损伤"效应，特别是切口宽度、深度和效果。切口深度与平均能量呈正相关，即能量越高，产生的切口越深；同时证实对相邻组织的周围损伤与激光脉冲–发射模式有关。多种因素影响9300nm激光照射的结果。使用一个特定激光设备，根据所选参数或配置不同，可以完成各种类手术并呈现不同的周围效应。

虽然防龋研究使用了不同波长的CO_2激光，9300nm和9600nm是首选波长，原因如下：如要使波长10600nm激光产生与9600nm激光相似的抑龋效果，必须增加14倍的能量密度[97]。另外脉冲激光提供了一种方法，在提高峰值能量密度同时，保持低水平的脉冲能量密度（几百毫焦/cm^2），从而使能量累积最小化[85,98]。这意味着融合、熔融、碳酸盐缺失和牙釉质晶体再结晶的改变均局限于一薄层区域而不影响深部的牙本质或牙髓[97]。

Viscovini等[99]报道了另一个从未探索过的防龋替代方法——使用波导CO_2激光，以高重复率（kHz）操作，脉冲持续时间100ms和低峰值能量（100W）。与TEA CO_2激光系统相比，该系统具有技术简单和成本低的优点。

对CO_2激光改变牙釉质形态的观察研究揭示了牙釉质晶体熔融、融合和表面结构剥脱依赖于波长的证据[89]。9300nm和9600nm波长每脉冲吸收能量密度低至5J/cm^2时即可发生晶体融合，相比之下，10600nm波长在相同能量密度下未发生晶体融合。恒定能量密度的较长脉冲降低了表面熔融和晶体融合的程度。

Slutzky-Goldberg等[100]比较了9600nm CO_2激光能量和高速钻进行窝洞预备对人牙体硬组织（牙釉质和牙本质）显微硬度的影响，以确定这种激光在临床治疗中的适用性。研究者得出的结论是，临床应用9600nm CO_2激光能量进行牙本质窝洞预备需要进一步的分析。此外，CO_2激光对牙本质渗透率的影响提示其在临床治疗中有广阔的应用前景[100]。

Nair等[101]探索了9600nm波长去除硬组织（牙本质）中的热效应，研究了其在健康人牙体窝洞预备中对牙髓的短期和长期影响。虽然初步的组织学结果表明，（特定能量设置、脉冲持续时间短于热弛豫时间的）激光用作硬组织备洞工具时仅引起牙本质–牙髓复合体极小的反应，但要得出该波长激光适于临床广泛应用的明确结论，还必须进行涉及不同类型牙齿的更大样本量的临床试验。

激光若要被接受并应用于临床，它对牙髓组织的副作用必须类似或者小于高速涡轮钻。一项9600nm CO_2激光的组织学分析研究证实了这一结果。动物研究也显示，激光对牙髓没有明显的伤害，是一个安全的去除牙体硬组织的方法[102]。

诸多研究已经证实激光诱导牙釉质热分解后其酸溶解率、人工致龋样病变的大小和酸反应均有下降[92,98,103]。此外，研究人员已经证实牙釉质碳酸盐的流失与酸溶解降低相关。牙体矿物质由多种形式的羟基磷灰石组成，主要是碳酸盐（按重量3%～5%），这将严重影响酸反应。Zuerlein等[104]确定了牙釉质（碳酸盐流失）在预测的最佳激光参数照射下改性（即热诱导分解）的准确深度。改性深度与吸收深度和热弛豫时间/脉冲持续时间的模型是一致的。然而，为了完全去除碳酸盐，需要重复照射。

CO_2激光在口腔外科和口腔种植的应用也已经被报道。一些研究表明，激光治疗已经成为一种艺术，正在取代传统技术。文献综述报道一个主要的发展是9600nm CO_2激光的引入[105]。这种激光可以保护组织，几乎没有副作用，并且已被用于治疗癌前病变、术中PDA和种植体周围护理，据报道比传统方法效果更佳。然而，还需要进一步的研究来评估标准方案。在牙髓病学应用方面，一项研究比较了使用9600nm TEA CO_2和Er:YAG激光进行根尖切除术和表面处理后的牙本质渗透率，亚甲基蓝染色显示两种波长渗透率均降低[106]。这个对临床应用很重要，因为根尖切除术失败通常是由于牙本质表面渗透性增加，以及倒充填材料缺乏足够的边缘封闭，使微生物及其产物从根管系统渗透至牙周区域，影响根尖周的愈合。应用脉冲CO_2激光通过AgCl光纤照射根管可以打开牙本质小管并融合羟基磷灰石；然而，还需要进一步发展光纤技术以获得可预测的结果[107]。

10600nm CO_2激光

与其他CO_2激光波长不同，10600nm CO_2激光不仅在体外进行了研究，也进行了体内研究，因为该系统更适合临床使用。

在龋病预防领域，已经进行过许多研究，证实了10600nm CO_2激光照射对减少牙釉质溶解性[108-112]的潜在作用且不损伤牙髓活力[110]。然而，与9300nm和9600nm激光相比，需要更高的能量水平。

10600nm CO_2激光在口腔已广泛应用于解决软组织问题（牙周组织或口腔黏膜疾病）。CO_2激光治疗口腔软组织疾病展示出了一些优势，例如大大缩短操作时间、简化治疗、减少术后感染、减少或消除创口挛缩和瘢痕（在软组织修复前的手术中）[113]。

许多研究者提到10600nm CO_2激光在口腔病变治疗中是一个重要的工具，例如癌[114]、癌前病变[114-118]和血管瘤[116,119]。CO_2激光可以精确切除病变和相关黏膜，提供了一个极好的边缘组织学检查标本[115,120]。同样的情况也适用于9300nm和9600nm的激光，如果这两种激光在商业上可行且对于所需的手术有合理的设置。

Krause等[121]评估了CO_2激光在活组织检查术中对深部骨组织的照射影响，证实所有标本，无论组织结构、能量密度、重复照射次数有无差别，都明显有一层残余的碳化组织，一个以组织凝固为特征的热坏死区域和一个热损伤组织区域。另一方面，Frentzen等[122]展示了使用80μs特定参数设置的CO_2脉冲激光进行截骨术后的组织结构，仅导致骨消融的微创损伤，而且这种激光治疗方法可能优于机械仪器。如果热弛豫时间与激光脉冲持续时间相匹配，防止严重的周围热损伤是可行的。

Pinheiro等[123]探索了一种在口腔黏膜病CO_2激光手术过程中可能减少热损伤的方法。通过研究肥大细胞及乳酸脱氢酶和琥珀酸脱氢酶活性的变化来评估组织损伤。结果显示，相比于手术刀创口，冷却的激光创口周边聚集的肥大细胞出现大量即刻脱颗粒，且与组织损伤显著相关；而在预冷却的激光创口周围无此现象。

Lin等[124]报道了10600nm CO_2波长对牙体渗透性的影响，该研究使用连续波激光和新开发的DP-生物活性玻璃（DP-bioactive glass paste，DPGP）融合或桥接牙体上的裂缝或断裂线。DPGP和牙釉质均有较强的10600nm波长吸收带。因此，在CO_2激光照射下，DPGP和牙釉质都应该达到一个有效地吸收并且融合在一起。形态学分析表明，熔融的团块和板状晶体在牙釉质和DPGP之间形成一条紧密的化学带。与激光照射相关的DPGP技术的应用预期将成功替代牙齿裂缝或断裂的治疗，但还需要进一步研究证实这一假说。

9300nm和9600nm CO_2激光临床研究

最近关于9300nm和9600nm波长牙髓安全的研究表明，在适用于牙釉质消融和龋病预防治疗的条件下，未发生任何牙髓损伤的迹象[125-126]。这些研究在计划拔除的活体牙上进行，并在牙齿拔除后对其进行了详细的组织学分析。

最近的报道是关于使用9600nm激光在合适的脉冲和能量特征下对人体内龋病预防治疗的临床研究结果。第一项研究是在正畸减数牙托槽周边的牙釉质光滑面上完成的[127]，激光治疗后，牙齿被保留在口腔内4周或12周。所有患者每天都使用含氟牙膏。牙齿拔除后被分切并且定量评估矿物质损失情况，结果显示激光治疗组牙齿的矿物质损失比非激光治疗组减少了87%。随后的一项研究使用一种特殊设计的手机和同样的9600nm激光在儿童牙齿的咬合面完成[128]。治疗组牙齿用氟保护漆和激光治疗，对照组只用氟保护漆。使用国际龋病检测和评估系统（International Caries Detection and Assessment System，ICDAS）在基线和复查时对龋病进行评估。只用氟保护漆治疗的牙齿，龋齿进展平均需要一年多的时间，ICDAS平均分数增加约60%。而激光加氟保护漆组的ICDAS平均分数下降了约25%。这些临床研究已经证实9300nm和9600nm激光在合适的脉冲和能量条件下对人体口腔内龋病进展的抑制作用。

2013年，一家美国公司推出了一种新型9300nm CO_2激光，拥有之前所有实验室和临床研究基础上开发的脉冲特征、能量水平和其他参数。重要的是，其脉冲持续时间和波长对于牙釉质消融和龋病预防是最佳的。设计的传输系统便于口腔医师轻而易举地消融龋坏的或健康的牙釉质或牙本质，并且通过转换模式，可以同样有效地开展软组织手术。这个激光已经被FDA批准适用于硬组织和软组织使用。

结论

目前的激光研究主要聚焦于OCT在口腔诊断中的应用和光活化消毒的临床应用。CO_2激光被证明可有效应用于口腔医学的诸多领域，具有减少出血、选择性切除组织、缩短操作时间和减少术后疼痛等优点。一种最新上市的9300nm CO_2激光在硬组织消融、软组织手术和龋病预防治疗方面显示出巨大的潜力。还需要进一步的研究证明这种新激光，或其他类似激光的临床效能。其他已经被广泛研究的激光波长（例如铒激光家族）并非本章节讨论的主题。

（汤晓云 译，赵 颖 审校）

参考文献

[1] Gimbel C: Optical coherence tomography diagnostic imaging, *Gen Dent* 56:750–757, 2008.

[2] Otis LL, Everett MJ, Sathyam US, Colston BW Jr: Optical coherence tomography: a new imaging technology for dentistry, *J Am Dent Assoc* 131:511–514, 2000.

[3] Colston BW Jr, Everett MJ, Da Silva LB, et al.: Imaging of hard- and soft-tissue structure in the oral cavity by optical coherence tomography, *Appl Opt* 37:3582–3585, 1998.

[4] Huang D, Swanson EA, Lin CP, et al.: Optical coherence tomography, *Science* 254:1178–1181, 1991.

[5] Hee MR, Puliafito CA, Wong C, et al.: Quantitative assessment of macular edema with optical coherence tomography, *Arch Ophthalmol* 113:1019–1029, 1995.

[6] Coker JG, Duker JS: Macular disease and optical coherence tomography, *Curr Opin Ophthalmol* 7:33–38, 1996.

[7] Everett MJ, Colston BW, Da Silva LB, Otis LL: *Fiber optic based optical coherence tomography (OCT) for dental applications*, paper presented at the Fourth Pacific Northwest Fiber Optic Sensor Workshop, 1998, Portland, Ore.

[8] de Araujo RE, de Melo LSA, Freitas AZ, et al.: Applying optical coherence tomography in dental restoration, *IEEE Xplore*, [serial online] 2005. http://ieeexplore.ieee.org.

[9] Amaechi BT, Higham SM, Podoleanu AG, et al.: Use of optical coherence tomography for assessment of dental caries: quantitative procedure, *J Oral Rehabil* 28:1092–1093, 2001.

[10] Fried D, Xie J, Shafi S, et al.: Imaging caries lesions and lesion progression with polarization sensitive optical coherence tomography, *J Biomed Opt* 7(4):618–627, 2002.

[11] Lee C, Hsu DJ, Le MH, et al.: Non-destructive measurement of demineralization and remineralization in the occlusal pits and fissures of extracted 3 molars with PS-OCT, *Proc Soc Photo Opt Instrum Eng* 7162(1): pii: 71620V, Mar 6, 2009.

[12] Jones RS, Darling CL, Featherstone JD, Fried D: Remineralization of in vitro dental caries assessed with polarization-sensitive optical coherence tomography, *J Biomed Opt* 11(1):014016, 2006.

[13] Nee A, Chan K, Kang H, et al.: Longitudinal monitoring of demineralization peripheral to orthodontic brackets using cross polarization optical coherence tomography, *J Dent* 42:547–555, 2014.

[14] Ngaotheppitak P, Darling CL, Fried D: Measurement of the severity of natural smooth surface (interproximal) caries lesions with polarization sensitive optical coherence tomography, *Lasers Surg Med* 37:78–88, 2005.

[15] Chong SL, Darling CL, Fried D: Nondestructive measurement of the inhibition of demineralization on smooth surfaces using polarization-sensitive optical coherence tomography, *Lasers Surg Med* 39:422–427, 2007.

[16] Can AM, Darling CL, Fried D: High-resolution PS-OCT of enamel remineralization, *Proc Soc Photo Opt Instrum Eng* 6843:68430T1–68430T7, 2008.

[17] Manesh SK, Darling CL, Fried D: Polarization-sensitive optical coherence tomography for the nondestructive assessment of the remineralization of dentin, *J Biomed Opt* 14(4):044002, 2009.

[18] Manesh SK, Darling CL, Fried D: Nondestructive assessment of dentin demineralization using polarization-sensitive optical coherence tomography after exposure to fluoride and laser irradiation, *J Biomed Mater Res B Appl Biomater* 90(2):802–812, 2009.

[19] Manesh SK, Darling CL, Fried D: Assessment of dentin remineralization with PS-OCT, *Proc Soc Photo Opt Instrum Eng* 7162: pii: 71620W, Jan 1, 2009.

[20] Manesh SK, Darling CL, Fried D: Imaging natural and artificial demineralization on dentin surfaces with polarization sensitive optical coherence tomography, *Proc Soc Photo Opt Instrum Eng* 6843: pii: 68430M, Jan 1, 2008.

[21] Le MH, Darling CL, Fried D: Methods for calculating the severity of demineralization on tooth surfaces from PS-OCT scans, *Proc Soc Photo Opt Instrum Eng* 7162(1):71620U, Feb 18, 2009.

[22] Stahl J, Kang H, Fried D: Imaging simulated secondary caries lesions with cross polarization OCT, *Proc Soc Photo Opt Instrum Eng* 7549:754905, Mar 5, 2010.

[23] Louie T, Lee C, Hsu D, et al.: Clinical assessment of early tooth demineralization using polarization sensitive optical coherence tomography, *Lasers Surg Med* 42:738–745, 2010.

[24] Kang H, Darling CL, Fried D: Repair of artificial lesions using an acidic remineralization model monitored with cross-polarization optical coherence tomography, *Proc Soc Photo Opt Instrum Eng* 7884(78840Q):78840B_1, Jan 23, 2011.

[25] Darling CL, Staninec M, Chan KH, et al.: Remineralization of root caries monitored using cross-polarization optical coherence tomography, *Proc Soc Photo Opt Instrum Eng* 8208, Feb 9, 2012. http://dx.doi.org/10.1117/12.914633.

[26] Kang H, Darling CL, Fried D: Nondestructive monitoring of the repair of natural occlusal lesions using cross-polarization optical coherence tomography, *Proc Soc Photo Opt Instrum Eng* 8208:82080X, Feb 9, 2012.

[27] Kang H, Chan K, Darling CL, Fried D: Monitoring the remineralization of early simulated lesions using a pH cycling

model with CP-OCT, *Proc Soc Photo Opt Instrum Eng* 8566, Mar 25, 2013. http://dx.doi.org/10.1117/12.2011016.

[28] Chan KH, Chan AC, Fried WA, et al.: Use of 2D images of depth and integrated reflectivity to represent the severity of demineralization in crosspolarization optical coherence tomography, *J Biophotonics*, 2013 Dec 5. http://dx.doi.org/10.1002/jbio.201300137 [Epub ahead of print.].

[29] Fried D, Staninec M, Darling CL, et al.: Clinical monitoring of early caries lesions using cross polarization optical coherence tomography, *Proc Soc Photo Opt Instrum Eng* 8566, Mar 25, 2013, http://dx.doi.org/10.1117/12.2011014.

[30] Shemesh H, van Soest G, Wu MK, et al.: The ability of optical coherence tomography to characterize the root canal walls, *J Endod* 33:1369–1373, 2007.

[31] Shemesh H, van Soest G, Wu MK, Wesselink PR: Diagnosis of vertical root fractures with optical coherence tomography, *J Endod* 34:739–742, 2008.

[32] Schoop U, Kluger W, Moritz A, et al.: Bactericidal effect of different laser systems in the deep layers of dentin, *Lasers Surg Med* 35:111–116, 2004.

[33] Dickers B, Lamard L, Peremans A, et al.: Temperature rise during photo-activated disinfection of root canals, *Lasers Med Sci* 24:81–85, 2009.

[34] Ishikawa I, Aoki A, Takasaki AA: Potential applications of erbium:YAG laser in periodontics, *J Periodont Res* 39:275–285, 2004.

[35] Wainwright M: Photodynamic antimicrobial chemotherapy (PACT), *J Antimicrob Chemother* 42:13–28, 1998.

[36] Bhatti M, MacRobert A, Meghji S, et al.: A study of the uptake of toluidine blue O by *Porphyromonas gingivalis* and the mechanism of lethal photosensitization,, *Photochem Photobiol* 68:370–376, 1998.

[37] Bhatti M, Nair SP, Macrobert AJ, et al.: Identification of photolabile outer membrane proteins of, *Porphyromonas gingivalis, Curr Microbiol* 43:96–99, 2001.

[38] Harris F, Chatfield LK, Phoenix DA: Phenothiazinium based photosensitisers—photodynamic agents with a multiplicity of cellular targets and clinical applications, *Curr Drug Targets* 6:615–627, 2005.

[39] Christodoulides N, Nikolidakis D, Chondros P, et al.: Photodynamic therapy as an adjunct to non-surgical periodontal treatment: a randomized, controlled clinical trial, *J Periodontol* 79:1638–1644, 2008.

[40] Garcez AS, Nunez SC, Hamblin MR, Ribeiro MS: Antimicrobial effects of photodynamic therapy on patients with necrotic pulps and periapical lesion, *J Endod* 34:138–142, 2008.

[41] Giusti JS, Santos-Pinto L, Pizzolito AC, et al.: Antimicrobial photodynamic action on dentin using a light-emitting diode light source, *Photomed Laser Surg* 26:281–287, 2008.

[42] Hayek RR, Araujo NS, Gioso MA, et al.: Comparative study between the effects of photodynamic therapy and conventional therapy on microbial reduction in ligature-induced peri-implantitis in dogs, *J Periodontol* 76:1275–1281, 2005.

[43] Smetana Z, Ben-Hur E, Mendelson E, et al.: Herpes simplex virus proteins are damaged following photodynamic inactivation with phthalocyanines, *J Photochem Photobiol B* 44:77–83, 1998.

[44] Malik Z, Hanania J, Nitzan Y: Bactericidal effects of photoactivated porphyrins: an alternative approach to antimicrobial drugs, *J Photochem Photobiol B* 5:281–293, 1990.

[45] Chan Y, Lai CH: Bactericidal effects of different laser wavelengths on periodontopathic germs in photodynamic therapy, *Lasers Med Sci* 18:51–55, 2003.

[46] Komerik N, Nakanishi H, MacRobert AJ, et al.: In vivo killing of *Porphyromonas gingivalis* by toluidine blue–mediated photosensitization in an animal model, *Antimicrob Agents Chemother* 47:932–940, 2003.

[47] Bevilacqua IM, Nicolau RA, Khouri S, et al.: The impact of photodynamic therapy on the viability of *Streptococcus mutans* in a planktonic culture,, *Photomed Laser Surg* 25:513–518, 2007.

[48] Prates RA, Yamada AM Jr, Suzuki LC, et al.: Bactericidal effect of malachite green and red laser on, *Actinobacillus actinomycetemcomitans, J Photochem Photobiol B* 86:70–76, 2007.

[49] Wood S, Nattress B, Kirkham J, et al.: An in vitro study of the use of photodynamic therapy for the treatment of natural oral plaque biofilms formed in vivo, *J Photochem Photobiol B* 50:1–7, 1999.

[50] Soukos NS, Hamblin MR, Hasan T: The effect of charge on cellular uptake and phototoxicity of polylysine chlorin(e6) conjugates, *Photochem Photobiol* 65:723–729, 1997.

[51] Jori G, Fabris C, Soncin M, et al.: Photodynamic therapy in the treatment of microbial infections: basic principles and perspective applications, *Lasers Surg Med* 38:468–481, 2006.

[52] Chebath-Taub D, Steinberg D, Featherstone JD, Feuerstein O: Influence of blue light on Streptococcus mutans re-organization in biofilm, *J Photochem Photobiol B* 116:75–78, 2012.

[53] Feuerstein O, Moreinos D, Steinberg D: Synergic antibacterial effect between visible light and hydrogen peroxide on, *Streptococcus mutans, J Antimicrob Chemother* 57(5):872–876, 2006.

[54] Feuerstein O: Light therapy: complementary antibacterial treatment of oral biofilm, *Adv Dent Res* 24(2):103–107, 2012.

[55] Dostalova T, Jelinkova H, Krejsa O, et al.: Dentin and pulp response to erbium:YAG laser ablation: a preliminary evaluation of human teeth, *J Clin Laser Med Surg* 15:117–121, 1997.

[56] Keller U, Hibst R: Experimental studies of the application of the Er:YAG laser on dental hard substances. II. Light microscopic and SEM investigations, *Lasers Surg Med* 9:345–351, 1989.

[57] Dostalova T, Jelinkova H, Kucerova H: Er:YAG laser ablation: evaluation after two-years-long clinical treatment, *Proc SPIE* 3248:23–32, 1998.

[58] Komori T, Yokoyama K, Takato T, Matsumoto K: Clinical application of the erbium:YAG laser for apicoectomy, *J Endod* 23:748–750, 1997.

[59] Dayem RN: [Withdrawn] Evaluation of the ablation efficacy and morphology of some hard tissues irradiated with different types and modes of laser, *Lasers Med Sci*, 2007 Oct 19 [Epub ahead of print.]

[60] Tsen KT, Tsen SW, Chang CL, et al.: Inactivation of viruses by coherent excitations with a low power visible femtosecond laser, *Virol J* 4:50, 2007.

[61] Dela Rosa A, Sarma AV, Le CQ, et al.: Peripheral thermal and mechanical damage to dentin with microsecond and sub-microsecond 9.6 μm, 2.79 μm, and 0.355 μm laser pulses, *Lasers Surg Med* 35:214–228, 2004.

[62] Koort HJ, Frentzen M: *The effect of TEA-CO₂-laser on dentine*, paper presented at the Third International Congress on Lasers in Dentistry, 1992, Salt Lake City.

[63] Sheth KK, Staninec M, Sarma AV, Fried D: Selective targeting of protein, water, and mineral in dentin using UV and IR pulse lasers: the effect on the bond strength to composite

restorative materials, *Lasers Surg Med* 35:245–253, 2004.

[64] Zach L, Cohen G: Pulp response to externally applied heat, *Oral Surg Oral Med Oral Pathol* 19:515–530, 1965.

[65] Boehm R, Rich J, Webster J, Janke S: Thermal stress effects and surface cracking associated with laser use on human teeth, *J Biomech Eng* 77:189–194, 1977.

[66] Sandford MA, Walsh LJ: Differential thermal effects of pulsed vs. continuous CO_2 laser radiation on human molar teeth, *J Clin Laser Med Surg* 12:139–142, 1994.

[67] Shariati S, Pogrel MA, Marshall GW Jr, White JM: Structural changes in dentin induced by high energy, continuous wave carbon dioxide laser, *Lasers Surg Med* 13:543–547, 1993.

[68] Van Gemert MJ, Welch AJ: Time constants in thermal laser medicine, *Lasers Surg Med* 9:405–421, 1989.

[69] Kimura Y, Wilder-Smith P, Arrastia-Jitosho AM, et al.: Effects of nanosecond pulsed Nd:YAG laser irradiation on dentin resistance to artificial caries-like lesions, *Lasers Surg Med* 20:15–21, 1997.

[70] Grad L, Mozina J: Laser pulse shape influence on optically induced dynamic processes, *Appl Surf Sci* 127–129, 1998.

[71] Papadopoulos DN, Papagiakoumou E, Khabbaz MG, et al.: *Experimental study of Er:YAG laser ablation of hard dental tissue at various lasing parameters*, paper presented at the 7th International Conference on Laser Ablation, 2003, Crete.

[72] Nishimoto Y, Otsuki M, Yamauti M, et al.: Effect of pulse duration of Er:YAG laser on dentin ablation, *Dent Mater J* 27:433–439, 2008.

[73] Lukač M, Marinček M, Grad L: Dental laser drilling: achieving optimum ablation with the latest generation Fidelis laser system, *J Laser Health Acad* 2, 2007.

[74] Lizarelli RF, Kurachi C, Misoguti L, Bagnato VS: A comparative study of nanosecond and picosecond laser ablation in enamel: morphological aspects, *J Clin Laser Med Surg* 18:151–157, 2000.

[75] Lizarelli RF, Kurachi C, Misoguti L, Bagnato VS: Characterization of enamel and dentin response to Nd:YAG picosecond laser ablation, *J Clin Laser Med Surg* 17:127–131, 1999.

[76] Lizarelli RF, Moriyama LT, Bagnato VS: Temperature response in the pulpal chamber of primary human teeth exposed to Nd:YAG laser using a picosecond pulsed regime, *Photomed Laser Surg* 24:610–615, 2006.

[77] McDonald A, Claffey N, Pearson G, et al.: The effect of Nd:YAG pulse duration on dentine crater depth,, *J Dent* 29:43–53, 2001.

[78] Melcer J, Farcy JC, Hellas Gand Badiane M: *Preparation of cavities using a TEA CO_2 laser*, paper presented at the Third International Congress on Lasers in Dentistry, 1992, Salt Lake City, Utah.

[79] Lukač M, Marinček M, Grad L: Super VSP Er:YAG pulses for fast and precise cavity preparation, *J Oral Laser Appl* 4, 2004.

[80] Delfino CS, Souza-Zaroni WC, Corona SA, et al.: Effect of Er:YAG laser energy on the morphology of enamel/adhesive system interface, *Appl Surf Sci* 252, 2006.

[81] Fried D, Featherstone JD, Le CQ, Fan K: Dissolution studies of bovine dental enamel surfaces modified by high-speed scanning ablation with a lambda = 9.3-μm TEA CO_2 laser, *Lasers Surg Med* 38:837–845, 2006.

[82] Wheeler CR, Fried D, Featherstone JD, et al.: Irradiation of dental enamel with Q-switched lambda = 355-nm laser pulses: surface morphology, fluoride adsorption, and adhesion to composite resin, *Lasers Surg Med* 32:310–317, 2003.

[83] Anic I, Miletic I, Krmek SJ, et al.: Vibrations produced during erbium:yttrium-aluminum-garnet laser irradiation, *Lasers Med*

Sci 24:697–701, 2009.

[84] Gonzalez CD, Zakariasen KL, Dederich DN, Pruhs RJ: Potential preventive and therapeutic hard-tissue applications of CO_2, Nd:YAG and argon lasers in dentistry: a review, *ASDC J Dent Child* 63:196–207, 1996.

[85] Wigdor HA, Walsh JT Jr, Featherstone JD, et al.: Lasers in dentistry, *Lasers Surg Med* 16:103–133, 1995.

[86] Frentzen M, Koort HJ: Lasers in dentistry: new possibilities with advancing laser technology? *Int Dent J* 40:323–332, 1990.

[87] Zuerlein MJ, Fried D, Featherstone JD: Modeling the modification depth of carbon dioxide laser-treated dental enamel, *Lasers Surg Med* 25:335–347, 1999.

[88] McCormack SM, Fried D, Featherstone JD, et al.: Scanning electron microscope observations of CO_2 laser effects on dental enamel, *J Dent Res* 74:1702–1708, 1995.

[89] McCormack SM, Fried D, Featherstone JD, et al.: Scanning electron microscope observations of CO_2 laser effects on dental enamel, *J Dent Res* 74:1702–1708, 1995.

[90] Darling CL, Fried D: Real-time near IR (1310 nm) imaging of CO_2 laser ablation of enamel, *Opt Express* 16:2685–2693, 2008.

[91] Kimura Y, Takahashi-Sakai K, Wilder-Smith P, et al.: Morphological study of the effects of CO_2 laser emitted at 9.3 μm on human dentin, *J Clin Laser Med Surg* 18:197–202, 2000.

[92] Featherstone JD, Barrett-Vespone NA, Fried D, et al.: CO_2 laser inhibitor of artificial caries-like lesion progression in dental enamel, *J Dent Res* 77:1397–1403, 1998.

[93] Takahashi K, Kimura Y, Matsumoto K: Morphological and atomic analytical changes after CO_2 laser irradiation emitted at 9.3 microns on human dental hard tissues, *J Clin Laser Med Surg* 16:167–173, 1998.

[94] Konishi N, Fried D, Staninec M, Featherstone JD: Artificial caries removal and inhibition of artificial secondary caries by pulsed CO_2 laser irradiation, *Am J Dent* 12:213–216, 1999.

[95] Can AM, Darling CL, Ho C, Fried D: Non-destructive assessment of inhibition of demineralization in dental enamel irradiated by a lambda = 9.3-micron CO_2 laser at ablative irradiation intensities with PS-OCT, *Lasers Surg Med* 40:342–349, 2008.

[96] Wilder-Smith P, Dang J, Kurosaki T, Neev J: The influence of laser parameter configurations at 9.3 microns on incisional and collateral effects in soft tissue, *Oral Surg Med Pathol Radiol Endod* 84:22–27, 1997.

[97] Rodrigues LK, Nobre-dos-Santos M, Pereira D, et al.: Carbon dioxide laser in dental caries prevention, *J Dent* 32:531–540, 2004.

[98] Kantorowitz Z, Featherstone JD, Fried D: Caries prevention by CO_2 laser treatment: dependency on the number of pulses used, *J Am Dent Assoc* 129:585–591, 1998.

[99] Viscovini RC, Cruz FC, Telles EM, et al.: Frequency stabilization of waveguide CO_2 laser by a digital technique, *Int J Infrared Millimeter Waves* 22:757–772, 2001.

[100] Slutzky-Goldberg I, Peleg O, Liberman R, et al.: The effect of CO_2 laser on the microhardness of human dental hard tissues compared with that of the high-speed drill, *Photomed Laser Surg* 26:65–68, 2008.

[101] Nair PN, Baltensperger M, Luder HU, Eyrich GK: Observations on pulpal response to carbon dioxide laser drilling of dentine in healthy human third molars, *Lasers Med Sci* 19:240–247, 2005.

[102] Wigdor HA, Walsh JT Jr: Histologic analysis of the effect on dental pulp of a 9.6-μm CO_2 laser, *Lasers Surg Med* 30:261–266, 2002.

[103] Rodrigues LK, Nobre-dos-Santos M, Featherstone JD: In situ mineral loss inhibition by CO_2 laser and fluoride, *J Dent Res* 85:617–621, 2006.

[104] Zuerlein MJ, Fried D, Featherstone JD: Modeling the modification depth of carbon dioxide laser-treated dental enamel, *Lasers Surg Med* 25:335–347, 1999.

[105] Deppe H, Horch HH: Laser applications in oral surgery and implant dentistry, *Lasers Med Sci* 22:217–221, 2007.

[106] Gouw-Soares S, Stabholz A, Lage-Marques JL, et al.: Comparative study of dentine permeability after apicectomy and surface treatment with 9.6 micron TEA CO_2 and Er:YAG laser irradiation, *J Clin Laser Med Surg* 22:129–139, 2004.

[107] Onal B, Ertl T, Siebert G, Muller G: Preliminary report on the application of pulsed CO_2 laser radiation on root canals with AgCl fibers: a scanning and transmission electron microscopic study, *J Endod* 19:272–276, 1993.

[108] Lakshmi A, Shobha D, Lakshminarayanan L: Prevention of caries by pulsed CO_2 laser pre-treatment of enamel: an in vitro study, *J Indian Soc Pedod Prev Dent* 19:152–156, 2001.

[109] Klein AL, Rodrigues LK, Eduardo CP, et al.: Caries inhibition around composite restorations by pulsed carbon dioxide laser application, *Eur J Oral Sci* 113:239–244, 2005.

[110] Steiner-Oliveira C, Rodrigues LK, Soares LE, et al.: Chemical, morphological and thermal effects of 10.6-μm CO_2 laser on the inhibition of enamel demineralization, *Dent Mater J* 25:455–462, 2006.

[111] Tagliaferro EP, Rodrigues LK, Nobre-dos-Santos M, et al.: Combined effects of carbon dioxide laser and fluoride on demineralized primary enamel: an in vitro study, *Caries Res* 41:74–76, 2007.

[112] Steiner-Oliveira C, Rodrigues LK, Lima EB, Nobre-dos-Santos M: Effect of the CO_2 laser combined with fluoridated products on the inhibition of enamel demineralization, *J Contemp Dent Pract* 9:113–121, 2008.

[113] Kato J, Wijeyeweera RL: The effect of CO_2 laser irradiation on oral soft tissue problems in children in Sri Lanka, *Photomed Laser Surg* 25:264–268, 2007.

[114] Flynn MB, White M, Tabah RJ: Use of carbon dioxide laser for the treatment of premalignant lesions of the oral mucosa, *J Surg Oncol* 37:232–234, 1988.

[115] Strong MS, Vaughan CW, Healy GB, et al.: Transoral management of localized carcinoma of the oral cavity using the CO_2 laser, *Laryngoscope* 89:897–905, 1979.

[116] Luomanen M: Experience with a carbon dioxide laser for removal of benign oral soft-tissue lesions, *Proc Finn Dent Soc* 88:49–55, 1992.

[117] Van der Hem PS, Egges M, van der Wal JE, Roodenburg J L: CO_2 laser evaporation of oral lichen planus, *Int J Oral Maxillofac Surg* 37:630–633, 2008.

[118] Pinheiro AL, Frame JW: Surgical management of premalignant lesions of the oral cavity with the CO_2 laser, *Braz Dent J* 7: 103–108, 1996.

[119] Apfelberg DB, Maser MR, Lash H, White DN: Benefits of the CO_2 laser in oral hemangioma excision, *Plast Reconstr Surg* 75:46–50, 1985.

[120] Bornstein MM, Winzap-Kalin C, Cochran DL, Buser D: The CO_2 laser for excisional biopsies of oral lesions: a case series study, *Int J Periodont Restorative Dent* 25:221–229, 2005.

[121] Krause LS, Cobb CM, Rapley JW, et al.: Laser irradiation of bone. I. An in vitro study concerning the effects of the CO_2 laser on oral mucosa and subjacent bone, *J Periodontol* 68:872–880, 1997.

[122] Frentzen M, Gotz W, Ivanenko M, et al.: Osteotomy with 80-μs CO_2 laser pulses: histological results, *Lasers Med Sci* 18: 119–124, 2003.

[123] Pinheiro AL, Browne RM, Frame JW, Matthews JB: Assessment of thermal damage in precooled CO_2 laser wounds using biological markers, *Br J Oral Maxillofac Surg* 31:239–243, 1993.

[124] Lin CP, Tseng YC, Lin FH, et al.: Treatment of tooth fracture by medium-energy CO_2 laser and DP-bioactive glass paste: the interaction of enamel and DP-bioactive glass paste during irradiation by CO_2 laser, *Biomaterials* 22:489–496, 2001.

[125] Goodis HE, Fried D, Gansky S, et al.: Pulpal safety of 9.6 microm TEA CO_2 laser used for caries prevention, *Lasers Surg Med* 35:104–110, 2004.

[126] Staninec M, Darling CL, Goodis HE, et al.: Pulpal effects of enamel ablation with a microsecond pulsed lambda = 9.3-micron CO_2 laser, *Lasers Surg Med* 41:256–263, 2009.

[127] Rechmann P, Fried D, Le CQ, et al.: Caries inhibition in vital teeth using 9.6-μm CO_2-laser irradiation, *J Biomed Opt* 16(7):071405, 2011.

[128] Rechmann P, Charland DA, Rechmann BM, et al.: In-vivo occlusal caries prevention by pulsed CO_2 laser and fluoride varnish treatment—a clinical pilot study, *Lasers Surg Med* 45:302–310, 2013.